Ortodontia Básica

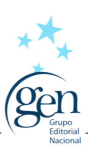

O GEN | Grupo Editorial Nacional reúne as editoras Guanabara Koogan, Santos, Roca, AC Farmacêutica, Forense, Método, LTC, E.P.U. e Forense Universitária, que publicam nas áreas científica, técnica e profissional.

Essas empresas, respeitadas no mercado editorial, construíram catálogos inigualáveis, com obras que têm sido decisivas na formação acadêmica e no aperfeiçoamento de várias gerações de profissionais e de estudantes de Administração, Direito, Enfermagem, Engenharia, Fisioterapia, Medicina, Odontologia, Educação Física e muitas outras ciências, tendo se tornado sinônimo de seriedade e respeito.

Nossa missão é prover o melhor conteúdo científico e distribuí-lo de maneira flexível e conveniente, a preços justos, gerando benefícios e servindo a autores, docentes, livreiros, funcionários, colaboradores e acionistas.

Nosso comportamento ético incondicional e nossa responsabilidade social e ambiental são reforçados pela natureza educacional de nossa atividade, sem comprometer o crescimento contínuo e a rentabilidade do grupo.

Ortodontia Básica

TERCEIRA EDIÇÃO

Laura Mitchell

Ortodontista Consultora do Hospital St. Luke, Bradford
Professora Honorária de Clínica Sênior no Instituto Odontológico Leeds, Leeds, UK

Com as contribuições de

Simon J. Littlewood
Ortodontista Consultor do Hospital St. Luke, Bradford
Professor Honorário de Clínica Sênior no Instituto Odontológico Leeds, Leeds, UK

Bridget Doubleday
Ortodontista Consultora e Professora Honorária de Clínica Sênior da Faculdade de Odontologia de Glasgow, Glasgow, UK

Zararna L. Nelson-Moon
Ortodontista Consultor e Professor Honorário de Clínica Sênior no Instituto Odontológico Leeds, Leeds, UK

Tradução

Paulo Henrique Orlato Rossetti
Cirurgião-dentista, Mestre e Doutor em Reabilitação Oral – FOB-USP
Professor, programa de Biologia Oral, área de concentração: Implantodontia
Universidade Sagrado Coração, Bauru, SP, Brasil

Revisão científica

Norberto dos Santos Martins
Mestre e Especialista em Ortodontia pela UMESP

Luciana Flaquer Martins
Doutora em Ortodontia pela FOUSP
Mestre em Ortodontia pela UMESP
Especialista em Ortodontia e Ortopedia Facial pela APCD

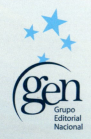 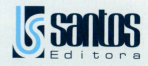

Autora:	Laura Mitchell
Título em inglês:	An Introduction to Orthodontics
Título em português:	Ortodontia Básica
Tradução:	Paulo Henrique Orlato Rossetti
Revisão científica:	Norberto dos Santos Martins Luciana Flaquer Martins
Revisão de texto:	Marilda Ivanov
Diagramação:	Jorge Hiroshi Fuzikawa
Capa:	Gilberto R. Salomão

AN INTRODUCTION TO ORTHODONTICS, THIRD EDITION
Copyright © Laura Mitchell, 2007
All rights reserved.

"AN INTRODUCTION TO ORTHODONTICS, THIRD EDITION" was originally published in English in 2007. This translation is published by arrangement with Oxford University Press."

"AN INTRODUCTION TO ORTHODONTICS, THIRD EDITION" foi editada originalmente em inglês em 2007. Esta tradução é uma publicação por acordo com a Oxford University Press."

Copyright © 2013 by
LIVRARIA SANTOS EDITORA LTDA.
Uma editora integrante do GEN | Grupo Editorial Nacional

Todos os direitos reservados à Livraria Santos Editora Com. Imp. Ltda. Nenhuma parte desta publicação poderá ser reproduzida sem a permissão prévia do Editor.

3ª edição, 2013.

CIP-BRASIL. CATALOGAÇÃO-NA-FONTE
SINDICATO NACIONAL DOS EDITORES DE LIVROS, RJ

M668i

Mitchell, Laura, 1958-
  Ortodontia básica / Laura Mitchell; com as contribuições de Simon J. Littlewood, Bridget Doubleday, Zararna L. Nelson-Moon ; [tradução de Paulo Henrique Orlato Rossetti; revisão técnica de Norberto Santos Martins e Luciana Flaquer Martins]. - São Paulo: Santos, 2013
  284p.:

  Inclui bibliografia

  ISBN 978-85-7288-887-5

  1. Ortodontia. I. Título.

11-0155   CDD: 617.643
             CDU: 616.314-089.23

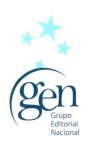
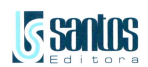

Rua Dona Brígida, 701 | Vila Mariana
Tel.: 11 5080-0770 | Fax: 11 5080-0789
04111-081 | São Paulo | SP
www.grupogen.com.br

Prefácio à terceira edição

Estar envolvida com a terceira edição do livro sugere que a autora é muito velha ou precisa considerar outros hobbies alternativos. Às vezes, sinto que isto é verdade, mas eu realmente aceito a ideia de que, em função da rapidez com que qualquer assunto tenha impacto na prática clínica, revisões no texto são fundamentais. Em especial, em muitos países, as habilidades interdisciplinares na Ortodontia estão mudando. Espero que esta nova edição atinja este público maior.

Eu dedico este livro a Nigel E. Carter, que contribuiu para a primeira e segunda edições deste livro. Infelizmente, Nigel faleceu em 2005. A sua modéstia e perspicácia nunca serão esquecidas.

Agradecimentos

Novamente, expresso minha gratidão àqueles que fizeram comentários positivos sobre as edições prévias deste livro. Ainda, gostaria de agradecer os muitos coautores pelo seu conhecimento e suporte, em especial a Simon Littlewood, e tenho certeza que ele vai se juntar a mim no agradecimento de toda equipe que nos ajudou ao longo do caminho. Eu também sou grata a Christopher Hogg, pelos seus comentários úteis sobre o capítulo de Primeiros Socorros em Ortodontia.

Os aparelhos funcionais ilustrados no capítulo 19 foram produzidos pelo técnico sênior em Ortodontia no Hospital St. Luke, em Bradford, Nigel Jacques e são a prova do seu trabalho técnico consistente.

Eu gostaria de agradecer à equipe da Oxford University Press, em especial ao editor prévio Colin McDougall, que foi muito útil e apoiador durante todo o projeto.

Finalmente, agradeço ao suporte e encorajamento do meu esposo, sem o qual esta edição não seria possível.

Sumário

1	Princípios do tratamento ortodôntico	1
2	Etiologia e classificação da maloclusão	7
3	Tratamento da dentição em desenvolvimento	15
4	Crescimento craniofacial, a base celular do movimento dentário e ancoragem (Z. L. Nelson-Moon)	29
5	Exame ortodôntico	49
6	Cefalometria	61
7	Plano de tratamento (S. J. Littlewood)	73
8	Classe I	89
9	Classe II divisão 1	99
10	Classe II divisão 2	111
11	Classe III	121
12	Mordida aberta anterior e mordida aberta posterior	131
13	Mordidas cruzadas	139
14	Caninos	147
15	Planejamento da ancoragem (B. Doubleday)	157
16	Contenção (S. J. Littlewood)	167
17	Aparelhos removíveis	177
18	Aparelhos fixos	189
19	Aparelhos funcionais (S. J. Littlewood)	203
20	Ortodontia em adultos (S. J. Littlewood)	217
21	Ortodontia e cirurgia ortognática (S. J. Littlewood)	227
22	Fenda labial com palato e outras anomalias craniofaciais	243
23	Primeiros socorros ortodônticos	255

Definições   261
Índice   263

Sumário detalhado

Prefácio à terceira edição		v
Agradecimentos		vi

1 Princípios do tratamento ortodôntico — 1

- 1.1 Definição — 2
- 1.2 Prevalência da maloclusão — 2
- 1.3 Necessidade de tratamento — 2
- 1.4 Demanda para tratamento — 3
- 1.5 As desvantagens e os riscos potenciais do tratamento ortodôntico — 4
- 1.6 A efetividade do tratamento — 5
- 1.7 A articulação temporomandibular e a Ortodontia — 5

2 Etiologia e classificação da maloclusão — 7

- 2.1 Etiologia da maloclusão — 8
- 2.2 Classificando a maloclusão — 8
- 2.3 Classificações e índices comumente usados — 9
- 2.4 As seis chaves de Andrews — 13

3 Tratamento da dentição em desenvolvimento — 15

- 3.1 Desenvolvimento dentário normal — 16
- 3.2 Anomalias da erupção e esfoliação — 18
- 3.3 Problemas na dentição mista — 19
- 3.4 Extração planejada da dentição decídua — 27

4 Crescimento craniofacial, a base celular do movimento dentário e ancoragem (Z. L. Nelson-Moon) — 29

- 4.1 Introdução — 30
- 4.2 Embriologia craniofacial — 30
- 4.3 Mecanismos de crescimento ósseo — 33
- 4.4 Crescimento craniofacial pós-natal — 34
- 4.5 Rotações do crescimento — 37
- 4.6 Crescimento craniofacial no adulto — 39
- 4.7 Crescimento dos tecidos moles — 39
- 4.8 Controle do crescimento craniofacial — 40
- 4.9 Previsão do crescimento — 41
- 4.10 Biologia do movimento dentário — 41
- 4.11 Ancoragem — 45
- 4.12 Eventos celulares durante a reabsorção radicular — 47
- 4.13 Resumo — 47

5 Exame ortodôntico — 49

- 5.1 Propósito e objetivos do exame ortodôntico — 50
- 5.2 Equipamento — 50
- 5.3 Preocupações do paciente — 50
- 5.4 História odontológica — 52
- 5.5 História médica — 52
- 5.6 Exame extrabucal — 52
- 5.7 Exame intrabucal — 56
- 5.8 Exame radiográfico — 59

6 Cefalometria — 61

- 6.1 O cefalostato — 62
- 6.2 Indicações para a avaliação cefalométrica — 63
- 6.3 Avaliando a radiografia cefalométrica — 63
- 6.4 Análise cefalométrica: pontos gerais — 64
- 6.5 Pontos cefalométricos comumente usados e linhas de referência — 65
- 6.6 Padrão esquelético anteroposterior — 66
- 6.7 Padrão esquelético vertical — 68
- 6.8 Posição do incisivo — 68
- 6.9 Análise do tecido mole — 69
- 6.10 Examinando o crescimento e as mudanças no tratamento — 70
- 6.11 Erros cefalométricos — 70

7 Plano de tratamento (S. J. Littlewood) — 73

- 7.1 Introdução — 74
- 7.2 Objetivos gerais do tratamento ortodôntico — 74
- 7.3 Construindo uma lista de problemas ortodônticos — 74
- 7.4 Objetivos do tratamento ortodôntico — 76
- 7.5 Problemas esqueléticos e plano de tratamento — 77
- 7.6 Princípios básicos no plano de tratamento ortodôntico — 77
- 7.7 Análise do espaço — 78
- 7.8 Consentimento informado e plano de tratamento ortodôntico — 83
- 7.9 Conclusões — 83

8 Classe I — 89

- 8.1 Etiologia — 90
- 8.2 Apinhamento — 90
- 8.3 Diastemas — 93
- 8.4 Dentes malposicionados — 96
- 8.5 Discrepâncias verticais — 97
- 8.6 Discrepâncias transversais — 97
- 8.7 Biprotrusão maxilar — 97

Sumário detalhado

9 Classe II divisão 1 — 99

9.1 Etiologia — 100
9.2 Características oclusais — 102
9.3 Exame e plano de tratamento nas maloclusões Classe II divisão 1 — 102
9.4 Tratamento precoce — 104
9.5 Tratamento da sobressaliência aumentada associado ao padrão esquelético Classe I ou Classe II leve — 106
9.6 Tratamento da sobressaliência aumentada associada ao padrão esquelético Classe II moderada ou severa — 106
9.7 Contenção — 109

10 Classe II divisão 2 — 111

10.1 Etiologia — 112
10.2 Características oclusais — 114
10.3 Tratamento — 114

11 Classe III — 121

11.1 Etiologia — 122
11.2 Características oclusais — 122
11.3 Plano de tratamento nas maloclusões Classe III — 123
11.4 Opções de tratamento — 125

12 Mordida aberta anterior e mordida aberta posterior — 131

12.1 Definições — 132
12.2 Etiologia da mordida aberta anterior — 132
12.3 Tratamento da mordida aberta anterior — 134
12.4 Mordida aberta posterior — 136

13 Mordidas cruzadas — 139

13.1 Definições — 140
13.2 Etiologia — 140
13.3 Tipos de mordida cruzada — 141
13.4 Tratamento — 142
13.5 Efetividade clínica — 145

14 Caninos — 147

14.1 Fatos e situações — 148
14.2 Desenvolvimento normal — 148
14.3 Etiologia do mau posicionamento do canino superior — 148
14.4 Interceptação dos caninos malposicionados — 149
14.5 Examinando a posição do canino superior — 150
14.6 Tratamento do deslocamento vestibular — 151
14.7 Tratamento do deslocamento palatino — 152
14.8 Reabsorção — 154
14.9 Transposição — 154

15 Planejamento da ancoragem (B. Doubleday) — 157

15.1 O que é ancoragem e por que é importante? — 158
15.2 Examinando os requisitos para ancoragem — 158
15.3 Tipos de ancoragem — 160
15.4 Reforçando a ancoragem — 160
15.5 Ancoragem e tração extrabucal — 162
15.6 Monitorando a ancoragem no tratamento — 164
15.7 Problemas comuns na ancoragem — 165
15.8 Resumo — 165

16 Contenção (S. J. Littlewood) — 167

16.1 Introdução — 168
16.2 Definição da recidiva — 168
16.3 Etiologia da recidiva — 168
16.4 Qual a frequência da recidiva? — 170
16.5 Consentimento informado e recidiva — 170
16.6 Contensores — 170
16.7 Técnicas auxiliares usadas para reduzir a recidiva — 175
16.8 Conclusões sobre a contenção — 175

17 Aparelhos removíveis — 177

17.1 Modo de ação dos aparelhos removíveis — 178
17.2 Desenhando os aparelhos removíveis — 179
17.3 Componentes ativos — 179
17.4 Fornecendo retenção ao aparelho — 180
17.5 Placa acrílica — 182
17.6 Componentes e desenhos de uso comum — 183
17.7 Instalando um aparelho removível — 185
17.8 Monitorando o progresso — 185
17.9 Reparos no aparelho — 187

18 Aparelhos fixos — 189

18.1 Princípios dos aparelhos fixos — 190
18.2 Indicações para o uso dos aparelhos fixos — 191
18.3 Componentes dos aparelhos fixos — 192
18.4 Plano de tratamento para aparelhos fixos — 197
18.5 Procedimentos práticos — 197
18.6 Sistemas de aparelhos fixos — 198
18.7 Descalcificação e aparelhos fixos — 200
18.8 Começando com aparelhos fixos — 200

19 Aparelhos funcionais (S. J. Littlewood) — 203

19.1 Definição — 204
19.2 História — 204
19.3 Visão geral — 204
19.4 Momento do tratamento — 204
19.5 Tipos de maloclusão tratáveis com aparelhos funcionais — 208
19.6 Tipos de aparelho funcional — 208
19.7 Manejo clínico dos aparelhos funcionais — 214
19.8 Como funcionam os aparelhos funcionais — 215

Ortodontia Básica

20 Ortodontia em adultos (S. J. Littlewood)   **217**

20.1 Introdução   218
20.2 Problemas específicos no tratamento ortodôntico do adulto   218
20.3 Ortodontia e doença periodontal   219
20.4 Tratamento ortodôntico como adjunto no trabalho restaurador   219
20.5 Aparelhos ortodônticos estéticos   220

21 Ortodontia e cirurgia ortognática (S. J. Littlewood)   **227**

21.1 Introdução   228
21.2 Indicações para tratamento   228
21.3 Objetivos da Ortodontia e cirurgia ortognática combinadas   228
21.4 Diagnóstico e plano de tratamento   228
21.5 Planejamento   234
21.6 Procedimentos cirúrgicos comuns   236
21.7 Sequência de tratamento   238
21.8 Retenção e recidiva   241

22 Fenda labial com palato e outras anomalias craniofaciais   **243**

22.1 Prevalência   244
22.2 Etiologia   244
22.3 Classificação   244
22.4 Problemas de tratamento   244
22.5 Coordenação do tratamento   247
22.6 Tratamento   247
22.7 Inspeção do tratamento do palato fendido   251
22.8 Outras anomalias craniofaciais   251

23 Primeiros socorros ortodônticos   **255**

23.1 Aparelho fixo   256
23.2 Aparelho removível   258
23.3 Aparelho funcional (ver também problemas relacionados aos aparelhos removíveis)   258
23.4 Aparelho extrabucal   259
23.5 Diversos   259

Definições   261
Índice   263

Sumário detalhado

9 Classe II divisão 1 — **99**

9.1 Etiologia — 100
9.2 Características oclusais — 102
9.3 Exame e plano de tratamento nas maloclusões Classe II divisão 1 — 102
9.4 Tratamento precoce — 104
9.5 Tratamento da sobressaliência aumentada associado ao padrão esquelético Classe I ou Classe II leve — 106
9.6 Tratamento da sobressaliência aumentada associada ao padrão esquelético Classe II moderada ou severa — 106
9.7 Contenção — 109

10 Classe II divisão 2 — **111**

10.1 Etiologia — 112
10.2 Características oclusais — 114
10.3 Tratamento — 114

11 Classe III — **121**

11.1 Etiologia — 122
11.2 Características oclusais — 122
11.3 Plano de tratamento nas maloclusões Classe III — 123
11.4 Opções de tratamento — 125

12 Mordida aberta anterior e mordida aberta posterior — **131**

12.1 Definições — 132
12.2 Etiologia da mordida aberta anterior — 132
12.3 Tratamento da mordida aberta anterior — 134
12.4 Mordida aberta posterior — 136

13 Mordidas cruzadas — **139**

13.1 Definições — 140
13.2 Etiologia — 140
13.3 Tipos de mordida cruzada — 141
13.4 Tratamento — 142
13.5 Efetividade clínica — 145

14 Caninos — **147**

14.1 Fatos e situações — 148
14.2 Desenvolvimento normal — 148
14.3 Etiologia do mau posicionamento do canino superior — 148
14.4 Interceptação dos caninos malposicionados — 149
14.5 Examinando a posição do canino superior — 150
14.6 Tratamento do deslocamento vestibular — 151
14.7 Tratamento do deslocamento palatino — 152
14.8 Reabsorção — 154
14.9 Transposição — 154

15 Planejamento da ancoragem (B. Doubleday) — **157**

15.1 O que é ancoragem e por que é importante? — 158
15.2 Examinando os requisitos para ancoragem — 158
15.3 Tipos de ancoragem — 160
15.4 Reforçando a ancoragem — 160
15.5 Ancoragem e tração extrabucal — 162
15.6 Monitorando a ancoragem no tratamento — 164
15.7 Problemas comuns na ancoragem — 165
15.8 Resumo — 165

16 Contenção (S. J. Littlewood) — **167**

16.1 Introdução — 168
16.2 Definição da recidiva — 168
16.3 Etiologia da recidiva — 168
16.4 Qual a frequência da recidiva? — 170
16.5 Consentimento informado e recidiva — 170
16.6 Contensores — 170
16.7 Técnicas auxiliares usadas para reduzir a recidiva — 175
16.8 Conclusões sobre a contenção — 175

17 Aparelhos removíveis — **177**

17.1 Modo de ação dos aparelhos removíveis — 178
17.2 Desenhando os aparelhos removíveis — 179
17.3 Componentes ativos — 179
17.4 Fornecendo retenção ao aparelho — 180
17.5 Placa acrílica — 182
17.6 Componentes e desenhos de uso comum — 183
17.7 Instalando um aparelho removível — 185
17.8 Monitorando o progresso — 185
17.9 Reparos no aparelho — 187

18 Aparelhos fixos — **189**

18.1 Princípios dos aparelhos fixos — 190
18.2 Indicações para o uso dos aparelhos fixos — 191
18.3 Componentes dos aparelhos fixos — 192
18.4 Plano de tratamento para aparelhos fixos — 197
18.5 Procedimentos práticos — 197
18.6 Sistemas de aparelhos fixos — 198
18.7 Descalcificação e aparelhos fixos — 200
18.8 Começando com aparelhos fixos — 200

19 Aparelhos funcionais (S. J. Littlewood) — **203**

19.1 Definição — 204
19.2 História — 204
19.3 Visão geral — 204
19.4 Momento do tratamento — 204
19.5 Tipos de maloclusão tratáveis com aparelhos funcionais — 208
19.6 Tipos de aparelho funcional — 208
19.7 Manejo clínico dos aparelhos funcionais — 214
19.8 Como funcionam os aparelhos funcionais — 215

Ortodontia Básica

20 Ortodontia em adultos (S. J. Littlewood)   **217**

20.1 Introdução   218
20.2 Problemas específicos no tratamento ortodôntico do adulto   218
20.3 Ortodontia e doença periodontal   219
20.4 Tratamento ortodôntico como adjunto no trabalho restaurador   219
20.5 Aparelhos ortodônticos estéticos   220

21 Ortodontia e cirurgia ortognática (S. J. Littlewood)   **227**

21.1 Introdução   228
21.2 Indicações para tratamento   228
21.3 Objetivos da Ortodontia e cirurgia ortognática combinadas   228
21.4 Diagnóstico e plano de tratamento   228
21.5 Planejamento   234
21.6 Procedimentos cirúrgicos comuns   236
21.7 Sequência de tratamento   238
21.8 Retenção e recidiva   241

22 Fenda labial com palato e outras anomalias craniofaciais   **243**

22.1 Prevalência   244
22.2 Etiologia   244
22.3 Classificação   244
22.4 Problemas de tratamento   244
22.5 Coordenação do tratamento   247
22.6 Tratamento   247
22.7 Inspeção do tratamento do palato fendido   251
22.8 Outras anomalias craniofaciais   251

23 Primeiros socorros ortodônticos   **255**

23.1 Aparelho fixo   256
23.2 Aparelho removível   258
23.3 Aparelho funcional (ver também problemas relacionados aos aparelhos removíveis)   258
23.4 Aparelho extrabucal   259
23.5 Diversos   259

Definições   261
Índice   263

1

Princípios do tratamento ortodôntico

Conteúdo do capítulo

1.1	**Definição**	2
1.2	**Prevalência da maloclusão**	2
1.3	**Necessidade de tratamento**	2
	1.3.1 Saúde dentária	2
	1.3.2 Bem-estar psicossocial	3
1.4	**Demanda para tratamento**	3
1.5	**As desvantagens e os riscos potenciais do tratamento ortodôntico**	4
	1.5.1 Reabsorção radicular	4
	1.5.2 Perda do suporte periodontal	4
	1.5.3 Descalcificação	4
	1.5.4 Dano ao tecido mole	4
1.6	**A efetividade do tratamento**	5
1.7	**A articulação temporomandibular e a Ortodontia**	5
	1.7.1 Tratamento ortodôntico como contribuinte da DTM	5
	1.7.2 O papel do tratamento ortodôntico na prevenção e tratamento da DTM	5
	Fontes principais e leitura adicional	6

Ortodontia Básica

1.1 Definição

A Ortodontia é o ramo da Odontologia que se preocupa com o crescimento facial, com o desenvolvimento da dentição e da oclusão, e com o diagnóstico, a interceptação e o tratamento das anomalias oclusais.

1.2 Prevalência da maloclusão

Diversos levantamentos têm sido feitos para investigar a prevalência da maloclusão. Deve ser lembrado que as situações numa característica oclusal particular ou anomalia dentária dependerão do tamanho e da composição do grupo estudado (p. ex., idade e características raciais), dos critérios usados para exame e dos métodos usados pelos examinadores (p. ex., se radiografias foram utilizadas).

Estima-se que cerca de 66% das crianças com 12 anos de idade no Reino Unido necessitam de algum tipo de intervenção ortodôntica, e cerca de 33% necessitam de tratamento complexo. Os resultados do levantamento recente em crianças no Reino Unido são fornecidos na tabela 1.1.

Agora que uma proporção maior da população mantém seus dentes por mais tempo, o tratamento ortodôntico possui um papel adjunto maior no trabalho restaurador. Ainda, existe uma aceitabilidade maior dos aparelhos ortodônticos, resultando em muitos adultos que não fizeram tratamento durante a adolescência buscando este tipo de tratamento.

1.3 Necessidade de tratamento

Parece pertinente começar esta seção lembrando ao leitor que a maloclusão é apenas um aspecto da variação normal, e não uma doença.

Eticamente, nenhum tratamento deve ser feito a menos que um benefício demonstrável ao paciente seja garantido. Ainda, as vantagens potenciais devem ser vistas em função dos possíveis riscos e efeitos colaterais, incluindo a falha na obtenção dos objetivos do tratamento. Uma apreciação destes fatores é conhecida como análise risco-benefício e, como em todos os ramos da Medicina e Odontologia, precisa ser considerada antes do tratamento ser iniciado. Em paralelo, questões financeiras aliadas ao custo crescente do tratamento de saúde geraram um foco maior na proporção custo-benefício do tratamento. Obviamente, o limiar para o tratamento e a quantidade de intervenção ortodôntica difere entre um sistema que está basicamente fundamentado pelo estado e a aquele que é privado ou baseado em esquemas de seguro.

Decisão para tratamento

depende de

Benefícios do tratamento	versus	Riscos
Função melhorada		Piora da saúde dentária (p. ex., cárie)
Estética melhorada		Falha na obtenção dos objetivos do tratamento

Tabela 1.1 Levantamento epidemiológico sobre saúde bucal com crianças do Reino Unido em 2003

Na faixa dos 12 anos de idade

Crianças sob tratamento ortodôntico no momento do levantamento	8%
Crianças sem tratamento – em necessidade de tratamento (segundo o índice de necessidade de tratamento ortodôntico – INTO)	26%
Sem necessidade de procedimentos ortodônticos (NB inclui crianças tratadas no passado)	57%

A decisão para tratamento será influenciada pelo benefícios ao paciente comparados com o risco da terapia e o prognóstico para a obtenção bem-sucedida dos objetivos do tratamento. Neste capítulo consideramos cada uma destas áreas, começando pelos resultados da pesquisa sobre os possíveis benefícios do tratamento ortodôntico sob a saúde dentária e o bem-estar psicossocial.

1.3.1 Saúde dentária

Cárie

A pesquisa não demonstrou uma associação significativa entre a maloclusão e a cárie, enquanto a dieta e o uso do dentifrício fluoretado estão correlacionados com a experiência de cárie. Entretanto, a experiência clínica sugere que em crianças suscetíveis e com dieta pobre, o mal-alinhamento pode reduzir o potencial para a autolimpeza dentária e gerar aumento do risco de cárie.

Doença periodontal

A associação entre maloclusão e doença periodontal é fraca, já que a pesquisa mostrou que a motivação individual possui um impacto maior do que o alinhamento dentário sob a escovação dentária efetiva. Certamente, bons escovadores são motivados a escovar ao redor dos dentes desalinhados, enquanto no indivíduo que escova sem frequência e com controle de placa inadequado isto é muito mais importante. Contudo, pareceria lógico que no grupo intermediário, dentes desalinhados impediriam a escovação efetiva. Ainda, determinadas anomalias oclusais podem comprometer o suporte periodontal. O apinhamento pode gerar um ou mais dentes posicionados para vestibular ou lingual fora do suporte ósseo, resultando na redução do suporte periodontal. Isto também pode ocorrer numa maloclusão Classe III, onde os incisivos inferiores em mordida cruzada estão posicionados para vestibular, contribuindo para a recessão gengival. Sobremordidas traumáticas também podem gerar perda de suporte periodontal e, assim, são outra indicação para a intervenção ortodôntica.

Princípio do tratamento ortodôntico 3

Finalmente, uma consciência maior sobre os dentes tem sido percebida em pacientes pós-tratamento ortodôntico, e este pode ser um benefício longitudinal para a saúde bucal.

Traumatismo nos dentes anteriores

Qualquer profissional que trabalha com crianças confirmará a associação entre uma sobremordida aumentada e o traumatismo nos incisivos superiores. Uma revisão sistemática recente forneceu evidência adicional para esta associação. Este artigo usou uma técnica de meta-análise para sintetizar os resultados de estudos prévios. Onze estudos foram considerados adequados aos critérios dos revisores. Os autores verificaram que indivíduos com sobressaliência com mais de 3 mm tinham risco duplo de injúria. O *odds ratio* para injúria traumátia foi calculado em 2,30 para as sobressaliências menores que 3 mm.

A sobremordida é um fator contribuinte principal em meninas e meninos, mesmo que as injúrias traumáticas sejam mais frequentes nos meninos. Outros estudos têm mostrado que o risco é maior nos pacientes com incompetência labial.

Função mastigatória

Pacientes com mordidas abertas anteriores (MAA) e aqueles com sobressaliências extremamente aumentadas ou invertidas em geral se queixam da dificuldade de mastigação, em especial para cortar os alimentos. Classicamente, pacientes com MAA queixam-se que precisam evitar sanduíches que contenham alface ou pepino.

Fala

Os tecidos moles mostram adaptação considerável às mudanças que ocorre na transição entre as dentições decídua e mista, e quando os incisivos foram perdidos em função do traumatismo ou doença. A fala é pouco afetada pela maloclusão, e a correção de uma anomalia oclusal tem pouco efeito na fala patológica. Entretanto, se um paciente não pode fazer o contato na região incisiva, isto pode contribuir para a produção do ceceio (sigmatismo interdentário).

Impacção dentária

Dentes não irrompidos raramente causam doenças. Dentes impactados e não irrompidos, por exemplo, os caninos superiores, podem causar reabsorção das raízes dos dentes adjacentes. A formação do cisto dentígero pode ocorrer ao redor de terceiros molares ou caninos não irrompidos. Dentes supranumerários também podem apresentar problemas, em especial onde sua presença impede a erupção normal de um dente ou dentes permanentes associados.

1.4 Demanda para tratamento

Depois de trabalho com o público em geral por um período, pode-se ver que a demanda para tratamento não necessariamente reflete a necessidade de tratamento. Alguns pacientes estão bem preocupados com algumas rotações nos incisivos superiores, enquanto outros não possuem a menor ideia da sobressaliência aumentada. Tem sido demonstrado que a consciência sobre o mal-alinhamento e maloclusão, bem como a disposição para o tratamento ortodôntico, são maiores nos seguintes grupos:

Síndrome da disfunção da articulação tempormandibular

Este tópico será considerado em mais detalhes na Seção 1.7

> **Anomalias oclusais para as quais há evidência sugerindo efeito adverso sob a longevidade da dentição, indicando que a correção seria benéfica à saúde dentária a longo prazo**
>
> - Sobressaliência aumentada.
> - Sobressaliência traumática aumentada.
> - Mordida cruzada anterior (diminuindo o suporte vestibular periodontal nos incisivos inferiores afetados).
> - Dentes impactos não irrompidos (onde existe risco de doença).
> - Mordidas cruzadas associadas ao deslocamento mandibular.

1.3.2 Bem-estar psicossocial

Enquanto se aceita que as anomalias dentofaciais e a maloclusão severa possuem um impacto negativo no bem-estar psicológico e na autoestima do indivíduo, o impacto de problemas oclusais secundários é mais variável e modificado por fatores socioculturais. A pesquisa tem mostrado que um aspecto dentofacial desagradável possui impacto negativo nas expectativas de professores e empregadores. Entretanto, neste sentido, o aspecto facial tem impacto maior do que o aspecto dentário.

A percepção que o paciente possui sob o impacto de sua dentição na autoimagem é variada, sujeita à enorme diversidade, e modificada por influências culturais e raciais. Assim, alguns indivíduos não estão cientes das maloclusões significativas, enquanto outros se queixam amargamente sob quaisquer irregularidades secundárias.

O componente de saúde dentária do Índice da Necessidade de Tratamento Ortodôntico foi desenvolvido para tentar quantificar o impacto de uma determinada maloclusão na saúde dentária a longo prazo. O índice também compreende um elemento estético que é uma tentativa de quantificar a deficiência estética, que um determinado arranjo dentário possui para o paciente. Ambos os aspectos deste índice são discutidos com mais detalhes no capítulo 2.

Os benefícios psicossociais do tratamento, entretanto, são dosados contra um grau de visibilidade dos aparelhos durante o tratamento e seu efeito na autoestima. Em outras palavras, uma criança preocupada com seus dentes também vai se preocupar com os aparelhos.

- mulheres;
- famílias/grupos com nível socioeconômico maior;
- em áreas que possuem uma população menor em proporção ao número de ortodontistas, presumidamente porque os aparelhos tornam-se mais aceitáveis.

Um exemplo interessante deste último aspecto tem sido observado em países onde o tratamento ortodôntico fundamentalmente é par-

Ortodontia Básica

ticular, por exemplo, nos EUA, já que os aparelhos ortodônticos agora são interpretados como "símbolo de *status*".

Com uma consciência odontológica maior mostrada pelo público e uma aceitação maior dos aparelhos, a demanda para tratamento aumenta rápido, em especial na população adulta que pode não ter tido acesso ao tratamento ortodôntico quando criança. Ainda, uma consciência odontológica maior também significa que os pacientes buscam um resultado de alto nível. Estas forças combinadas exercem uma pressão considerável sob as fontes limitadas dos sistemas estaduais de saúde. Já que é provável uma escalada na demanda para tratamento, alguma forma de racionamento no tratamento financiado pelo estado é inevitável e já funciona em alguns países. Na Suécia, por exemplo, o cálculo da contribuição feita pelo Estado, para o custo do tratamento é determinado pelo Índice do Conselho de Saúde Sueco (ver INTO – Cap. 2).

1.5 As desvantagens e os riscos potenciais do tratamento ortodôntico

Como qualquer outro ramo da Medicina ou Odontologia, o tratamento ortodôntico tem riscos potenciais (veja a Tabela 1.2)

1.5.1 Reabsorção radicular

Aceita-se que alguma reabsorção radicular seja inevitável como consequência do movimento dentário. Em média, durante o tratamento com um aparelho fixo convencional por 2 anos, cerca de 1 mm do comprimento radicular será perdido. Entretanto, esta média mascara uma ampla variabilidade individual, já que alguns pacientes parecem ser mais suscetíveis e passam por uma reabsorção radicular pronunciada. A evidência também sugere uma base genética nestes casos. Sinais radiográficos que estão associados com um alto risco incluem raízes curtas com evidência de reabsorção radicular prévia, raízes em forma de pipeta ou arredondadas, e dentes com episódio de traumatismo. Ainda, uma reabsorção maior é vista nos casos em que foi conduzido movimento radicular extenso.

1.5.2 Perda do suporte periodontal

Em função do pouco acesso à higienização, um aumento na inflamação gengival é observado após a colocação dos aparelhos fixos. Esta normalmente reduz ou se resolve após a retirada do aparelho, mas alguma migração da inserção periodontal para apical e suporte ósseo alveolar é comum nos primeiros 2 anos do tratamento. Na maioria dos pacientes, ela é mínima, mas se a higiene bucal for ruim, especialmente nos indivíduos suscetíveis à doença periodontal, uma perda mais acentuada pode ocorrer.

Aparelhos removíveis também podem estar associados à inflamação gengival, em especial dos tecidos palatinos, na presença de uma higiene bucal inadequada.

1.5.3 Descalcificação

A cárie ou descalcificação ocorre quando uma placa cariogênica está associada a uma dieta rica em carboidratos. A presença de aparelhos fixos predispõe ao acúmulo de placa já que a higienização ao redor dos componentes é mais difícil. A descalcificação durante o tratamento com aparelhos fixos é um risco real, com uma prevalência relatada entre 2 e 96% (veja Cap. 18, Seção 18.7). Embora existam evidências mostrando que as lesões recidiram após a retirada do aparelho, os pacientes ainda podem ficar com uma "marca" permanente no esmalte (Fig. 1.1).

1.5.4 Dano ao tecido mole

A ulceração traumática pode ocorrer durante o tratamento com aparelhos fixos e removíveis, embora seja mais comum com o fixo, já que o removível quando desconfortável é, em geral removido. Um movi-

Tabela 1.2 Riscos potenciais no tratamento ortodôntico.

Problema	Evitar/tratar o risco
Descalcificação	Aconselhamento da dieta, melhora na higiene bucal, aumento da disponibilidade de flúor
	Abandono do tratamento
Perda de inserção periodontal	Melhorar a higiene bucal. Evitar o movimento dentário fora dos limites do osso alveolar
Reabsorção radicular	Evitar tratamento em pacientes com raízes afiladas, reabsorvidas ou arredondadas
Perda de vitalidade	Se houve história de traumatismo prévio aos incisivos, aconselhar o paciente
Recidiva	Evitar posições dentárias instáveis no final do tratamento
	Manutenção

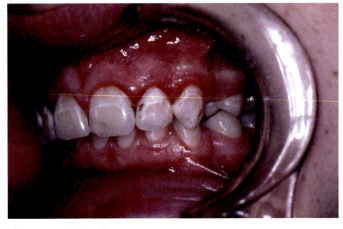

Fig. 1.1 Descalcificação.

mento apical mais entusiasmado pode gerar redução do suprimento sanguíneo à polpa e até mesmo necrose. Dentes com episódio prévio de traumatismo parecem mais suscetíveis, provavelmente em função de os tecidos pulpares já estarem comprometidos.

1.6 A efetividade do tratamento

A decisão para tratamento ortodôntico também deve considerar a efetividade da terapia na correção da maloclusão. Isto possui vários aspectos.

- Os movimentos dentários planejados podem ser atingidos? Isto é considerado com mais detalhes no capítulo 7, mas, resumidamente, o movimento dentário só é possível dentro dos limites dos padrões de crescimento e esqueléticos do paciente. O plano de tratamento errado, ou a falha em antecipar mudanças adversas no crescimento, reduzirão as chances de sucesso. Ainda, a estabilidade provável do tratamento finalizado precisa ser considerada. Se um resultado estável não é possível, os benefícios conferidos justificam uma manutenção prolongada, ou a possibilidade de recidiva?

- Existe falta de evidência para mostrar que o tratamento ortodôntico tem maior probabilidade de atingir um resultado agradável e ser bem-sucedido se os aparelhos fixos forem usados, e se o operador tiver algum treinamento de pós-graduação em Ortodontia.

- Cooperação do paciente.

A probabilidade de o tratamento ortodôntico beneficiar o paciente aumenta se a maloclusão for severa, o paciente estiver bem motivado e a terapêutica planejada e conduzida por um ortodontista experiente. A probabilidade de ganho é reduzida se a maloclusão for leve e o tratamento realizado por um operador inexperiente.

Em resumo, pode ser melhor não fazer o tratamento do que correr o risco de falhar na obtenção de uma melhora notável.

Tabela 1.3 Riscos potenciais no tratamento ortodôntico.

Fatores do operador	Fatores do paciente
Erros no diagnóstico	Higiene bucal inadequada
Erros no plano de tratamento	Falha no uso do aparelho
Perda de ancoragem	Fratura repetida
Erros de técnica	Não comparecimento às consultas

1.7 A articulação temporomandibular e a Ortodontia

A etiologia e o tratamento da síndrome da disfunção da articulação temporomandibular (DTM) tem causado controvérsia considerável em todos os ramos da Odontologia. O debate tem sido acalorado sobre o papel da Ortodontia, com alguns autores afirmando que o tratamento ortodôntico causa DTM, enquanto ao mesmo tempo outros têm preconizado aparelhos no tratamento desta condição.

Existem diversos fatores que contribuem para uma confusão sobre as DTM. A opinião é que a DTM compreende um grupo de desordens relacionadas, de etiologia multifatorial. Fatores psicológicos, hormonais, genéticos, traumáticos e oclusais também estão implicados. Aceita-se que a atividade parafuncional, por exemplo o bruxismo, possa contribuir para a dor muscular e o espasmo. Diz-se que existe sucesso para uma ampla variedade de modalidades de tratamento, refletindo tanto a etiologia multifatorial quanto a natureza autolimitante da condição. Em função disto, é prudente tentar abordagens reversíveis no primeiro momento. O leitor é aconselhado às duas revisões de Cochrane recentes (veja leitura adicional) sobre o uso das placas estabilizadoras e ajuste oclusal.

1.7.1 Tratamento ortodôntico como contribuinte da DTM

Uma busca na literatura sobre os artigos afirmando que o tratamento ortodôntico (com ou sem exodontias) pode contribuir para o desenvolvimento da DTM mostra que estes são opiniões dos autores e relatos de casos. Em contraste, estudos longitudinais controlados têm indicado uma tendência para um incidência menor de sintomas de DTM en-

tre os pacientes pós-ortodontia, comparados com os grupos-controle de pacientes não tratados.

O consenso é que o tratamento ortodôntico, com ou sem extrações, não "causa" DTM.

1.7.2 O papel do tratamento ortodôntico na prevenção e no tratamento da DTM

Alguns autores afirmam que imperfeições oclusais leves geram trajetórias anormais de fechamento e/ou bruxismo, que então resultam no desenvolvimento da DTM. Se este for o caso, então em função da alta incidência de maloclusão na população (50-75%), esperar-se-ia uma prevalência maior de DTM comparada com a relatada em 10%. Diversos estudos longitudinais controlados foram conduzidos na América do Norte, que não verificaram relação entre os sinais e o sintoma de DTM e a presença de contatos oclusais não funcionais ou deslocamentos mandibulares. Entretanto, outros estudos encontraram uma associação pequena, porém estatisticamente significativa, entre a DTM e alguns tipos de maloclusão, incluindo o padrão esquelético Classe II (associado com um mandíbula retrusiva); Classe III; mordida aberta anterior; mordida cruzada e assimetria. Mais estudos bem desenhados são necessários para delinear a etiologia da DTM com mais detalhes, tendo-se em mente que este termo provavelmente compreende várias desordens relacionadas.

Uma revisão da literatura disponível indicaria que o tratamento ortodôntico não "cura" a DTM. É importante aconselhar pacientes, em especial aqueles que se apresentam com sintomas de DTM, e registrar isto na ficha clínica.

Ortodontia Básica

Enquanto a evidência atual indica que o tratamento ortodôntico não é um fator contribuinte e também não cura DTM, aconselha-se conduzir um exame na ATM para todos os pacientes potencialmente ortodônticos. Pelo menos, isto deve incluir questionamento dos pacientes sobre seus sintomas; um exame da articulação temporomandibular e dos músculos associados e registro da amplitude de abertura e movimentação (veja Cap. 5). Se os sinais ou sintomas de DTM forem encontrados, pode ser prudente encaminhar o paciente para tratamento adequado com um especialista antes do tratamento ortodôntico.

Pontos importantes

- A decisão de fazer o tratamento ortodôntico ou não é essencialmente uma análise risco-benefício, em que os benefícios percebidos no início do tratamento contrabalanceiam os riscos potenciais.

- Se existe alguma incerteza quanto à cooperação do paciente e/ou benefício do tratamento, então é aconselhável não tratar naquele momento.

Fontes principais e leitura adicional

Al-Ani, M.Z., Davies, S. J., Gray, R. J. M., Sloan, P., and Glenny, A. M. (2005). Stablisation splint therapy for temporomandibular pain dysfunction syndrome. *Cochrane Database of Systemic* Reviews, 2004, Issue 1.

American Journal of Orthodontics and Dentofacial Orthopedics, 101(1), (1992)

Este é um número especial dedicado aos resultados de diversos estudos feitos pela American Association of Orthodontists para investigar a ligação entre o tratamento ortodôntico e a articulação temporomandibular. Considera-se leitura essencial para os envolvidos em Odontologia.

Chestnutt, I. G., Burden, D. J. Steele, J. G., Pitts, N. B., Nuttall, N. M., and Morris, A. J. (2006). The orthodontic condition of children in the United Kingdom, 2003. *British Dental Journal*, 200, 609-12.

Davies, S. J., Gray, R. M. J., Sandler, P. J., and O'Brien, K. D. (2001). Orthodontics and occlusion. *British Dental Journal*, 191, 539-49.

Este artigo é parte de uma série de artigos sobre oclusão. Contém um exemplo de um exame para a articulação.

Egermark, I., Magnusson, T., and Carlsson, G. E. (2003). A 20-year follow-up of signs and symptoms of temporomandibular disorders in subjects with and without orthodontic treatment in childhood. *Angle Orthodontist*, 73, 109-15.

Um estudo coorte longitudinal que não encontrou diferença estatisticamente significativa nos sinais e sintomas de DTM entre indivíduos com e sem experiência prévia ao tratamento ortodôntico.

Holmes, A. (1992). The subject need and demand for orthodontic treatment. *British Journal Orthodontics*, 19, 287-97.

Hoh, H. and Robinson, P. G. (2004) Occlusal ajustment for treating and preventing temporomandibular joint desorders. *The Cochrane Database of Systemic Reviews*. 2003. Issue 1.

Luther, F. (1998). Orthodontics and the TMJ: Where are we now? *Angle Orthodontist*, 68, 295-318.

Uma revisão fundamental para a leitura sobre este assunto.

Murray, A.M. (1989). Discontinuation of orthodontic treatment: a study of the contributing factors. *British Journal Orthodontics*, 16, 1-7.

Nguyen, Q. V., Bezemer, P. D., Habets, L., and Prahl-Andersen, B. (1999). A systematic review of the relationship between overjet size and traumatic dental injuries. *European Journal Orthodontics*, 21, 503-15.

Office for National Statistics (2004). *Children's dental health in the United Kingdon 2003*. Office for National Statistics, London.

Shaw, W. C., O'Brien, K. D., Richmond, S., and Brook, P. (1991). Quality control in orthodontics: risk/benefit considerations. *British Dental Journal*, 170, 33-7.

Uma visão muito pessimista da Ortodontia.

Turbill, E. A., Richmond, S., and Wright, J. L. (1999). A closer look at GDS orthodontics in England and Wales 1: Factors influencing effectiveness. *British Dental Journal*, 187, 211-16.

Wheeler, T. T., McGorray, S. P., Yurkiewicz, L., Keeling, S. D., and King, G. J. (1994). Orthodontic treatment demand and need in third and fourth grade schoolchildren. *American Journal of Orthodontics and Dentofacial Orthopedics*, 106, 22-33.

Contém uma boa discussão sobre a necessidade e demanda para tratamento.

As referências deste capítulo também podem ser encontradas em www.oup.com/uk/orc/bin/9780198568124. Sempre que possível, elas serão apresentadas como links ativos que o guiarão para a versão digital deste trabalho, facilitando o estudo daí em diante. Se você é assinante da revista (pessoal ou por alguma instituição), e dependendo do seu nível de acesso, você pode usar o resumo ou o texto completo quando disponível. Esperamos que esse seja um recurso útil para seus estudos e pesquisas bibliográficas.

2

Etiologia e classificação da maloclusão

Conteúdo do capítulo

2.1	**Etiologia da maloclusão**	8
2.2	**Classificando a maloclusão**	8
	2.2.1 Avaliação qualitativa da maloclusão	8
	2.2.2 Avaliação quantitativa da maloclusão	9
2.3	**Classificações e índices comumente usados**	9
	2.3.1 Classificação de Angle	9
	2.3.2 Classificação do British Standards Institute	9
	2.3.3 Índice oclusal de Summers	10
	2.3.4 Índice de Necessidade de Tratamento Ortodôntico (INTO)	10
	2.3.5 Índice PAR (Classificação da Avaliação entre Pares)	12
	2.3.6 Índice da Complexidade de Resultados e Necessidade de Tratamento (ICRNT)	12
2.4	**As seis chaves de Andrews**	13
	Fontes principais e leitura adicional	13

Ortodontia Básica

2.1 Etiologia da maloclusão

A etiologia da maloclusão é um assunto fascinante sob o qual ainda é preciso muita elucidação e entendimento. Basicamente, a maloclusão pode ser genética, que são fatores herdados, ou por fatores ambientais, ou mais comumente uma combinação de ambos. Por exemplo, a falha na erupção do incisivo central superior surge em função da dilaceração após um episódio de traumatismo na dentição decídua que levou à intrusão do predecessor decíduo – um exemplo de etiologia ambiental. A falha na erupção do incisivo central superior também pode ocorrer em função da presença do dente supranumerário – um cenário cujo questionamento pode revelar que o paciente também fora afetado, sugerindo um problema genético. Entretanto, se no último exemplo a cárie (um exemplo ambiental) gerou perda da maior parte da dentição decídua, então a migração do primeiro molar permanente para anterior também pode gerar superposição do problema adicional de apinhamento.

Enquanto é relativamente simples traçar a herança de síndromes como a fissura labiopalatina (veja Cap. 22), é mais difícil determinar a etiologia das características que são parte essencial da variação normal, e o quadro é ainda mais complicado pelos mecanismos compensatórios que existem. A evidência para um papel da genética na etiologia da maloclusão vem de estudos familiares e em gêmeos. A similaridade facial dos membros de uma família, por exemplo, a mandíbula prognática da família real Haspburgo, é facilmente apreciada. Entretanto, um testemunho mais direto é fornecido em estudos com gêmeos e trigêmeos, que indicam que o padrão esquelético e o tamanho e número dentários são influenciados significativamente pela genética.

Exemplos de influências ambientais incluem os hábitos de sucção e perda dentária prematura como resultado da cárie ou traumatismo. A pressão dos tecidos moles sobre os dentes por mais de 6 horas ao dia também pode influenciar na posição dentária. Entretanto, já que os tecidos moles que incluem os lábios estão inseridos no esqueleto subjacente, este efeito também é mediado pelo padrão esquelético.

O apinhamento é extremamente comum em caucasianos, afetando quase dois terços da população. Como já mencionado, o tamanho dos dentes e maxilares é geneticamente influenciado; entretanto, fatores ambientais como a perda prematura da dentição decídua pode precipitar ou exacerbar o apinhamento. Em termos evolucionários, tanto o tamanho dos dentes quanto o dos maxilares parece estar diminuindo. Entretanto, o apinhamento é muito mais relevante nas populações contemporâneas do que foi nos tempos pré-históricos. Tem sido postulado que isto ocorreu pela introdução de uma dieta menos abrasiva, e assim o desgaste dentário interproximal ocorre durante o tempo de vida do indivíduo. Entretanto, isto não envolve toda a história, que uma mudança do campo para um estilo de vida urbano pode gerar aumento na apinhamento após duas gerações.

Embora esta discussão pareça teórica num primeiro momento, a etiologia da maloclusão é um assunto vigorosamente debatido. Isto ocorre porque se alguém acredita que a base da maloclusão é geneticamente determinada, então a Ortodontia fica limitada como fator de tratamento. Entretanto, o ponto de vista oposto é que todo indivíduo tem potencial para uma oclusão ideal e que a intervenção ortodôntica é necessária para eliminar os fatores ambientais que geram determinada maloclusão. A pesquisa sugere que para a maioria das maloclusões, a etiologia é multifatorial, e o tratamento ortodôntico pode produzir apenas uma mudança esquelética limitada. Assim, à medida que o padrão de crescimento e o esqueleto do paciente são determinados geneticamente, para que o tratamento ortodôntico seja bem-sucedido os clínicos devem reconhecer e trabalhar dentro destes parâmetros.

A seguir, se encontra um breve resumo, mas pode-se verificar que a etiologia da maloclusão é um assunto complexo, ainda não completamente entendido. O leitor que busca mais informação deve consultar as publicações listadas nesta seção para leitura complementar.

2.2 Classificando a maloclusão

A classificação da maloclusão por suas características visíveis é útil na descrição e documentação do paciente. Ainda, classificações e índices permitem que a prevalência da maloclusão numa população seja registrada, e também ajudam na verificação da necessidade, dificuldade e sucesso do tratamento ortodôntico.

A maloclusão pode ser registrada qualitativa e quantitativamente. Entretanto, diversas classificações e índices que foram desenvolvidos são testemunhas dos problemas inerentes a estas abordagens. Todas têm suas limitações, e estas devem ser lembradas quando aplicadas.

2.2.1 Avaliação qualitativa da maloclusão

Essencialmente, uma avaliação qualitativa é descritiva e, assim, esta categoria inclui as classificações diagnósticas da maloclusão. A desvantagem principal na abordagem qualitativa é que a maloclusão é uma

Atributos importantes de um índice

- Validade – O índice pode medir aquilo que realmente se propõe a medir?

- Reprodutibilidade – O índice fornece o mesmo resultado quando registrado em duas ocasiões diferentes, e por diversos examinadores?

variável contínua e, assim, pontos nítidos de corte entre as diversas categorias não existem. Isto pode gerar problemas na classificação das maloclusões limítrofes. Ainda, embora uma classificação qualitativa seja um método útil para a descrição das características superficiais

Etiologia e classificação da maloclusão

de uma maloclusão, ela não fornece qualquer indicação da dificuldade do tratamento.

Uma avaliação qualitativa da maloclusão foi tentada historicamente antes da análise quantitativa. Uma das classificações melhor conhecida foi desenvolvida por Angle, em 1899, mas outras classificações são mais usadas agora, por exemplo a do British Standards Institute (1983) para a relação incisiva.

2.2.2 Avaliação quantitativa da maloclusão

Nos índices quantitativos, duas abordagens diferentes podem ser usadas.
- Cada característica da maloclusão recebe um escore, e a soma total é registrada (p. ex., no índice PAR).
- A pior característica da maloclusão é registrada (p. ex., Index of Orthodontic Treatment Need).

2.3 Classificações e índices comumente usados

2.3.1 Classificação de Angle

A classificação de Angle foi baseada na premissa de que os primeiros molares permanentes irrompiam em posição constante dentro do esqueleto facial, o que poderia ser usado para verificar a relação anteroposterior das arcadas. Além de o fato da classificação de Angle ser baseada numa prerrogativa incorreta, os problemas vividos na classificação de casos com migração para anterior ou perda dos primeiros molares permanentes resultou nesta abordagem particular ser ultrapassada por outras classificações. Entretanto, a classificação de Angle ainda é usada para descrever a relação entre os molares, e os termos usados para descrever a relação incisiva foram adaptados na classificação dos incisivos.

Angle descreveu três classificações (Fig. 2.1).
- *Classe I ou neutro-oclusão* – a cúspide mesiovestibular do primeiro molar superior oclui com o sulco mesiovestibular do primeiro molar inferior. Na prática, discrepâncias com até metade da largura da cúspide também foram incluídas nesta categoria.
- *Classe II ou disto-oclusão* – a cúspide mesiovestibular do primeiro molar inferior oclui distal à posição de Classe I. Isto também é conhecido como relação pós-normal.
- *Classe III ou mésio-oclusão* – a cúspide mesiovestibular do primeiro molar inferior oclui mesial à posição de Classe I. Isto também é conhecido como relação pré-normal.

2.3.2 Classificação do British Standards Institute

Esta é baseada na relação entre os incisivos, sendo a classificação descritiva mais usada. Os termos usados são similares aos da Classificação de Angle, que pode ser um pouco confusa já que não faz menção à relação entre os molares. As categorias definidas pelo British Standard Institute 4492 são mostradas no quadro a seguir (veja também Figs. 2.2 a 2.5).

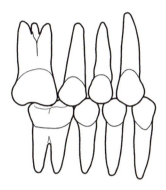
Classe I

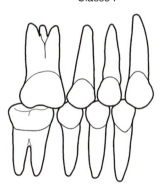
Classe II

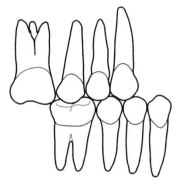
Classe III

Fig. 2.1 Classificação de Angle.

> **Classificação dos incisivos no British Standards Institute**
>
> - *Classe I* – As bordas do incisivo inferior ocluem ou repousam imediatamente abaixo do platô do cíngulo dos incisivos centrais superiores.
> - *Classe II* – As bordas do incisivo inferior repousam posterior ao platô do cíngulo dos incisivos centrais superiores. Existem duas subdivisões nesta categoria:
>   *Divisão 1* – Os incisivos centrais superiores estão proclinados ou possuem inclinação média e existe um aumento na sobressaliência.
>   *Divisão 2* - Os incisivos centrais superiores estão retroclinados. A sobressaliência geralmente é mínima ou pode estar aumentada.
> - *Classe III* – As bordas do incisivo inferior repousam anterior ao platô do cíngulo dos incisivos centrais superiores. A sobressaliência está reduzida ou invertida.

Ortodontia Básica

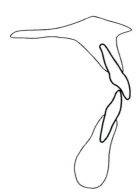

Fig. 2.2 Classificação dos incisivos – Classe I.

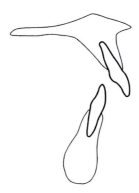

Fig. 2.3 Classificação dos incisivos – Classe II, Divisão 1.

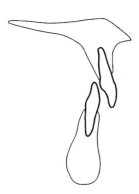

Fig. 2.4 Classificação dos incisivos – Classe II, Divisão 2.

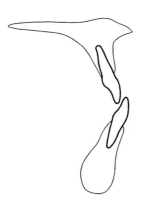

Fig. 2.5 Classificação dos incisivos – Classe III.

Como em qualquer análise descritiva, fica difícil classificar os casos limítrofes. Alguns trabalhos introduzem uma Classe II intermediária nos casos em que os incisivos superiores estão verticalizados e a sobressaliência aumentada entre 4 e 6 mm. Entretanto, esta sugestão não ganhou ampla aceitação.

2.3.3 Índice oclusal de Summers

Este índice foi desenvolvido por Summers, nos EUA, nos anos 60. É popular na América, especialmente para pesquisas. Uma boa reprodutividade foi relatada e ele tem sido usado para determinar o sucesso do tratamento com resultados aceitáveis. O índice traz nove parâmetros definidos incluindo a relação molar, sobremordida, sobressaliência, mordida cruzada posterior, mordida aberta posterior, mau posicionamento dentário, relacionamento na linha média, diastemas na região anterior mediana, e os incisivos superiores ausentes. Inclui-se ainda os diversos estágios do desenvolvimento variando a ponderação aplicada à certos parâmetros na dentição decídua, mista e permanente.

2.3.4 Índice de Necessidade de Tratamento Ortodôntico (INTO)

O Índice de Necessidade de Tratamento Ortodôntico foi desenvolvido por iniciativa governamental. O propósito deste índice foi ajudar na determinação do impacto provável da maloclusão na saúde bucal e no bem-estar psicossocial individual. Ele compreende dois elementos.

O componente de saúde bucal

Foi desenvolvido a partir de índice usado pelo Conselho de Saúde Sueco para refletir as características oclusais que poderiam afetar a função e longevidade da dentição. A característica pior da maloclusão é anotada (o índice não é cumulativo) e classificada num dos cinco graus que refletem a necessidade de tratamento (Tabela 2.1):

- *Grau 1* – sem necessidade.
- *Grau 2* – pouca necessidade.
- *Grau 3* – necessidade moderada.
- *Grau 4* – grande necessidade.
- *Grau 5* – necessidade urgente.

Uma régua foi desenvolvida para ajudar no exame do componente de saúde bucal (reproduzida com permissão da UMIP Ltd, na Fig. 2.6), e esta é disponível comercialmente. Já que somente a característica pior é registrada, uma abordagem alternativa é observar consecutivamente as seguintes características (conhecidas como MOCDO):

- Dentição ausente.
- Sobressaliência.
- Mordida cruzada.
- Mal-alinhamento (ponto de contato).
- Sobremordida.

Componente estético

Este aspecto do índice foi desenvolvido numa tentativa de examinar a deficiência estética trazida pela maloclusão e assim o impacto psicossocial provável sob o paciente – uma tarefa difícil (veja o Cap. 1).

Etiologia e classificação da maloclusão

Tabela 2.1 O Índice de Necessidade de Tratamento Ortodôntico. (Reproduzido com permissão da UMIP Ltd).

Grau 5 (Urgente)

5a	Sobressaliência maior que 9 mm
5h	Hipodontia extensa com implicações restauradoras (mais de um dente ausente em qualquer quadrante) necessitando de ortodontia pré-restauradora
5i	Impactação dentária (com exceção dos terceiros molares) devido à apinhamento, mau posicionamento, presença de dentes supranumerários, dentes decíduos retidos ou qualquer outra patologia
5m	Mordida cruzada maior que 3,5 mm com dificuldade registrada pela fala e mastigação
5p	Fissura de lábio e palato
5s	Dentes decíduos impactados

Grau 4 (Grande)

4a	Sobressaliência aumentada 6,1-9 mm
4b	Mordida cruzada anterior acima dos 3,5 mm sem dificuldade mastigatória ou de fala
4c	Mordidas cruzadas anterior e posterior com discrepância acima de 2 mm entre a posição de contato retruído e a posição intercuspídea
4d	Deslocamento dentário severo, acima de 4 mm
4e	Mordida aberta anterior ou lateral extrema, acima de 4 mm
4f	Sobremordida aumentada e completa com traumatismo gengival ou palatino
4h	Hipodontia menos severa necessitando de fechamento ortodôntico pré-restaurador para aliviar a necessidade de prótese
4l	Mordida cruzada lingual posterior sem contato oclusal funcional em um ou ambos os segmentos vestibulares
4m	Mordida cruzada anterior 1,1-3,5 mm com dificuldade registrada para fala e mastigação
4t	Dentes parcialmente erupcionados, e impactos contra os dentes adjacentes
4x	Dentes supranumerários

Grau 3 (Moderada)

3a	Sobressaliência aumentada 3,6-6 mm com lábios incompetentes
3b	Mordida cruzada anterior 1,1-3,5 mm
3c	Mordida cruzada anterior ou posterior com 1,1-2 mm de discrepância
3d	Deslocamento dentário 2,1-4 mm
3e	Mordida aberta lateral ou anterior 2,1-4 mm
3f	Sobremordida aumentada e completa sem traumatismo gengival

Grau 2 (Pouca)

2a	Sobressaliência aumentada 3,6-6 mm com lábios incompetentes
2b	Mordida cruzada anterior 0,1-1 mm
2c	Mordida cruzada anterior ou posterior com até 1 mm de discrepância entre a posição de contato retruído e a posição de intercuspidação
2d	Deslocamento dentário 1,1-2 mm
2e	Mordida aberta anterior ou posterior 1,1-2 mm
2f	Sobremordida aumentada 3,5 mm ou mais, sem contato gengival
2g	Oclusões pré-normais ou normais sem outras anomalias; inclui até metade de uma unidade na discrepância

Grau 1 (Nenhuma)

1	Maloclusões extremamente pequenas incluindo deslocamentos com menos de 1 mm

Copyright © Universidade de Manchester 2005. Todos os direitos reservados.

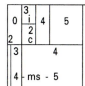

Fig. 2.6 Régua INTO. Copyright © Universidade de Manchester 2005. Todos os direitos reservados.

O componente estético compreende um conjunto de 10 fotografias padronizadas (Fig. 2.7), que também são classificadas partindo do escore 1, o mais agradável, até o escore 10, sendo o menos agradável esteticamente. Fotografias coloridas estão disponíveis para a avaliação clínica do paciente, e fotografias em branco e preto para a classificação apenas dos modelos de estudo. Os dentes do paciente (ou dos modelos de estudo), em oclusão, são vistos em norma frontal e o escore apropriado determinado escolhendo-se a fotografia equivalente à dificuldade estética. Os escores são classificados de acordo com a necessidade de tratamento:

- escore 1 ou 2 – nenhuma;
- escore 3 ou 4 – leve;

Ortodontia Básica

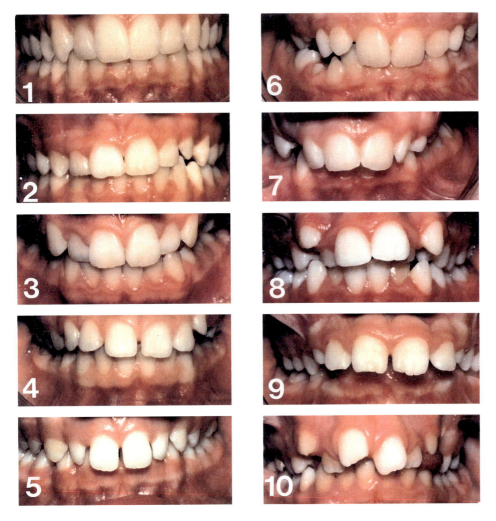

Fig. 2.7 O componente estético do INTO. (O componente estético foi originalmente descrito como SCAN e publicado primeiramente em 1987 por Evans R e Shaw WC (1987). A preliminary evaluation of an illustrated scale for rating dental attractiveness. *European Journal of Orthodontics*, 9, 314-18).

- escore 5, 6 ou 7 – moderada/limítrofe;
- escore 8, 9 ou 10 – definida.

Um escore mediano pode ser obtido a partir dos dois componentes, mas o componente de saúde bucal é usado mais isoladamente. O componente estético recebe críticas por ser subjetivo – uma certa dificuldade é experimentada para classificar com precisão as maloclusões Classe III ou mordidas abertas anteriores, já que as fotografias são compostas de casos de Classes I ou II, mas os estudos têm indicado boa reprodutibilidade.

2.3.5 Classificação da Avaliação entre Pares (PAR)

O índice PAR foi desenvolvido primeiramente para medir o sucesso (ou não) do tratamento. Os escores são registrados para diversos parâmetros (listados a seguir), antes e no final do tratamento, usando-se modelos de estudo. Diferente do IOTN, os escores são cumulativos; entretanto, um peso é atribuído para cada componente refletindo a opinião atual no Reino Unido em função da importância relativa. As características registradas estão listadas a seguir, como os pesos atuais em parênteses:

- apinhamento – pelo deslocamento do ponto de contato (x1);
- relação do segmento vestibular – nos planos anteroposterior, vertical e transversal (x1);
- sobressaliência (x6);
- sobremordida (x2);
- linhas centrais (x4).

A diferença entre os escores iniciais e finais PAR pode ser calculada, e assim a porcentagem de mudança no escore PAR, que é um reflexo do sucesso do tratamento, é obtida. Um alto padrão de tratamento está indicado por uma redução porcentual média acima dos 70%. Uma mudança de 30% ou menos não indica melhora apreciável. O tamanho do escore PAR no início do tratamento fornece uma indicação da severidade da maloclusão. Obviamente, é difícil obter uma redução significativa no PAR em casos com escore pré-tratamento baixo.

2.3.6 Índice da Complexidade de Resultado e Necessidade de Tratamento (ICRNT)

Este índice novo incorpora características tanto do IOTN quanto do PAR. As características seguintes são registradas e então cada escore é multiplicado pelo seu peso.

- Componente estético do IOTN (x7).
- Apinhamento/diastema na arcada superior (x5).
- Mordida cruzada (x5).

Etiologia e classificação da maloclusão

- Sobremordida/mordida aberta (x4)
- Relação no segmento vestibular (x3)

A soma total fornece um escore pré-tratamento, que reflete a necessidade, e provável complexidade, do tratamento necessário. Um escore acima de 43 indica necessidade demonstrável de tratamento.

Após o tratamento, o índice é feito novamente para dar o grau de melhora e assim o resultado do tratamento.

Grau de melhora = escore pré-tratamento − (4 x escore pós-tratamento)

Este índice tem sido criticado pelo peso alto dado ao componente estético, e ainda não ganhou aceitabilidade generalizada.

2.4 As seis chaves de Andrews

Andrews analisou 120 oclusões "normais" para avaliar as características-chave de uma boa oclusão (tem sido dito que estas oclusões podem ser consideradas como "ideais"). Ele encontrou seis características, descritas no quadro a seguir. Estas seis chaves não são um método de classificação da oclusão, mas servem como objetivo. Ocasionalmente, no final do tratamento, não é possível atingir uma boa oclusão Classe I – em tais casos é útil analisar individualmente cada característica, a fim de descobrir o motivo.

Andrews usou esta análise para desenvolver o primeiro sistema de bráquetes pré-ajustável, que foi desenhado para posicionar os dentes (tridimensionalmente), atingindo estas seis chaves. Esta prescrição é conhecida como a prescrição dos bráquetes de Andrews. Para mais detalhes dos sistemas pré-ajustados, veja o capítulo 18.

As seis chaves de Andrews

Relação molar correta: a cúspide mesiovestibular do primeiro molar superior oclui com o sulco entre a cúspide mesiovestibular e a vestibulomediana do primeiro molar inferior. A cúspide distovestibular do primeiro molar superior contata a cúspide mesiovestibular do segundo molar inferior.

Angulação coronária correta: todas as coroas dentárias estão anguladas mesialmente.

Inclinação coronária correta: incisivos inclinados para vestibular. O segmento posterior está inclinado para lingual. No segmento posterior inferior esta inclinação é progressiva.

Ausência de rotação.

Ausência de diastema.

Plano oclusal reto.

Fontes principais e leitura adicional

Andrews, L.F. (1972). The six keys to normal occlusion. *American Journal of Orthodontics*. 62, 296-309.

Angle, E.H. (1899). Classification of malocclusion. *Dental Cosmos*. 41, 248-64.

British Standards institute (1983). *Glossary of Dental Terms* (BS 4492), BSI, London.

Daniels, C. and Richmond, S. (2000). The development of the Index of Complexity, Outcome and Need (ICON). *Journal of Orthodontics*, 27, 149-62.

Harradine, N.W.T., Pearson, M.H., and Toth, B. (1998). The effect of extraction of third molars on late lower incisor crowding: A randomized controlled clinical trial. *British Journal of Orthodontics*, 25, 117-22.

Markovic, M. (1992). At the crossroads of oral facial genetics. *European Journal Orthodontics*, 14, 469-81.

Um estudo fascinante da maloclusão Classe II-2 em gêmeos e trigêmeos.

Mossey, P.A. (1999). The heritability of malocclusion. *British Journal of Orthodontics*, 26, 103-13, 195-203.

Richmond, S., Shaw, W.C., O'Brien, K.D., Buchanan, I.B., Jones, R., Stephens, C.D., *et al.* (1992). The development of the PAR index (Peer Assessment Rating): reliability and validity. *European Journal of Orthodontics*, 14, 125-39.

Índice PAR, parte 1.

Richmond, S., Shaw, W.C., Roberts, C.T., and Andrews, M. (1992). The PAR index (Peer Assessment Rating): methods to determine the outcome of orthodontic treatment in terms of improvements and standards. *European Journal Orthodontics*, 14, 180-7.

Índice PAR, parte 2.

Summers, C.j. (1971). A system for identifying and scoring occlusal disorders. *American Journal Orthodontics*, 59, 552-67.

Para o leitor aprofundar sobre o índice oclusal de Summers.

Shaw, W.C., O'Brien, K.D., and Richmond, S. (1991). Quality control in orthodontics: indices of treatment need and treatment standards. *British Dental Journal*. 170, 107-12.

Um trabalho interessante sobre o papel dos índices, com boas explicações sobre o IOTN e PAR.

Tang, E.L.K. and Wei, S.H.Y. (1993). Recording and measuring malocclusion: a review of the literature. *American Journal of Orthodontics and Dentofacial Orthopedics*, 103, 344-51.

Bom para pesquisar sobre as classificações de maloclusão.

As referências deste capítulo também podem ser encontradas em www.oup.com/uk/orc/bin/9780198568124. Sempre que possível, elas serão apresentadas como links ativos que o guiarão para a versão digital deste trabalho, facilitando o estudo daí em diante. Se você é assinante da revista (pessoal ou por alguma instituição), e dependendo do seu nível de acesso, você pode usar o resumo ou o texto completo quando disponível. Esperamos que esse seja um recurso útil para seus estudos e pesquisas bibliográficas.

3
Tratamento da dentição em desenvolvimento

Conteúdo do capítulo

3.1	**Desenvolvimento dentário normal**	16
3.1.1	Períodos de calcificação e erupção	16
3.1.2	Transição da dentição decídua para a dentição mista	16
3.1.3	Desenvolvimento dos arcos dentários	17
3.2	**Anomalias da erupção e esfoliação**	18
3.2.1	Exame	18
3.2.2	Dentes neonatais	18
3.2.3	Cisto de erupção	18
3.2.4	Falha/atraso na erupção	18
3.3	**Problemas na dentição mista**	19
3.3.1	Perda prematura de dentes decíduos	19
3.3.2	Dentes decíduos retidos	20
3.3.3	Molares decíduos em infraoclusão (submersos)	20
3.3.4	Primeiros molares permanentes impactados	21
3.3.5	Dilaceração	22
3.3.6	Dentes supranumerários	22
3.3.7	Hábitos	25
3.3.8	Primeiros molares permanentes com prognóstico longitudinal pobre	25
3.3.9	Diastema na linha média	26
3.4	**Extração planejada da dentição decídua**	27
3.4.1	Extração seriada	27
3.4.2	Indicações para a extração dos caninos decíduos	27
	Fontes principais e leitura adicional	28

Ortodontia Básica

Muitos profissionais acham difícil julgar quanto intervir numa maloclusão em desenvolvimento e quanto deixa a natureza seguir seu caminho. Isto ocorre porque a experiência só é obtida ao longo de anos de observação cuidadosa, e as decisões para interceder geralmente são feitas em resposta à pressão exercida pelos pais para "se fazer alguma coisa". Espera-se que este capítulo ajude a introduzir a primeira parte do problema, e assim o leitor estará melhor preparado para resistir à segunda parte.

3.1 Desenvolvimento dentário normal

É importante perceber que a palavra "normal" neste contexto significa em média, e não o ideal. Uma apreciação do que constitui a faixa de desenvolvimento normal é essencial. Uma área onde isto é muito importante está representa pelos momentos de erupção (Tabela 3.1).

3.1.1 Períodos de calcificação e erupção

Conhecer os momentos de calcificação da dentição permanente é muito importante se alguém deseja impressionar pacientes e colegas. Também é útil para o exame dentário na comparação com a idade cronológica; para determinar se um dente em desenvolvimento e não observado ao exame radiográfico pode ser considerado ausente; e para estimar o momento de quaisquer causas possíveis de hipocalcificação localizada ou hipoplasia (chamada nesta situação de hipoplasia cronológica).

3.1.2 Transição da dentição decídua para a dentição mista

A erupção do primeiro dente do bebê é comemorada pelos pais como um marco no desenvolvimento da criança. Este é descrito em muitos livros de Odontopediatria ao redor dos 6 meses de idade, podem gerar preocupação desnecessária já que é normal para os incisivos inferiores erupcionar em qualquer momento do primeiro ano. Os livros-texto geralmente dispensam o termo "dentição", atribuindo os sintomas que ocorrem no momento à diminuição dos anticorpos maternos. Qualquer pai é capaz de corrigir esta bobeira!

A erupção da dentição decídua (Fig. 3.1) geralmente está finalizada ao redor dos 3 anos de idade. Os incisivos decíduos erupcionam verticalmente e com diastemas – a falta de espaço sugere que os sucessores permanentes estarão apinhados. A sobremordida é reduzida na dentição decídua até os incisivos ficarem topo a topo, o que pode contribuir para uma atrição acentuada.

A fase da dentição mista geralmente é marcada pela erupção dos primeiros molares permanentes ou dos incisivos centrais inferiores. Os dentes inferiores erupcionam antes de seus homólogos superiores e desenvolvem-se em um posicionamento lingual ao seus predecessores. É comum haver algum apinhamento dos incisivos inferiores permanentes à medida que surgem na cavidade bucal, o que reduz o crescimento intercaninos. Assim, os incisivos inferiores em geral erupcionam lingualmente e/ou rotacionados (Fig. 3.2), mas geralmente se alinham de forma espontânea se houver espaço disponível. Se a arcada estiver apinhada, esta redução de espaço não se resolverá com o crescimento intercaninos.

Os incisivos centrais permanentes também se desenvolvem lingualmente aos seus predecessores. Espaço adicional é ganho para acomodar sua largura maior, porque erupcionam em uma arcada mais ampla e estão mais vestibularizados do que os incisivos decíduos. Se a arcada estiver intrinsicamente apinhada, os incisivos laterais não serão capazes de se mover para vestibular após a erupção dos incisivos centrais

Tabela 3.1 Momentos de calcificação e erupção dentária.

	Início da calcificação (semanas *in utero*)	Erupção (anos)
Dentição decídua		
Incisivos centrais	12–16	6–7
Incisivos laterais	13–16	7–8
Caninos	15–18	18–20
Primeiros molares	14–17	12–15
Segundos molares	16–23	24–36

Desenvolvimento radicular completo 1-1,5 anos após a erupção

	Início da calcificação (meses)	Erupção (anos)
Dentição permanente		
Incisivos centrais inferiores	3–4	6–7
Incisivos laterais inferiores	3–4	7–8
Caninos inferiores	4–5	9–10
Primeiros pré-molares inferiores	21–24	10–12
Segundos pré-molares inferiores	27–30	11–12
Primeiros molares inferiores	Ao redor do nascimento	5–6
Segundos molares inferiores	30–26	12–13
Terceiros molares inferiores	96–120	17–25
Incisivos centrais superiores	3–4	7–8
Incisivos laterais superiores	10–12	8–9
Caninos superiores	4–5	11–12
Primeiros pré-molares superiores	18–21	10–11
Segundos pré-molares superiores	24–27	10–12
Primeiros molares superiores	Ao redor do nascimento	5–6
Segundos molares superiores	30–36	12–13
Terceiros molares superiores	84–108	17–25

Desenvolvimento radicular completo 2-3 anos após a erupção

Tratamento da dentição em desenvolvimento 17

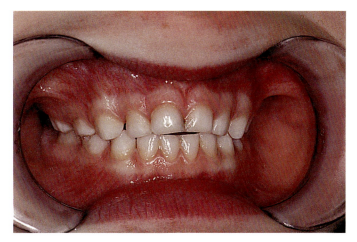

Fig. 3.1 Dentição decídua.

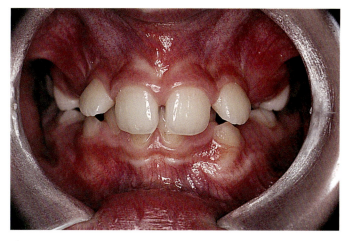

Fig. 3.3 Fase do "patinho feio".

e, assim, podem erupcionar palatino na arcada. A pressão feita pelo incisivo lateral em desenvolvimento geralmente origina um diastema entre os incisivos centrais, que se resolve quando os incisivos laterais erupcionam. Por sua vez, são inclinados para distal pelos caninos que estão posicionados próximos aos ápices radiculares dos incisivos laterais. Este estágio do desenvolvimento costuma ser descrito como o "patinho feio" (Fig. 3.3), embora seja mais diplomático descrevê-lo desenvolvimento dentário normal em função das preocupações dos pais. À medida que os caninos erupcionam, os incisivos laterais geralmente ficam em posição vertical, e os espaços são fechados. Os caninos superiores desenvolvem-se pelo aspecto palatino, mas migram para vestibular, posicionando-se levemente à disto-vesitbular do ápice radicular dos incisivos laterais. No desenvolvimento normal, podem ser palpados por vestibular, aos 8 anos de idade.

A largura combinada do canino, primeiro molar e segundo molar decíduos é maior do que a dos sucessores permanentes, em especial na arcada inferior. Esta diferença nas larguras é conhecida como espaço livre (Fig. 3.4) e em geral da ordem de 1-1,5 mm na maxila e 2-2,5 mm na mandíbula (em caucasianos). Isto significa que se um segmento da dentição decídua for mantido até o momento da esfoliação, haverá espaço suficiente para os caninos e pré-molares permanentes.

Os segundos molares decíduos geralmente erupcionam com suas superfícies distais na região anteroposterior. A transição para a relação molar Classe I ocorre na dentição mista em função do crescimento mandibular diferencial e/ou espaço livre.

3.1.3 Desenvolvimento dos arcos dentários

A **largura dos intercaninos** é medida entre as cúspides dos caninos decíduos/permanentes, e na dentição decídua um aumento de 1-2 mm é visto. Na dentição mista, ocorre um aumento de 3 mm, mas este crescimento é significativamente completado ao redor do estágio

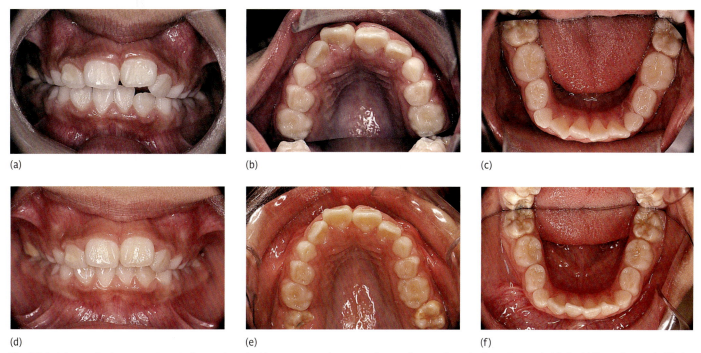

Fig. 3.2 Apinhamento do segmento anterior sendo reduzido com o crescimento na largura intercaninos: (a-c) aos 8 anos de idade; (d-f) aos 9 anos de idade.

Ortodontia Básica

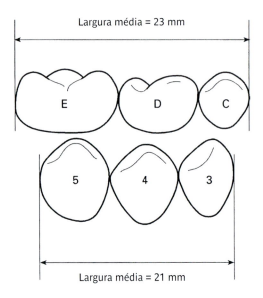

Fig. 3.4 Espaço livre.

de desenvolvimento de 9 anos com um aumento mínimo até os 13 anos de idade. Depois, uma diminuição gradual é a regra.

A largura da arcada é medida entre as cúspides linguais dos segundos molares decíduos ou segundos pré-molares. Dos 3 aos 18 anos de idade ocorre um aumento de 2-3 mm; entretanto, por motivos clínicos, a largura da arcada é estabelecida na dentição mista.

A circunferência da arcada é determinada medindo-se das cúspides vestibulares e bordas incisais, de distal do segundo molar decíduo ou segundo pré-molar de um lado à distal do segundo molar decíduo ou segundo pré-molar do lado oposto. Em média, existem poucas mudanças com o passar da idade na maxila; entretanto, a circunferência do arco na mandíbula diminui 4 mm em função do espaço livre. Nos indivíduos com apinhamento, uma redução maior pode ser vista.

Em resumo, existem poucas mudanças no tamanho da arcada depois do estabelecimento da dentição decídua, exceto pelo aumento na largura intercaninos que resulta na modificação do formato da arcada. O crescimento fornece espaço para os molares permanentes, e um crescimento vertical aposicional considerável ocorre para manter a relação dos arcos maxilar e mandibular durante o crescimento vertical facial.

3.2 Anomalias da erupção e esfoliação

3.2.1 Exame

A detecção precoce de quaisquer anomalias no desenvolvimento e erupção dentárias é essencial para dar oportunidade à ação interceptadora. Isto requer a observação cuidadosa da dentição em desenvolvimento para se evidenciarem os problemas, por exemplo os desvios na sequência normal de erupção. Se uma anomalia for suspeita, então a investigação adicional com radiografias é necessária. Ao redor dos 9 a 10 anos de idade, é importante palpar o sulco vestibular buscando-se os caninos superiores permanentes, a fim de detectar qualquer anomalia no padrão de erupção deste dente.

3.2.2 Dentes neonatais

Um dente, que está presente ao nascimento, ou erupciona logo depois, é descrito como dente neonatal. Estes surgem na região anterior mandibular e tipicamente são representados pelo incisivo decíduo, que erupcionou prematuramente (Fig. 3.5). Já que a formação radicular não está completada neste estágio, os dentes neonatais podem ter muita mobilidade, mas em geral se tornam firmes rapidamente. Se o dente (ou dentes) interfere na amamentação ou a mobilidade é tão alta que existe risco de aspiração, sua remoção está indicada e geralmente pode ser feita com anestésico tópico. Se o dente for assintomático, pode ser mantido *in situ*.

3.2.3 Cisto de erupção

Um cisto de erupção é causado pelo acúmulo de fluido ou sangue no espaço folicular que recobre a coroa de um dente em erupção (Fig. 3.6). Eles geralmente rompem de forma espontânea, e raramente a marsupialização será necessária.

3.2.4 Falha/atraso na erupção

Existe uma ampla variação individual nos momentos de erupção, que é ilustrada pelos pacientes na figura 3.7. Em que existe um atraso gene-

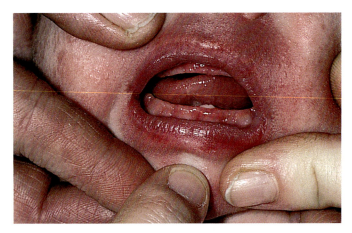

Fig. 3.5 Dente neonatal.

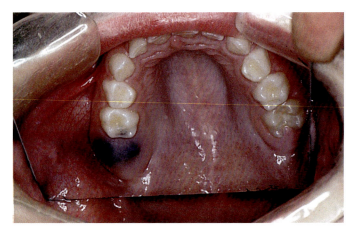

Fig. 3.6 Cisto de erupção.

Tratamento da dentição em desenvolvimento

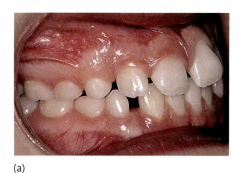
(a)

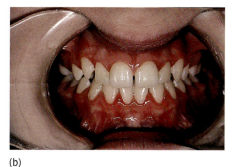
(b)

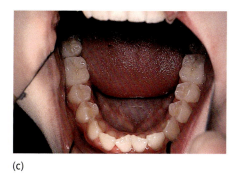
(c)

Fig. 3.7 Variação normal dos momentos de erupção: (a) paciente aos 12,5 anos de idade com os caninos decíduos e molares ainda presentes; (b,c) paciente aos 9 anos de idade com todos os dentes permanentes até os segundos molares erupcionados.

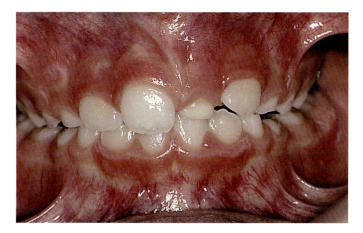

Fig. 3.8 Quebra da sequência de erupção normal com o dente 21 e o 12 já erupcionados, mas o 11 não erupcionado.

Tabela 3.2 Causas de atraso na erupção.

Causas gerais
Fibramatose gengival hereditária
Síndrome de Down
Disostose cleidocraniana
Fenda palatina
Raquitismo

Causas localizadas
Ausência congênita
Apinhamentos
Atraso na esfoliação do dente decíduo predecessor
Dente supranumerário
Dilaceração
Posição anormal do germe dentário
Falha primária de erupção

ralizado na erupção dentária de uma criança que outrora se adequaria ao momento, um período de observação está indicado. Entretanto, as características seguintes podem ser indicativas de alguma anomalia e justificam investigação futura (Fig. 3.8).

- Alteração na sequência normal de erupção.
- Uma assimetria no padrão de erupção entre os dentes contralaterais. Se um dente de um dos lados da arcada erupcionou e 6 meses depois ainda não existe sinal do seu equivalente no outro lado, um exame radiográfico está indicado.

A falha local na erupção ocorre em função da obstrução mecânica – isto é vantajoso já que removida a obstrução o dente pode erupcionar. Mais raramente, existe uma anomalia no mecanismo de erupção, que resulta na falha primária de erupção (o dente não erupciona na boca) ou uma erupção interrompida (o dente erupciona, mas falha em manter sua erupção/desenvolvimento). Este problema em geral afeta os molares e infelizmente para os indivíduos envolvidos mais de um molar num quadrante. A extração dos dentes afetados em geral é necessária.

3.3 Problemas na dentição mista

3.3.1 Perda prematura na dentição decídua

O efeito principal da perda prematura do dente decíduo, quer seja por cárie, esfoliação prematura ou extração planejada, é a localização de apinhamento preexistente. Numa boca sem apinhamento, isto não ocorre. Entretanto, onde existir algum apinhamento e o dente decíduo for extraído, os dentes adjacentes migrarão ou girarão ao redor do espaço fornecido. A extensão com que isto ocorre depende do grau de apinhamento, da idade do paciente e do local. Obviamente, à medida que o grau de apinhamento aumenta, também aumenta a pressão para que os dentes remanescentes sejam movidos para o espaço da extração. Quanto mais jovem for a criança quando o dente decíduo é extraído, maior a chance de migração. O efeito do local na perda dentária é melhor especificado pelo tipo, mas é importante ter em mente o potencial aumentado para a migração no sentido mesial na maxila.

Ortodontia Básica

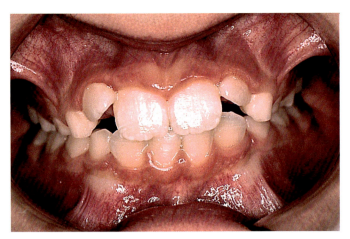

Fig. 3.9 Desvio da linha média para a esquerda do paciente em função da perda precoce do canino decíduo inferior esquerdo.

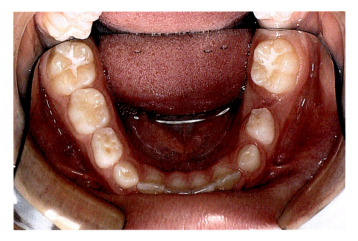

Fig. 3.10 Perda do segundo molar inferior decíduo gerando a migração do primeiro molar permanente para mesial.

Equilibrando e compensando as extrações

Equilibrando extrações: removendo o dente contra lateral – *com o intuito de evitar desvio da linha média*.

Compensando extrações: remoção do dente antagonista – *com o intuito de manter a relação oclusal entre os arcos*.

- **Incisivo decíduo:** a perda prematura do incisivo decíduo tem pouco efeito, principalmente porque são esfoliados precocemente na dentição mista.
- **Canino decíduo:** a perda unilateral do canino decíduo numa boca com apinhamento gera um desvio na linha média (Fig. 3.9). Já que isto é difícil de tratar, geralmente necessitando de aparelhos fixos, é preferível prevenir e assim a perda prematura do canino decíduo deveria ser dosada em qualquer paciente mesmo com apinhamento leve.
- **Primeiro molar decíduo:** a perda unilateral deste dente resultará em um desvio da linha média. Na maioria dos casos, uma extração automática não é necessária, mas a linha média deve ser mantida sob observação e, quando indicado, um dente do lado oposto da arco seria removido.
- **Segundo molar decíduo:** se o segundo molar decíduo é extraído, o primeiro molar permanente migra anteriormente (Fig. 3.10). Isto é acentuado se a perda ocorre antes da erupção do dente permanente e por este motivo é melhor, se possível, tentar preserva o segundo molar decíduo pelo menos até que o primeiro molar permanente tenha aparecido. Na maioria dos casos extrações que equilibrem ou compensem de outros segundos molares decíduos sadios não são necessárias à menos que estes dentes tenham um prognóstico longitudinal pobre. Entretanto, onde a extração de um molar superior decíduo cariado já mudaria a relação molar, passando de meia unidade de Classe II para uma Classe I total, deve-se considerar a compensação com a extração do segundo molar inferior decíduo.

Deve-se enfatizar que as afirmações descritas são sugestões, e não regras, e todas as vezes o senso comum e o planejamento futuro ser aplicados – em essência, uma análise do risco-benefício precisa ser feita para cada dente/criança. Por exemplo, se a extração de um primeiro molar decíduo cariado é necessária, e o dente contralateral também estiver duvidoso, então pode ser preferível a longo prazo extrair o dente, então pode ser preferível a longo prazo extrair ambos. Também em crianças com ausências de um ou mais dentes permanentes, a exodontia precoce de dentes decíduos de segmentos posteriores pode ser vantajosa, a fim de estimular a mesialização dos primeiros molares permanentes se for planejado o fechamento do espaço (em vez da abertura de espaço).

Os efeitos da extração precoce de dentes decíduos na erupção de seus sucessores são variáveis e não resultam necessariamente na aceleração da erupção.

Manutenção de espaço

Diz-se que o melhor mantenedor de espaço é o dente – principalmente porque ele preservará o osso alveolar. Muito tem sido escrito em textos de odontopediatria sobre a utilização de mantenedores de espaço para a reposição de dentes decíduos extraídos, mas na prática a maioria dos ortodontistas evita esta abordagem na dentição mista peloas implicações na saúde dentária e para minimizar a necessidade de cooperação do paciente (que pode ser necessária no tratamento ortodôntico definitivo mais tarde). A exceção para esta abordagem é quando a preservação de espaço para o dente sucessor evitará um tratamento ortodôntico subsequente.

3.3.2 Dentes decíduos retidos

Uma diferença acima dos 6 meses entre a esfoliação dos dentes contralaterais deve ser vista com cautela. Dado que o superior permanente está presente, dentes decíduos retidos devem ser extraídos, em especial se causam deflexão do dente permanente (Fig. 3.11).

3.3.3 Molares decíduos em infraoclusão (submersos)

A infraoclusão agora é o termo preferido para descrever o processo onde um dente falha em atingir ou manter sua relação oclusal com

Tratamento da dentição em desenvolvimento

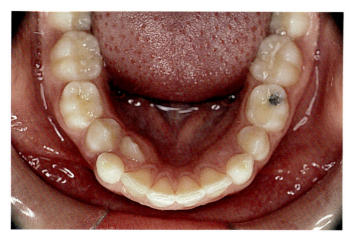

Fig. 3.11 Dente decíduo retido contribuindo para a deflexão do seu sucessor permanente.

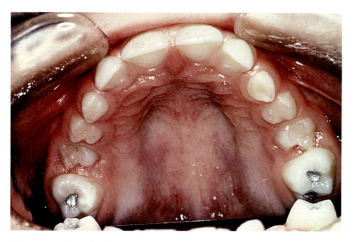

Fig. 3.12 Molares decíduos anquilosados.

o dente adjacente ou antagonista. Grande parte da dentição decídua em infraoclusão entra em oclusão, mas depois se torna "submersa" porque continuam o crescimento e desenvolvimento dos dentes adjacentes (Fig. 3.12). As estimativas variam, mas esta anomalia parece ocorrer em 1-9% das crianças.

A reabsorção da dentição decídua não é um processo contínuo. Na verdade, a reabsorção é alternada com períodos de reparo, embora na maioria dos casos prevaleça a primeira opção. Se uma predominância temporária de reparo ocorre, isto pode resultar em anquilose e infraoclusão do molar decíduo afetado.

Os resultados de estudos epidemiológicos recentes têm sugerido uma tendência genética para este fenômeno e também uma associação com outras anomalias dentárias, incluindo erupção ectópica dos primeiros molares permanentes, deslocamento dos caninos superiores para palatino e ausência congênita dos pré-molares. Assim, é aconselhável acompanhar os pacientes que exibem quaisquer destas características.

Onde houve um sucessor permanente, este fenômeno é temporário, e os estudos não têm mostrado diferença na idade da esfoliação do molar decíduo submerso comparada com o dente contralateral não afetado. Assim, a extração do dente decíduo submerso é necessária apenas nas condições descritas a seguir:

- Existe perigo de o dente desaparecer abaixo do nível gengival (Fig. 3.13).
- A formação radicular do dente permanente está quase completada (já que as forças de erupção reduzem este evento significativamente).
- O sucessor permanente está ausente, já que nesta situação a submersão pode ser progressiva.

3.3.4 Primeiros molares permanentes impactados

A impacção do primeiro molar permanente contra o segundo molar decíduo em 2-6% das crianças e é indicativa de apinhamento. Ocorre com mais frequência na arcada superior (Fig. 3.14). A desimpacção espontânea pode ocorrer, mas é rara depois dos 8 anos de idade. Casos leves podem ser tratados amarrando-se um fio de separação ao redor do ponto de contato entre os dois dentes em um período de 2 meses. Isto pode ter o efeito de tracionar o molar permanente distalmente, deixando que este se solte. Nos casos mais severos, a impacção pode ser mantida sob observação, embora a extração do dente decíduo esteja indicada se ele ficar abscedado ou o dente permanente cariar e a restauração impedida pelo acesso inadequado. A perda de espaço resultante pode ser tratada na dentição permanente.

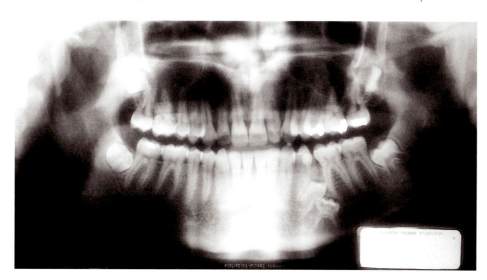

Fig. 3.13 Submersão acentuada do molar decíduo (com o segundo pré-molar afetado).

22 Ortodontia Básica

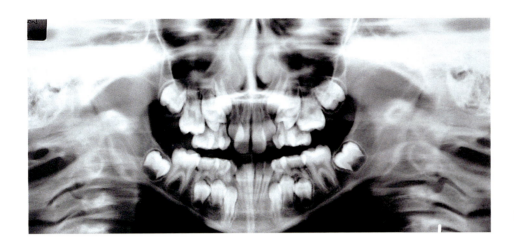

Fig. 3.14 Primeiros molares permanentes superiores impactados.

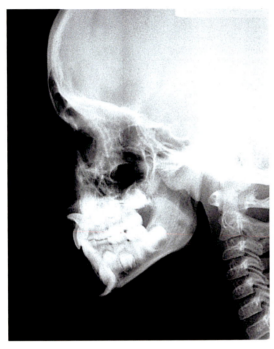

Fig. 3.15 Um incisivo central dilacerado.

e a dentina no local da injúria são afetados, originando uma hipoplasia. Ambos os gêneros são igualmente afetados, e mais de um dente pode estar envolvido dependendo da extensão do traumatismo.

Tratamento

A dilaceração geralmente causa falha na erupção. Onde a dilaceração é severa, não existe alternativa que não seja extrair o dente afetado. Nos casos mais leves, pode ser possível expor cirurgicamente a coroa e aplicar tração para alinhar o dente, dado que o ápice radicular seja mantido no osso medular ao final do alinhamento da coroa.

3.3.6 Dentes supranumerários

Um dente supranumerário é aquele extra numa série normal. Esta anomalia ocorre na dentição permanente em quase 2% da população e na dentição decídua em menos de 1%, embora um supranumerário na dentição decídua seja sempre seguido por um supranumerário na dentição permanente. A etiologia não é totalmente entendida, mas sugestões incluem uma projeção da lâmina dentária da dentição permanente ou uma dentição terciária. Esta anomalia ocorre mais em homens que nas mulheres. Dentes supranumerários também são comumente encontrados na região de fissura em indivíduos com fissura alveolar.

Dentes supranumerários podem ser descritos de acordo com sua morfologia ou posição na arcada.

Morfologia

- **Suplementar:** este tipo lembra um dente e ocorre no final de uma série dentária, por exemplo, um incisivo lateral extra, segundo pré-molar ou quarto molar (Fig. 3.16).
- **Cônico:** o supranumerário cônico ou conoide geralmente ocorre entre os incisivos centrais superiores (Fig. 3.17). Está mais associado ao deslocamento de dentes adjacentes, mas também pode causar falha na erupção ou não ter efeito.
- **Tuberculado:** este tipo é descrito como em forma de barril, mas em geral qualquer supranumerário que não se enquadra na categoria suplementar ou cônico é incluído. Classicamente, este tipo está associado com falha na erupção (Fig. 3.18).

3.3.5 Dilaceração

A dilaceração é uma distorção na raiz dentária. Geralmente afeta o incisivo central e/ou lateral superior.

Etiologia

Parece haver duas etiologias distintas:
- Do desenvolvimento – esta anomalia em geral afeta um incisivo central isolado e ocorre mais nas mulheres do que nos homens. A coroa do dente afetado está voltada para cima e para vestibular, sem distúrbios no esmalte e na dentina (Fig. 3.15).
- Traumatismo – intrusão do dente decíduo gerando o deslocamento do germe dentário do dente permanente. Tipicamente, isto gera uma deflexão palatina na coroa do dente permanente, e o esmalte

Tratamento da dentição em desenvolvimento

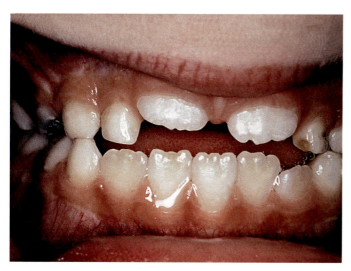

Fig. 3.16 Um incisivo lateral inferior suplementar.

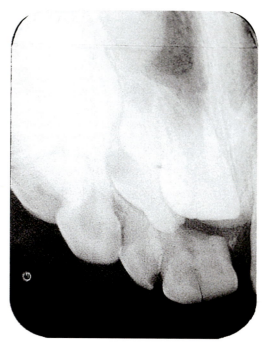

Fig. 3.18 Supranumerário tuberculado oclusal ao dente 22.

Efeitos dos dentes supranumerários e os tratamentos correspondentes

Falha da erupção

A presença de um dente supranumerário é a razão mais comum para o não surgimento do incisivo central superior. Entretanto, a falha de erupção em qualquer dente de ambas as arcadas pode ser causada por um supranumerário.

O tratamento deste problema envolve a remoção do supranumerário e a garantia de que haverá espaço suficiente para acomodar o dente não irrompido na arcada. Se o dente não erupciona espontaneamente em 1 ano, então uma segunda operação para expô-lo e aplicação da tração ortodôntica podem ser necessárias. O tratamento de um paciente com este problema é ilustrado na figura 3.19.

Deslocamento

A presença de um dente supranumerário pode estar associada com o deslocamento ou rotação de um dente permanente erupcionado (Fig. 3.20). O tratamento envolve primeiramente a remoção do supranumerário em geral seguida por aparelhos fixos para alinhar o dente ou dentes afetados. Acredita-se que este tipo de deslocamento possua tendência à recidiva, mas isto pode ser um reflexo do fato do mau posicionamento, geralmente ocorre pela rotação ou um deslocamento apical, situações que por si próprias são propensas à recidiva.

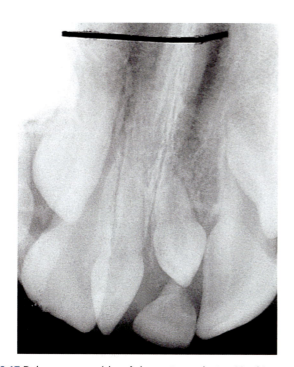

Fig. 3.17 Dois supranumerários cônicos entre os dentes 11 e 21, com o 61 retido.

Apinhamento

Este é causado pelo tipo suplementar e é tratado por meio de extração do dente mais pobremente formado ou mais deslocado (Fig. 3.21).

- **Odontoma:** esta variante é rara. Tanto as formas compostas como as complexas são descritas.

Sem efeito

Ocasionalmente, um dente supranumerário (em geral do tipo cônico) é detectado ao acaso na radiografia da região do incisivo superior

Posição

Dentes supranumerários podem ocorrer dentro da arcada, mas quando se desenvolvem entre os incisivos centrais, em geral são descritos como *mesiodens*. Um dente supranumerário distal à arcada é chamado distomolar, e aquele adjacente aos molares é chamado paramolar. Cerca de 8% dos dentes supranumerários ocorrem na região anterior da maxila.

Ortodontia Básica

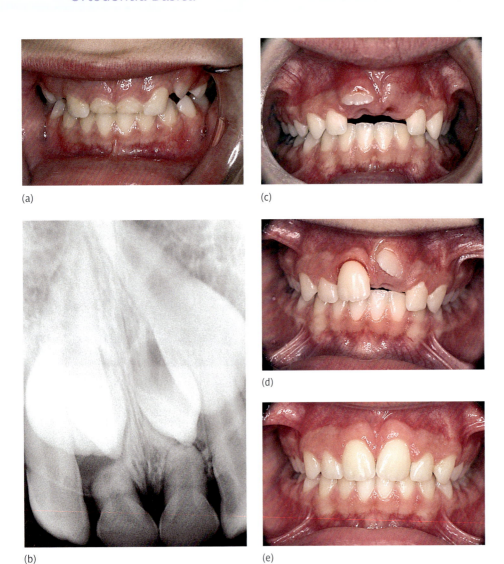

Fig. 3.19 Tratamento de um paciente com falha na erupção dos incisivos centrais superiores em função da presença de dois dentes supranumerários: (a) paciente na apresentação, aos 10 anos de idade; (b) radiografia mostrando incisivos centrais não erupcionados e dentes supranumerários cônicos associados; (c) após a remoção dos dentes supranumerários, um aparelho superior removível foi colocado para abrir espaço para os incisivos centrais, até o dente 11 erupcionar 10 meses depois; (d) 7 meses depois, o dente 21 erupcionou e um segundo aparelho superior removível com uma mola vestibular foi usado para alinhar o dente 21; (e) oclusão 3 anos depois da apresentação inicial.

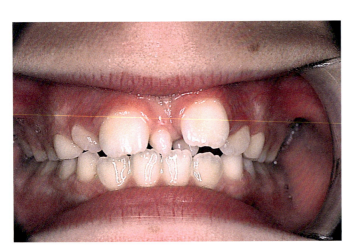

Fig. 3.20 Deslocamento na região do dentes 11/21 causado pela erupção de dois dentes supranumerários cônicos.

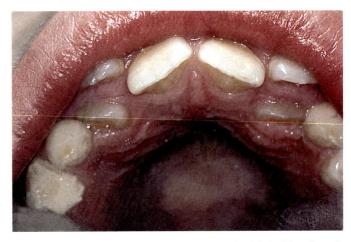

Fig. 3.21 Apinhamento em função da presença de dois incisivos laterais superiores suplementares.

Tratamento da dentição em desenvolvimento 25

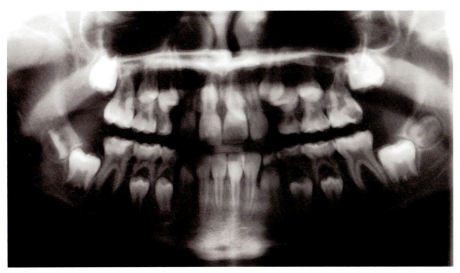

(a)

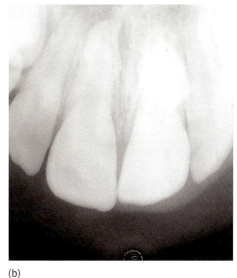

(b)

Fig. 3.22 Chance de encontrar um supranumerário ao exame radiográfico de rotina.

(Fig. 3.22). Dado que um dente extra não vai interferir no movimento planejado dos incisivos superiores, ele pode ser mantido *in situ* sob controle radiográfico. Na prática, estes dentes geralmente permanecem assintomáticos e não geram qualquer problema.

3.3.7 Hábitos

O efeito do hábito dependerá da frequência e intensidade da indulgência. Este problema é discutido com mais detalhes no capítulo 9, seção 9.1.4.

3.3.8 Primeiros molares permanentes com prognóstico longitudinal pobre

A integridade dos primeiros molares permanentes geralmente está comprometida em função da cárie e/ou hipoplasia secundária às doenças da infância. O plano de tratamento de uma criança com primeiros molares permanentes de má qualidade é sempre difícil porque diversos fatores competitivos precisam ser considerados antes de uma decisão ser tomada. Os primeiros molares permanentes nunca são os primeiros a serem escolhidos para a extração, já que sua posição determina a quantidade de espaço na porção anterior do arco, para o alívio do apinhamento ou a correção da relação incisiva, a menos que os aparelhos sejam usados. A remoção dos primeiros molares superiores geralmente compromete a ancoragem na arcada superior, e um bom resultado espontâneo na arcada inferior após a extração dos primeiros molares é raro. Entretanto, pacientes, para os quais a extração do primeiro molar é necessária, são os menos capazes de suportar um tratamento complicado. Finalmente, é preciso lembrar que a menos que a taxa de cárie seja reduzida, os pré-molares podem ser afetados da mesma forma anos depois. Contudo, se uma restauração com duas faces estiver presente ou é necessária no primeiro molar permanente de uma criança, o prognóstico para aquele dente e os primeiros molares remanescentes deve ser considerado já que a extração planejada dos primeiros molares permanentes de boa qualidade pode ser preferida, comparada com a extração forçada mais tarde (Fig. 3.23).

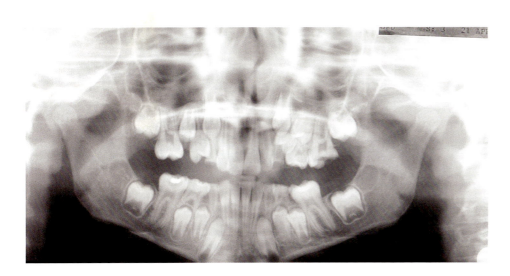

Fig. 3.23 Todos os quatro primeiros molares permanentes foram extraídos neste paciente em função do prognóstico longitudinal pobre para os dentes 46 e 26.

Fatores que devem ser considerados durante o exame dos primeiros molares permanentes de prognóstico longitudinal pobre

É impossível produzir regras rígidas para a extração dos primeiros molares permanentes, e assim o texto seguinte deve ser considerado apenas como ponto de partida.

- Verifique a presença de todos os dentes permanentes. Se algum estiver ausente, a extração do primeiro molar permanente naquele quadrante deve ser evitada.
- Se não houver apinhamento na dentição, a extração dos primeiros molares permanentes deve ser evitada já que o fechamento do espaço será dificultado.
- Lembre-se que na maxila existe uma tendência maior para migração no sentido mesial e assim o momento da extração dos primeiros molares superiores permanentes é menos crítico se o objetivo for o fechamento do espaço.
- Na arcada inferior, um resultado bom e espontâneo é mais provável se:
  (a) o segundo molar inferior permanente se desenvolveu além de sua bifurcação;
  (b) o ângulo entre o longo eixo da cripta do segundo molar inferior permanente e do primeiro molar permanente fica entre 15 e 30°;
  (c) a cripta do segundo molar sobrepõe-se à raiz do primeiro molar (um espaço entre os dois reduz a probabilidade de um bom fechamento do espaço).
- a extração dos primeiros molares alivia o apinhamento no segmento posterior, mas terá pouco efeito na região anterior, quando apinhada.
- se o espaço é necessário anteriormente para o alívio do apinhamento na região anterior ou para retração dos incisivos (isto é, a arcada superior nos casos Classe II ou a arcada inferior nos casos Classe III), então pode ser prudente postergar a extração do primeiro molar, se possível, até o segundo molar permanente ter erupcionado na arcada. O espaço pode ser utilizado para correção do segmento labial.
- Uma consideração especial deve ser dada à extração do primeiro molar permanente superior, se a extração do primeiro molar inferior for necessária. Se o molar superior não é extraído ele vai extruir e impedir a migração do segundo molar inferior para mesial (Fig. 3.24).
- Uma extração compensatória na arcada inferior (quando a extração de um primeiro molar superior permanente é necessária) deve ser evitada quando possível, já que um bom resultado espontâneo na arcada mandibular é menos provável.
- A impacção dos terceiros molares permanentes é menos provável, mas não impossível, após a extração do primeiro molar.

3.3.9 Diastema na linha média

Prevalência

O diastema na linha média ocorre em 98% das crianças com 6 anos de idade, 49% aos 11 anos e 7% entre 12-18 anos.

Etiologia

Os fatores atribuídos ao diastema na linha média são:
- fisiológico (desenvolvimento dentário normal);
- dentes pequenos em maxilares amplos (dentição com diastemas);
- dentes ausentes;
- dente(s) supranumerário(s) na linha média;
- vestibularização dos dentes anterosuperiores;
- freio proeminente.

Um diastema na linha média normalmente está presente entre os incisivos centrais superiores permanentes quando estes erupcionam. À medida que os incisivos laterais e os caninos surgem, o diastema geralmente se fecha. Assim, o diastema na linha média é uma característica normal da dentição em desenvolvimento; entretanto, se este persistir após a erupção dos caninos, é improvável que feche espontaneamente.

Na dentição decídua, o freio na linha média superior corre entre os incisivos centrais e insere-se na área da papila incisiva. Entretanto, à medida que os incisivos centrais movem-se junto com a erupção dos incisivos laterais, eles tendem a migrar para anterior. Numa arcada superior com diastemas, ou onde os incisivos laterais superiores estão ausentes (Fig. 3.25), esta recessão na inserção do freio será menos provável e, em tais casos, obviamente não é apropriado atribuir a persistência do diastema ao freio em si. Entretanto, numa pequena

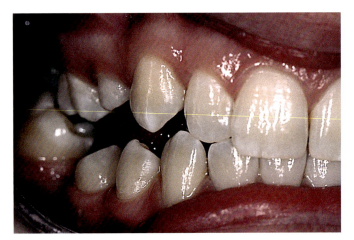

Fig. 3.24 Extrusão do dente 16 impedindo o movimento do segundo molar inferior direito permanente para o anterior.

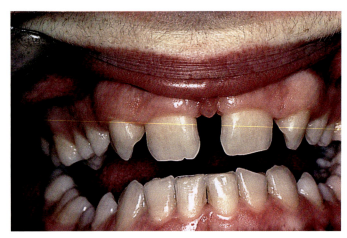

Fig. 3.25 Paciente com ausência dos dentes 12/22 e um diastema na linha média com inserção baixa do freio.

proporção de casos, o freio na linha média superior pode contribuir para a persistência do diastema. Os fatores indicativos incluem.
- Quando o freio estiver posicionado sob tensão existindo isquemia da papila incisiva.
- Radiograficamente, um sulco pode ser visto na crista do osso interdentário entre os incisivos centrais superiores (Fig. 3.26).
- Os dentes anteriores podem estar apinhados.

Tratamento

É aconselhável fazer uma radiografia periapical para excluir a presença de um dente supranumerário na linha média antes do plano de tratamento para o diastema.

Na dentição em desenvolvimento, um diastema com menos de 3 mm raramente justifica intervenção; em especial, a extração dos caninos decíduos deve ser evitada já que tende à piora do diastema. Entretanto, se o diastema for maior que 3 mm e os incisivos laterais estiverem presentes, pode ser necessário considerar o tratamento com aparelhos para aproximar os incisivos centrais, dando espaço para a erupção dos incisivos laterais e caninos. Entretanto, deve-se tomar cuidado para garantir que as raízes dos dentes sejam movidas e não pressionadas contra as coroas não irrompidas, já que isto pode causar reabsorção radicular. Se as coroas dos dentes estão inclinadas para distal, um aparelho removível superior (ARS) pode ser usado para aproximar os dentes, mas aparelhos fixos são necessários no movimento de corpo. O fechamento do diastema possui uma tendência notável à recidiva, e assim a manutenção a longo prazo é necessária. Esta é executada melhor por meio da colocação de um retentor cimentado.

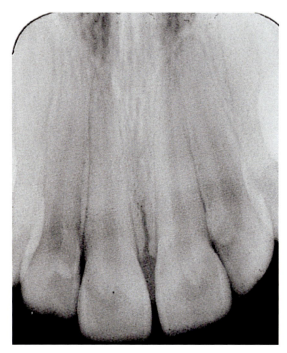

Fig. 3.26 Sulco no osso interdentário entre os dentes 11/21 associado à inserção do freio nos dentes 11/21 que corre para a papila incisiva.

3.4 Extração planejada da dentição decídua

3.4.1 Extração seriada

A extração seriada foi preconizada primeiro, em 1948, por Kjellgren, um ortodontista sueco, como solução para diminuir o tempo de tratamento. Kjellgren esperava que este esquema facilitasse o tratamento de pacientes com apinhamento simples pelos próprios cirurgiões-dentistas, minimizando a necessidade de serviços ortodônticos. Ele sugeriu o uso de uma sequência planejada de extrações (inicialmente, os caninos decíduos, e então os primeiros molares decíduos) permitindo que os segmentos anteriores apinhados se alinhassem espontaneamente durante a dentição mista mudando o apinhamento do segmento anterior para os segmentos posteriores, onde, posteriormente poderia ser solucionado com a extração dos pré-molares. As desvantagens desta abordagem é que ela inclui a criança numa série de extrações e, já que o crescimento intercaninos ocorre neste período, fica difícil verificar com precisão o grau de apinhamento na dentição futura, quando geralmente a extração seriada é iniciada. Um bom resultado pode ser obtido com a extração seriada em casos selecionados, como na Classe I com apinhamento moderado e todos os dentes permanentes presentes em boa posição, mas em geral este tipo de caso também responde bem à extração apenas dos primeiros pré-molares após a erupção – com esta abordagem eliminando parte dos perigos potenciais e diminuindo o processo de adivinhação envolvido.

3.4.2 Indicações para a extração dos caninos decíduos

Contudo, existem diversas ocasiões em que a extração apropriada dos caninos decíduos pode evitar um tratamento complicado mais tarde.
- Em uma arcada superior apinhada, os incisivos laterais em erupção podem assumir uma posição palatinizada. Numa maloclusão Classe I, isto resultará em mordida cruzada e ainda o ápice do dente afetado será posicionado mais posteriormente, no palato, tornando a correção tardia mais difícil. A extração dos caninos decíduos enquanto os incisivos laterais estão erupcionando resulta nos mesmos atingirem uma posição espontaneamente ao mesmo tempo que erupcionam.
- No segmento anterior inferior apinhado, um incisivo pode ser tracionado através da tábua vestibular, resultando em inserção periodontal comprometida. O alívio do apinhamento por meio da extração dos caninos decíduos inferiores geralmente resulta no incisivo inferior movendo-se de volta para a arcada e melhorando o suporte periodontal (Fig. 3.27).
- A extração dos caninos decíduos inferiores numa maloclusão Classe III pode ser vantajosa (Fig. 3.28).
- Para dar espaço ao aparelho na arcada superior, por exemplo, para a correção de um incisivo lateral cruzado, ou para facilitar a erupção de um incisivo impedido de erupcionar em função do dente supranumerário.
- Para melhorar a posição de um canino permanente deslocado (veja Cap. 14).

Ortodontia Básica

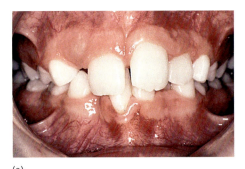
(a)

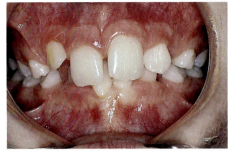
(b)

Fig. 3.27 (a) Neste paciente, todos os quatro caninos decíduos foram extraídos para aliviar o apinhamento no segmento anterior; (b) observe como a condição periodontal do incisivo central inferior direito melhorou 6 meses depois.

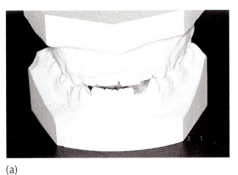
(a)

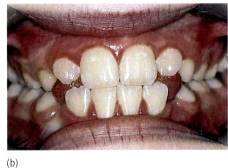
(b)

Fig. 3.28 (a) Classe III antes da extração dos caninos inferiores decíduos; (b) o mesmo paciente 13 meses depois.

Fontes principais e leitura adicional

Bishara, S.E. (1997). Arch with changes from 6 weeks to 45 years of age. *American Journal of Orthodontics and Dentofacial Orthopedics*, 111, 401-9.

British Orthodontic Society (http://new.bos.org.uk/) Advice Sheet 7. Dummies and Digit Sucking.

Foster, T.D. and Grundy, M.C. (1986). Occlusal changes from primary to permanent dentitions. *British Journal of Orthodontics*, 13, 187-93.

Faculty of Dental Surgery of the Royal College of Surgeons of England. Extraction of primary teeth – Balance and Compensation (http://www.rcseng.ac.uk/fds/clinical_guidelines).

Gorlin, R.J., Cohen, M.M., and Levin, L.S. (1990). *Syndromes of the Head and Neck* (3rd edn). Oxford University Press, Oxford.

Fonte das datas de calcificação e erupção (e um número vasto de informações adicionais não especialmente relacionadas ao capítulo).

Kurol, J, and Bjerklin, K. (1986). Ectopic eruption of maxillary first permanent molars: a review. *Journal of Dentistry for Children*, 53, 209-15.

Tudo que você queria saber sobre primeiros molares permanentes impactados.

Bjerklin, K., Kurol, J., and Valentin, J. (1992). Ectopic eruption of maxillary first permanent molars and association with order tooth and development disturbances. *European Journal of Orthodontics*, 14, 369-75.

Os resultados deste estudo sugerem uma ligação entre a erupção ectópica dos primeiros molares permanentes, a infraoclusão dos molares decíduos, os caninos superiores ectópicos e os pré-molares ausentes. Em função desta associação, o profissional inteligente ficará em alerta para outras anomalias que apresentem quaisquer destas características.

Kurol, J. and Koch, G. (1985). The effect of extraction of infraoccluded deciduous molars: a longitudinal sudy. *American Journal of Orthodontics*, 87, 46-55.

Larsson, E. (1998). Treatment of children with a prolonged dummy or finger sucking habit. *European Journal of Orthodontics*, 10, 244-8.

Mackie, I.C., Blinkhorn, A.S., and Davies, P.H.J. (1989). The extraction of permanent molars during the mixed-dentition period – a guide to treatment planning. *Journal of Paediatric Dentistry*, 5, 85-92.

Pecks, S.M., Peck, L., and Kataja, M. (1994). The palatally displaced canine as a dental anormaly of genetic origin. *Angle Orthodontist*, 64, 249-56.

Stewart, D.J. (1978). Dilacerate unerupted maxillary incisors. *British Dental Journal*, 145, 229-33.

Welbury, R.R., Duggal, M.S. and Hosey, M-T. (2005). *Paediatric Dentistry* (3rd edn). Oxford University Press, Oxford.

Williams, A. and McMullan, R. (2004). Faculty of Dental Surgery of the Royal College os Surgeons of England. A Guideline for first permanent molar extraction in children (http://www.rcseng.ac.uk/fds/clinical_guidelines).

Um resumo excelente da evidência disponível sobre este tópico importante.

As referências deste capítulo também podem ser encontradas em www.oup.com/uk/orc/bin/9780198568124. Sempre que possível, elas serão apresentadas como links ativos que o guiarão para a versão digital deste trabalho, facilitando o estudo daí em diante. Se você é assinante da revista (pessoal ou por alguma instituição), e dependendo do seu nível de acesso, você pode usar o resumo ou o texto completo quando disponível. Esperamos que esse seja um recurso útil para seus estudos e pesquisas bibliográficas.

4

Crescimento craniofacial, a base celular do movimento dentário e ancoragem (Z. L. Nelson-Moon)

Conteúdo do capítulo

4.1	**Introdução**	30
4.2	**Embriologia craniofacial**	30
	4.2.1 Crista neural	30
	4.2.2 Arcos faríngeos	30
	4.2.3 Desenvolvimento facial	31
	4.2.4 Formação do palato	31
4.3	**Mecanismos de crescimento ósseo**	33
4.4	**Crescimento craniofacial pós-natal**	34
	4.4.1 Padrões de crescimento	34
	4.4.2 Calvária	35
	4.4.3 Base do crânio	35
	4.4.4 Complexo maxilar	36
	4.4.5 Mandíbula	37
4.5	**Rotações do crescimento**	37
4.6	**Crescimento craniofacial no adulto**	39
4.7	**Crescimento dos tecidos moles**	39
4.8	**Controle do crescimento craniofacial**	40
4.9	**Previsão do crescimento**	41
4.10	**Biologia do movimento dentário**	41
	4.10.1 O ligamento periodontal	41
	4.10.2 Células envolvidas na homeostasia óssea	42
	4.10.3 Eventos celulares em resposta à carga mecânica	43
4.11	**Ancoragem**	45
	4.11.1 Eventos celulares associados à perda de ancoragem	45
	4.11.2 Exame dos níveis ótimos de força	45
4.12	**Eventos celulares durante a reabsorção radicular**	47
4.13	**Resumo**	47
	4.13.1 Crescimento facial	47
	4.13.2 Base celular do movimento dentário	48
	4.13.3 Ancoragem	48
	Fontes principais e leitura adicional	48

4.1 Introdução

O crescimento pode ser definido como aumento no tamanho pelo desenvolvimento natural e é consequência da proliferação e diferenciação celulares. Um entendimento do desenvolvimento e crescimento craniofaciais é essencial para um diagnóstico e plano de tratamento precisos, o mesmo da maloclusão mais óbvia, já que a maioria do tratamento ortodôntico ainda é realizada em indivíduos na fase de crescimento – crianças. O crescimento pode afetar a severidade da maloclusão (melhorando ou piorando-a à medida que progride), o progresso e resultado do tratamento ortodôntico, e a estabilidade do resultado ortodôntico. O tratamento ortodôntico também pode afetar o crescimento facial.

O crescimento craniofacial é um processo complexo que envolve muitas interações entre os diversos ossos que compõem o crânio e entre os tecidos moles e duros. Os processos que controlam o crescimento craniofacial não são completamente entendidos e representam uma área de pesquisa extremamente ativa no mundo todo. Entretanto, as descrições de onde ocorre o crescimento no osso e como isto se relaciona com as mudanças no formato e na posição óssea foram descritas há 200 anos.

O tratamento ortodôntico não seria possível sem a capacidade do osso alveolar de se remodelar, permitindo que os dentes e o periodonto associado se desloquem nos alvéolos. Nos últimos 20 anos, avanços rápidos nas técnicas científicas, em especial nas relacionadas à Biologia celular e molecular, têm garantido um entendimento melhor, embora não completo, das respostas celulares envolvidas no movimento dentário.

Este capítulo começará descrevendo parte da embriologia essencial seguida de uma descrição de como os ossos craniofaciais crescem, o controle do crescimento craniofacial e a capacidade de prever este crescimento. A base celular do movimento dentário ortodôntico e a relevância disto nos requisitos para ancoragem também serão abrangidas.

4.2 Embriologia craniofacial

Um conhecimento básico da embriologia craniofacial é importante para todos os profissionais, em especial para os ortodontistas, já que fornece visões sobre o crescimento craniofacial futuro e as possíveis causas das anomalias do desenvolvimento da região craniofacial. Entretanto, antes de discutirmos o desenvolvimento da face, um entendimento do papel da crista neural e do desenvolvimento dos arcos faríngeos é essencial.

4.2.1 Crista Neural

A crista neural é um tecido ectomesenquimal que surge da crista da dobra neural (Fig. 4.1), sendo considerada uma camada germinativa separada (4ª) capaz de formar muitos tipos celulares diferentes, sendo altamente migratória (Tabela 4.1). A crista neural da região craniana do tubo neural, que está destinada a se tornar o romboencéfalo, migra entre o ectoderma e o mesoderma, expandindo neste processo. Entretanto, as células da crista neural craniana oriundas de diversas regiões (rombômeros) do romboencéfalo em desenvolvimento migram para áreas específicas, e os derivados da crista neural são pré-especificados. O padrão dos derivados da crista neural é controlado por genes (genes Hox) contendo uma sequência conservada de DNA (homeobox).

O homeobox consiste de 180 pares de bases e codifica um domínio de ligação do DNA (homeodomain) dentro do produto proteico. O homeodomain consiste de 60-61 aminoácidos. As proteínas que contêm o homeodomain agem como fatores de transcrição, controlando a atividade de outros genes. Sua presença em todas as espécies animais indica a importância significativa dos genes Hox para a existência do animal.

Quando a crista neural atinge seu destino, a interação entre o epitélio e o mesênquima é necessária para que ocorre diferenciação em dois tipos celulares.

4.2.2 Arcos Faríngelos

Seis pares de arcos faríngeos se desenvolvem, diminuindo em tamanho do crânio para a região caudal. O desenvolvimento é iniciado pela migração das células da crista neural interagindo com as extensões laterais da camada germinativa do endoderma que reveste a futura faringe e aumentando o volume mesodérmico destas regiões. Os arcos são separados pelos sulcos/fendas faríngeos externamente, e por bolsas internamente. Cada arco consiste de um bastão cartilaginoso central que forma o esqueleto do arco (derivado da crista neural), um componente muscular, com as células musculares formadas a partir do mesoderma e a fáscia e o tendões a partir da crista neural; um componente vascular e um elemento nervoso que inclui fibras motoras sensoriais e especiais viscerais do nervo craniano que suprem a mucosa e o músculo do arco.

Tabela 4.1 Derivados das células da crista neural craniana.

Cartilagem e osso do crânio pré-cordal

Cartilagens dos arcos faríngeos de Meckel (1º) e Reichart (2º)

Ossos intramembranosos do esqueleto craniofacial

Odontoblastos

Tecido conjuntivo

Derme da face e do pescoço

Tendões e fáscia dos músculos voluntários craniofaciais

Meninges cerebrais

Neurônios da maioria dos gânglios nervosos cranianos

Células parafoliculares (calcitonina) das glândulas tireoides

Melanócitos

Crescimento craniofacial, a base celular do movimento dentário e ancoragem

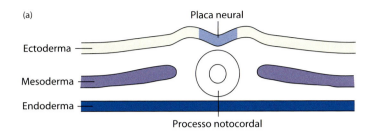
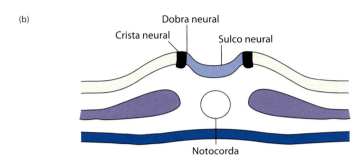
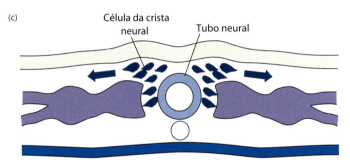

Fig. 4.1 Representação diagramática do desenvolvimento do tubo neural e da crista neural. (a) Corte transversal no disco trilaminar no 18º dia intrauterino. O aspecto da placa neural marca o início do desenvolvimento do tubo neural. (b, c) Desenvolvimento do tubo neural e migração das células da crista neural a partir dos sulcos neurais (redesenhado de Meikle MC (2002). *Craniofacial Development. Growth and Evolution*. Bateson Publishing, Norfolk, England).

4.2.3 Desenvolvimento Facial

O desenvolvimento da face começa no final da 4ª semana *in utero*, com o surgimento de cinco proeminências ao redor do estomodeu, que é a boca primitiva e forma o centro topográfico da face em desenvolvimento. Os processos maxilares podem ser distinguidos lateralmente, e os processos mandibulares caudalmente ao estomodeo. Os processos frontonasais da linha média repousam rostralmente ao estomodeu. Entre 24 e 28 dias no útero, os processos maxilares aumentam e crescem ventral e medialmente. Um par de espessamentos ectodérmicos chamado placode nasal surge no processo fronto-nasal e começa a aumentar. Entre 28 e 32 dias, o ectoderma no centro do placode nasal invagina-se para formar a fosseta nasal, dividindo a margem saliente do placode nasal em processo nasal lateral e processo nasal medial. Entre 32-35 dias cada processo nasal medial começa a migrar em direção ao outro e se funde. Os processos mandibulares já se fundiram para criar o lábio inferior primordial. As fossetas nasais aprofundam-se e fusionam-se para formar o saco nasal ectodérmico

Tabela 4.2 Derivados do primeiro e segundo arcos faríngeos.

Arco	Músculos	Nervos	Esqueleto
1º arco	Músculos da mastigação Milo-hióideo Digástrico anterior Tensor do véu palatino Tensor do tímpano	Divisões maxilares e mandibulares do trigêmeo (V)	Todos os ossos faciais Martelo, bigorna Ligamento esfenomandibular Mandíbula
2º Arco	Músculos da expressão facial Digástrico posterior Estilo-hióideo Estapédio Elevador do véu palatino	Facial (VII)	Estribo Processo estiloide Ligamento estilo-hioide Corno menor e porção superior do corpo do hioide

aumentado. Entre 40-48 dias, existe uma expansão inferior e lateral dos processos nasais medianos agora fusionados para formar o processo intermaxilar. As extremidades dos processos maxilares crescem para atingir este processo. O processo intermaxilar origina a ponte e o septo nasais. Entre a 7ª-10ª semanas o ectoderma e o mesoderma do processo frontonasal e o processo intermaxilar proliferam, formando o septo nasal da linha média. Este divide a cavidade nasal em duas passagens nasais que se abrem na faringe, atrás do palato secundário, pela coana definitiva. O filtro agora é formado pela fusão dos processos maxilares em frente ao processo intermaxilar, e as porções laterais dos processos maxilar e mandibular fundem-se para criar as bochechas e reduzir a boca à sua largura final (Fig. 4.2).

4.2.4 Formação do palato (7-9 semanas *in utero*)

No começo da 7ª semana *in utero*, o assoalho da cavidade nasal é uma extensão posterior do processo intermaxilar conhecido como palato primário. Durante a 7ª semana, as paredes mediais dos processos maxilares começam a produzir um par de extensões mediais delgadas, as "placas palatinas", que crescem inferiormente de cada lado da língua. A língua move-se para baixo e as placas palatinas rapidamente rotacionam para cima em direção à linha média, crescendo horizontalmente durante a 8ª semana. As placas palatinas fundem-se ventrodorsalmente entre si, com o palato primário e com a borda inferior do septo nasal na 9ª semana (Fig. 4.3).

Qualquer distúrbio no momento e/ou processo de elevação da placa palatina (da vertical para horizontal) e sua fusão subsequente levarão à fissura. Os processos que promovem a elevação das placas envolvem uma força interna de levantamento e as mudanças do desenvolvimento na face periférica. As forças de levantamento interno resultam do acúmulo e da hidratação progressivas das glicosaminoglicanas que criam um gel fortemente hidratado, resultando na tumefação da matriz extracelular. As mudanças do desenvolvimento incluem

Ortodontia Básica

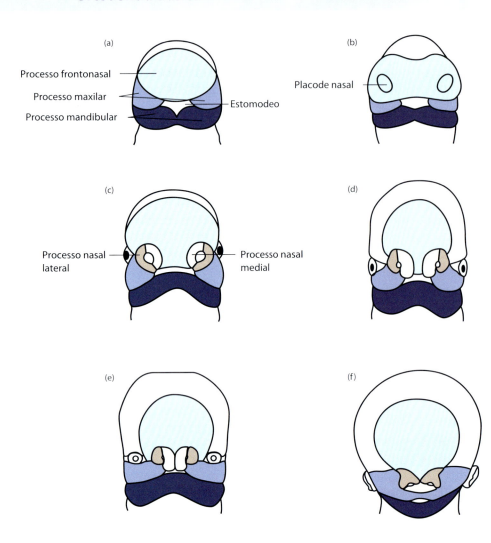

Fig. 4.2 Representação diagramática do início do desenvolvimento facial, de 4 a 10 semanas intrauterinas. (a) quarta semana intrauterino (b) 28 dias intrauterino (c) 32 dias intrauterino (d) 35 dias intrauterino (e) 48 dias intrauterino (f) 10 semanas *in utero*. Mais detalhes são fornecidos no texto, Seção 4.2.3 (redesenhado de uma fonte eletrônica previamente disponível – http://www.biomed2.man.ac.uk/ugrad/biomedical/calpage/sproject/rob/glossary.html).

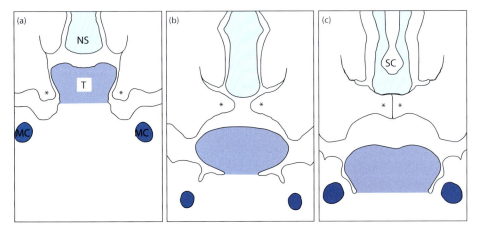

Fig. 4.3 Representação diagramática do levantamento da placa palatina e fusão subsequente. (a) Durante a 7ª semana intrauterino as placas palatinas começam a se desenvolver, repousando de cada lado da língua. (b) Durante a 8ª semana intrauterino, as placas palatinas elevam-se rapidamente em função da força de autoelevação interna e das mudanças no desenvolvimento da face. (c) Durante a 9ª semana de vida intrauterino, as placas fundem-se, e também com o palato primário e o septo nasal. NS = septo nasal, T = língua, MC = cartilagem de Meckel, SC = cartilagem do septo, *placas palatinas.

a extensão do embrião rebaixando a eminência cardíaca e permitindo o crescimento diferencial da face – aumento na dimensão vertical com dimensão transversal constante. Também, o crescimento sagital da cartilagem de Meckel desloca a língua pela inserção do músculo genioglosso. Uma vez levantadas as placas e as margens medianas em contato, o rompimento das células superficiais que formam o selo epitelial é necessário para estabelecer continuidade ectomesenquimal. Diversos métodos são reconhecidos: apoptose (morte celular programada) das células epiteliais, transformação epiteliomesenquimal fazendo com que as células adotem uma morfologia fibroblástica e permaneçam dentro do mesênquima palatino, e a migração das células epiteliais para os epitélios das superfícies nasal e oral onde se diferenciam em ceratinócitos. As fissuras labiopalatinas (FLP) são a malformação craniofacial mais comum em humanos, com incidência de 1 para 750 nascimentos em caucasianos.

A etiologia da FLP pode ser explicada pela falha na fusão dos processos maxilar e intermaxilar e placas palatinas, ocorrendo pela migração indevida da crista neural ou morte celular excessiva. A pesquisa sugere que as fissuras podem ser causadas pela deficiência de células na crista neural. A etiologia local da FLP em geral é considerada de natureza física.

O papel do ortodontista no tratamento de indivíduos com fissuras labiopalatinas é descrito no capítulo 22.

4.3 Mecanismos de crescimento ósseo

Os processos pelos quais o osso novo mineralizado se forma são conhecidos como ossificação. A ossificação ocorre por duas formas: atividade da membrana (ossificação intramembranosa) e substituição óssea do molde cartilaginoso (ossificação endocondral). A estrutura adulta do tecido ósseo formada pelos dois métodos é indistinguível, ambos os métodos podem ser utilizados no mesmo osso e ambos os processos necessitam da indução pela interação do mesênquima como o epitélio sobrejacente.

A ossificação intramembranosa é vista durante o desenvolvimento embrionário pela transformação direta das células mesenquimais em osteoblastos e ocorre através de membranas osteogênicas delgadas. A ossificação intramembranosa é vista em ossos da calvária, ossos faciais, mandíbula e clavícula.

A ossificação endocondral é vista em ossos longos dos membros, esqueleto axial e osso da base do crânio. A ossificação ocorre numa estrutura de cartilagem hialina e começa numa região conhecida como centro de ossificação primária. A ossificação parte deste centro. Nos centros de crescimento, os condroblastos estão alinhados em colunas ao longo da direção de crescimento, onde existem zonas distinguíveis de divisão celular, hipertrofia e calcificação. Este processo é visto nas placas epifisárias dos ossos longos e nas sincondroses da base do crânio. O crescimento nestes centros primários causa expansão, mesmo em função das forças compressivas opostas, como o peso corpóreo nos ossos longos.

Estruturalmente, as sincondroses lembram duas cartilagens epifisárias unidas dorsalmente com uma zona central comum de células em repouso. Assim, não possuem direção de crescimento linear em resposta aos estímulos funcionais e não funcionais, e os ossos de cada lado das sincondroses afastam-se à medida que ela cresce (Fig. 4.4). O crescimento diferencial pode ocorrer. Ao nascimento, existem três sincondroses na base do crânio, sendo a sincondrose esfeno-occipital a mais importante.

A cartilagem condilar também deposita osso, e por muito tempo acreditou-se que este processo era similar ao crescimento epifisário, mas é uma cartilagem secundária com estrutura diferente. Células proliferativas da cartilagem condilar não mostram o arranjo colunar ordenado visto na cartilagem epifisária, e a superfície articular é coberta por uma camada de tecido conjuntivo denso fibroso (Fig. 4.5). O papel da cartilagem condilar durante o crescimento ainda não é completamente entendido, mas está claro que é diferente do papel das cartilagens primárias, e seu crescimento parece um processo reacionário em resposta ao crescimento de outras estruturas da face.

O osso não cresce intersticialmente, isto é, não expande por divisão celular dentro da sua própria massa; em vez disto, ele cresce pela atividade das margens do tecido ósseo. O crescimento ósseo geral é uma função de dois fenômenos, o remodelamento e o deslocamento/transposição. O crescimento não consiste simplesmente do aumento ósseo pela deposição em sua superfície: o remodelamento periósteo também é necessário para manter o formato geral do osso à medida que este cresce. Assim, onde existem áreas de depósito ósseo, um osso em crescimento sempre passa pela reabsorção de algumas regiões de sua superfície. Ao mesmo tempo, o remodelamento endósteo mantém a arquitetura interna das placas corticais e trabéculas. Estes processos

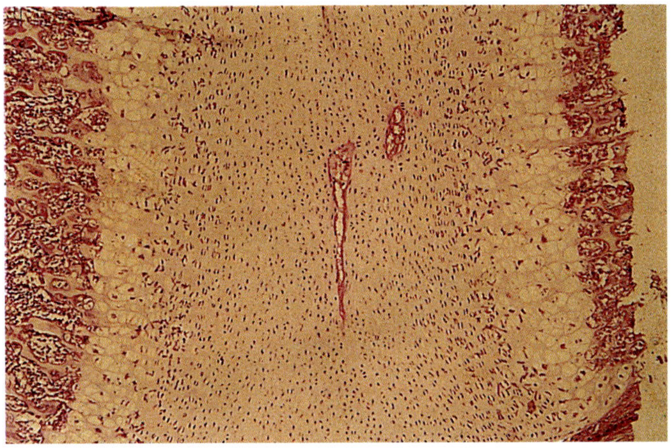

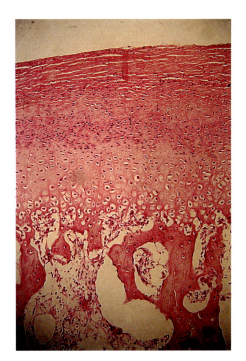

Fig. 4.4 Sincondrose: a ossificação ocorre em ambos os lados da cartilagem de crescimento primário (Fotografia: D. J. Reid).

Fig. 4.5 Cartilagem condilar do adulto jovem (Fotografia: D.J. Reid).

de depósito e reabsorção em conjunto constituem o remodelamento. O remodelamento é um mecanismo muito importante realizado pelo periósteo que reveste o esqueleto facial e tem sido estudado extensamente. A mudança na posição da estrutura óssea em função do remodelamento da estrutura é chamada flutuação, sendo um exemplo o movimento do palato para baixo durante o crescimento em função do osso ser depositado na sua superfície interna e reabsorvido na superfície superior.

Os ossos da face e do crânio articulam-se pelas suturas, e o crescimento nas suturas pode ser considerado um tipo especial de remodelamento periósteo – uma proliferação óssea em resposta às forças de crescimento tensional separando os ossos em ambos os lados.

O crescimento que faz com que a massa óssea mova-se relativa aos tecidos adjacentes é conhecimento como deslocamento e realizado pelas forças exercidas pelos tecidos moles e pelo crescimento intrínseco dos ossos em si, por exemplo, placas epifisárias e sincondroses; um exemplo é o translado anterior e inferior do complexo maxilar (Fig. 4.6).

O remodelamento e deslocamento ósseos podem ocorrer no mesmo osso em direções iguais ou opostas, mas a contribuição relativa de cada um é difícil de ser determinada.

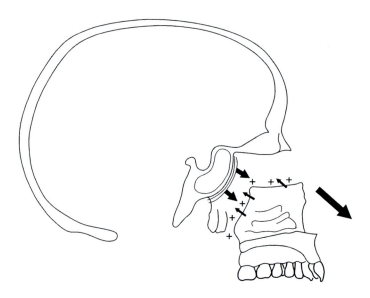

Fig. 4.6 Deslocamento dos complexos maxilares para a frente e para baixo associado ao deposito de osso nas suturas. (Depois de Enlow DH (1990): *Facial Growth*. W.B. Saunders Co., Philadelphia.)

4.4 Crescimento craniofacial pós-natal

Os primeiros estudos cefalométricos sobre crescimento forneceram a impressão que, à medida que a face se alarga, ela cresce para baixo e para a frente, afastando-se da base do crânio (Fig. 4.7). Entretanto, agora se sabe que o crescimento da região craniofacial é muito mais complexo do que isto, com a calvária, base do crânio, maxila e mandíbula experimentando taxas de crescimento diferentes e mecanismos de crescimento distintos em diversos estágios do desenvolvimento, todos sob influência de vários fatores. O padrão geral de crescimento facial resulta da relação entre estes fatores, que devem estar harmoniosos entre si para que haja um crescimento facial normal. Pequenos desvios no padrão de crescimento facial harmonioso causam discrepâncias na forma facial e nas relações maxilomandibulares que são importantíssimas ao ortodontista.

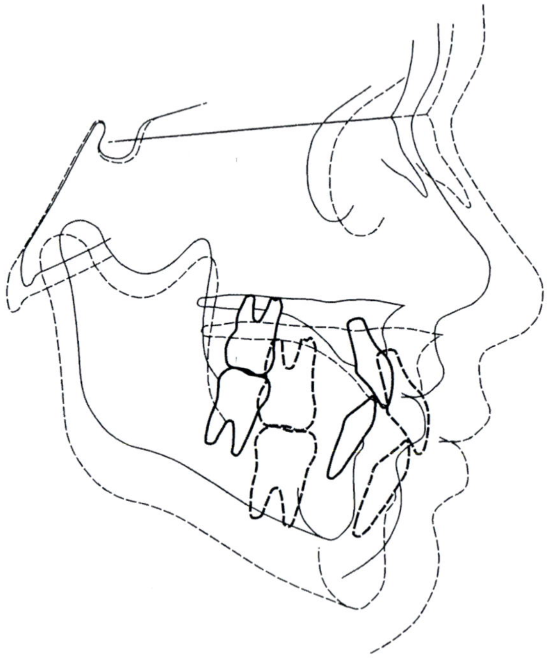

4.4.1 Padrões de crescimento

Diversos tecidos possuem padrões de crescimento diferentes (curvas) em termos de taxa e momento, e quatro tipos principais são reconhecidos: neural, somático, genital e linfoide (Fig. 4.8). Os dois primeiros são os mais relevantes em termos de crescimento craniofacial.

O crescimento neural é essencialmente aquele determinado pelo crescimento do cérebro, com a calvária, seguindo este padrão. Existe um crescimento rápido nos primeiros anos de vida, mas que diminui até os 7 anos onde o crescimento estará completado. As órbitas também seguem o padrão de crescimento neural.

O crescimento somático é aquele seguido pela maioria das estruturas. Ele é visto nos ossos longos, dentre outros, e seu padrão seguido pelo aumento no peso corpóreo. O crescimento é muito rápido nos primeiros anos, mas diminui no período pré-pubertal. O surto de crescimento puberal é uma época de crescimento muito rápido, seguida pelo crescimento muito mais lento. Tradicionalmente, o surto de crescimento puberal ocorre ao redor dos 12 anos nas meninas, mas existe evidência que a idade da puberdade está diminuindo nas meninas. Nos meninos, a fase da puberdade chega aos 14 anos de idade.

A maxila e a mandíbula seguem o mesmo padrão de crescimento intermediário entre o crescimento neural e o somático, com a mandíbula seguindo mais a curva do crescimento somático do que a maxila, que possui um padrão de crescimento mais neural (Fig. 4.8).

Fig. 4.7 Sobreposição da base craniana mostrando a direção geral para baixo e para frente do crescimento facial. Linha sólida, 8 anos de idade; linha pontilhada, 18 anos de idade.

Crescimento craniofacial, a base celular do movimento dentário e ancoragem

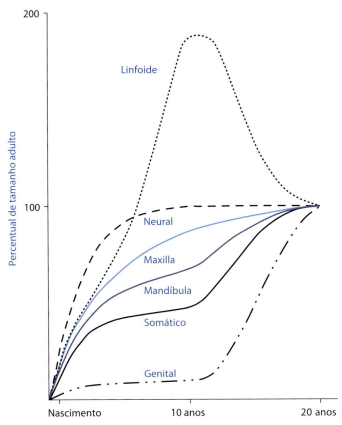

Fig. 4.8 Padrões de crescimento pós-natal para os tecidos neural, linfoide, somático e genitário mostrados como porcentagens do aumento total. Os padrões para a maxila e mandíbula são mostrados em azul (redesenhado de Proffit WR (2000). *Contemporary Orthodontics*, 3rd, Mosby).

Assim, regiões diferentes do crânio seguem padrões de crescimento diferentes, com grande parte do crescimento da face ocorrendo mais tarde do que o crescimento da abóbada craniana. Como resultado, as proporções da face em relação ao crânio mudam durante o crescimento, e a face da criança representa uma proporção muito menor do crânio do que a face de um adulto (Fig. 4.9).

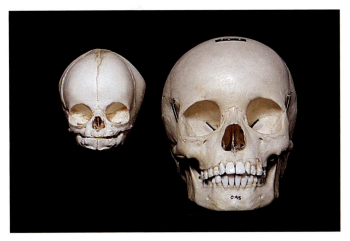

Fig. 4.9 A face de um neonato representa uma proporção muito menor do crânio em relação à face do adolescente.

4.4.2 Calvária

A calvária é aquela parte do crânio que se desenvolve pela ossificação intramembranosa para envolver o cérebro e, assim, segue o padrão de crescimento neural. O desenvolvimento da calvária depende da presença do cérebro. Ele compreende os lobos frontais, parietais e as porções escamosas dos ossos temporal e occipital. Os centros de ossificação de cada osso surgem na membrana externa que circunda o cérebro (ectomeninge), na 8ª semana intrauterina. A formação óssea espalha-se até as frentes osteogênicas dos ossos adjacentes se encontrarem e as suturas serem formadas. Quando mais de dois ossos se encontram, as intersecções entre as suturas são ocupadas pelas fontanelas cobertas por membranas. Seis fontanelas estão presentes ao nascimento, que se fecham aos 18 meses. Ao redor dos 6 anos de idade a calvária já desenvolveu as tábuas corticais externas e internas que envolvem o díploe. Seu crescimento consiste de uma combinação do deslocamento em função do cérebro em expansão e da osteogênese nas margens da sutura, bem como do remodelamento para aumentar a espessura e mudança de forma. Os aspectos intracranianos dos ossos são reabsorvidos enquanto o osso é depositado nas superfícies externas. O crescimento da calvária é compatível com o crescimento cerebral e cessa ao redor dos 7 anos de idade. Eventualmente, todas as suturas passam por graus de fusão diferentes.

4.4.3 Base do Crânio

A base do crânio desenvolve-se pela ossificação endocondral. Células dentro da ectomeninge diferenciam-se em condrócitos e formam condensações discretas de cartilagem ao redor da 40ª semana intrauterina. Estas condensações de cartilagem formam três grupos regionais. Alguns centros de ossificação surgem no modelo cartilaginosos entre 3 e 5 meses intrauterinos. O crescimento da base do crânio é influenciado pelos padrões de crescimento neural e somático, com 50% do crescimento pós-natal sendo completado ao redor dos 3 anos de idade. Semelhante à calvária, existe tanto o remodelamento quanto o preenchimento sutural à medida que o cérebro aumenta, mas também existem sítios de crescimento cartilaginoso primário nesta região – as sincondroses. Destas, a sincondrose esfeno-occipital é de grande interesse, já que faz uma contribuição importante ao crescimento da base do crânio durante a infância, continuando a crescer até os 13-15 anos nas mulheres e 15-17 anos de idade nos homens, fundindo-se aproximadamente aos 20 anos. Assim, a fossa craniana média permite um padrão de crescimento somático e aumenta tanto pelo crescimento anteroposterior na sincondrose esfeno-occipital quanto pelo remodelamento. A fossa craniana anterior segue um padrão de crescimento neural, alargando-se e aumentando seu comprimento anteroposterior pelo remodelamento, com reabsorção intracraniana, correspondente à deposição extracraniana. Não existe crescimento adicional da fossa craniana anterior entre a sela túrcica e o forame cego após os 7 anos de idade. Assim, depois desta idade, a base anterior do crânio pode ser usada como referência estável sob a qual radiografias laterais podem ser sobrepostas para a análise de mudanças na forma facial em função do crescimento e tratamento ortodôntico. A linha sela-násio não é tão precisa porque o násio pode mudar de posição em função do depósito superficial e do desenvolvimento dos seios frontais (veja o Cap. 6).

A sincondrose esfeno-occipital é anterior à articulação temporomandibular, mas posterior à fossa anterior do crânio, e assim, seu crescimento é clinicamente significativo, já que influencia o padrão geral

Ortodontia Básica

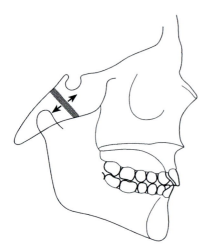

Fig. 4.10 Crescimento anteroposterior na sincondrose esfeno-occipital afetando a relação anteroposterior dos maxilares.

do esqueleto facial (Fig. 4.10). O crescimento na sincondrose esfeno-occipital aumenta o comprimento da base do crânio, e já que o complexo maxilar repousa sob a fossa do crânio anterior enquanto a mandíbula articula-se com o crânio nas articulações temporomandibulares que ficam sob a fossa craniana média, a base do crânio desempenha um papel importante na determinação de como a mandíbula e a maxila se relacionam. Por exemplo, um padrão facial esquelético Classe II geralmente está associado à presença de uma base do crânio longa fazendo a mandíbula ficar para trás da maxila.

Da mesma forma, a forma geral da base do crânio afeta a relação maxilomandibular, com um ângulo menor na base do crânio, causando um padrão esquelético Classe III, e um ângulo maior na base do crânio mais provavelmente associado ao padrão esquelético Classe II (Fig. 4.11). O ângulo da base do crânio em geral permanece constante durante o período pós-natal, mas pode aumentar ou diminuir em função do remodelamento superficial e crescimento diferencial da sincondrose esfeno-occipital.

4.4.4 Complexo maxilar

A maxila deriva do primeiro arco faríngeo e a ossificação do complexo maxilar é intramembranosa, começando na 6ª semana intrauterina. A maxila é o terceiro osso a sofrer ossificação depois da clavícula e da mandíbula. Os centros de ossificação principal surgem bilateralmente acima do futuro canino decíduo, próximo ao local onde o nervo infraorbital dá origem ao nervo alveolar superior anterior. A ossificação procede em diversas direções para produzir os diversos processos maxilares. O crescimento pós-natal da maxila segue um padrão de crescimento que se acredita ser intermediário entre o padrão de crescimento neural e o somático (veja a Fig. 4.8).

A prática clínica da ortodontia preocupa-se em primeiro lugar com a dentição e o suporte alveolar correspondente que é parte da maxila e pré-maxila. Entretanto, o terço médio do esqueleto facial é uma estrutura complexa e também inclui, entre outros, os ossos palatino, zigomático, etmoide, vômer e ossos nasais. Estes se articulam entre si e com a base anterior do crânio nas suturas. O crescimento do complexo maxilar ocorre em parte pelo deslocamento com o preenchimento das suturas e em parte pela flutuação e remodelamento periósteo. O deslocamento anterior passivo é importante até os 7 anos de idade, em função dos efeitos do crescimento da base do crânio. Quando o crescimento neural está completo, o crescimento maxilar diminui e, depois, cerca de um terço do crescimento ocorre em função do deslocamento (0,2-1 mm por ano) com o restante em função do crescimento nas suturas (1-2 mm por ano). No total, cerca de 10 mm de osso é adicionado pelo crescimento nas suturas.

Muito do crescimento anteroposterior da maxila ocorre no sentido anti-horário nas tuberosidades, que também aumentam a arcada dentária, permitindo a erupção dos molares permanentes. Um deslocamento da maxila para anterior fornece espaço para o depósito de osso na tuberosidade (veja a Fig. 4.5). Os ossos zigomáticos também são deslocados para a frente, necessitando de preenchimento nas suturas, aumentando e remodelando-se ao mesmo tempo. No terço superior da face, os ossos nasal e etmoide crescem para a frente pelo depósito nas suas superfícies anteriores, com um remodelamento correspondente na região posterior, incluindo os seios maxilares, para manutenção da forma anatômica.

O crescimento para baixo ocorre pelo desenvolvimento vertical do processo alveolar e erupção dentária, e também pela flutuação inferior do palato duro, isto é, o palato remodela-se para baixo pelo depósito ósseo na superfície inferior (abóbada palatina) e reabsorção na sua superfície superior (assoalho nasal e seios maxilares) – veja a figura 4.6. Estas mudanças também estão associadas a algum deslocamento dos ossos no sentido inferior à medida que se alargam, necessitando novamente do preenchimento nas suturas. O crescimento lateral no terço médio da face ocorre pelo deslocamento das duas metades da maxila,

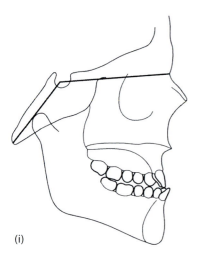

(i)

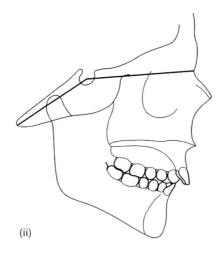

(ii)

Fig. 4.11 (i) ângulo menor na base do crânio associado ao padrão esquelético Classe III. (ii) Ângulo maior na base do crânio associado ao padrão esquelético Classe II.

com depósito ósseo na sutura mediana. O remodelamento interno leva ao alargamento dos seios maxilares e cavidade nasal, já que os ossos do terço médio da face aumentam em tamanho.

Assim, o crescimento é acompanhado por padrões de remodelamento superficial complexos nas superfícies lateral e anterior da maxila que mantêm o formato geral do osso à medida que este aumenta. Apesar de ser transladada para anterior, na verdade grande parte da superfície anterior da maxila sofre reabsorção para manter os contornos côncavos sob a fossa piriforme e os pilares zigomáticos.

O crescimento das estruturas nasais é variável, mas ocorre numa taxa mais rápida do que no restante da maxila. Durante o surto de crescimento puberal, as dimensões nasais aumentam 25% mais rápido do que as dimensões da maxila.

O crescimento maxilar é reduzido até os níveis adultos, em média aos 15 anos para as meninas e mais tarde, aos 17 anos, para os meninos (veja a Seção 4.6).

4.4.5 Mandíbula

A mandíbula deriva do primeiro arco faríngeo e ossifica-se intramembranosamente, começando na 6ª semana de vida intrauterina. É o segundo osso a ossificar após a clavícula. Ela se ossifica lateralmente à cartilagem de Meckel com os centros de ossificação surgindo bilateralmente na bifurcação do nervo alveolar inferior nos ramos medial e incisivo. A ossificação estende-se para a frente, para trás e para cima formando o corpo, os processos alveolares e o ramo. As cartilagens secundárias surgem, incluindo a cartilagem condilar, na 10ª semana de vida intrauterina. O osso endocondral surge na cartilagem articular ao redor da 14ª semana de vida intrauterina. Os espaços articulares superior e inferior aparecem na 11ª e 22ª semanas de vida intrauterina, com a fossa glenoide e a eminência articular já formadas. O papel da cartilagem condilar no crescimento mandibular não está completamente esclarecido. Ela não é um centro de crescimento primário propriamente dito, mas cresce em resposta a outros fatores de controle. Entretanto, o crescimento ativo da cartilagem condilar é necessário para que ocorra um crescimento mandibular normal.

O crescimento pós-natal da mandíbula segue um padrão de crescimento intermediário entre o padrão somático e o neural, embora

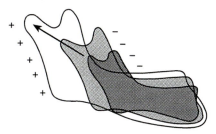

Fig. 4.12 O crescimento da cartilagem condilar "preenche" o espaço da mandíbula após o deslocamento para frente, enquanto sua forma é mantida pelo remodelamento, incluindo a flutuação posterior do ramo. (Depois de Enlow DH (1990). *Facial Growth*. WB Saunders, Philadelphia).

siga mais o padrão somático do que o crescimento da maxila (Fig. 4.8). A maior parte do crescimento mandibular ocorre em função da atividade perióstea. Os processos musculares desenvolvem-se nos ângulos mandibulares e processos coronoides, e os processos alveolares desenvolvem-se verticalmente para acompanhar a erupção dentária. À medida que a mandíbula é deslocada para a frente, o crescimento da cartilagem condilar preenche o espaço posteriormente, enquanto ao mesmo tempo o remodelamento perióstero mantém sua forma (Fig. 4.12). O osso é depositado na margem posterior do ramo vertical e reabsorvido na margem anterior, e esta flutuação posterior do ramo permite o aumento da arcada dentária para posterior. Ao mesmo tempo, o ramo vertical torna-se mais alto para acomodar o aumento em altura dos processos alveolares. O remodelamento também provoca aumento na largura mandibular, em especial na região posterior. O aumento em extensão na mandíbula junto com o remodelamento anterior tornam o mento mais proeminente, uma característica óbvia da maturação facial, especialmente, nos homens. Na verdade, assim como na maxila, toda a superfície da mandíbula sofre muitos padrões complexos de remodelamento à medida que cresce para manter seu formato anatômico apropriado.

Antes da puberdade, o crescimento ocorre numa taxa constante com aumento de 1-2 mm por ano na altura do ramo, e 2-3 mm por ano na altura corpórea. Entretanto, as taxas de crescimento podem duplicar durante a puberdade e o surto de crescimento associado.

4.5 Rotações do crescimento

O crescimento mandibular chega aos níveis da fase adulta muito depois do crescimento maxilar, em média aos 17 anos para as meninas e 19 anos para os meninos, embora possa continuar por mais tempo. Os estudos iniciais sobre crescimento facial indicaram que durante a infância a face aumenta progressivamente e consistentemente, crescendo para baixo e para frente, distanciando-se da base do crânio (veja a Fig. 4.7). Estes estudos buscaram apenas tendências médias e falharam em demonstrar a ampla variação que existe entre os padrões de crescimento e as crianças. Trabalho posterior feito por Björk mostrou que a direção do crescimento facial é curva, causando um efeito rotacional (Fig. 4.13). As rotações no crescimento foram demonstradas pela colocação de pequenos implantes de titânio na superfície dos ossos da face, e mais tarde fazendo-se radiografias cefalométricas em intervalos durante o crescimento. Já que o osso não cresce intersticialmente, os

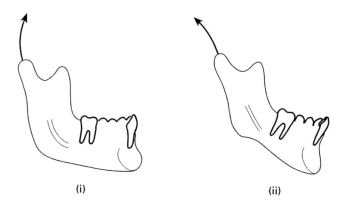

Fig. 4.13 (i) Direção das rotações no crescimento condilar e crescimento mandibular. (i) Rotação para anterior (ii) Rotação para posterior.

Ortodontia Básica

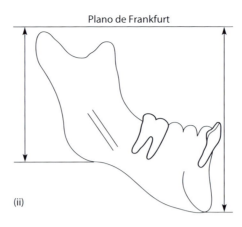

Fig. 4.14 As rotações no crescimento mandibular refletem a proporção entre as alturas faciais anterior e posterior, aqui em relação ao plano horizontal de Frankfurt: (i) rotação para a frente) (ii) rotação para trás.

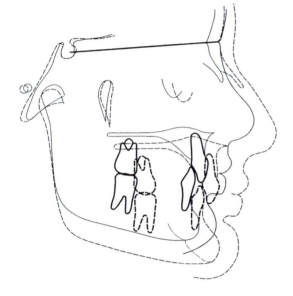

Fig. 4.15 Rotação do crescimento para anterior. Linha sólida, 11 anos de idade; linha pontilhada, 18 anos de idade.

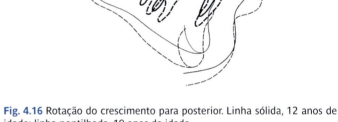

Fig. 4.16 Rotação do crescimento para posterior. Linha sólida, 12 anos de idade; linha pontilhada, 19 anos de idade.

implantes podiam ser usados como pontos de referência fixos em radiografias seriadas para medir as mudanças de crescimento.

As rotações no crescimento são mais óbvias e possuem impacto maior na mandíbula; seus efeitos na maxila são pequenos e quase totalmente mascarados pelo remodelamento superficial. Na mandíbula, entretanto, seu efeito é significante, em especial na dimensão vertical. As rotações no crescimento mandibular resultam da interação do crescimento de diversas estruturas que juntas determinam a proporção das alturas faciais anterior e posterior (Fig. 4.14). A altura facial posterior é determinada por fatores incluindo a direção de crescimento dos côndilos (cabeças da mandíbulas), o crescimento vertical da sincondrose esfeno-occipital e a influência da musculatura mastigatória no ramo. A altura facial anterior é afetada pela erupção dentária e pelo crescimento vertical dos tecidos moles, incluindo a musculatura supra-hioide e as fáscias, que por sua vez são influenciadas pelo crescimento da coluna vertebral. A direção geral da rotação no crescimento é então resultado do crescimento de muitas estruturas.

Rotações do crescimento para anterior são mais comuns do que as rotações para posterior, com a média sendo uma rotação leve que produz um aspecto facial equilibrado. Uma rotação acentuada para a frente resulta em proporções verticais anteriores reduzidas e numa sobremordida aumentada (Fig. 4.15), e quanto mais severa a rotação para a frente, mais difícil será reduzir a sobremordida. De modo similar, uma rotação mais para trás produzirá proporções verticais anteriores aumentadas, com sobremordida reduzida ou mordida aberta anterior (Fig. 4.16).

Não apenas a dimensão vertical é afetada, mas também existem efeitos anteroposteriores importantes. Por exemplo, a correção da maloclusão Classe II será auxiliada pela rotação do crescimento para a anterior, ficando mais difícil por uma rotação para posterior. As rotações do crescimento também podem ter um efeito na posição do segmento anteroinferior. Uma rotação para anterior causa lingualização do segmento anteroinferior que em geral associado ao encurtamento da arcada dentária na região anterior e apinhamento dos incisivos inferiores. Uma

Crescimento craniofacial, a base celular do movimento dentário e ancoragem

explicação possível para isto é que, à medida que a arcarcada inferior é levada para frente pelo crescimento mandibular, o movimento das coroas dos incisivos inferiores para anterior fica limitada pelo contato com os incisivos superiores, gerando o apinhamento. Isto é comum nos estágios finais do crescimento, quando o crescimento mandibular continua depois do crescimento maxilar ser finalizado, embora o crescimento facial seja apenas um dos possíveis fatores etiológicos no apinhamento tardio dos incisivos inferiores (veja o Cap. 8, Seção 8.2.1).

Assim, as rotações do crescimento desempenham um papel importante na etiologia de determinadas maloclusões e devem ser consideradas no plano de tratamento ortodôntico. É desejável tentar verificar a direção de rotação do crescimento mandibular na clínica. Isto não é simples, já que o efeito da rotação de crescimento na mandíbula é mascarado de alguma forma pelo remodelamento superficial, em especial ao longo da borda inferior da mandíbula e no ângulo. Entretanto, é possível fazer uma verificação precisa do padrão de crescimento facial do paciente pelo exame das proporções faciais anteriores e do ângulo do plano mandibular como descrito no capítulo 5. As proporções faciais aumentadas e um plano mandibular íngreme indicam que a direção do crescimento mandibular possui um componente vertical substancial, enquanto as proporções faciais reduzidas e um plano mandibular horizontal sugerem que a direção de crescimento é mais anteriorizada. Uma borda inferior côncava com uma incisura antegoníaca acentuada geralmente está associada à rotação para trás, enquanto uma borda inferior convexa está associada a uma rotação do crescimento para a frente (veja as Figs. 4.15 e 4.16).

4.6 Crescimento craniofacial no adulto

A análise dos dados longitudinais de 163 indivíduos entre 17-83 anos de idade, feita a partir de um estudo de crescimento padrão Bolton nos EUA, indicou que as dimensões faciais continuam a crescer durante toda a vida.

Quase todos os indivíduos (95%) mostraram aumento em tamanho para uma determinada verificação. A base do crânio sofreu a menor alteração; houve aumento moderado do tamanho dos ossos faciais; os seios frontais aumentaram em tamanho mais do que os ossos faciais, e os tecidos moles sofreram o maior aumento. As mudanças verticais predominaram mais tarde na fase adulta com rotação da mandíbula para a frente mais comum em homens e rotação para trás mais comum em mulheres.

O crescimento facial agora não é mais referido como sendo completo, em vez disto ele diminui aos níveis adultos de crescimento após o pico de crescimento visto durante o surto de crescimento puberal. O declínio aos níveis adultos de crescimento ocorre de modo previsível (Tabela 4.3).

Tabela 4.3 Idade de declínio do crescimento aos níveis adultos.

Dimensão	Mulheres	Homens
Transversa (largura intercaninos)	12 anos (maxila) 9 anos (mandíbula)	12 anos (maxila) 9 anos (mandíbula)
Anteroposterior	2-3 anos depois da primeira menstruação 14-15 anos (maxila) 16-17 anos (mandíbula)	4 anos depois da maturidade sexual 17 anos (maxila) 19 anos (mandíbula)
Vertical	17-18 anos	Início dos 20 anos

4.7 Crescimento dos tecidos moles

Neste capítulo, nós nos concentramos no crescimento do esqueleto facial. Entretanto, a forma do osso facial pode ser mascarada ou acentuada pela forma e função dos tecidos moles nasais e periorais. Os tecidos moles periorais (musculatura) são importantes na relação com o tratamento ortodôntico porque influenciam significativamente na forma das arcadas dentárias, já que os dentes ficam numa posição de equilíbrio entre a musculatura da língua e a musculatura vestibulolingual, uma região conhecida como zona neutra. Assim, são fatores importantes na etiologia da maloclusão, e afetam significativamente na estabilidade do resultado após o tratamento ortodôntico.

A musculatura facial é bem desenvolvida na infância, consideravelmente à frente dos membros, em função da necessidade do bebê de sugar e manter as vias aéreas. Outras funções logo se desenvolvem: mastigação à medida que os dentes erupcionam, expressões faciais e um padrão maduro de deglutição (em contrapartida à sucção) e fonação.

Lábios, língua e bochechas guiam os dentes em erupção entre si para atingirem uma oclusão funcional. Isto funciona como um mecanismo compensatório para uma discrepância num padrão esquelético; por exemplo, num indivíduo Classe III, os incisivos inferiores podem se tornar lingualizados e os incisivos superiores vestibularizados para a obtenção do contato incisal. Algumas vezes este mecanismo compensatório falha, tanto pelo problema esquelético ser muito severo quanto pelo comportamento do tecido mole ser anormal. Um exemplo disto é onde a função labial inferior piora uma maloclusão Classe II divisão 1, agindo atrás dos incisivos superiores, em vez de anteriorizá-los.

Um conhecimento das mudanças prováveis na forma do tecido mole em função do crescimento é essencial para o ortodontista, em especial durante o plano de tratamento. Mudanças significativas ocorrem no surto de crescimento puberal, algumas das quais mostram dimorfismo sexual. O momento da mudança maior nos tecidos moles ocorre entre 10 e 15 anos de idade nas meninas, com a maioria das mudanças tendo ocorrido ao redor dos 12 anos, mas nos meninos as mudanças maiores ocorrem entre os 15 e 25 anos, embora a maioria esteja completada no final da adolescência.

As estruturas nasais passam pela maior parte do crescimento durante a adolescência e aumentam em tamanho (25%) mais do que a maxila. O crescimento nasal em meninas atinge o pico aos 12 anos de idade e está completado, em média, ao redor dos 16 anos. Entretanto, o crescimento nasal em meninos atinge o pico entre 13 e 14 anos e continua por mais tempo. Ainda existe um crescimento significativo do nariz masculino durante a fase adulta. Os lábios aumentam

Ortodontia Básica

em comprimento e espessura para ambos os gêneros, embora o crescimento seja maior e mais duradouro nos meninos. O crescimento dos tecidos moles que recobrem o mento segue o crescimento ósseo subjacente e, assim, o mento torna-se mais proeminente nos homens pela rotação da mandíbula para cima e para a frente.

A combinação destes padrões de crescimento nas diversas estruturas possui uma influência importante no aspecto facial: o nariz torna-se mais proeminente em ambos os gêneros, gerando retrusão ou achatamento aparente dos lábios em ambos os gêneros, apesar do aumento da espessura dos lábios; o mento torna-se mais proeminente nos homens, mas muda pouco, ou pode tornar-se mais retrusivo nas meninas, em especial, na adolescência.

A retrusão aparente dos lábios durante o crescimento puberal dos tecidos moles necessita ser considerada no plano de tratamento, especialmente nas maloclusões Classe II. Entretanto, o aumento do comprimento dos lábios é muito benéfico no tratamento de pacientes com sobressaliências aumentadas, já que o aumento no comprimento labial é útil para estabilizar a correção desta sobressaliência.

4.8 Controle do crescimento craniofacial

Os mecanismos que controlam o crescimento facial não são completamente entendidos, mas motivo de muito interesse e pesquisa. Como em todos os aspectos do crescimento e desenvolvimento, existe uma interação entre os fatores genéticos e ambientais, mas os fatores ambientais podem ter um impacto significativo no crescimento facial, existindo a possibilidade de os clínicos alterarem este crescimento com aparelhos.

Geralmente é difícil distinguir os efeitos da hereditariedade e do ambiente, mas é útil considerar o quanto o crescimento de uma estrutura ou tecido está ligado ao controle genético. Dois exemplos simples ilustram isto: o gênero é geneticamente determinado e não muda, não importando a extremidade das condições ambientais, enquanto a obesidade é fortemente afetada pelos fatores ambientais – natureza e quantidade de alimento consumido e os exercícios realizados. A maioria das estruturas, incluindo o esqueleto facial e os tecidos moles, é influenciada tanto pelos fatores genéticos como pelos ambientais, e o efeito do ambiente depende do quanto o crescimento está sob controle genético.

Indiscutivelmente, o controle genético é significativo no crescimento facial, como claramente demonstrado pelas similaridades faciais nos membros de uma família. Estudos com gêmeos, embora metodologicamente falhos em muitas maneiras, têm indicado que o genótipo possui mais influência na forma facial anteroposterior do que na forma facial vertical. Maloclusões Classe III são bons exemplos de influências genéticas. Num estudo, 33% das crianças de pais Classe III também eram Classe III e 16% eram irmãos Classe III. Também, as maloclusões Classe III são mais comuns em alguns grupos raciais e muito mais prevalentes no Sudeste Asiático, enquanto as maloclusões Classe II são mais comuns no noroeste europeu.

O grau de controle genético no esqueleto facial tem sido debatido extensamente nas ultimas décadas, como o desenvolvimento de duas escolas de pensamento opostas. O crescimento nas cartilagens primárias é considerado como sob forte controle genético, com a cartilagem em si contendo a programação genética necessária. Assim, aqueles que vêem o crescimento de todo esqueleto facial sendo direta e rigidamente controlado pela genética buscam pelos centros de crescimento primário cartilaginosos nos ossos faciais. Originalmente, acreditava-se que as cartilagens condilares preenchiam este papel na mandíbula, enquanto a cartilagem do septo nasal possuía uma função similar a da maxila. Entretanto, a estrutura e o comportamento destas cartilagens é diferente das cartilagens de crescimento primário, e atualmente se acredita que, enquanto sua presença é necessária para ocorrência do crescimento normal, elas não são propriamente centro de crescimento primário.

A outra escola de pensamento propôs que o crescimento ósseo em si estava sob controle genético fraco e ocorria em resposta ao crescimento dos tecidos moles circundantes – a matriz funcional que reveste o ósseo. Um bom exemplo de matriz funcional é o padrão de crescimento neural da calvária e da órbita, que desenvolve intramembranosamente e aumenta em resposta ao crescimento do cérebro e dos olhos. A teoria da matriz funcional também funciona para a mandíbula: a forma do processo coronoide e o ângulo mandibular também são afetados pela função da musculatura inserida (temporal, masseter e pterigóideo medial respectivamente). Também, os processos alveolares só se desenvolvem se os dentes estiverem presentes. Entretanto, a teoria da matriz funcional não explica facilmente o crescimento do terço médio da face já que não existe crescimento de tecido mole que influencia esta região. A teoria tem atraído muita atenção já que, chegando-se a uma conclusão lógica, implica que os aparelhos ortodônticos possam ser usados para alterar o crescimento facial.

As atividades contemporâneas em pesquisa relacionadas ao controle genético do desenvolvimento e crescimento faciais estão concentradas no papel dos genes Hox e diversos fatores de crescimento e moléculas sinalizadoras que influenciam no crescimento facial. Entretanto, existem três teorias principais das possíveis influências ambientais no desenvolvimento vertical da face: respiração bucal, alongamento do tecido mole e a estrutura/função dos músculos da mastigação.

A teoria da respiração bucal fazendo com que os dentes não ocluam e, assim, permitindo um desenvolvimento excessivo das estruturas dentoalveolares tracionando a mandíbula para baixo e para trás (uma rotação posterior de crescimento), foi desenvolvida nos anos 70. Observou que crianças com necessidade de adenotomia eram respiradoras bucais em função das adenoides aumentadas reduzirem a capacidade de respiração nasal. O estudo mostrou que 26% das crianças que passaram pela remoção das adenoides reverteram para um padrão de crescimento vertical mais "normal". Infelizmente, não havia grupo-controle no estudo.

Observou-se, também, em 1970, que o ângulo da base anterior do crânio feito com as vértebras cervicais diferia entre indivíduos com faces longas e aqueles com faces curtas ou normais. Foi proposto que um impedimento na respiração nasal levava o individuo à extensão da cabeça para abrir as vias aéreas alongando os tecidos moles do pescoço inseridos na mandíbula e, assim, isto geraria uma rotação do crescimento na mandíbula para posterior.

O interesse pelo papel dos músculos da mastigação (masseter) ocorreu no final dos anos 60, quando ficou demonstrado que indivíduos com faces curtas possuíam força de mordida maior do que os com fa-

Crescimento craniofacial, a base celular do movimento dentário e ancoragem   41

ces longas. Estas observações geraram a teoria de que músculos fracos permitem que a mandíbula rotacione para trás, enquanto músculos fortes aumentam a rotação do crescimento para anterior. Enquanto esta teoria explica o desenvolvimento das faces curtas e longas, a pesquisa recente mostrou que a oclusão possui um papel significativo na estrutura/função do masseter. Assim, os músculos podem influenciar na forma facial e, assim, a oclusão (maloclusão) influencia a função/estrutura muscular. Uma análise lógica deste argumento sugere que qualquer influência ambiental na oclusão, por exemplo, respiração bucal, sucção do polegar, tratamento dentário, podem, em indivíduos geneticamente predispostos, afetar a estrutura e função da musculatura mastigatória ao ponto de influenciar o futuro crescimento facial da dimensão vertical.

Ainda há muito que se compreender sobre como o crescimento da face é controlado e se os aparelhos ortodônticos podem influenciar no crescimento facial. A pesquisa sobre os efeitos dos aparelhos ortodônticos é difícil e, atualmente, a evidência é que o impacto dos métodos atuais de tratamento ortodôntico no crescimento facial, em média, é muito pequeno. Entretanto, existe uma variação considerável na resposta dos pacientes.

4.9 Previsão do crescimento

Seria extremamente útil se pudéssemos prever o crescimento futuro da face de uma criança, em especial nos casos limites para a Ortodontia. Para que a previsão de crescimento seja útil clinicamente, ela deveria prever a quantidade, direção e o momento do crescimento das diversas partes do esqueleto facial com alto nível de precisão.

Atualmente, não existem indicadores conhecidos que podem ser medidos, tanto no paciente quanto radiograficamente, permitindo que o crescimento futuro seja medido com a precisão necessária. Muitos trabalhos têm sido feitos para se encontrarem medidas retiradas a partir dos traçados cefalométricos que ajudem na previsão do crescimento facial futuro com nível útil de precisão, mas com sucesso limitado. O exame da altura e das características sexuais secundárias ajuda na indicação de quando o paciente entrou no surto de crescimento puberal, uma observação importante quando os aparelhos funcionais são considerados. Historicamente, acreditava-se que o crescimento dos maxilares seguia um padrão de crescimento somático, e que a observação do estágio de desenvolvimento das outras partes do esqueleto traria uma indicação do estágio do desenvolvimento facial. O estágio da maturação dos ossos do metacarpo e das falanges visto na radiografia do punho é usado como medida do desenvolvimento esquelético. Entretanto, sua correlação com o desenvolvimento da mandíbula é pobre para ser uma informação clinicamente útil, porque o crescimento da maxila e da mandíbula segue um padrão intermediário entre os padrões neural e somático.

O melhor a ser feito é adicionar incrementos de crescimento ao padrão facial do paciente, mas isto tem valor limitado. Isto pode ser feito manualmente, usando-se uma grade sobreposta ao traçado cefalométrico lateral, do qual as médias de incremento de crescimento são lidas para prever a mudança na posição de vários pontos cefalométricos. Programas de computador podem ser usados pelo mesmo motivo, após a digitalização dos pontos e dos contornos. Estes programas podem refinar o processo de previsão, mas ainda precisam fazer algumas considerações sobre a taxa e a direção do crescimento facial. Infelizmente, a prerrogativa de que o padrão de crescimento futuro do paciente será mediano é menos apropriada naqueles indivíduos cujo crescimento facial difere muito da média, sendo aqueles onde a previsão de crescimento seria mais útil. À medida que prossegue, a taxa e a direção do crescimento variam tanto que o estudo do padrão passado do crescimento facial não permite a previsão do crescimento futuro num nível de previsão necessário à prática clínica. Entretanto, muitos clínicos consideram útil verificar a direção de rotação do crescimento mandibular (veja a Seção 4.8) com a prerrogativa que este padrão provavelmente irá continuar.

A experiência clínica tem mostrado que, para a maioria dos pacientes cujo padrão de crescimento está perto da média, pode-se dizer por motivo de planejamento que o crescimento continuará ao redor da média.

4.10 Biologia do movimento dentário

A capacidade do periodonto em responder ao estímulo mecânico pelo remodelamento do osso alveolar e translocação do dente e periodonto é fundamental à prática da ortodontia. São as células do ligamento periodontal que orquestram e são responsáveis pelo remodelamento ósseo.

Por muitos anos, estudantes de ortodontia têm sido ensinados que, quando níveis adequados de força são aplicados ao dente, o osso é depositado onde o ligamento periodontal está sob tensão e reabsorvido das áreas onde o ligamento periodontal está sendo comprimido. Este mecanismo muito simplificado, enquanto verdadeiro em essência, foi baseado na evidência ganha de estudos histológicos e não faz jus às interações celulares e moleculares complexas que ocorrem no movimento dentário. Os avanços rápidos nos conhecimentos e técnicas científicas dos últimos 15-20 anos permitiram um entendimento maior destas interações complexas e a biologia molecular da movimentação dentária atrai pesquisas em todo mundo.

4.10.1 O ligamento periodontal

O ligamento periodontal consiste de vários tipos celulares embebidos numa matriz extracelular composta principalmente por colágeno tipo I com a substância fundamental (proteoglicanas e glicoproteínas). Existem quatro tipos celulares principais no ligamento periodontal: o fibroblasto, responsável pela produção e degradação de matriz extracelular; o cementoblasto, responsável pela produção de cemento; o osteoblasto, responsável pela produção óssea e coordenação da reposição e deposição ósseas, e o osteoclasto, responsável pela reabsorção óssea. Também, são encontradas pequenas "ilhotas" de células, "os restos celulares de Malassez" e os macrófagos. Os macrófagos são encontrados nas imediações dos vasos sanguíneos e respondem por 4% da população celular (Fig. 4.17).

O ligamento periodontal possui diversas características estruturais e bioquímicas remanescentes do tecido conjuntivo imaturo que é man-

Ortodontia Básica

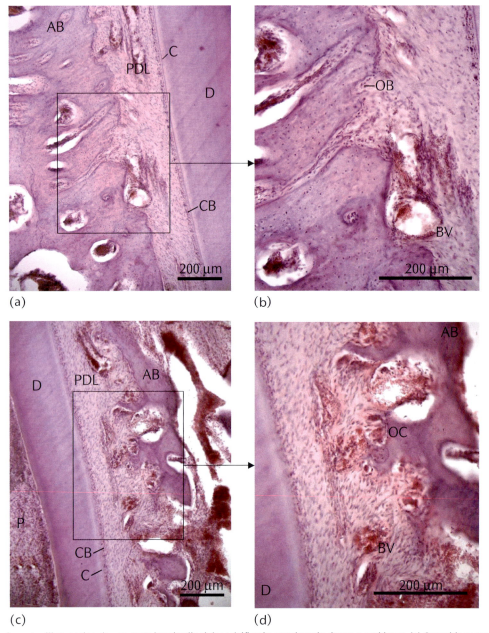

Fig. 4.17 Coloração com hematoxilina-eosina de um corte longitudinal descalcificado envolvendo dente e periósteo. (a) Osteoblastos revestindo a superfície óssea, (b) osteoclastos nas lacunas de Howship. Observe a vascularização do ligamento periodontal com os vasos sanguíneos formando um plexo mais intimamente associado ao osso alveolar. AB = osso alveolar, BV = vaso sanguíneo, C = cemento, CB = cementoblasto, D = dentina, OB = osteoblasto, OC = osteoclasto, PDL = ligamento periodontal. As fotomicrografias são cortesia do Dr. R.C. Shore, Palestrante Sênior em Biologia Oral, Universidade de Leeds.

tido mesmo no adulto: ele contém diversas células, principalmente fibroblastos, em até 50% do volume do tecido conjuntivo para algumas áreas: ele tem uma taxa de renovação muito alta e os fibroblastos são metabolicamente muito ativos, indicado pela grande quantidade de retículo endoplasmático rugoso vista nestas células, sendo muito vascularizado. O suprimento sanguíneo rico deriva das artérias alveolares superior e inferior, enquanto parte do leito capilar no ligamento origina-se dos vasos que penetram o ápice dentário, com a maioria dos capilares dentro do ligamento originada dos espaços intraósseos do alvéolo e das arteríolas dentro da gengiva. Os vasos sanguíneos dentro do ligamento formam um plexo ao redor do dente que está situado mais à frente do alvéolo e pode ocupar até 50% do espaço periodontal.

4.10.2 Células envolvidas na homeostasia óssea

Existem três tipos celulares principais envolvidos na homeostasia óssea: o osteoblasto, o osteócito e o osteoclasto. O osteoblasto deriva das células mesenquimais do estroma e reside da superfície óssea. Os osteoblastos são responsáveis pela produção da matriz óssea orgânica e sua mineralização subsequente. Também são responsáveis pelo recrutamento e ati-

Crescimento craniofacial, a base celular do movimento dentário e ancoragem

Tabela 4.4 Fatores envolvidos no controle do remodelamento ósseo durante o movimento dentário ortodôntico.

Nome	Função
RUNX-2	Um dos genes osteoespecíficos mais importantes, vital para a diferenciação mesenquimal em osteoblastos.
Interleucina-1 (IL-1)	Potente estimuladora da reabsorção óssea, ativando-a tanto diretamente quanto pelo aumento da síntese de prostraglandina. Também, uma inibidora da formação óssea. Produzida por macrófagos e osteoclastos.
RANKL (Receptor ativador do fator ligante nuclear (NF-κB)	Secretado pelos osteoblastos e liga-se aos receptores RANK encontrados dentro da membrana celular dos precurssores osteclásticos. É um fator estimulatório essencial para a diferenciação, fusão, ativação e sobrevida das células osteoclásticas.
OPG (osteoprotegerina)	Secretada pelos osteoclastos, bloqueia os efeitos da RANKL. Age como receptor chamariz ligando-se à RANKL dentro da célula.
M-CSF (fator estimulador de colônias para macrófagos)	Fator de crescimento polipeptídico encontrado na matriz óssea e produzido pelos osteoblastos. Age diretamente nas células precurssoras osteoclásticas controlando sua proliferação e diferenciação.
PGE-2 (prostaglandina-E2)	Potente mediador da reabsorção óssea encontrado em sítios com inflamação. Produzida pelas células em resposta ao carregamento mecânico. Aumenta os níveis dos mensageiros intracelulares.
Leucotrienos	Agem tanto na destruição quanto na formação ósseas, encontrado em sítios com inflamação. Produzido pelas células em resposta ao carregamento mecânico. Aumenta os níveis dos mensageiros intracelulares.
MMP (metaloproteinases da matriz)	Classe de enzimas, por exemplo, colagenase, gelatinase, produzida por diversos tipos celulares para fragmentar a matriz óssea não mineralizada.
TIMP (inibidores teciduais das metaloproteinases)	Produzidos por diversos tipos celulares ligando-se às MMP fora da célula para reduzir/inibir sua atividade.
ERK (quinases relacionadas ao sinal extracelular)	Membros da família das MAP quinases dos mensageiros intracelulares que fornecem uma ligação fundamental entre os receptores de membrana e as mudanças no padrão da expressão gênica.

vação dos osteoclastos através da produção de diversas citocinas e são os controladores principais da homeostasia óssea. Quando os osteoblastos ficam circundados pelo osso mineralizado, eles se tornam osteócitos.

Os osteócitos continuam a comunicação entre si através de extensões citoplasmáticas que correm pelos canalículos ósseos. Eles retiram sua nutrição dos vasos sanguíneos que passam pelo centro dos sistemas de Havers. Acredita-se serem responsáveis pela detecção do carregamento mecânico no osso.

Os osteoclastos derivam dos monócitos sanguíneos e são recrutados, quando necessário, pela sinalização vinda dos osteoblastos. Eles são responsáveis pela reabsorção óssea. São células multinucleadas gigantes encontradas nas superfícies ósseas periósteas e endostósteas em cavidades de reabsorção conhecidas como lacunas de Howship. Possuem uma borda escovada adjacente à superfície óssea que fornece uma área superficial maior sobre a qual ocorre a reabsorção ativa.

A matriz óssea orgânica consiste de fibras de colágeno tipo I, proteoglicanas e um grande número de fatores de crescimento. O osso contém mais fatores de crescimento do que qualquer outro tipo e por este motivo é tão capaz de se regenerar, fazer o reparo ou remodelamento. Diversos fatores de crescimento e moléculas sinalizadoras estão associados à homeostasia óssea, muitos dos quais têm um papel ativo no remodelamento ósseo associado ao movimento dentário ortodôntico (Tabela 4.4).

4.10.3 Eventos celulares em resposta à carga mecânica

Agora é bem estabelecido que durante a função diária normal existe um equilíbrio mantido entre a reabsorção e o depósito ósseo, com controle osteoblástico deste processo. Entretanto, os eventos biológicos celulares e moleculares exatos durante o movimento dentário ortodôntico ainda não estão claros.

A carga mecânica, por exemplo, força o dente em função do aparelho, gerando deformação no osso alveolar, possivelmente pelos efeitos do movimento do fluido dentro do ligamento periodontal à medida que o dente é deslocado e pela compressão das fibras colágenas e matriz extracelular. Estas distorções são detectadas pelas células (fibroblastos, osteoblastos e osteócitos) porque seu citoesqueleto está conectado à matriz celular através das integrinas embebidas nas paredes celulares. Os osteócitos comunicam-se entre si pelas junções tipo *gap*. Existe evidência que o formato da célula pode influenciar na sua atividade; células esféricas tendem ao catabolismo, enquanto células achatadas são anabólicas, e é possível que mudanças no formato das células do ligamento periodontal sejam em parte responsáveis pela cadeia de eventos vista em áreas onde o ligamento periodontal está comprimido ou sob tensão (Tabelas 4.5 e 4.6 e Fig. 4.18).

Tabela 4.5 Possível cadeia de eventos celulares quando o ligamento periodontal é submetido à carga compressiva.

- O osteoblasto responde à deformação mecânica pela produção de PGE-2 e leucotrienos que geram aumento dos mensageiros intracelulares. Estes induzem a produção de IL-1 e o M-CSF pelo osteblasto e também aumentam a produção de RANKL

- Os macrófagos respondem à deformação mecânica pelo aumento da produção de IL-1

- A IL-1 produzida pelos osteoblastos e macrófagos aumenta a produção de RANKL pelo osteoblasto

- O RANKL e M-CSF causam atração e proliferação aumentada dos monócitos do sangue para a área, fundindo para formação dos osteoclastos.
  A RANKL também estimula os osteoclastos a se tornarem ativos

- Os osteoblastos arredondam-se para expor o osteoide subjacente e produzir MMP para degradação, dando aos osteoclastos acesso ao osso mineralizado subjacente

- Os osteoclastos reabsorvem o osso primeiramente pelo amolecimento dos cristais de hidroxiapatita, excretando íons de hidrogênio na matriz e então usando as proteases como a catepsina K para fragmentação da matriz extracelular

- Os osteoblastos também produzem inibidores de algumas das enzimas e citocinas que eles produzem, isto é, TIMP e OPG, a fim de que a reabsorção óssea seja controlada rigidamente

Tabela 4.6 Possível cadeia de eventos celulares quando o ligamento periodontal é submetido à tensão.

- Nas áreas de tensão, os osteoblastos são achatados e o osteoide não fica exposto

- Tem sido mostrado recentemente que as células no ligamento periodontal aumentam a quantidade de mensageiro secundário específico (ERK) em reposta à tensão

- A sinalização ERK induz a expressão de RUNX-2 que, por sua vez, causa aumento na atividade osteoblástica e produção óssea

- Não existe aumento no número celular total em áreas do ligamento periodontal sob tensão, embora exista aumento no número de osteoblastos. Isto indica que a RUNX-2 pode estar induzindo os fibroblastos do ligamento periodontal a se diferenciarem em osteoblastos

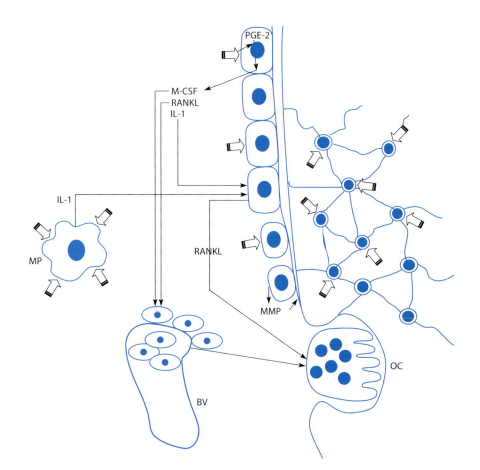

Fig. 4.18 Diagrama esquemático da sinalização celular envolvida no remodelamento ósseo ativado pela carga mecânica. BV = vaso sanguíneo, MP = macrófago, OC = osteoclasto. As setas indicam aumento da expressão de determinados fatores. Setas amplas indicam distorção mecânica celular. Observe os osteoclastos revestindo a superfície óssea (osteoide); os osteócitos dentro do osso detectam a carga mecânica e os monócitos saem pelo vaso sanguíneo em resposta à RANKL e M-CSF.

4.11 Ancoragem

A ancoragem é a resistência ao movimento indesejado. Este movimento dentário indesejado ocorre em função da Terceira Lei de Newton – cada ação possui uma reação igual e de sentido oposto. O planejamento adequado da ancoragem é fundamental ao sucesso do tratamento ortodôntico, sendo discutido no capítulo 15. A perda da ancoragem – o termo aplicado numa situação onde ocorre o movimento dentário indesejado – geralmente se verifica em função dos níveis excessivos de força sendo aplicados aos dentes e em geral num tratamento com resultado inadequado.

4.11.1 Eventos celulares associados à perda de ancoragem

Se a força aplicada ao dente excede a pressão nos capilares (30 mmHg) então os capilares ocluirão e o fornecimento de nutrientes essenciais cessa. Isto causa a morte celular no ligamento periodontal comprimido que passa por uma necrose asséptica e assume um aspecto vítreo sob microscopia óptica – o ligamento periodontal fica hialinizado.

Sob condições mais fisiológicas, o osso é reabsorvido pelos osteoclastos formados pela fusão dos monócitos sanguíneos, sob controle do osteoclasto. Entretanto, a morte celular num ligamento periodontal avascular significa que não existem osteoblastos ou osteoclastos que podem ser recrutados para a reabsorção frontal do osso alveolar. Assim, o remodelamento ósseo precisa ser realizado pelas células que migraram das áreas adjacentes não danificadas. Pode levar vários dias até que estas células comecem a invadir a área necrótica. Entretanto, sob estas condições, a reabsorção óssea é conduzida principalmente pelos osteoclastos que surgem dentro dos espaços medulares adjacentes e começam a reabsorção óssea, do osso medular para o ligamento periodontal. Este processo de reabsorção é conhecido como minante. Quando a hialinização e reabsorção minante ocorrem, existe um atraso no movimento dentário porque, em primeiro lugar, existe atraso na estimulação das células dentro dos espaços medulares para diferenciação e, segundo, uma quantidade considerável de osso precisa ser removida antes do movimento dentário ocorrer. Isso causa atraso de 10-14 dias na continuação da movimentação.

Neste tempo, embora o movimento dentário em questão possa não ocorrer, a força ainda está sendo aplicada e dissipada ao redor dos outros dentes incluídos no aparelho. As forças para os dentes de ancoragem podem ser bem adequadas para induzir o movimento dentário nestes dentes – a ancoragem será perdida.

4.11.2 Exame dos níveis ótimos de força

Os níveis ótimos de força para o movimento dentário dependem do tipo de movimento necessário (Tabela 4.7 e Fig. 4.19) e do tipo de dente a ser movido (Fig. 4.20), porque ambos afetam a área do ligamento periodontal envolvida. Quanto maior esta área, maior a força que pode ser aplicada antes dos eventos celulares que geram a perda da ancoragem. Na figura 4.19, é mostrada a diferença entre as áreas do ligamento periodontal sob carga nos diversos tipos de movimento dentário. Pode-se ver que no movimento de corpo, em função de uma área maior do ligamento periodontal estar envolvida, a força é dissipa-

Tabela 4.7 Um guia dos níveis de força para os diversos tipos de movimentação dentária.

Tipo de movimento dentário	Força (gramas)
Movimentos de inclinação	25–40
Movimento de corpo	50–120
Torque	50–100
Movimento rotacional	35–60
Extrusão	35–60
Intrusão	10–20

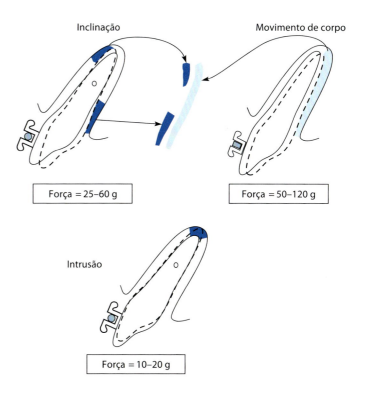

Fig. 4.19 Representação diagramática do ligamento periodontal sob forças compressivas durante os diversos tipos de movimento dentário. A partir destes diagramas, fica aparente que quase o dobro da área do ligamento periodontal está envolvida se o movimento de corpo é necessário, comparado ao envolvido no movimento de inclinação. Assim, a força necessária ao movimento de corpo é o dobro da força para o movimento de inclinação (veja também a Tabela 4.7). A quantidade de ligamento periodontal sob compressão durante os movimentos intrusivos é muito pequena e consequentemente a força aplicada precisa ser muito leve.

da sobre uma área maior e, assim, mais força precisa ser aplicada para que níveis ótimos sejam obtidos. O inverso é verdadeiro com a intrusão, onde a área do ligamento periodontal envolvido é muito pequena.

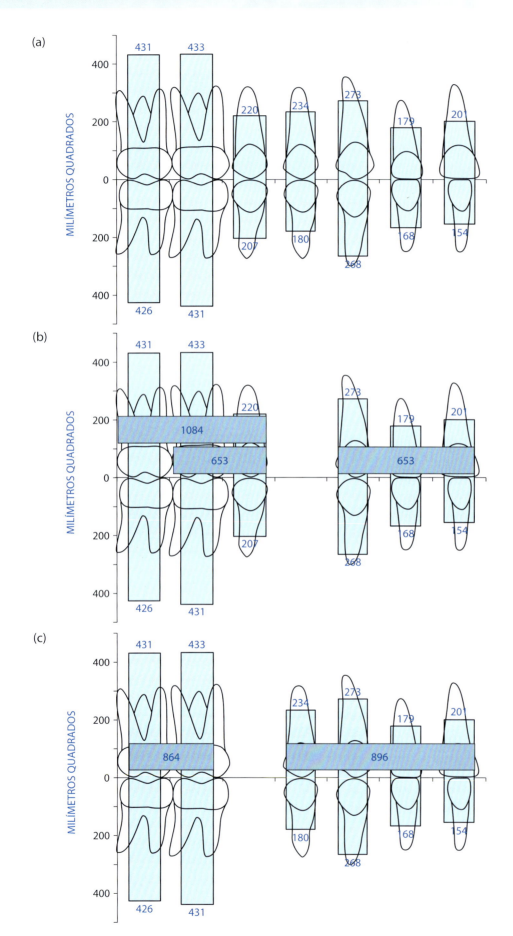

Fig. 4.20 Representação diagramática das áreas superficiais radiculares relativas da dentição permanente e o efeito das necessidades de ancoragem. (a) áreas radiculares superficiais da dentição permanente (excluindo os terceiros molares). (b) Equilíbrio da ancoragem após a extração de todos os 4 primeiros pré-molares. Se os segundos molares não estão incluídos, então o fechamento do espaço ocorrerá igualmente a partir da dentição posterior movendo-se para mesial e da dentição anterior movendo-se para distal, em função das áreas radiculares similares nos dentes anteriores, segundo pré-molar e primeiro molar permanente. Entretanto, se o segundo molar permanente é incluído no aparelho, o equilíbrio da ancoragem muda para favorecer o movimento dos dentes anteriores para distal. (c) O equilíbrio da ancoragem após a remoção dos segundos pré-molares. Se os segundos molares permanentes não são incluídos no aparelho, a maior parte do fechamento do espaço ocorrerá com os primeiros molares permanentes movendo-se para mesial (adaptado de Jepson, 1963).

As forças devem ser leves durante a intrusão, e as forças mais elevadas correm o risco não apenas de perda da ancoragem vertical, mas também da reabsorção radicular e desvitalização dentária em função da compressão dos vasos sanguíneos.

No planejamento da ancoragem, é essencial ter algum conhecimento da quantidade de ancoragem fornecida pelo dente ou grupo dentário (Fig. 4.20). Considerando-se a terceira Lei de Newton, pode-se observar a partir da figura 4.20 que, devido ao aumento da área de superfície radicular do segundo pré-molar e do primeiro molar permanente quando comparados com o canino, haverá algum movimento da unidade de ancoragem para mesial, com um movimento mais distalizado do canino. A mudança no equilíbrio da ancoragem em função dos diversos padrões de extração e pela inclusão dos segundos molares num aparelho fixo é facilmente visualizada.

4.12 Eventos celulares durante a reabsorção radicular

A reabsorção radicular apical externa ocorre virtualmente em todos os pacientes que passam pelo tratamento com aparelho fixo. As células responsáveis pela reabsorção dos tecidos dentários mineralizados são os odontoclastos, que são células multinucleadas similares, mas não idênticas aos osteoclastos. Nos casos mais leves, apenas pequenas áreas de cemento são reabsorvidas, e estas crateras de reabsorção são reparadas com o depósito de cemento celular, uma vez removida a força aplicada ao dente. Nos casos mais severos, a dentina também é reabsorvida e estes defeitos são reparados pelo cemento celular. Nos casos severos, a porção apical da raiz é removida e o comprimento radicular, diminuído. Embora a dentina remanescente fique recoberta pelo cemento, o comprimento radicular original nunca é restabelecido. A perda do comprimento radicular é mais comumente vista afetando os incisivos centrais superiores, e na maioria dos casos 1 mm do comprimento radicular é perdido. Entretanto, numa pequena porcentagem de pacientes (1 ou 2%) até metade do comprimento radicular pode ser perdida durante o tratamento ortodôntico com aparelhos fixos e nestes casos a reabsorção radicular geralmente afeta todos os dentes que estão incluídos no aparelho. A reabsorção radicular é um evento iatrogênico causado pelo tratamento ortodôntico e, como tal, tem gerado muito interesse pela pesquisa. Entretanto, os mecanismos causais precisos ainda não são completamente entendidos.

Existem muitas evidências sugerindo que a probabilidade de reabsorção radicular é muito mais comum quando os níveis de força são excessivos, em especial nas áreas sob compressão. Quando as forças são ótimas, embora pequenas áreas de reabsorção radicular sejam vistas, esta é menos comum. Acredita-se que isto ocorra pela associação da reabsorção radicular com a hialinização do ligamento periodontal. As razões exatas são incertas, mas diversas hipóteses têm sido propostas. Primeiro, trabalhos *in vitro* têm indicado um possível efeito protetor dos fibroblastos do ligamento periodontal porque podem ser capazes de modular a cascata de sinais que resultam na reabsorção radicular. Além disso, o trabalho *in vivo* sugere que a reabsorção radicular continua, mesmo depois da força ser removida, até que o ligamento periodontal se reinsira na superfície radicular. Durante a hialinização do ligamento periodontal, o efeito protetor dos fibroblastos seria perdido. Segundo, a reabsorção radicular mais severa é observada em direção ao ápice radicular que está coberto pelo cemento celular e, então, requer um suprimento sanguíneo patente para sobrevivência. O cemento celular pode ficar mais propenso ao dano do que o cemento acelular se os vasos sanguíneos forem ocluídos durante o movimento ortodôntico dentário, como ocorre na hialinização do ligamento periodontal, que pode resultar em sua remoção subsequente pelos odontoclastos.

As pesquisas agora se concentram na predisposição genética para reabsorção radicular.

4.13 Resumo

4.13.1 Crescimento facial

- O desenvolvimento facial começa na quarta semana de vida intrauterina com o desenvolvimento das proeminências (uma frontonasal, duas maxilares, duas mandibulares) ao redor do estomodeu.
- A maxila e a mandíbula derivam do primeiro arco faríngeo, onde migraram as células cranianas da crista neural.
- As células da crista neural originam diversos derivativos pré-especificados, sendo o padrão controlado pelos genes Hox.
- O crescimento ósseo ocorre pelo remodelamento e deslocamento.
- A calvária ossifica intramembranosamente; seu crescimento segue de perto o do cérebro. O crescimento está completo ao redor dos 7 anos de idade.
- A base do crânio ossifica endocondralmente. O crescimento na sincondrose esfeno-occipital ocorre em duas direções até a metade da adolescência.
- A maxila e a mandíbula ossificam intramembranosamente e passam por padrões complexos de remodelamento durante o cresci-

mento. São deslocadas para baixo e para a frente em relação à base do crânio e o crescimento ocorre para posterior nas tuberosidades (maxila) e ramo (mandíbula).

- A mandíbula passa pelo crescimento rotacional com a maioria dos indivíduos tendo uma direção de rotação para cima e para a frente.
- O crescimento facial continua em níveis menores no adulto. O declínio na fase adulta é visto primeiro na dimensão transversal, seguido pela dimensão anteroposterior e finalmente pela dimensão vertical. O crescimento continua por mais tempo nos meninos nas direções anteroposterior e vertical.
- Durante a puberdade existe um aumento maior nas dimensões nasais e os lábios se alongam e espessam, em especial nos meninos. O crescimento do tecido mole continua pela fase adulta.
- O controle do crescimento facial é uma combinação da genética e do ambiente. O ambiente pode ter uma influência maior no crescimento da dimensão vertical.
- Atualmente, não é possível prever com precisão o momento, a taxa ou a quantidade de crescimento facial.

Ortodontia Básica

4.13.2 Base celular do movimento dentário

- O tratamento ortodôntico não seria possível sem a capacidade de remodelamento do osso alveolar.
- As células do ligamento periodontal são responsáveis pelo remodelamento ósseo e, então, pelo movimento dentário.
- O osteoblasto é uma célula formadora de osso e responsável pelo recrutamento e ativação dos osteoclastos (células que reabsorvem osso).
- Diversos fatores de crescimento e moléculas sinalizadoras estão intimamente envolvidos na remoção e formação ósseas durante o movimento dentário ortodôntico.

4.13.3 Ancoragem

- A ancoragem é a resistência ao movimento dentário indesejado.
- A perda de ancoragem pode ocorrer quando uma força excessiva é aplicada, porque isto causa hialinização do ligamento periodontal. Isto gera um atraso (10-14 dias) antes do osso ser removido pelo mecanismo de reabsorção minante, permitindo que o movimento dentário continue.
- Níveis de força ótimos dependem do tipo de movimento dentário a ser realizado e do tipo de dente a ser movido.

Fontes principais e leitura adicional

Björk, A. and Skieller, V. (1983). Normal and abnormal growth of the mandible. A synthesis of longitudinal cephalomeric implant studies over a period of 25 years. *European Journal of Orthodontics*, 5, 1-46.

Um resumo do trabalho sobre o implante e as rotações no crescimento mandibular.

Enlow, D.H. and Hans M.G. (1996). *Essentials of Facial Growth*. Saunders, Philadelphia.

A bíblia do crescimento facial.

Hartsfield, J.K., Everett, E.T., and Al-Qawasmi, R.A. (2004). Genetic factors in external apical root resorption and orthodontic treatment. *Critical Reviews in Oral Biology and Medicine*, 15, 115-22.

Um resumo atualizado das possíveis causas da reabsorção radicular em Ortodontia.

Houston, W.J.B. (1979). The current status of facial growth prediction: a review: *British Journal Orthodontics*, 6, 11-17.

Um exame autorizado do valor da previsão do crescimento.

Houston, W.J.B. (1988). Mandibular growth rotations – their mechanism and importance. *European Journal Orthodontics*, 10, 369-73.

Uma revisão concisa da etiologia e importância clínica das rotações no crescimento.

Jepsen, A. (1963) Root surface measurement and a method for X-ray determination of root surface area. *Acta Odontologica Scandinavica*, 21, 35-46.

Meikle, M.C. (2002). *Craniofacial Development, Growth and Evolution*. Bateson Publishing. Norfolk, England.

Um livro fascinante. Leitura valiosa para estudantes interessados.

Proffit, W.R. (2000). *Contemporary Orthodontics* (3rd edn). Mosby.

O texto-padrão para estudantes de pós-graduação em Ortodontia.

Sandy, J.R., Farndale, R.W., and Meikle, M.C. (1993). Recent advances in understanding mechanically induced bone remodelling and their relevance to orthodontic theory and practice. *American Journal of Orthodontics and Dentofacial Orthopedics*, 103, 212-22.

Ainda um artigo fundamental no entendimento dos eventos celulares do movimento dentário ortodôntico.

As referências deste capítulo também podem ser encontradas em www.oup.com/uk/orc/bin/9780198568124. Sempre que possível, elas serão apresentadas como links ativos que o guiarão para a versão digital deste trabalho, facilitando o estudo daí em diante. Se você é assinante da revista (pessoal ou por alguma instituição), e dependendo do seu nível de acesso, você pode usar o resumo ou o texto completo quando disponível. Esperamos que esse seja um recurso útil para seus estudos e pesquisas bibliográficas.

5
Exame ortodôntico

Conteúdo do capítulo

5.1	**Propósito e objetivos do exame ortodôntico**	50
5.2	**Equipamento**	50
	5.2.1 Instrumentais	50
	5.2.2 Modelos de estudo	50
	5.2.3 Radiografias	50
5.3	**Preocupações do paciente**	50
5.4	**História odontológica**	52
5.5	**História médica**	52
5.6	**Exame extrabucal**	52
	5.6.1 Padrão esquelético	52
	5.6.2 Tecidos moles	54
	5.6.3 Articulações temporomandibulares	56
	5.6.4 Hábitos	56
5.7	**Exame intrabucal**	56
	5.7.1 Exame odontológico	56
	5.7.2 Trajetória de fechamento	56
	5.7.3 Arcada inferior	57
	5.7.4 Arcada superior	57
	5.7.5 Dentes em oclusão	57
5.8	**Exame radiográfico**	59
	Fontes principais e leitura adicional	60

Ortodontia Básica

Um exame rápido da oclusão em desenvolvimento deve ser conduzido entre os 7 e 8 anos de idade para verificar a presença e posição dos incisivos permanentes e ajudar na detecção precoce de quaisquer problemas incipientes que possam impedir a sequência normal de erupção (veja o Cap. 3). O exame radiográfico está indicado neste estágio se uma anomalia for suspeita. Na clínica geral, o desenvolvimento oclusal e dentário da criança devem ser verificados anualmente, e a partir dos 10 anos de idade o exame odontológico de rotina deve incluir a palpação dos caninos superiores permanentes não irrompidos no fundo de sulco vestibular.

Características que justificam uma investigação posterior

- Quebra da sequência normal de erupção.
- Atraso superior a 6 meses na erupção, sendo que o dente contralateral já erupcionou.
- Caninos superiores não-erupcionados e que não sejam palpáveis após os 10 anos de idade.

5.1 Propósito e objetivos do exame ortodôntico

Antes do tratamento ortodôntico, um exame completo (incluindo as radiografias) e uma verificação das necessidades oclusais devem ser conduzidos, que na maioria das crianças não ocorre antes da erupção da dentição permanente. Entretanto, para aqueles com discrepância esquelética onde o tratamento precisa ser programado para coincidir com o surto de crescimento puberal, pode ser prudente conduzir um exame completo mais cedo.

O propósito do exame ortodôntico é avaliar e registrar as características da maloclusão na preparação do planejamento do tratamento, se este for indicado (Cap. 7). A seguinte abordagem é sugerida, porém a sequência exata para evitar omissões. Um exemplo de formulário de exame está ilustrado na página ao lado (e pode ser feito o download – ou pode ser baixado – do OUP (Oxford University Press) website: www.oxfordtextbooks.co.uk/orc/mitchell3e).

5.2 Equipamento

5.2.1 Instrumentais

Um espelho, uma sonda e uma régua ortodôntica de aço inoxidável são necessários.

5.2.2 Modelos de Estudo

O auxílio fornecido por um conjunto de modelos no tratamento não pode ser descartado. Ainda, são essenciais como registro pré-tratamento se qualquer aparelho for utilizado. Para serem úteis, os modelos de estudo devem incluir todos os dentes erupcionados, o palato e o fundo do sulco vestibular. Devem ser recortados com as bases superior e inferior ficando paralelas ao plano oclusal; entretanto, por tradição, os modelos ortodônticos são recortados permitindo que as laterais e as elevações estejam no mesmo plano (Fig. 5.1), como os modelos colocados em qualquer posição e ainda sim permanecendo em oclusão.

5.2.3 Radiografias

Veja a Seção 5.8.

5.3 Preocupações do paciente

É muito importante determinar a opinião do paciente sobre a posição e o alinhamento dos seus dentes. É comum que uma opinião ortodôntica seja buscada instigando-se um paciente ansioso quando a criança está muito contente com sua própria oclusão e certamente não preparada para abraçar a ideia de usar aparelhos. Não importa o entusiasmo dos pacientes sobre a criança, se ela não quiser, sendo menos provável um resultado bem-sucedido. Pacientes adultos geralmente são incisivos e cooperam quando decidem fazer o tratamento.

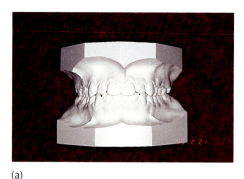

(a)

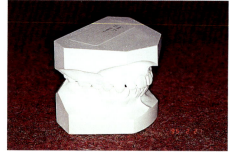

(b)

Fig. 5.1 Modelos ortodônticos recortados.

Exame ortodôntico

FORMULÁRIO DE EXAME ORTODÔNTICO

Data do exame:

Nome do paciente:

Endereço:

Nome do ortodontista:

Data de nascimento:

Queixa do paciente:

Desejo para o tratamento:

AVALIAÇÃO ESQUELÉTICA

Anteroposterior:

Vertical:

Transversal:

ATM:

AVALIAÇÃO DOS TECIDOS MOLES

Tonicidade labial:

Competência labial:

Estética do sorriso:

Interposição lingual: sim/não

AVALIAÇÃO INTRABUCAL

Dentes presentes:

Higiene oral:

Cáries:

Condição periodontal:

Dentes com prognóstico pobre:

ARCO INFERIOR:

ARCO SUPERIOR:

DENTES EM OCLUSÃO:

Classificação incisal:

Segmento posterior direito:

Segmento posterior esquerdo:

Sobressaliência: mm   Sobremordida:

Sobressaliência: mm   Molar:

Sobressaliência: mm   Molar:

Linhas médias: _____|_____

Mordidas cruzadas: _____|_____

SUMÁRIO:

Ortodontia Básica

Também é importante verificar exatamente quais características oclusais preocupam o paciente. Uma criança pode estar mais preocupada com uma leve rotação do incisivo central superior do que com uma sobressaliência aumentada, em especial se outros membros da família possuem maloclusões Classe II divisão 1. Naturalmente, não estarão contentes se, ao final do tratamento, a rotação ainda estiver presente.

Sempre é útil determinar os tipos de aparelho que o paciente está disposto a aceitar – exemplos dos diversos aparelhos ou fotografias coloridas são indispensáveis neste estágio.

5.4 História odontológica

O tratamento odontológico regular e uma boa saúde geral são pré-requisitos essenciais ao tratamento ortodôntico. A história odontológica passada deve incluir detalhes de quaisquer tratamento com aparelhos feitos previamente. Se os dentes permanentes foram extraídos, o momento destas extrações e o motivo para a remoção devem ser verificados, se possível.

5.5 História médica

Uma história médica completa deve ser realizada. Condições que podem afetar o tratamento ortodôntico incluem:

- Febre reumática. Se um paciente estiver com suspeita de risco de endocardite infecciosa, é aconselhável buscar recomendação médica, preferivelmente do cardiologista envolvido no tratamento. Se o risco é confirmado, mas não for considerado alto, então o tratamento ortodôntico pode ser feito dado que o paciente seja capaz de manter boa higiene bucal e aceitar o risco envolvido. Procedimentos invasivos, como a extração e colocação dos elásticos afastadores antes das bandas (algumas autoridades sugerem a colagem de acessórios nos molares e não as bandas em pacientes suscetíveis), devem ser feitos sob cobertura antibiótica (veja o *British National Formulary* www.bnf.org). Um bochecho com clorexidina antes do ajuste do aparelho fixo é um auxílio útil, embora o uso diário de clorexidina cause resistência bacteriana. Se a higiene bucal do paciente se deteriorar durante o tratamento, é aconselhável descontinuar o aparelho.

- Epilepsia. Em função do risco de dano bucal causado por um aparelho fraturado durante um ataque epiléptico, é prudente postergar o tratamento neste grupo de pacientes até que a condição esteja bem controlada.
- Úlcera aftosa recorrente. Esta condição de etiologia muito debatida é exacerbada pelo traumatismo à mucosa. As molas num aparelho removível, ou os componentes de um aparelho fixo, podem ser suficientes para desencadear um ataque num indivíduo suscetível.
- Febre do feno. Crianças atópicas podem experimentar problemas com o aparelho funcional durante os meses de verão.
- Bisfosfonatos intravenosos. O tratamento ortodôntico e as extrações estão contraindicados em função do risco de osteonecrose mandibular. Se usados por via oral, aconselhe-se sobre os riscos do tratamento ortodôntico.

Logicamente, existem outras condições extrabucais que modificarão o tratamento nos indivíduos afetados. Entretanto, só vamos comentar que, quando em dúvida, busque a opinião do especialista.

5.6 Exame extrabucal

A posição dos dentes é determinada amplamente pelo padrão esquelético subjacente e ambiente do tecido mole. O propósito deste aspecto do exame é avaliar sua influência relativa na etiologia de uma determinada maloclusão e também o grau de modificação ou correção pelo tratamento.

5.6.1 Padrão esquelético

O paciente deve ficar confortavelmente sentado em posição ereta. A inclinação da cabeça para a frente aumenta a proeminência do mento, e a inclinação para baixo tem efeito oposto. Assim, é importante garantir que o paciente seja posicionado de tal forma que o plano de Frankfurt (aspecto mais superior do canal auditivo externo com o aspecto mais inferior da margem orbitária) fique horizontal. Os dentes devem estar em intercuspidação máxima – é importante verificar isto, já que o paciente vai protruir a mandíbula e deixar apenas os incisivos em contato.

O padrão esquelético deve ser analisado em todos os três planos do espaço.

Anteroposterior

O paciente deve ser visto em norma lateral e a posição relativa da maxila e da mandíbula devem ser examinadas (Fig. 5.2). É importante observar a região da base dentária e não os lábios, já a posição destes será influenciada pela vestibularização ou lingualização dos incisivos. A classificação seguinte do padrão esquelético é universalmente reconhecida:

- Classe I – a mandíbula está 2-3 mm posterior à maxila
- Classe II – a mandíbula está retruída em relação à maxila
- Classe III – a mandíbula está protruída em relação à maxila

É importante observar que esta classificação apenas fornece a posição da mandíbula e da maxila entre si, não indicando onde está a discrepância. Uma radiografia cefalométrica lateral é necessária para uma verificação posterior da etiologia do padrão esquelético. Se a discrepância esquelética estiver presente, uma verificação de sua severidade deve ser feita.

Exame ortodôntico 53

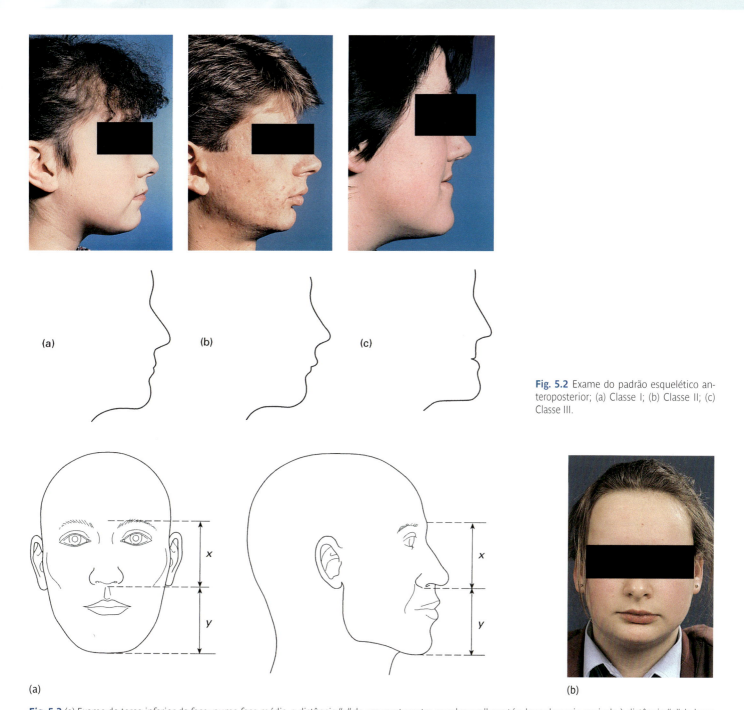

Fig. 5.2 Exame do padrão esquelético anteroposterior; (a) Classe I; (b) Classe II; (c) Classe III.

Fig. 5.3 (a) Exame do terço inferior da face: numa face média, a distância "x" de um ponto entre as sobrancelhas até a base do nariz equivale à distância "y" da base do nariz até o mento. (b) Um paciente com terço facial inferior reduzido.

Vertical

Novamente, o paciente é examinado em norma lateral. O exame vertical compreende duas avaliações separadas.

- Terço inferior da face (Fig. 5.3): a distância da sobrancelha à base do nariz deve ser igual à distância da base do nariz ao ponto mais inferior do mento. Se esta última distância aumentar, o terço inferior da face é descrito como aumentado e vice-versa.
- Ângulo do plano de Frankfurt com o mandibular (FMA) (Fig. 5.4): o exame clínico do FMA vem com a experiência, mas o ortodontista neófito pode achar útil examinar este ângulo colocando uma das mãos no nível do plano de Frankfurt (meato auditivo externo até a margem inferior da mandíbula) e a outra mão na borda inferior mandibular. Então o "olho mental" extrapola os planos e verifica onde estes se intersectariam. Se o ângulo entre os dois planos for maior que 28 graus, então as linhas se cruzariam na parte posterior da cabeça. Se o FMA estiver aumentado, as linhas se encontrariam antes da parte posterior da cabeça, e se este estiver diminuído, as linhas se cruzariam além da parte posterior.

Ortodontia Básica

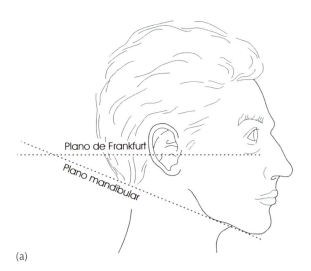
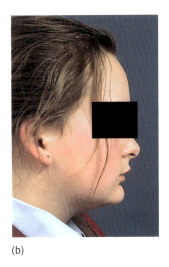
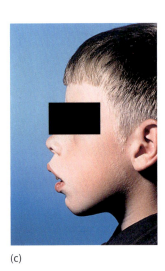

Fig. 5.4 (a) Exame do FMA; (b) um paciente com FMA reduzido; (c) um paciente com FMA aumentado.

Transversal

É importante lembrar que todas as faces são assimétricas em algum grau. Entretanto, quaisquer discrepâncias acentuadas devem ser observadas. Para isto, o paciente deve ser visto em norma anterior e, se uma assimetria for notada, também examinado olhando-se a face em direção superoinferior. A extensão da assimetria, bem como o envolvimento do terço inferior, maxila ou órbitas, devem ser registrados. A determinação do plano oclusal de seguir a assimetria e inclinar-se para um dos lados pode ser feita com um abaixador de língua (Fig. 5.5).

5.6.2 Tecidos moles

O exame dos tecidos moles deve começar tão logo o paciente adentre o consultório e continuar durante os estágios iniciais do exame, para se observar seu funcionamento adequado.

Lábios

Os seguintes critérios devem ser considerados:
- a forma, tonicidade e plenitude labiais (Fig. 5.6). Por exemplo, os lábios são cheios ou finos, hiperativos, ou com pouca tonicidade?
- competência labial: lábios competentes encontram-se no repouso sem qualquer atividade muscular (Fig. 5.7). Se os lábios do paciente forem incompetentes, é preciso avaliar como atingem um selamento labial anterior. Isto geralmente é feito pelo contato do abaixador de língua com o lábio inferior, com o lábio inferior ficando atrás dos incisivos superiores, ou pelo paciente unindo seus lábios. Também deve ser feito um exame para verificar se os lábios são potencialmente competentes (Fig. 5.8). Isto é mais relevante nas maloclusões Classe II divisão 1, onde é importante verificar se o lábio inferior agirá à frente dos incisivos inferiores para manter sua posição corrigida após a redução da sobressaliência (veja o Cap. 9).

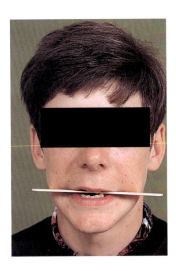

Fig. 5.5 Uso do abaixador de língua para ressaltar uma "queda" no plano oclusal além de uma assimetria facial de pequeno grau.

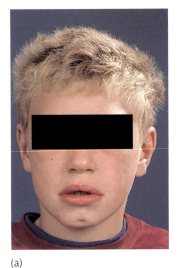
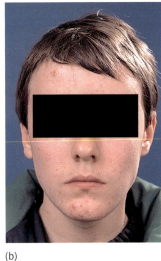

Fig. 5.6 (a) Lábios plenos com pouco tônus muscular; (b) lábios finos com tônus muscular óbvio.

Exame ortodôntico 55

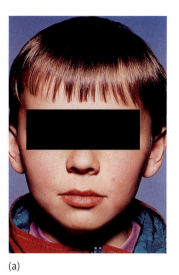 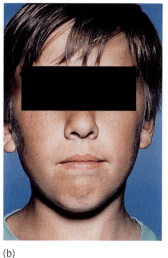

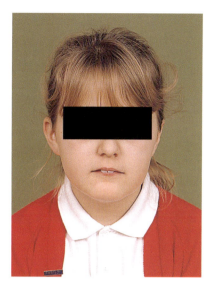

Fig. 5.7 (a) Lábios competentes que se encontram em repouso; (b) lábios incompetentes já que requerem esforço muscular para a obtenção do contato.

Fig. 5.8 Lábios potencialmente competentes.

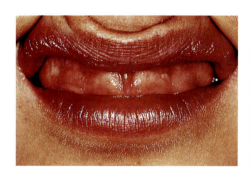 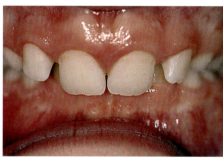

Fig. 5.9 Linha do sorriso alta em relação ao incisivo central, resultando em lingualização. Os incisivos laterais mais curtos não foram afetados pelo lábio.

- posição do lábio inferior relativa aos incisivos superiores: uma linha alta do lábio inferior (Fig. 5.9) em geral é um dos fatores etiológicos nas maloclusões Classe II divisão 2.
- a estética do sorriso (veja o quadro a seguir e Fig. 7.3): sorriso que mostra mais do que a área gengival interproximal é antiestético (Fig. 5.10).

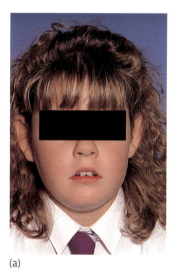 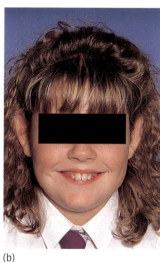

(a)   (b)

Fig. 5.10 Estética inadequada do sorriso (a) em repouso e (b) durante o sorriso.

A estética do sorriso

Um sorriso estético possui as seguintes características:

- o comprimento total dos incisivos superiores é visível apenas com a gengiva interproximal;
- os incisivos superiores não tocam o lábio inferior;
- as margens dos incisivos inferiores correm paralelas ao lábio inferior;
- a largura do sorriso mostra pelo menos os primeiros molares superiores.

Língua

A interposição da língua geralmente é adaptativa, isto é, a língua é colocada para a frente entre os dentes na obtenção de um selamento anterior durante a deglutição. Raramente, vemos pacientes com o hábito de empurrar a língua entre os incisivos superiores e inferiores durante a deglutição; isto é descrito como interposição de língua primária ou endógena. A diferença significativa entre as duas é que uma interposição adaptativa cessará após o tratamento quando o contato labial for alcançado, enquanto uma interposição endógena não cessa e gera recidiva (isto é discutido com mais detalhes no Cap. 12, Seção 12.2.2).

Ortodontia Básica

5.6.3 Articulações temporomandibulares

Antes de qualquer exame sobre a articulação temporomandibular, o paciente deve ser perguntado sobre os sintomas. As articulações devem ser palpadas simultaneamente colocando-se o dedo médio sobre a cabeça condilar, enquanto o paciente é instruído a abrir e fechar, movimentando lateralmente. Quaisquer cliques, crepitação e travamento devem ser registrados. A amplitude de movimento do paciente, incluindo sua abertura máxima, também deve ser registrada. Se existirem sintomas definitivos, os músculos da mastigação devem ser examinados quanto à sensibilidade dolorosa. É aconselhável registrar qualquer achado negativo também. Como mencionado no capítulo 1, não existe evidência para sustentar que a dor ou disfunção temporomandibular seja causada, ou curada, por meio do tratamento ortodôntico. Contudo, se sinais e sintomas são encontrados, então o paciente deve ser aconselhado e encaminhado ao especialista antes do tratamento ortodôntico.

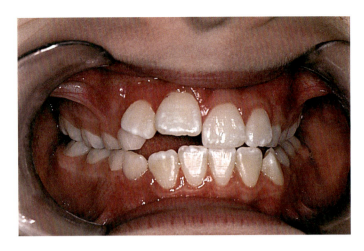

Fig. 5.11 Posição do incisivo numa criança com hábito constante de sucção do polegar.

5.6.4 Hábitos

Pergunte sobre os hábitos, enquanto observa as mãos dos paciente para sinais de sucção digital ou roer das unhas (este último aspecto tem sido associado à incidência aumentada de reabsorção radicular).

Com alguma experiência pode ser fácil verificar as características oclusais de um hábito de sucção digital ou roer as unhas (Fig. 5.11).

Alguns pacientes desenvolvem um hábito de chupar os lábios, gerando um aspecto eczematoso da pele sob o lábio inferior além da lingualização do segmento anteroinferior.

Os efeitos de qualquer hábito sob a dentição devem ser trazidos ao conhecimento da criança e dos pais.

5.7 Exame intrabucal

5.7.1 Exame odontológico

Este deve incluir:
- diagrama de todos os dentes erupcionados;
- anotação de qualquer dente permanente com diagnóstico pobre, cáries não tratadas, e a taxa de cárie do paciente;
- higiene bucal e condição gengival. Qualquer recessão gengival e quaisquer áreas com largura reduzida de gengiva inserida devem ser anotadas;
- quaisquer dentes com morfologia ou tamanho anormais;
- dentes anteriores que passaram por traumatismo.

5.7.2 Trajetória de fechamento

A posição de intercuspidação máxima do paciente (oclusão intercuspídea ou cêntrica) e a relação cêntrica (para definições veja a pág. 261) devem ser examinadas, em conjunto com a trajetória de fechamento, partindo da posição de repouso. Isto em geral é difícil na consulta inicial quando o paciente está um pouco apreensivo, e ocasionalmente impossível nas crianças mais novas. Assim, recomenda-se o tratamento, especialmente nas maloclusões Classe II divisão 1, onde o paciente tende à protrusão. Pedir ao paciente para enrolar a língua e tocar o palato, enquanto oclui, pode ser útil.

Deslocamento durante o fechamento

Um contato prematuro encontrado no fechamento a partir da posição de repouso é desconfortável, e o paciente logo aprende a deslocar a mandíbula para a frente ou lateralmente, evitando o contato ofensivo (Fig. 5.12). Esta posição de deslocamento é aprendida rápido e pode ser difícil detectá-la. É aconselhável assumir que qualquer mordida cruzada unilateral esteja associada ao deslocamento até que se prove o contrário, e examinar cuidadosamente a trajetória de fechamento e as linhas médias. Quando existir deslocamento, a oclusão deve ser verificada em intercuspidação máxima, com a direção e quantidade de deslocamento registradas.

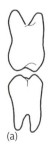 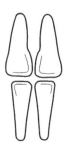 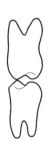 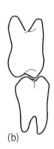 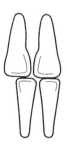 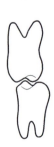

(a) (b)

Fig. 5.12 Diagrama para ilustrar o deslocamento lateral da mandíbula em uma mordida cruzada unilateral: (a) contato inicial na posição do arco de fechamento; (b) deslocamento em interdigitação máxima (observe o deslocamento da linha média inferior em relação à arcada superior).

Desvio durante o fechamento

Isto é mais comum nos casos de maloclusões Classe II divisão 1, onde o paciente tende a manter a mandíbula para a frente mascarando o problema. Isto costumava ser descrito como "Sunday bite". No fechamento, partindo-se da posição de repouso para a posição intercuspídea, a mandíbula translada para trás e para cima.

5.7.3 Arcada inferior

Os itens seguintes devem ser observados:
- alinhamento e simetria geral;
- angulação dos incisivos em relação à base mandibular;
- angulação do segmento posterior em relação à base mandibular. Isto é muito importante se houve mordida cruzada posterior;
- presença de apinhamento e diastemas;
- qualquer dente girado e aqueles deslocados do alinhamento da arcada.

5.7.4 Arcada superior

Os itens descritos a seguir devem ser observados:
- alinhamento e simetria geral;
- angulação dos incisivos em relação à base maxilar;
- angulação do segmento vestibular em relação à base maxilar. Isto é muito importante se houve mordida cruzada posterior;
- presença de apinhamento e diastemas;
- qualquer dente girado e aqueles deslocados do alinhamento da arcada;
- a inclinação dos caninos se estão erupcionados, ou, caso contrário, se podem ser palpados por vestibular numa posição favorável.

5.7.5 Dentes em oclusão

O paciente deve ser guiado em intercuspidação máxima e os seguintes itens registrados:
- a relação entre os incisivos (veja o Cap. 2, Seção 2.3.2);
- sobressaliência – do aspecto mesial dos incisivos centrais superiores até os incisivos inferiores em milímetros (Fig. 5.13);
- sobremordida – em termos de trespasse dos incisivos inferiores pelos incisivos superiores (Fig. 5.13). A sobremordida normal é metade ou um terço da altura da coroa do incisivo inferior. Entretanto, geralmente é suficiente para registrar a sobremordida como aumentada, reduzida ou normal. Deve ser anotado se a sobremordida é incompleta ou completa sobre o dente ou palato, e se a mordida aberta anterior estiver presente, sua extensão deve ser registrada em milímetros. Uma sobremordida traumática está presente quando uma ulceração óbvia for evidente onde os incisivos inferiores fizerem contato com os tecidos palatinos (Fig. 5.14);
- verifique se as linhas médias de cada arcada são coincidentes com o centro da face e entre si. Quantifique e registre quaisquer discrepâncias em milímetros;
- relação entre os caninos (Fig. 5.15);
- relação entre os molares (se um molar correspondente está presente em cada arcada);
- presença de quaisquer mordidas cruzadas, e quando presentes, verifique novamente discrepâncias de fechamento (Fig. 5.16).

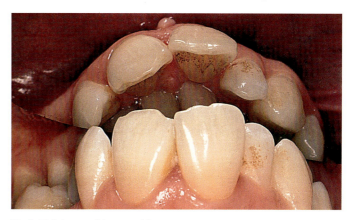

Fig. 5.14 Sobremordida traumática.

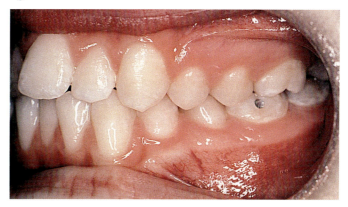

Fig. 5.15 Relação de canino e molar em Classe I.

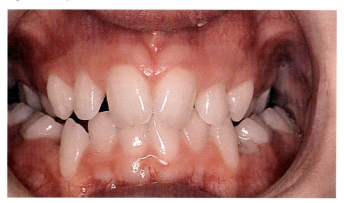

Fig. 5.16 Observe como o segmento vestibular superior está inclinado para palatino nesta fotografia.

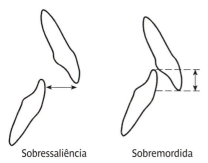

Fig. 5.13 Medida da sobressaliência e da sobremordida.

Ortodontia Básica

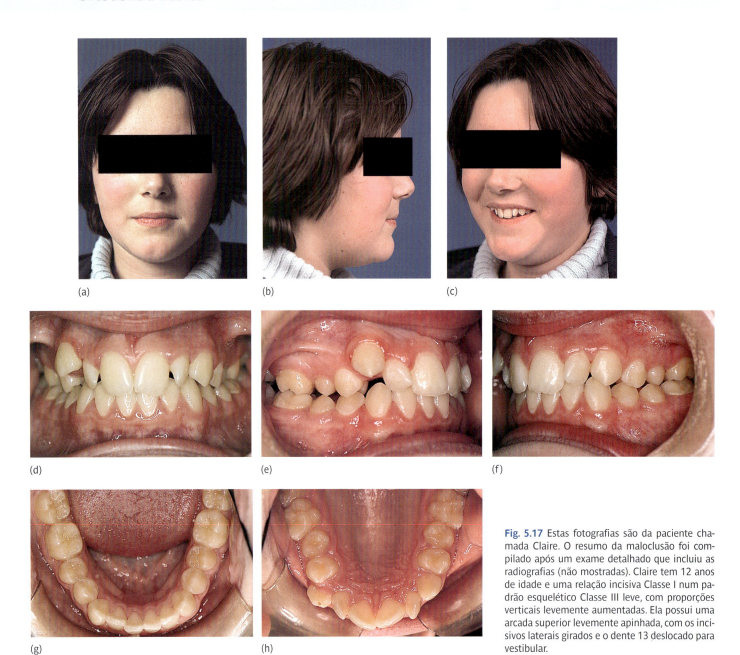

Fig. 5.17 Estas fotografias são da paciente chamada Claire. O resumo da maloclusão foi compilado após um exame detalhado que incluiu as radiografias (não mostradas). Claire tem 12 anos de idade e uma relação incisiva Classe I num padrão esquelético Classe III leve, com proporções verticais levemente aumentadas. Ela possui uma arcada superior levemente apinhada, com os incisivos laterais girados e o dente 13 deslocado para vestibular.

Exame clínico: um exemplo

A figura 5.17 mostra as fotografias de uma paciente chamada Claire, aos 12 anos de idade.

Queixa atual: Claire estava preocupada sobre o alinhamento dos seus dentes anteriores superiores. Ela estava disposta a usar aparelhos fixos e ciente do compromisso necessário, já que sua melhor amiga tinha iniciado um tratamento com aparelho fixo.

História odontológica: paciente regular. Sem experiência de anestesia local ou tratamento restaurador. Nenhum sintoma de DTM. Sem problemas patológicos.

História médica: adequada.

Exame extrabucal: padrão esquelético com leve Classe III, e FMA e terço inferior da face ligeiramente aumentados. Sem assimetria facial. Estética facial aceitável.

Tecidos moles: lábios levemente incompetentes, com o lábio inferior repousando à frente dos incisivos superiores. Tonicidade labial média. Estética do sorriso aceitável.

ATM: sem sinais de disfunção, boa amplitude de abertura e movimento lateral.

Hábitos: nenhum digno de nota.

Exame intrabucal: todos os dentes presentes até os segundos molares permanentes. Boa higiene bucal e condição periodontal sem restaurações.

(Continuação exame clínico)

Arcada inferior: leve apinhamento confinado ao segmento anterior. Incisivos inferiores levemente lingualizados.

Arcada superior: apinhamento moderado. Segundos pré-molares superiores girados; caninos e incisivos laterais. O canino superior direito está deslocado vestibularmente.

Dentes em oclusão: relação incisiva Classe I com sobressaliência de 2 mm. Sobremordida média completa. Linhas médias coincidentes e corretas. No lado direito, relação molar de meia unidade Classe II e caninos com ¼ de Classe II. No lado esquerdo, molares e caninos com ¼ de Classe II. Sem desvios ou deslocamentos durante o fechamento.

Resumo

Claire tem 12 anos de idade e está preocupada com o alinhamento dos dentes superiores e disposta a usar aparelhos removíveis. Ela possui uma relação incisiva Classe I num padrão esquelético Classe III leve, como proporções verticais levemente aumentadas, com estética facial e do sorriso aceitável. Ela possui uma arcada inferior levemente apinhada e uma arcada superior moderadamente apinhada com rotações severas na arcada superior, e o canino 13 deslocado vestibularmente.

5.8 Exame radiográfico

Antes das radiografias serem prescritas, um exame abrangente do paciente deve ser conduzido para que as imagens indicadas sejam feitas na mesma consulta. As projeções comuns incluem:

- uma imagem panorâmica: uma radiografia ortopantomográfica (OPT), ou oblíqua lateral esquerda e direita;
- uma radiografia cefalométrica lateral: indicada para discrepâncias esqueléticas e/ou onde o movimento anteroposterior dos incisivos é necessário (veja o Cap. 6);
- uma imagem dos incisivos superiores: tanto uma periapical ou uma oclusal anterior superior. Existe alguma controvérsia sobre a eficácia deste aspecto do exame radiográfico em função da dosagem utilizada. Tem sido argumentado que raramente esta imagem revela um achado anormal inesperado que não está indicado na radiografia panorâmica (Fig. 5.18). Obviamente, quando existe razão para a suspeita de uma doença (p. ex., falha na erupção ou uma história de traumatismo) uma radiografia intrabucal desta área está indicada.

Também, uma imagem panorâmica precisa ser complementada por uma imagem intrabucal para a verificação radiográfica dos incisivos superiores antes do tratamento, analisando-se a evidência de reabsorção radicular, fratura radicular ou dente supranumerário.

As radiografias devem ser examinadas desta forma:

- verifique o odontograma e registre a presença de quaisquer dentes não irrompidos. Quaisquer dentes ausentes (congênita ou extração) devem ser registrados;
- verifique a posição e o grau de desenvolvimento de qualquer dente não erupcionado, que também deve ser estudado para anormalidade;
- observe os dentes com restaurações amplas ou cáries não tratadas;
- procure evidência de reabsorção radicular e doença apical;
- o traçado cefalométrico é descrito no capítulo 6.

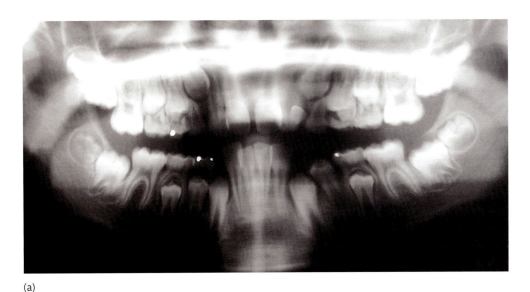
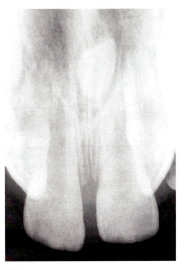

(a)   (b)

Fig. 5.18 (a) Radiografias OPT e (b) periapicais do mesmo paciente. A radiografia intrabucal revelou um dente supranumerário que não estava evidente na radiografia OPT.

Ortodontia Básica

Pontos fundamentais

Após um exame ortodôntico abrangente, deve-se registrar um resumo das características fundamentais. Isto geralmente envolve:

- o nome e idade da paciente;
- as preocupações da paciente e a motivação para tratamento;
- a presença de quaisquer problemas patológicos;
- uma descrição da relação entre incisivos;
- estética facial e do sorriso;

- padrão esquelético (anteroposterior, vertical e transversal);
- alinhamento e simetria dentro da arcada, bem como a presença de apinhamento e diastema;
- quaisquer outras características dignas de nota, por exemplo, ausência dentária, dentes deslocados, mordidas cruzadas ou deslocamento durante o fechamento.

Esta abordagem ajuda a ressaltar características importantes de uma maloclusão e fornece uma lista de problemas, facilitando o plano de tratamento (Cap. 7).

Fontes principais e leitura adicional

British Orthodontic Society Development and Standards Committee. (1999). *Orthodontic Records: Collection and Management*. British Orthodontic Society, London.

Davies, S.J., Gray, R.M.J., Sandler, P.J., and O'Brien, K.D. (2001). Orthodontics and occlusion. *British Dental Journal*, 191, 539-49.

Isaacson, K.G. and Thom, A.R. (2001). *Orthodontic Radiographs – Guidelines*. British Orthodontic Society, London.

Uma publicação excelente e bem escrita que explica a legislação sobre radiografias e a necessidade de justificar toda exposição.

Khurana, M. and Martin, M.V. (1999). Orthodontics and infective endocarditis. *British Journal of Orthodontics*. 26, 295-8.

McDonald, F. and Ireland, A.J. (1998). *Diagnosis of the Orthodontic Patient*. Oxford University Press, Oxford.

Melo, M.D. and Obeid, G. (2005). Osteonecrosis of the jaws in patients with a history of receiving bisposphonate therapy: Strategies for prevention and early recognition. *Journal of the American Dental Association*, 135, 1675-81.

Este artigo fornece informação sobre as implicações para a Odontologia e o risco emergente.

Stephens, C.D. and Isaacson, K. (1990). *Practical Orthodontic Assessment*. Heinemann Medical Books, Oxford.

Este livro excelente contém um resumo muito bom sobre diagnóstico e plano de tratamento, mas consiste principalmente de casos clínicos para prática e leitura.

Taylor, N.G. and Jones, A.G. (1995). Are anterior occlusal radiographs indicated to supplement panoramic radiography during and orthodontic assessment? *British Dental Journal*, 179, 377-81.

As referências deste capítulo também podem ser encontradas em www.oup.com/uk/orc/bin/9780198568124. Sempre que possível, elas serão apresentadas como links ativos que o guiarão para a versão digital deste trabalho, facilitando o estudo daí em diante. Se você é assinante da revista (pessoal ou por alguma instituição), e dependendo do seu nível de acesso, você pode usar o resumo ou o texto completo quando disponível. Esperamos que esse seja um recurso útil para seus estudos e pesquisas bibliográficas.

6
Cefalometria

Conteúdo do capítulo

6.1	**O cefalostato**	62
	6.1.1 Radiografias digitais	62
6.2	**Indicações para a avaliação cefalométrica**	63
	6.2.1 Como auxiliar no diagnóstico	63
	6.2.2 Como registro pré-tratamento	63
	6.2.3 Monitorando o progresso do paciente	63
	6.2.4 Pesquisa	63
6.3	**Avaliando a radiografia cefalométrica**	63
	6.3.1 Traçado manual	63
	6.3.2 Digitalização	64
6.4	**Análise cefalométrica: pontos gerais**	64
6.5	**Pontos cefalométricos comumente usados e linhas de referência**	65
6.6	**Padrão esquelético anteroposterior**	66
	6.6.1 Ângulo ANB	66
	6.6.2 Conversão de Ballard	67
	6.6.3 Análise de Wits	67
6.7	**Padrão esquelético vertical**	68
6.8	**Posição do incisivo**	68
	6.8.1 Traçado de prognóstico	69
	6.8.2 Linha A-Pogônio (A-Pog)	69
6.9	**Análise do tecido mole**	69
	6.9.1 A linha de Holdaway	69
	6.9.2 Plano E de Ricketts	69
	6.9.3 Plano facial	69
6.10	**Examinando o crescimento e as mudanças no tratamento**	70
	6.10.1 Base do crânio	70
	6.10.2 A maxila	70
	6.10.3 A mandíbula	70
6.11	**Erros cefalométricos**	70
	6.11.1 Erros de projeção	70
	6.11.2 Identificação dos pontos cefalométricos	70
	6.11.3 Erros de mensuração	70
	Fontes principais e leitura adicional	71

Ortodontia Básica

A Cefalometria é a análise e interpretação das radiografias padronizadas dos ossos faciais. Na prática, a cefalometria está associada a uma vista lateral verdadeira (Fig. 6.1). Uma radiografia anteroposterior também pode ser feita no cefalostato, mas esta imagem é difícil de interpretar e geralmente usada nos casos com assimetria esquelética.

6.1 O cefalostato

A fim de comparar as radiografias cefalométricas de um paciente realizadas em diversas ocasiões, ou de diferentes indivíduos, alguma padronização faz-se necessária. Para isto, o cefalostato foi desenvolvido por B. Holly Broadbent no período após a Primeira Guerra Mundial (Fig. 6.2). O cefalostato consiste de uma máquina de raios X que fica a uma distância fixa de um conjunto de dispositivos auriculares desenhados para se encaixarem no meato auditivo externo do paciente. Assim, o feixe central da máquina fica direcionado para os pinos auriculares, que também servem para estabilizar a cabeça do paciente. A posição da cabeça no eixo vertical é padronizada garantindo-se que o plano de Frankfurt do paciente (para definição veja a seguir) fique horizontal. Isto pode ser feito pelo posicionamento manual do indivíduo, ou pedindo-se para que ele visualize seus olhos num espelho que fica à distância e no mesmo nível da cabeça do paciente. Esta é conhecida como posição natural da cabeça, e alguns ortodontistas acreditam ser mais consistente do que a abordagem manual. É prática comum reduzir a área exposta, de tal forma que a abóbada craniana não fique incluída no filme.

Infelizmente, tentativas de padronização da distância entre o tubo e o paciente (em geral entre 5 e 6 pés (1,5 a 1,8 m) e do paciente ao filme (geralmente 1 pé (cerca de 30 cm)) não foram totalmente bem-sucedidas como os valores entre parênteses sugeririam. Alguma distorção, geralmente entre 7 e 8%, é inevitável com o filme cefalométrico lateral. A fim de verificar a distorção e assim a comparação entre os filmes, seria útil incluir uma escala no filme. Para permitir comparações entre radiografias do mesmo paciente, é essencial que a distorção seja padronizada.

Para dar uma definição melhor do contorno do tecido mole da face, tanto uma camada fina de pasta de bário pode ser depositada no eixo central da face quanto uma cunha de alumínio posicionada para atenuar o feixe naquela área.

6.1.1. Radiografias digitais

Convencionalmente, após a exposição do feixe de raios X sobre o filme radiográfico, ele é processado fornecendo a radiografia individual.

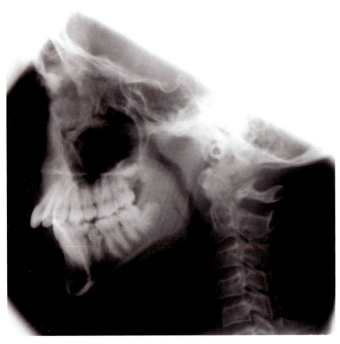

Fig. 6.1 Radiografia cefalométrica lateral.

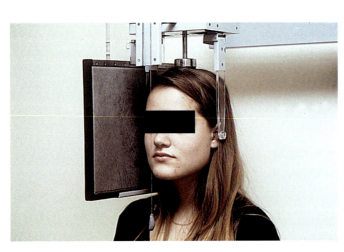

Fig. 6.2 Cefalostato.

Tipos de radiografias digitais

Dispositivo de Carregamento Duplo (DCD)
- DCD converte energia em carga elétrica.
- O sensor é posicionado na boca para radiografias intraorais.
- Para radiografias extraorais o sensor substitui o filme.
- O sensor é conectado por um cabo ao computador.
- As informações são exibidas em tempo real na tela do computador.

Imagem Fotoestimulada por Fósforo (IFF)
- Placa de fósforo colocada no cassete.
- Após a exposição, a placa é lida por um *laser*.
- Portanto, há um atraso na imagem que aparece na tela.

Com as radiografias digitais, a imagem é armazenada eletronicamente e vista diretamente na tela do computador. Esta abordagem tem a vantagem de eliminar os erros de processamento, e o armazenamento e transferência serem facilitados.

Atualmente, existem duas abordagens usadas para produzir radiografias digitais (veja o quadro na página anterior).

Há programas computacionais que permitem a avaliação e análise cefalométrica das imagens digitais na tela do computador, ou como alternativa, pode-se imprimir a imagem em filme radiográfico convencional para o traçado manual.

6.2 Indicações para a avaliação cefalométrica

Uma conscientização maior dos riscos associados aos raios X levou os clínicos à reavaliação das indicações para o uso da radiografia cefalométrica. Os itens seguintes são considerados válidos.

6.2.1 Como auxiliar no diagnóstico

É possível conduzir um tratamento ortodôntico bem-sucedido sem as radiografias cefalométricas, principalmente nas maloclusões Classe I. Entretanto, a informação que a análise cefalométrica gera é útil no exame da provável etiologia da maloclusão e no plano de tratamento. O benefício ao paciente em termos de informação adicional ganha deve ser ponderado em função da dose de raios X. Assim, a radiografia cefalométrica lateral é empregada melhor em pacientes com discrepância esquelética e/ou onde o movimento anteroposterior dos incisivos está planejado. Em uma pequena proporção de pacientes pode ser útil monitorar o crescimento para auxiliar no planejamento e momento do tratamento usando-se radiografias cefalométricas seriadas, embora novamente a dosagem ao paciente deva ser justificada.

Ainda, uma vista lateral sempre é útil na localização precisa dos dentes deslocados não irrompidos e de outras doenças.

6.2.2 Como registro de pré-tratamento

Uma radiografia cefalométrica lateral é útil no fornecimento de um registro inicial antes da colocação dos aparelhos, em especial onde o movimento dos incisivos superiores e inferiores for planejado.

6.2.3 Monitorando o progresso do paciente

No tratamento das maloclusões severas, onde o movimento dentário ocorre tridimensionalmente (p. ex., nos tratamentos envolvendo aparelhos funcionais, ou aparelhos superiores e inferiores fixos), é comum fazer uma radiografia cefalométrica lateral durante o tratamento para monitorar a inclinação dos incisivos e os requisitos de ancoragem. Uma radiografia cefalométrica lateral também pode ser útil na monitoração do movimento dos dentes não irrompidos e é a imagem mais precisa para verificar a reabsorção radicular dos incisivos superior, se houver risco significativo durante o movimento.

6.2.4 Pesquisa

Muitas informações sobre o crescimento e desenvolvimento longitudinal são obtidas por meio das radiografias cefalométricas seriadas, do nascimento até a adolescência, e daí por diante. Enquanto os dados fornecidos pelas investigações prévias ainda são usados como referência, não é mais eticamente possível repetir este tipo de estudo. Entretanto, os filmes realizados rotineiramente durante o diagnóstico e o tratamento ortodôntico podem ser usados para estudar os efeitos do crescimento e tratamento.

6.3 Avaliando a radiografia cefalométrica

Antes do traçado, é importante examinar a radiografia para presença de quaisquer anomalias ou doenças. Por exemplo, um tumor na glândula pituitária pode resultar em aumento do tamanho da sela túrcica. Uma vista cefalométrica lateral também é útil na verificação da patência da via aérea, já que as adenoides aumentadas podem ser observadas.

6.3.1 Traçado manual

Para que informações úteis sejam tiradas do traçado cefalométrico, uma abordagem precisa e sistemática é necessária, que também envolve a seleção das condições e equipamento correto nesta tarefa.

- O traçado deve ser conduzido numa sala escura sob o negatoscópio. Tudo menos a área a ser traçada deve ser bloqueado da luz exógena.

- Folhas de acetato adequadas são o melhor meio, já que a transparência facilita a identificação dos reparos.
- Um lápis fino deve ser usado. O autor recomenda uma lapiseira 0,3 mm (poupa o uso de apontadores).
- A folha de acetato deve ficar fixa sobre o filme com fita adesiva, não deixando resíduos de cola quando removida. O traçado deve ser orientado na mesma posição em que foi realizada a radiografia do paciente (com o plano horizontal de Frankfurt).
- Alguns ortodontistas usam réguas modelos para obter o contorno nos incisivos e molares. Entretanto, uma liberdade artística pode gerar imprecisões, especialmente se a angulação da coroa não for "mediana".
- Para os reparos bilaterais (a menos que estejam sobrepostos), uma média dos dois deve ser usada.
- Com uma técnica cuidadosa, os erros de traçado devem ser de + 0,5 mm para medidas lineares e + 0,5° para medidas angulares.

Ortodontia Básica

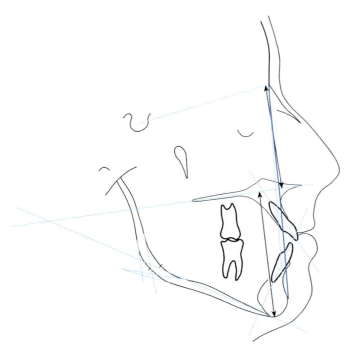

Fig. 6.3 Traçado cefalométrico: paciente LH (homem) aos 14 anos de idade.

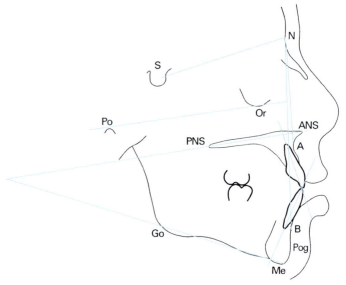

Fig. 6.4 Pontos e planos comuns na análise cefalométrica.

	LH	Média
SNA	78,5°	81° ± 3°
SNB	77°	78° ± 3°
ANB	1,5°	3° ± 2°
Incisivo superior – plano maxilar	117,5°	109° ± 6°
Incisivo inferior – plano mandibular	91,5°	93° ± 6°
MMPA	31°	27° ± 4°
Incisivo inferior – linha APog	+4 mm	+1 mm ± 2 mm
FP	55%	55% ± 2%

- É uma "curva de aprendizado" valiosa fazer alguns traçados em duas ocasiões separadas e comparar estes traçados. Isto ajuda a reduzir a tentação de dar ênfase desnecessária sob pequenas variações em função dos valores cefalométricos comuns.

6.4 Análise cefalométrica: pontos gerais

A literatura ortodôntica está repleta de diversas análises cefalométricas, o que em si sugere que nenhum método é suficiente em todos os casos, e que todos possuem suas desvantagens. Num livro deste porte, é melhor considerar uma análise em detalhes. Assim, uma das abordagens comumente usadas no Reino Unido será considerada (Tabela 6.1). Para detalhes de outras análises, o leitor deve estudar publicações citadas na seção leitura adicional.

As análises cefalométricas geralmente são baseadas na comparação dos valores obtidos para certas mensurações em um determinado grupo de indivíduos, com os valores médios para a população (p. ex., caucasianos). Uma indicação do significado de qualquer diferença entre a medida real e o valor "médio" pode ser obtida a partir do desvio-padrão. A variação dada por um desvio-padrão ao redor da média incluirá 66% da população e dois desvios-padrão, 97%.

Um exemplo do traçado é mostrado na figura 6.3 (veja também a Fig. 6.4). As definições dos pontos e planos de referência são fornecidas na Seção 6.5.

6.3.2 Digitalização

Um digitalizador compreende uma tela radiográfica iluminada conectada ao computador. A informação do filme cefalométrico é colocada no computador pelo uso do cursor que registra as coordenadas horizontais e verticais (x, y) dos pontos cefalométricos, e dos contornos dos tecidos ósseo e mole. Nas radiografias digitais, os pontos podem ser colocados diretamente pelo clique no *mouse*. Programas especiais podem ser usados para utilizar a informação colocada para produzir o traçado e/ou análise da escolha. Os estudos têm mostrado que os digitalizadores são tão precisos quanto o traçado manual. Nitidamente, esta abordagem é muito útil em pesquisa, já que muitas radiografias podem ser colocadas, sobrepostas e/ou comparadas estatisticamente.

A análise cefalométrica também é importante na identificação dos componentes da maloclusão e prováveis fatores etiológicos – sendo útil quando o traçado é finalizado para refletir porque o indivíduo possui uma determinada maloclusão. Entretanto, é importante não cair na armadilha de dar mais atenção à cefalometria do que seus méritos, sendo importante lembrar que esta é uma ferramenta auxiliar no diagnóstico clínico, e que diferenças nos valores cefalométricos em função da média não são em si indicação para tratamento, especialmente as variações num valor específico que podem ser compensadas por qualquer ponto do esqueleto facial ou da base do crânio. Ainda, os erros cefalométricos podem ocorrer em função do posicionamento incorreto do paciente e da identificação incorreta dos reparos (veja a Seção 6.11).

Tabela 6.1 Normas cefalométricas para caucasianos (Padrão Eastman).

Medida	Valor médio	Desvio-padrão	Medida	Valor médio	Desvio-padrão
SNA	81°	3°	Ângulo interincisivos	135°	10°*
SNB	78°	3°	MMPA	27°	4°
ANB	3°	2°	Proporção facial	55%	2%
Incisivo superior – plano maxilar	109°	6°	Incisivo inferior – linha APog	+1 mm	2 mm
Incisivo inferior – plano mandibular	93°	6°	SN a plano maxilar	8°	3°

Para definições, veja a Seção 6.5.
*Or 1200 – MMPA (veja a Seção 6.8)

6.5 Pontos cefalométricos comumente usados e linhas de referência

Os pontos e as linhas de referência são mostrados na figura 6.4.

Ponto A (A): este é o ponto da concavidade mais profunda do perfil anterior da maxila. Também é conhecido como subespinhal. Este ponto é obtido para representar o limite anterior da maxila, sendo de difícil localização. Entretanto, o traçado do contorno da raiz do incisivo central superior feito primeiro, e o bloqueio da luz exógena, ajudam na sua identificação. O ponto A está localizado no osso alveolar e é confiável para as mudanças na posição com o movimento dentário e crescimento.

Espinha nasal anterior (ENA): esta representa o ápice do processo anterior da maxila e está situada na margem inferior da abertura nasal.

Ponto B (B): o ponto da concavidade mais profunda da superfície anterior da sínfise mandibular. O ponto B também está situado no osso alveolar e pode se alterar com o movimento dentário e crescimento.

Gônio (G): O ponto mais inferoposterior do ângulo da sínfise. Este ponto pode ser "estimado" ou determinado com mais precisão bissectando-se o ângulo formado pelas tangentes oriundas da borda posterior do ramo e da borda inferior da sínfise mandibular (Fig. 6.5).

Mento (Me): o ponto mais baixo da sínfise mandibular.

Násio (N): o ponto mais anterior da sutura frontonasal. Quando existe dificuldade na localização do násio, o ponto de maior concavidade na intersecção dos ossos frontal e nasal pode ser usado.

Orbital (Or): o ponto mais anteroinferior na margem da órbita. Por definição, a margem orbitária esquerda deve ser usada para localizar este ponto. Entretanto, isto pode ser difícil de ser determinado radiograficamente, e assim uma média das duas imagens é usada.

Pogônio (Pog): o ponto mais anterior da sínfise mandibular.

Pório (Po): o ponto mais superior e externo do meato auditivo externo ósseo. Este reparo pode ser obscurecido pelos pinos auriculares do cefalostato, e alguns precozinam o traçado destes. Entretanto, isto não é recomendado, já que não se aproximam da posição do meato auditivo externo. A superfície mais superior da cabeça condilar fica no mesmo nível, e esta pode ser usada como guia quando houver dificuldade na determinação desta porção.

Espinha nasal posterior (ENP): esta representa o ápice da espinha nasal posterior da maxila. Este ponto geralmente fica obscurecido pelos terceiros molares em desenvolvimento, mas repousa diretamente abaixo da fissura pterigomaxilar.

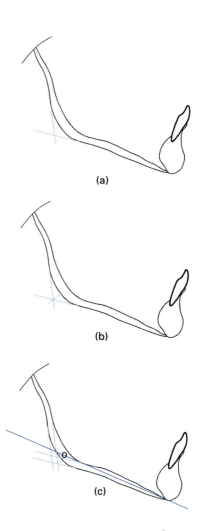

Fig. 6.5 Construção do Gônio (Go): (a) desenhe tangentes às bordas anterior e posterior; (b) faça a bissetriz do ângulo formado pelas tangentes e marque onde ela cruza o ângulo mandibular; (c) repita para o outro contorno (se estiver visível). O Gônio está localizado a meio caminho entre os dois pontos.

Ortodontia Básica

Sela (S): o ponto médio da sela túrcica.

Linha SN: esta linha, conectando o ponto médio da sela túrcica com o násio, representa a base do crânio.

Plano de Frankfurt: esta linha une o pório ao orbital. Este plano é difícil de ser determinado com precisão em função dos problemas inerentes na determinação do orbital e do pório.

Plano mandibular: a linha unindo o gônio ao mento. Esta é apenas uma das diversas definições do plano mandibular, mas provavelmente é a mais usada. Outras definições podem ser encontradas em publicações listadas na seção leitura adicional.

Plano maxilar: a linha unindo a espinha nasal anterior com a espinha nasal posterior. Onde for difícil determinar com precisão a ENA e a ENP, uma linha paralela ao assoalho nasal pode ser usada.

Plano oclusal funcional: uma linha desenha entre as pontas das cúspides dos pré-molares e molares permanentes (ou molares decíduos na dentição mista). Pode ser difícil decidir onde desenhar esta linha, especialmente se a curva de Spee for íngreme, ou se apenas os primeiros molares permanentes estiverem em oclusão durante a transição da dentição mista para a permanente. O plano funcional pode mudar a orientação com o crescimento e/ou tratamento, e assim não é confiável para comparações longitudinais.

6.6 Padrão esquelético anteroposterior

6.6.1 Ângulo ANB (Fig. 6.6)

Para comparar a posição da maxila e da mandíbula, é necessário ter um ponto ou plano fixo. O padrão esquelético é determinado cefalometricamente comparando-se a relação da maxila e mandíbula com a base do crânio através dos ângulos SNA e SNB. A diferença entre estas duas medidas, o ângulo ANB, é classificada da seguinte forma:

ANB < 2° Classe III
2° ≤ ANB ≤ 4° Classe I
ANB > 4° Classe II

Entretanto, esta abordagem assume (incorretamente em alguns casos) que a base do crânio, como indicada pela linha SN, é confiável para comparação e que os pontos A e B indicam o osso maxilar e mandibular. Variações na posição do násio também podem afetar os ângulos SNA e SNB e assim a diferença ANB (Fig. 6.7); entretanto, as variações da posição na sela não o fazem. Se o SNA está aumentado ou reduzido em função do valor médio, isto pode ter ocorrido tanto em função da discrepância na posição da maxila (como indicado pelo ponto A) quanto do násio. A modificação seguinte é usada para fazer as correções:

Dado que o ângulo entre o plano maxilar e a linha sela-násio seja de 5-11°:

- se o SNA estiver aumentado, para cada grau onde o SNA for maior do que 81°, subtraia 0,5° do ANB;
- se o SNA estiver reduzido, para cada grau onde o SNA for menor que 81°, adicione 0,5° ao ANB.

Se o ângulo entre o plano maxilar e a linha sela-násio não estiver dentro dos 5-11°, esta correção não se aplica.

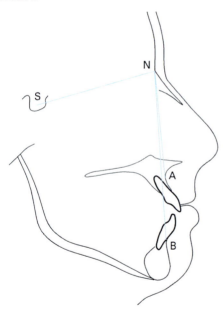

Fig. 6.6 Exame do padrão esquelético usando os ângulos SNA e SNB: paciente LH (homem) aos 14 anos de idade.

	LH	Média
SNA	78,5°	81° ± 3°
SNB	77°	78° ± 3°
ANB	1,5°	3° ± 2°

ANB corrigido = $1,5° + \frac{81° - 78,5°}{2} = 2,75°$

Normalmente esta conta seria arredondada para o próximo 0,5° dando o valor correto de 0,3°. A diferença ANB sugere uma Classe III esqueletal suave. Todavia, se a diferença ANB for corrigida pelo menor valor de SNA, sugere padrão esqueletal de Classe I.

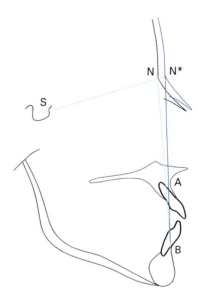

Fig. 6.7 Efeito das variações na posição do násio nos ângulos SNA, SNB e ANB.

SNA = 78,5°	SN*A = 81°
SNB = 77°	SN*B = 81°
ANB = 1,5°	AN*B = 0°

Cefalometria

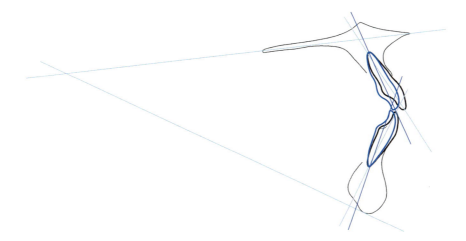

Fig. 6.8 Conversão de Ballard: angulação média do incisivo central superior com o plano maxilar, 109°; angulação média do incisivo central inferior com o plano mandibular, 120° − 31,5° = 88,5°. O método é feito desta maneira:
(1) Trace num pedaço separado de papel vegetal o contorno da maxila, a sínfise mandibular, os incisivos e os planos maxilar e mandibular.
(2) Marque os "pontos de rotação" dos incisivos a um terço do comprimento radicular, partindo-se da raiz.
(3) Rodando-se ao redor do ponto marcado, reposicione o incisivo superior num ângulo de 109° com o plano maxilar. Repita para o incisivo inferior (permitindo o ângulo de 31,5° para o plano mandibular, neste caso).
(4) A sobressaliência residual reflete o padrão esquelético subjacente. Neste caso, a conversão de Ballard indica um padrão esquelético levemente Classe III, já que os incisivos reposicionados estão quase topo a topo.

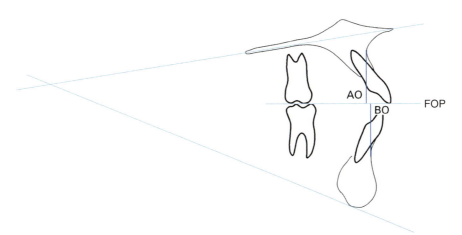

Fig. 6.9 Análise de Wits: LH (homem) aos 14 anos de idade. O método é descrito da seguinte forma:
(1) Desenhe no plano oclusal funcional (POF).
(2) Trace perpendiculares do ponto A e do ponto B ao POF para originar os pontos AO e BO.
(3) Mensure a distância entre AO e BO. O valor médio é de +1 mm (±1,9 mm) para homens e 0 mm (±1,77 mm) para mulheres.

A distância de AO-BO para LH (homens) é +2 mm, sugerindo uma padrão esquelético levemente em Classe III.

Por outro lado, uma abordagem que evita a base do crânio (p. ex., conversão de Ballard ou análise de Wits) pode ser usada para complementar a análise descrita, em especial onde os achados cefalométricos variam em função do exame clínico.

6.6.2 Conversão de Ballard (Fig. 6.8)

Esta análise usa os incisivos como indicadores da posição relativa da maxila e mandíbula. É fácil confundir uma conversão Ballard e o traçado prognóstico (veja a Fig. 6.12), mas no primeiro o objetivo é inclinar o dente na angulação normal (eliminando assim qualquer compensação dentoalveolar), sendo que a sobressaliência residual indicará a relação entre a maxila e a mandíbula.

6.6.3 Análise de Wits (Fig. 6.9)

Esta análise compreende a relação entre a maxila e a mandíbula com o plano oclusal. Existem diversas definições de plano oclusal, mas para a análise de Wits ela é uma linha feita entre as pontas das cúspides dos molares e pré-molares (ou molares decíduos), conhecida como plano oclusal funcional. Linhas perpendiculares dos pontos A e B são traçadas até o plano oclusal funcional, gerando os pontos AO e BO. Então, a distância entre AO e BO é mensurada. Os valores médios são 1 mm (desvio 1,9 mm) para homens e 0 mm (desvio 1,77 mm) para mulheres.

A desvantagem principal na análise de Wits é que o plano oclusal funcional não é fácil de ser localizado, o que obviamente afeta sua precisão e reprodutibilidade. Uma pequena diferença na angulação do plano oclusal funcional pode ter um efeito marcante nas posições relativas AO e BO.

6.7 Padrão esquelético vertical

Novamente, existem muitas formas de verificar as proporções verticais esqueléticas. As mais comumente usadas incluem:

- os ângulos dos planos maxilomandibulares (Fig. 6.10). O ângulo médio entre o plano maxilar e o plano mandibular (MMPA) é 27 + 4°. Algumas análises medem o ângulo entre os planos de Frankfurt e mandibular (média de 28 + 4°). Entretanto, o plano maxilar é mais fácil de localizar com precisão, e assim o MMPA é preferido;
- a proporção facial (Fig. 6.11). Esta é a proporção do terço inferior com a altura facial total medida perpendicularmente a partir do plano maxilar, calculada pela porcentagem:

$$\text{Proporção facial (FP)} = \frac{\text{MxPl ao Me}}{\text{MxPi ao Me + MxPi ao N}} \times 100$$

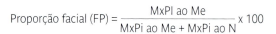

Se houver uma discrepância entre os resultados para estas duas medidas verticais, é preciso lembrar que o MMPA reflete tanto o terço inferior posterior como o anterior da face. Assim, no caso de um paciente LH que possui um MMPA aumentado, mas uma proporção facial média, o terço inferior posterior está reduzido (em comparação com terço inferior anterior aumentado).

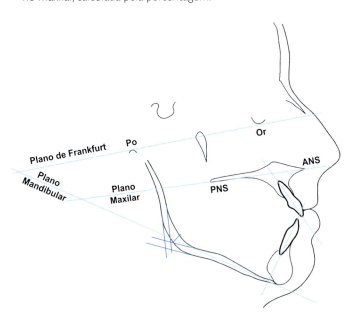

Fig. 6.10 Exame do padrão de crescimento vertical usando-se o MMPA e FMA: LH (homem) aos 14 anos de idade.

	LH	Média
MMPA	31,5°	27° ± 4°
FMA	34,5°	28° ± 4°

Tanto os ângulos dos planos mandibulares MMPA quanto de Frankfurt estão aumentados. Isto pode ter ocorrido em função de um terço facial inferior anterior aumentado ou de um terço facial inferior posterior reduzido.

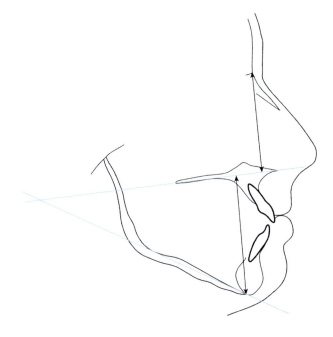

Fig. 6.11 Calculando a proporção facial: LH (homem) aos 14 anos de idade.

$$\text{Proporção facial} = \frac{\text{Plano maxilar - Me}}{\text{Plano maxilar - Me + Plano maxilar - N}} \times 100$$

$$= \frac{70 \text{ mm}}{57,5 \text{ mm} + 70 \text{ mm}} = \frac{70 \text{ mm}}{127,5 \text{ mm}}$$

$$= 55\% \text{ (valor médio)}$$

6.8 Posição do incisivo

O valor médio do ângulo formado entre o incisivo superior e o plano maxilar é 109°. O valor "normal" para o ângulo do incisivo inferior dado na tabela 6.1 é para um indivíduo com MMPA médio de 27°. Entretanto, existe uma relação entre o MMPA e o ângulo do incisivo inferior: à medida que o MMPA aumenta, os incisivos inferiores tornam-se mais lingualizados. À medida que a soma do MMPA médio (27°) e do ângulo médio do incisivo inferior vale 120°, um modo alternativo para a derivação da angulação média do incisivo inferior é subtrair o MMPA de 120°:

Ângulo do incisivo inferior = $120° - \text{MMPA}$

Cefalometria 69

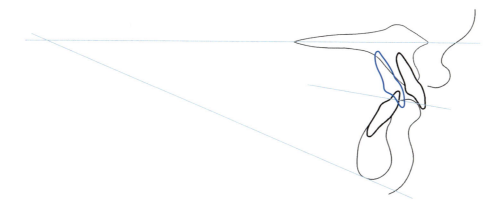

Fig. 6.12 Traçado prognóstico: CP (mulher) aos 18 anos de idade. A partir deste diagrama pode-se ver que o movimento de corpo dos incisivos centrais para reduzir a sobressaliência na paciente não seria confiável. Assim, uma abordagem cirúrgica foi recomendada.

6.8.1 Traçado de prognóstico

Algumas vezes, é útil determinar o tipo e quantidade de movimento no incisivo para a correção de uma sobressaliência aumentada ou invertida. Embora o padrão esquelético forneça uma indicação, na ocasião a vestibularização ou lingualização compensatória (conhecida como compensação dentoalveolar) dos incisivos pode confundir esta questão. No planejamento deste caso, pode ser útil conduzir um traçado prognóstico. Isto envolve o "movimento" do(s) incisivo(s) para mimetizar os movimentos alcançáveis com diversas abordagens de tratamento ajudando na determinação do melhor curso para aquele paciente. Um exemplo é mostrado na figura 6.12, onde se pode ver que a retração de corpo dos incisivos superiores resultaria na sua remoção do osso palatino – obviamente uma proposição de tratamento que não é praticável.

Outra sugestão para verificar o movimento dentário seria assumir que para 2,5° de movimento angular (um ponto de rotação cerca de 1/3 no sentido radiculoapical), a margem do incisivo inferior vai transladar cerca de 1 mm.

6.8.2 Linha A-Pogônio (A-Pog)

Raileigh Williams observou, analisando as radiografias cefalométricas de indivíduos com aspectos faciais agradáveis, que uma característica comum era a ponta do incisivo inferior repousando na frente da linha conectando o ponto A ao Pogônio. Ele preconizou esta posição do incisivo inferior como objetivo de tratamento para garantir um bom perfil facial. Enquanto esta linha pode ser útil no plano de tratamento, deve-se lembrar que ela é apenas uma diretriz para uma boa estética facial, e não um indicador de estabilidade. Se os incisivos inferiores são movidos das suas posições de equilíbrio vestibulolingual pré-tratamento, qualquer que seja o princípio, existe probabilidade de recidiva considerável após a retirada dos aparelhos. Este tópico será discutido com mais detalhes nos capítulos 7 e 10.

6.9 Análise do tecido mole

Esta é muito importante no diagnóstico e planejamento antes da cirurgia ortognática (Cap. 21). Como em qualquer outro elemento da análise cefalométrica, existem diversas análises de complexidade variada. As seguintes são as mais comumente usadas.

6.9.1 A linha de Holdaway

É uma linha do mento de tecido mole até o lábio superior. Numa face com boa proporção, esta linha, quando estendida, deveria ser bissectada pelo nariz (Fig. 6.13).

6.9.2 Plano E de Ricketts

Esta linha une o mento de tecido mole e a ponta nasal. Numa face bem equilibrada, o lábio inferior deveria repousar 2 mm (±2 mm) anterior à esta linha com o lábio superior posicionado um pouco mais posterior à linha (Fig. 6.13).

6.9.3 Plano Facial

O plano facial é uma linha entre o násio de tecido mole e o mento de tecido mole. Numa face bem equilibrada, o plano de Frankfurt deveria bissectar o plano facial num ângulo de 86° e o ponto A deveria repousar sobre o mesmo (Fig. 6.13).

Como em outros aspectos da cefalometria, mas talvez mais pertinentes, estas análises deveriam ser complementares ao exame clínico, e deveria ser lembrado que a beleza está nos olhos do observador.

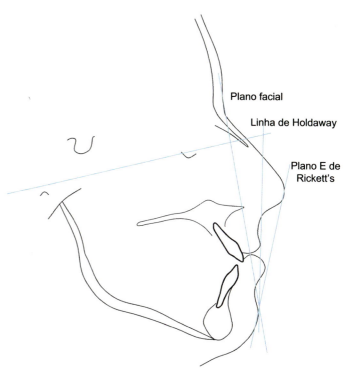

Fig. 6.13 Análise do tecido mole.

Ortodontia Básica

6.10 Examinando o crescimento e as mudanças no tratamento

A vantagem da padronização das radiografias cefalométricas é poder comparar as radiografias de grupos de pacientes ou para pesquisa no mesmo paciente ao longo do tempo, avaliando-se as mudanças no crescimento e tratamento. Em alguns casos pode ser útil monitorar o crescimento de um paciente ao longo do tempo antes de se decidir sobre um plano de tratamento, em especial se um crescimento desfavorável resultar em uma maloclusão que não poderia ser tratada apenas por procedimentos ortodônticos. Durante o tratamento pode ser útil determinar as contribuições que os movimentos dentários e/ou crescimento tenham feito para a correção e garantir que, quando possível, seja obtido um resultado estável. Por exemplo, em uma maloclusão Classe II divisão 1, a correção de uma sobressaliência aumentada pode ocorrer pela lingualização dos incisivos superiores e/ou vestibularização dos incisivos inferiores e/ou crescimento da mandíbula para anterior e/ou restrição do crescimento da maxila para anterior. Se a maior parte da correção se dá pela vestibularização dos incisivos inferiores, então existe grande probabilidade de recidiva da sobressaliência após o uso do aparelho em função das pressões dos tecidos moles. Se isto é determinado antes de os aparelhos serem removidos, pode ser possível retificar a situação.

Entretanto, para comparar as radiografias com precisão, é necessário ter um ponto ou linha de referência fixa que não mude com o tempo ou crescimento. Infelizmente, isto traz um dilema, já que não existem pontos ou planos fixos dentro da face ou do crânio. É preciso lembrar disto na interpretação das diferenças vistas em qualquer tipo de sobreposição discutida a seguir.

6.10.1 Base do crânio

A linha SN é obtida na cefalometria como próxima à base do crânio. Entretanto, o crescimento ocorre no násio, e assim as sobreposições nesta linha para a avaliação das mudanças longitudinais devem ser baseadas na sela. Infelizmente, o crescimento no násio nem sempre ocorre convenientemente ao longo da linha SN – se o násio se move para cima ou para baixo durante o crescimento, é claro que isto introduzirá um erro de rotação comparando-se os traçados sobrepostos em SN. É mais preciso usar o contorno da base do crânio (conhecido como linha de Coster), já que poucas mudanças ocorrem na base anterior do crânio depois dos 7 anos de idade (veja o Cap. 4). Entretanto, uma radiografia nítida e um bom conhecimento anatômico são necessários para executar isto de modo correto.

6.10.2 A maxila

O crescimento da maxila ocorre em todas as superfícies pelo remodelamento periósteo. Para a interpretação das mudanças no crescimento e/ou tratamento, a superfície menos afetada é a superfície anterior da abóbada palatina, embora a maxila seja comumente sobreposta no plano maxilar em ENP.

6.10.3 A mandíbula

Foi mencionado que não existem referências naturais estáveis dentro da face ou do crânio. Björk superou este problema inserindo marcadores metálicos no esqueleto facial. Enquanto esta abordagem não é aplicável no tratamento dos pacientes, ela forneceu informações consideráveis sobre os padrões de crescimento facial, indicando que na mandíbula os reparos que mudam menos com o crescimento são (em ordem de importância):

- a superfície mais interna do osso cortical da sínfise;
- a ponta do mento;
- o contorno do canal dentário inferior;
- a cripta dos terceiros molares permanentes em desenvolvimento, do início da mineralização até o início da formação radicular;

6.11 Erros cefalométricos

Como já mencionado, a análise cefalométrica possui suas limitações e só deve ser usada como complemento ao exame clínico. Os erros cefalométricos podem ser subdivididos da forma descrita a seguir.

6.11.1 Erros de projeção

Já que a radiografia cefalométrica é uma representação bidimensional levemente aumentada de um paciente tridimensional, medidas angulares geralmente são preferidas em relação às mensurações lineares.

6.11.2 Identificação dos pontos cefalométricos

A identificação precisa dos pontos cefalométricos geralmente é difícil, em especial se a qualidade da radiografia for ruim. Como descrito na Seção 6.5, alguns pontos são mais difíceis de localizar do que outros, por exemplo, o Pório é problemático. Onde os planos de referência são construídos entre dois pontos, os erros inerentes à determinação são compostos.

6.11.3 Erros de mensuração

Todas as análises relacionam pontos e planos cefalométricos entre si, de tal forma que quaisquer erros na identificação dos reparos são multiplicados. Ainda, erros do operador podem contribuir para os erros de mensuração.

> **Ponto-chave**
>
> O clínico inteligente sempre vai reavaliar os resultados de um exame cefalométrico à luz do exame clínico. Depois disso, o objetivo do tratamento ortodôntico deve ser a melhora da aparência facial do paciente, e não o deixar mais próximo da norma cefalométrica.

Fontes principais e leitura adicional

Ahlqvist, J., Eliasson, S., and Welander, U. (1986). The effect of projection errors on cephalometric length measurements. *European Journal of Orthodontics,* 8-141-8.

Ahlqvist, J., Eliasson, S., and Welander, U. (1986). The effect of projection errors on angular measurements on cephalometry. *European Journal of Orthodontics*, 10, 353-61.

Brown, M. (1981). Eight methods of analysing a cephalogram to establish anteroposterior skeletal discrepancy. *British Journal Orthodontics*, 8, 139-46.

Este artigo ilustra admiravelmente os perigos e problemas com a análise cefalométrica, enquanto apresenta resumidamente algumas análises alternativas.

Ferguson, J.W., Evans, R.I.W., and Cheng, L.H.H. (1992). Diagnostic accuracy and observer performance in the diagnosis of abnormalities in the anterior maxilla: a comparison of panoramic with intra-oral radiography. *British Dental Journal*, 173, 265-71.

Houston, W.J.B., (1979). The current status of facial growth prediction. *British Journal of Orthodontics*. 6, 11-17.

Houston, W.J.B., (1986). Sources of error in measurements from cephalometric radiographs. *European Journal of Orthodontics*. 8, 149-51.

Isaacson, K.G. and Thom, A.R. (2001). *Orthodontic Radiographs – Guidelines*. British Orthodontic Society, London.

Uma publicação excelente que explica as bases jurídicas para o uso das radiografias e a necessidade de justificação das exposições.

Jacobson, A. (1995). *Radiographic Cephalometric: From Basics to Videoimaging*. Quintessence Publishing, USA.

Um livro confiável. Inclui um ótimo capítulo de como traçar uma radiografia cefalométrica com cópias reais de filmes e papéis de sobreposição para auxiliar a identificação dos pontos cefalométricos.

Kamoon, A., Dermaut, L., and Verbeek, R. (2001). The clinical significance of error measurements in the interpretation of treatment results. *European Journal of Orthodontics*, 23, 569-78.

Um artigo interessante que coloca os erros cefalométricos no contexto da interpretação de pequenas mudanças relatadas no tratamento.

Sandham, A. (1988). Repeatability of head posture recordings from lateral cephalometric radiographs. *British Journal of Orthodontics*, 15, 157-162

As referências deste capítulo também podem ser encontradas em www.oup.com/uk/orc/bin/9780198568124. Sempre que possível, elas serão apresentadas como links ativos que o guiarão para a versão digital deste trabalho, facilitando o estudo daí em diante. Se você é assinante da revista (pessoal ou por alguma instituição), e dependendo do seu nível de acesso, você pode usar o resumo ou o texto completo quando disponível. Esperamos que esse seja um recurso útil para seus estudos e pesquisas bibliográficas.

7
Plano de tratamento
(S. J. Littlewood)

Conteúdo do capítulo

7.1	**Introdução**	74
7.2	**Objetivos gerais do tratamento ortodôntico**	74
7.3	**Construindo uma lista de problemas ortodônticos**	74
	7.3.1 As preocupações dos pacientes	75
	7.3.2 Estética facial e do sorriso	75
	7.3.3 Alinhamento e simetria em cada arcada	76
	7.3.4 Relação esquelética e dentária tridimensional	76
7.4	**Objetivos do tratamento ortodôntico**	76
7.5	**Problemas esqueléticos e plano de tratamento**	77
	7.5.1 Camuflagem ortodôntica	77
	7.5.2 Alteração no crescimento	77
	7.5.3 Tratamento cirúrgico ortodôntico e ortognático combinado	77
7.6	**Princípios básicos no plano de tratamento ortodôntico**	77
	7.6.1 Saúde bucal	77
	7.6.2 A arcada inferior	77
	7.6.3 A arcada superior	77
	7.6.4 Segmentos bucais	77
	7.6.5 Ancoragem	78
	7.6.6 Contenção	78
7.7	**Análise do espaço**	78
	7.7.1 Calculando as necessidades de espaço	78
	7.7.2 Criando espaço	79
	7.7.3 Exodontias	79
	7.7.4 Distalização dos molares	81
	7.7.5 Desgaste proximal do esmalte	82
	7.7.6 Expansão	82
	7.7.7 Vestibularização dos incisivos	83
7.8	**Consentimento informado e plano de tratamento ortodôntico**	83
7.9	**Conclusões**	83
	Fontes principais e leitura adicional	88

Ortodontia Básica

7.1 Introdução

O plano de tratamento é a área mais complexa na Ortodontia. Para formular um plano de tratamento apropriado, o clínico precisa ser competente na anamnese, exame do paciente e coleta dos registros apropriados. O clínico também precisa ter entendimento sobre o crescimento e desenvolvimento, estética facial e dentária, oclusão e a etiologia da maloclusão, diversos aparelhos e mecânicas ortodônticas, a fisiologia do movimento dentário, os riscos e benefícios do tratamento, manutenção e recidiva. Este capítulo deve ser lido em conjunto com outros capítulos relevantes. O objetivo deste capítulo é oferecer uma abordagem lógica ao plano de tratamento.

7.2 Objetivos gerais do tratamento ortodôntico

No plano de tratamento, as seguintes áreas devem ser consideradas:

- estética;
- saúde dentária;
- função;
- estabilidade.

Idealmente, o tratamento ortodôntico deve garantir um bom resultado estético, tanto facial como dentário; ele não deve comprometer a saúde dentária; ele deve promover bom funcionamento; e produzir um resultado tanto estável quanto possível. O tratamento ortodôntico nunca deve comprometer a saúde ou função, mas, ocasionalmente, pode não ser possível produzir um plano de tratamento que crie estética ideal e o resultado mais estável. Nestes casos, é preciso haver comprometimento e isto deve ser discutido com o paciente como parte do processo de consentimento informado (veja a Seção 7.8).

7.3 Construindo uma lista de problemas ortodônticos

Seguindo-se um processo lógico, o clínico pode fazer uma lista de problemas que ajudará a fornecer a informação necessária para formar o plano de tratamento. Este processo é mostrado na figura 7.1.

História, exame e coleta dos registros apropriados são necessários para identificar os problemas em qualquer caso. A lista de problemas ajuda na formulação do diagnóstico. Os problemas podem ser divididos em patológicos e do desenvolvimento. Problemas patológicos são problemas relacionados à doença, como a cárie e doença periodontal, e precisam ser tratados antes de qualquer tratamento ortodôntico ser conduzido. Os problemas do desenvolvimento são aqueles fatores re-

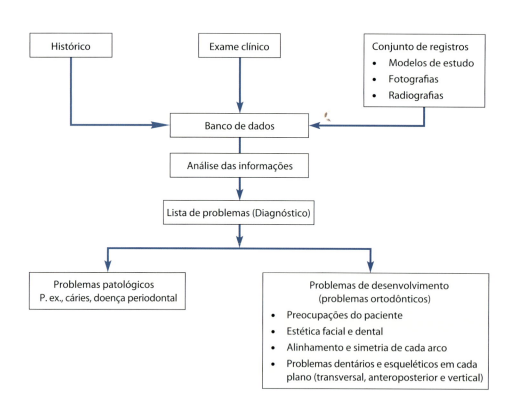

Fig. 7.1 Criando uma lista de problemas ortodônticos.

lacionados à maloclusão e finalizam a lista de problemas. Para tornar esta lista mais compreensível, ela pode ser dividida em seis seções.

1. As queixas do paciente
2. Estética facial e do sorriso
3. Alinhamento e simetria em cada arcada
4. Relação dentária e esquelética no plano transversal
5. Relação dentária e esquelética no plano anteroposterior
6. Relação dentária e esquelética no plano vertical

7.3.1 As preocupações dos pacientes

O papel do paciente no sucesso do tratamento ortodôntico é vital. As seguintes áreas precisam ser consideradas:

- as preocupações dos pacientes;
- as expectativas dos pacientes;
- a motivação do paciente.

Um paciente só ficará satisfeito se os aspectos da maloclusão que o perturbam forem tratados. Uma história adequada deve revelar quais características estão insatisfatórias e os resultados que os mesmos esperam no final do tratamento. Quando possível, o clínico deve formar um plano de tratamento que atenda às queixas do paciente. Entretanto, ocasionalmente, a percepção do paciente sobre seu problema ou expectativa pode ser irreal. O papel do ortodontista é aconselhar o paciente cuidadosamente, explicando o que pode e não pode ser alcançado. Se as expectativas do paciente são irreais, então o tratamento não deve ser realizado.

O tratamento ortodôntico requer participação e cooperação ativa do paciente. Não importa o quão habilidoso seja o ortodontista, o tratamento não será bem-sucedido, a menos que o paciente esteja totalmente motivado para cooperar com todos os aspectos do tratamento. Se o paciente não estiver suficientemente motivado, então o tratamento não deve ser realizado.

7.3.2 Estética facial e do sorriso

Dentes alinhados não necessariamente criam um bom sorriso e estética facial apropriada. A posição dos dentes no contexto facial e os efeitos do movimento dentário nos tecidos moles labiais sobrejacentes precisam ser considerados. Esta é uma área complexa por diversos motivos.

A área da estética facial é afetada pelos fatores pessoais e culturais e também pelos modismos e tendências. Existe uma tendência para perfis mais protrusos, com a vestibularização das dentições anterior e inferior para produzir mais suporte labial. Os preconizadores sugerem que esta abordagem de tratamento aumenta a protrusão labial e pode produzir uma aparência mais jovial, mas não sem riscos potenciais. Primeiro, a vestibularização dos incisivos pode levar os dentes para áreas de instabilidade, com a tendência de os lábios e bochechas trazerem os dentes de volta, causando a recidiva. Ainda, a expansão e vestibularização em excesso podem fazer com que os dentes perfurem a tábua vestibular, causando deiscências ósseas e possivelmente comprometendo a saúde periodontal futura.

O efeito do movimento dentário nos tecidos moles sobrejacentes é imprevisível. Não podemos sugerir que a exodontia e lingualização dos incisivos superiores comprometerão automaticamente a estética facial. Entretanto, deve-se tomar cuidado nos casos em que uma lingualização excessiva do segmento vestibular superior é considerada, para se evitar o aplainamento do perfil facial. Isto estaria contraindicado em pacientes com ângulo nasiolabial aumentado, nariz extenso e mandíbula retrognática (Fig. 7.2).

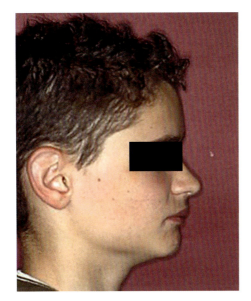
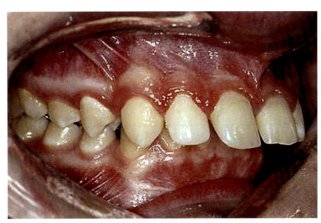

Fig. 7.2 Consideração da estética facial no plano de tratamento ortodôntico. O paciente O.P. apresenta sobremordida acentuada de 12 mm. Embora o paciente se queixe dos dentes superiores proeminentes, grande parte do problema é a mandíbula retrognática. A simples retração do segmento vestibular superior reduziria a sobressaliência, mas isto teria um efeito desfavorável no perfil facial. A resposta do tecido mole ao movimento dentário é imprevisível, mas, neste caso, com o movimento dentário amplo necessário e a mandíbula retrognática, a diminuição da sobremordida apenas pela redução dos incisivos achataria o perfil facial desfavoravelmente. O tratamento completo deste caso é mostrado no capítulo 19, figura 9.1.

Ortodontia Básica

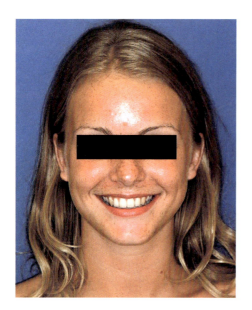

Fig. 7.3 Características de um sorriso normal. Esta paciente demonstra os quatro aspectos principais que compõem um sorriso normal: (1) a altura total dos incisivos superiores é visível apenas com as gengivais interproximais; (2) os incisivos superiores não tocam o lábio inferior; (3) as bordas dos incisivos superiores estão paralelas ao lábio inferior; (4) a largura do sorriso mostra pelo menos os primeiros pré-molares superiores.

Têm sido feitas tentativas para analisar a "estética do sorriso" (veja a Seção na leitura adicional). Um sorriso normal deve mostrar (Fig. 7.3):

- o comprimento total dos incisivos superiores, apenas com a gengiva interproximal visível;
- os incisivos superiores não tocam o lábio inferior;
- as iniciais dos incisivos superiores alinham-se com a borda do lábio inferior;
- a largura do sorriso mostra pelo menos os primeiros molares superiores.

Muitos aspectos da estética facial e do sorriso não podem ser influenciados apenas pela ortodontia. Isto necessita ser discutido com o paciente, e quando apropriado, as opções cirúrgicas podem ser consideradas.

7.3.3 Alinhamento e simetria em cada arcada

A quantidade de apinhamento ou espaçamento em cada arcada necessita de exame, assim como a inclinação dos incisivos superiores e inferiores e quaisquer discrepâncias dentárias identificadas. Isto desempenhará um papel fundamental no exame da quantidade de espaço necessária para tratar o caso. O processo de determinação da quantidade de espaço necessário é conhecido como "análise do espaço" (veja a Seção 7.8).

7.4 Objetivos do tratamento ortodôntico

A lista de problemas ortodônticos é um resumo lógico da informação coletada durante a história, exame e coleta dos registros diagnósticos. O próximo estágio é trabalhar na lista de problemas ortodônticos, decidindo qual será examinado e qual será aceito. Isto resulta em uma lista que descreve os objetivos do tratamento. Uma vez especificadas, as possíveis soluções podem ser sugeridas levando à formulação do plano de tratamento definitivo (Fig. 7.4).

7.3.4 Relação esquelética e dentária tridimensional

A oclusão é examinada em todas as três dimensões (transversal, anteroposterior e vertical). O objetivo é descrever a oclusão, distinguindo entre os fatores dentários e esqueléticos que contribuem para a maloclusão em cada plano. Geralmente, é mais fácil corrigir as maloclusões que ocorrem apenas em função dos problemas dentários – se existem problemas esqueléticos subjacentes, estes são mais difíceis de serem tratados. As abordagens para o tratamento de pacientes com problemas esqueléticos são discutidas na Seção 7.5.

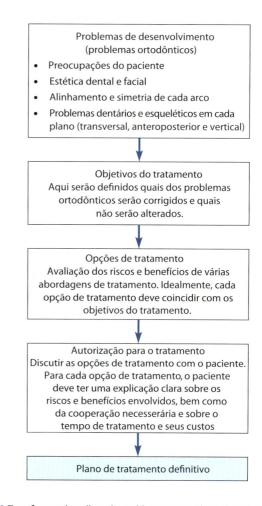

Fig. 7.4 Transformando a lista de problemas num plano de tratamento definitivo.

Geralmente, existe mais que um plano de tratamento possível para cada paciente. O clínico deve discutir as opções reais disponíveis para o paciente, explicando os riscos e benefícios de cada abordagem. Isto constitui a base do consentimento informado (Seção 7.8).

7.5 Problemas esqueléticos e plano de tratamento

Existem três opções para tratamento das maloclusões com problemas esqueléticos subjacentes:

- camuflagem ortodôntica
- modificação no crescimento
- tratamento cirúrgico e ortodôntico combinado

7.5.1 Camuflagem ortodôntica

O tratamento pela camuflagem ortodôntica significa que a discrepância esquelética é aceita, mas os dentes são colocados em oclusão Classe I. Quanto menor a contribuição esquelética para a maloclusão, maior a probabilidade de camuflagem ortodôntica. É mais fácil camuflar os problemas esqueléticos anteroposteriores do que os problemas verticais, que por sua vez são mais fáceis de camuflar do que os problemas transversais.

7.5.2 Alteração no crescimento

Este tipo de tratamento também é conhecido como ortopedia dentofacial, sendo possível apenas em pacientes na fase de crescimento. Pelo uso dos aparelhos ortodônticos, pequenas mudanças podem ser feitas no padrão esquelético. A grande parte das alterações no crescimento é usada para corrigir discrepâncias anteroposteriores, já que é mais difícil fazer mudanças na dimensão vertical e ainda mais difícil alterar as discrepâncias esqueléticas transversais.

Existem muitas evidências de que qualquer modificação no crescimento que não ocorra geralmente é mínima. Na maioria dos casos, a alteração no crescimento é usada para o tratamento das maloclusões Classe II com o aparelho extrabucal (Caps. 9 e 15) ou aparelhos funcionais (Cap. 19).

7.5.3 Tratamento cirúrgico ortodôntico e ortognático combinado

Isto envolve a correção cirúrgica da discrepância mandibular em conjunto com a ortodontia, para posicionar a dentição, produzindo uma estética dentária e facial otimizada. Isto é feito em pacientes com crescimento completado. Isto pode ser indicado para pacientes com problemas esqueléticos sérios ou dentoalveolares muito severos, o que fica além do propósito da Ortodontia. Às vezes, está indicado se o paciente for muito velho para uma alteração no crescimento, e a camuflagem ortodôntica produziria um resultado facial comprometido. A ortodontia e ortognática combinadas são discutidas no capítulo 21.

7.6 Princípios básicos no plano de tratamento ortodôntico

Uma vez estabelecidos os objetivos do tratamento, o plano pode ser feito. Abaixo, alguns princípios básicos no plano de tratamento ortodôntico, que podem ser usados em conjunto com a análise do espaço.

7.6.1 Saúde bucal

A primeira parte de qualquer plano é estabelecer e manter uma boa higiene bucal. Enquanto restaurações definitivas, como as coroas e próteses podem ser colocadas após o alinhamento dentário, toda a doença ativa deve ser tratada antes do início do tratamento ortodôntico.

7.6.2 A arcada inferior

Tradicionalmente, o plano de tratamento tem sido baseado no segmento anteroinferior. Uma vez que a posição dos incisivos inferiores seja determinada. Na maioria dos casos, é aconselhável manter a posição real do segmento anteroinferior, porque ele determina uma área de estabilidade relativa entre a língua posteriormente e lábios vestibularmente. Uma movimentação excessiva do segmento anteroposterior aumentaria o risco de recidiva.

Exceções existem quando o segmento anteroinferior pode ser vestibularizado ou lingualizado, mas são melhor tratadas por um especialista. Aqui, alguns exemplos de quando os incisivos inferiores podem ser vestibularizado.

- casos apresentando-se com apinhamento muito leve nos incisivos inferiores;
- tratamento das sobremordidas profundas, em especial nos casos Classe II divisão 2 (veja Cap. 10, Seção 10.3);

- pacientes com hábito de sucção do polegar (onde os incisivos inferiores estão longe de suas posições em função do hábito);
- para impedir mudanças desfavoráveis no perfil na redução das sobressaliências acentuadas, quando a cirurgia não está indicada ou é desconsiderada.

Os incisivos inferiores também podem estar lingualizados para a camuflagem de uma maloclusão Classe III, ou no tratamento de uma vestibularização dentária bimaxilar.

Se a posição anteroposterior e a inclinação dos incisivos inferiores são movidas excessivamente, isto pode provocar instabilidade. O paciente deve estar ciente disto, e as implicações da manutenção devem ser discutidas.

7.6.3 A arcada superior

Uma vez planejada a arcada inferior, a posição da arcada superior pode ser planejada, a fim de se obter uma relação Classe I de incisivos. O segredo é colocar os caninos na relação Classe I. Isso é útil para antecipar a posição dos caninos inferiores, que, uma vez alinhados e posicionados adequadamente no segmento anteroinferior, possibilita reposicionar mentalmente o canino superior, de tal forma que ele esteja em uma relação de Classe I com o canino inferior. Isto dá ao clínico a ideia de quanto espaço será necessário e o quanto o canino deverá ser movido. Isto também fornecerá indicação do tipo de movimento e assim do tipo de aparelho necessário; assim como a informação sobre as necessidades de ancoragem.

7.6.4 Segmentos bucais

Embora o objetivo geralmente seja uma relação de caninos em Classe I, não é necessário ter sempre uma relação molar Classe I. Se os dentes

Ortodontia Básica

são extraídos na arcada superior, mas não na inferior, os molares estarão em relação de Classe II. Por outro lado, se os dentes são extraídos na arcada inferior, mas não na superior, os molares estarão em relação de Classe III. A necessidade ou não das exodontias dependerá da quantidade de espaço em cada arcada. Tipicamente, mais exodontias são necessárias na arcada superior em casos de Classe II, para permitir a retração do segmento anterosuperior camuflando um padrão esquelético subjacente. Entretanto, nos casos Classe III tratados ortodonticamente, as exodontias são mais prováveis na arcada inferior, permitindo a lingualização do segmento anteroinferior. Fatores que afetam a necessidade e escolha no momento da exodontia são descritos na seção sobre criação do espaço (Seção 7.7.1).

7.6.5 Ancoragem

O planejamento da ancoragem é sobre a resistência ao movimento dentário indesejado. Sempre que os dentes são movidos, existe uma reação igual e em sentido oposto. Isto significa que, quando os dentes são movidos, sempre existe um efeito colateral do movimento dentário indesejável de outros dentes na arcada. No planejamento do caso, é importante decidir como limitar o movimento dos dentes que não precisam de movimento. É vital que a ancoragem seja entendida e planejada corretamente no plano de tratamento. A ancoragem é uma das áreas mais difíceis em Ortodontia, sendo coberta em detalhes no capítulo 15.

7.6.6 Contenção

Na finalização do tratamento ortodôntico, quase todo caso precisa de contenção para impedir a recidiva da maloclusão original. É vital que a contenção seja considerada, planejada e discutida no início do tratamento. O uso dos contensores requer comprometimento do paciente e eles deveriam estar conscientes da necessidade dos contensores antes do tratamento ser iniciado (veja o Cap. 16).

7.7 Análise do espaço

A análise do espaço é um processo que permite uma estimativa do espaço necessário em cada arcada para preencher os objetivos do tratamento. Embora não seja uma ciência exata, ela permite uma abordagem disciplinada para diagnóstico e tratamento. Ela também ajuda a determinar se os objetivos do tratamento são plausíveis, assim como auxilia na mecânica e controle de ancoragem.

O planejamento do espaço é conduzido em duas fases: a primeira é determinar o espaço necessário e a segunda calcular a quantidade de espaço que será criada no tratamento. Isto inclui a criação de espaço para qualquer prótese planejada.

Deve ser enfatizado que a análise do espaço pode agir apenas como uma diretriz, quase útil, já que muitos aspectos da ortodontia não pode ser previstos com precisão, como o crescimento, a resposta biológica e a cooperação do paciente. Antes de realizar a análise do espaço, os objetivos do tratamento deveriam ser determinados já que isto afetará a quantidade de espaço requerida ou criada.

Um exemplo da análise do espaço usada no plano de tratamento de um caso clínico é mostrado no final do capítulo (Fig. 7.10).

7.7.1 Calculando as necessidades de espaço

O espaço é requerido para corrigir:

- apinhamento;
- mudança antero-posterior dos incisivos (geralmente obtendo-se uma sobressaliência normal de 2 mm);
- nivelamento das curvas oclusais;
- fechamento do arco (a expansão cria espaço);
- correção da angulação do incisivo superior (inclinação mesiodistal);
- correção da inclinação do incisivo superior (torque).

Os requisitos de espaço para corrigir a angulação e inclinação do incisivo geralmente são mínimos e não serão discutidos aqui. Entretanto, os outros aspectos são discutidos resumidamente em seguida.

Apinhamento

A quantidade de apinhamento presente pode ser calculada medindo-se as larguras mesiodistais de quaisquer dentes desalinhados em relação ao espaço disponível na arcada (Fig. 7.5).

A quantidade de apinhamento presente geralmente é classificada como:

- leve (< 4 mm);
- moderada (4-8 mm);
- severa (> 8 mm).

Mudança incisal anteroposterior

Geralmente é necessário alterar a posição anteroposterior dos incisivos superiores, em especial quando se reduz a sobressaliência. Se os incisivos estiverem retraídos, isto requer espaço; se os incisivos estão vestibularizados, então o espaço será criado. O objetivo é criar uma sobressaliência de 2 mm no final do tratamento. Cada milímetro de retração no incisivo requer 2 mm de espaço na arcada dentária. Por outro lado, para cada milímetro de vestibularização incisiva, 2 mm de espaço serão criados na arcada.

Por exemplo, se um paciente possuir sobressaliência de 6 mm e os incisivos necessitarem ser retraídos para criar uma sobressaliência normal de 2 mm, então o caso requer espaço. Cada milímetro de retração requer 2 mm de espaço. Assim, para reduzir a sobressaliência de 4 mm necessitaríamos de 8 mm de espaço.

Como discutido anteriormente, a posição anteroposterior dos incisivos inferiores geralmente é aceita por motivos de estabilidade. Entretanto, situações realmente ocorrem quando a posição está alterada, e necessidades similares de espaço se aplicam na arcada inferior.

Nivelamento dos planos oclusais

O espaço é necessário para nivelar a curva de Spee (uma curvatura anteroposterior da arcada). A quantidade de espaço necessário para nivelar a curva é controverso, sendo afetada por diversos fatores, como a forma

Plano de tratamento 79

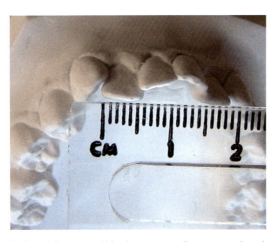
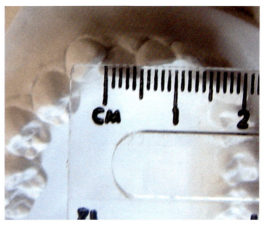

Fig. 7.5 Verificação do apinhamento. Método para examinar o grau de apinhamento medindo-se a largura dos dentes desalinhados, comparada com a quantidade de espaço disponível na arcada. Neste exemplo, a primeira fotografia mostra que a largura do dente é 6 mm e a segunda, que a quantidade de espaço disponível na arcada para este dente é 4 mm. Isto sugere apinhamento de 2 mm para este dente. Este processo é repetido em todos os dentes desalinhados na arcada para fornecer a extensão total do apinhamento. Se dois dentes adjacentes estão deslocados, então o exame do apinhamento pode ser feito medindo-se a largura mesiodistal de cada coroa e determinando o espaço disponível combinado.

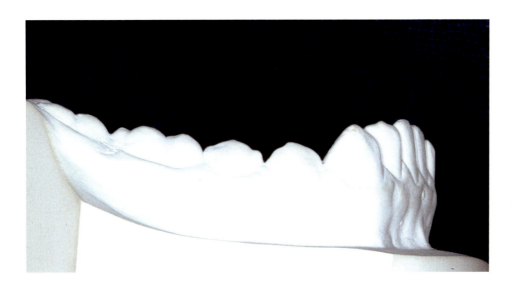

Fig. 7.6 Exame das necessidades de espaço para aplainamento da curva de Spee. Decidiu-se que a curva de Spee deveria ser aplainada neste caso, o que requer espaço. A profundidade da curva é 4 mm, o que requer 1,4 mm de espaço.

Tabela 7.1 Espaço necessário aproximado para aplainar a curva de Spee.

Profundidade da curva (mm)	Espaço necessário (mm)
3 ou menos	1
4	1,5
5 ou mais	2

da arcada dentária. Entretanto, a tabela 7.1 fornece uma estimativa do espaço requerido. A profundidade da curvatura é examinada partindo-se dos pré-molares inferiores até um plano reto que une as pontas de cúspides distais dos primeiros molares e incisivos permanentes (Fig. 7.6).

7.7.2 Criando espaço

A quantidade de espaço que será criada no tratamento também pode ser examinada. O objetivo é equilibrar o espaço necessário com o espaço criado. O espaço pode ser criado por um ou mais dos seguintes fatores:

- extrações;
- distalização dos molares;
- desgaste proximal do esmalte;
- expansão;
- vestibularização dos incisivos;
- combinação de qualquer uma das modalidades citadas.

7.7.3 Exodontias

Antes de se planejar a extração dos dentes permanentes, é essencial garantir que todos os dentes remanescentes estejam presentes e se

Ortodontia Básica

desenvolvendo adequadamente. Os fatores seguintes podem afetar a escolha dos dentes para a extração:

- prognóstico;
- posição;
- quantidade de espaço necessário e localização;
- relação incisiva;
- requisitos de ancoragem;
- aparelhos a serem usados (onde há necessidade);
- perfil do paciente e objetivos do tratamento.

A escolha do dente adequado para a extração é uma decisão complexa e requer entendimento de todos os aspectos do tratamento ortodôntico. Geralmente, é útil obter a opinião do especialista antes de escolher quais dentes serão extraídos. Entretanto, existem indicações para a extração do incisivo inferior:

- o incisivo tem um prognóstico ruim ou suporte periodontal comprometido;
- os segmentos posteriores são Classe I, mas existe apinhamento dos incisivos inferiores;
- o paciente adulto com padrão esquelético Classe III leve e como os segmentos posteriores bem-alinhados.

Aparelhos fixos geralmente são necessários para alinhar os dentes após a extração de um incisivo, e uma contenção colada pode ser necessária para manter a correção.

O tratamento de incisivos superiores ausentes ou extraídos serão discutidos com mais detalhes no capítulo 8.

Caninos

Os caninos delimitam o canto da arcada e são importantes tanto estética quanto funcionalmente (dado o guia canino nos movimentos laterais). Entretanto, se deslocados ou severamente ectópicos, podem precisar ser extraídos. Um contato razoável entre o incisivo lateral e o primeiro pré-molar é possível, mas raramente ocorre sem o uso de aparelhos fixos. Se o canino estiver ausente, a oclusão deve ser verificada para garantir que não existam contatos desoclusivos indesejáveis, causados pela falta do guia canino.

Primeiros pré-molares

Geralmente, são os dentes selecionados para a extração quando a necessidade de espaço é moderada ou severa. Também, a extração do primeiro pré-molar em ambas as arcadas fornece a melhor chance de alinhamento espontâneo. Isto é verdade na arcada inferior onde, dado que o canino inferior esteja inclinado para mesial, o alinhamento espontâneo do segmento anteroinferior pode ocorrer. Esta melhora espontânea é mais rápida nos primeiros 6 meses após a extração. Na arcada superior, os primeiros pré-molares geralmente erupcionam antes dos caninos superiores, e assim as chances de melhora espontânea na posição deste dente pode ser alcançada se o primeiro pré-molar for extraído logo depois que o canino irromper. Um mantenedor de espaço pode ser necessário para manter o espaço dado ao canino superior.

Tipicamente, no uso de aparelhos fixos, 40-60% do espaço de extração do primeiro pré-molar estará disponível para beneficiar o segmento vestibular sem reforço de ancoragem. A razão para alguma perda do espaço disponível em função da extração ocorre por meio do movimento dos dentes posteriores para mesial.

Segundos pré-molares

As indicações para a extração dos segundos pré-molares incluem:

- necessidade leve ou moderada de espaço (3-8 mm de espaço é necessário);
- fechamento do espaço por meio do movimento dos molares para anterior, em vez da retração dos segmentos vestibulares;
- deslocamento severo do segundo pré-molar.

A extração dos segundos pré-molares é preferível à dos primeiros pré-molares onde existe necessidade de espaço leve ou moderada. Isto ocorre porque o equilíbrio da ancoragem está alterado, favorecendo o fechamento do espaço por meio do movimento dos molares para anterior. Então, apenas 25-50% do espaço criado pela extração do segundo pré-molar está disponível para permitir o alinhamento do segmento vestibular. Aparelhos fixos geralmente são necessários para garantir bom contato entre o primeiro molar e o primeiro pré-molar, em especial na arcada inferior.

A perda precoce de alguns molares decíduos geralmente resulta no apinhamento dos segundos pré-molares palatalmente na arcada superior e lingualmente na arcada inferior. Na arcada superior, a extração do segundo pré-molar deslocado na erupção em geral é indicada. Por outro lado, na arcada inferior, a extração dos primeiros pré-molares geralmente é mais fácil e na maioria dos casos a verticalização dos segundos pré-molares ocorre espontaneamente após o alívio do apinhamento.

Primeiros molares permanentes

A extração dos primeiros molares permanentes geralmente torna o tratamento ortodônitico mais difícil e prolongado. Entretanto, esta precisa ser considerada em função do prognóstico limitado. A extração dos primeiros molares permanentes é discutida em mais detalhes no capítulo 3.

Segundos molares permanentes

A extração dos segundos molares permanentes está sugerida nos seguintes casos:

- facilitação da distalização dos segmentos vestibulares superiores;
- alívio do apinhamento nos pré-molares inferiores;
- fornecimento de espaço adicional para os terceiros molares permanentes, evitando-se assim a probabilidade de impacção.

A extração do segundo molar superior não aliviará o apinhamento nos pré-molares ou segmentos vestibulares, em função da migração para mesial. O alívio do apinhamento leve na região do pré-molar inferior pode ser possível, assim com o fornecimento de espaço adicional para a erupção do terceiro molar permanente. A erupção dos terceiros molares permanentes nunca é garantida, mas as chances podem ser melhoradas pelo momento correto da extração do segundo molar. As seguintes características devem estar presentes (Fig. 7.7):

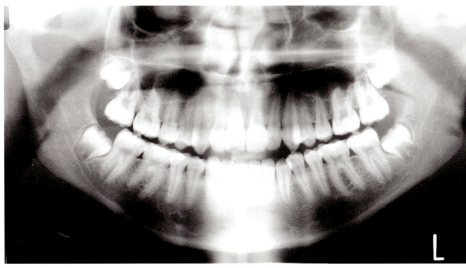

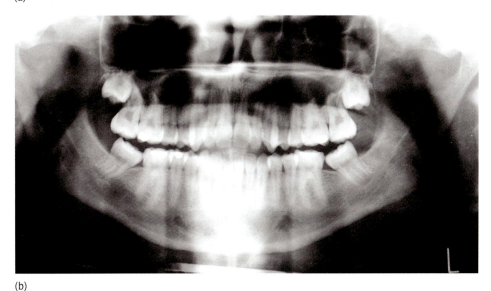

Fig. 7.7 Exemplo de um caso onde os segundos molares permanentes foram extraídos. Paciente com apinhamento leve na arcada inferior, que teve os segundos molares inferiores removidos na tentativa de tratar o apinhamento leve na região dos pré-molares inferiores. (a) Radiografia panorâmica antes da extração dos segundos molares inferiores (os superiores não foram extraídos em função das preocupações sobre o prognóstico dos primeiros molares superiores); (b) radiografia panorâmica, 2 anos depois das extrações mostrando a erupção de ambos os terceiros molares inferiores.

- ângulo entre o terceiro molar permanente e o longo eixo do segundo molar é 10-30°;
- cripta do terceiro molar em desenvolvimento obscurecendo a raiz do segundo molar;
- o terceiro molar permanente está desenvolvido até a bifurcação.

Mesmo se estes critérios forem satisfeitos, a erupção do terceiro molar inferior em oclusão não pode ser garantida, e dever ficar claro para o paciente que o tratamento com aparelho fixo para a verticalização ou o alinhamento do terceiro molar pode ser necessário.

Terceiros molares permanentes

No passado, a exodontia precoce era preconizada para impedir o apinhamento no segmento posteroinferior. Entretanto, é muito mais provável que o apinhamento no incisivo inferior seja causado por crescimento e mudanças sutis no tecido mole que continuam por toda vida (Cap. 16). Não se aceita mais extrair os terceiros molares puramente com base na prevenção do apinhamento do segmento posteroinferior (veja Cap. 8, Seção 8.2.1).

7.7.4 Distalização dos molares

A distalização dos molares na arcada superior é possível. Este movimento pode ser alcançado com o uso do casquete. A tração extrabucal com o casquete geralmente produz 2-3 mm em cada lado (4-6 mm de espaço no total). Ela tende a ser usada quando há pouca necessidade de espaço onde as extrações podem produzir muito espaço. Ela também pode ser usada além das extrações onde existe necessidade significativa de espaço.

Exemplos de situações clínicas onde isto pode ser usado incluem:

- relação incisiva Classe I com apinhamento leve na arcada superior;
- relação incisiva Classe II divisão 1 com sobressaliência mínima e relação molar menos de metade de uma unidade Classe II;

Ortodontia Básica

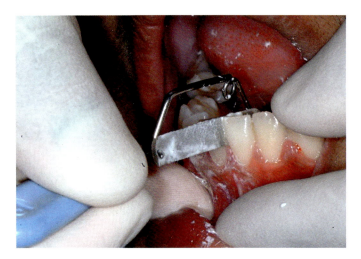

Fig. 7.8 Desgaste interproximal com tiras abrasivas.

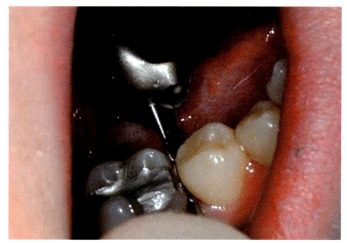

(a)

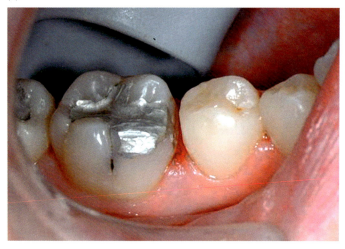

(b)

Fig. 7.9 Desgaste com alta rotação. Esta técnica visa remover o esmalte interproximal, em especial nos segmentos posteriores. (a) um fio protetor fica sob o ponto de contato para proteger a gengiva. Os dentes estão razoavelmente bem-alinhados, e o acesso foi criado pelo uso do afastador. O esmalte é removido com a turbina de alta rotação na porção mesial do primeiro molar permanente e distal do segundo pré-molar. Neste caso, o amálgama também é removido na porção mesial do primeiro molar permanente. (b) O espaço foi criado e o dente, cuidadosamente recontornado para garantir um bom ponto de contato.

- onde a extração dos primeiros pré-molares não fornece espaço suficiente para o alinhamento completo;
- onde a perda unilateral do molar decíduo resultou na migração do primeiro molar permanente para mesial.

O aumento recente no uso dos implantes para ancoragem introduziu outro método de distalização dos molares. Estes implantes fornecem ancoragem absoluta – em outras palavras, as forças geradas para o movimento dentário podem ser resistidas pelos implantes sem causar movimentos dentários indesejados em toda a arcada. Aparelhos fixados aos implantes podem ser usados para distalizar os molares superiores. O assunto ancoragem, incluindo o aparelho extrabucal e a ancoragem do implante, é discutido com mais detalhes no capítulo 15.

A distalização do primeiro molar inferior é muito difícil e, na realidade, o melhor resultado seria sua verticalização.

7.7.5 Desgaste proximal do esmalte

O desgaste interproximal é a remoção de pequena quantidade de esmalte nas porções mesial e distal dos dentes, muitas vezes conhecido como reaproximação. Além de criar espaço, o processo tem sido preconizado para melhorar a forma e os pontos de contato dentário, e possivelmente melhorar a estabilidade no final do tratamento. Nos dentes anteriores, 0,5 mm pode ser removido em cada dente (0,25 mm mesial e distal) sem comprometer a saúde dentária. O esmalte é removido cuidadosamente com uma tira abrasiva (Fig. 7.8). A tira pode ser usada em conjunto com pedra-pomes misturada com ácido, para dar um acabamento superficial mais suave. Os dentes são tratados com flúor após a redução do esmalte.

O desgaste com alta rotação é uma abordagem controversa. Esta técnica para a remoção do esmalte, predominante nos segmentos posteriores, usa a turbina de alta rotação. Preconizadores desta técnica dizem que criam 3-6 mm de espaço em cada arco. Existe a chance de risco aos dentes e periodonto, a menos que feita cuidadosamente e assim considerada apenas pelo especialista. É importante que os dentes estejam razoavelmente alinhados antes do procedimento, e os espaços devem ser abertos entre os dentes, tanto pelos separadores ou aparelhos fixos, antes da redução do esmalte (Fig. 7.9).

7.7.6 Expansão

O espaço pode ser criado expandindo-se a arcada superior lateralmente – quase 0,5 mm é criado para cada 1 mm de expansão da arcada posterior. A expansão só deve ser feita nos casos de mordida cruzada. A expansão sem a presença de mordida cruzada aumenta os riscos de instabilidade e de perfuração da tábua vestibular.

A expansão da arcada inferior pode estar indicada se existir mordida cruzada lingual dos pré-molares e/ou molares inferiores, mas o tratamento deste tipo de maloclusão deve ser realizado pelo especialista. Qualquer expansão significativa na arcada inferior, em especial na largura intercaninos inferior, tende à instabilidade.

7.7.7 Vestibularização dos incisivos

O espaço pode ser criado pela vestibularização dos incisivos, mas isto será ditado pelos objetivos do tratamento. Cada milímetro de avanço incisal cria quase 2 mm de espaço na arcada dentária.

7.8 Consentimento informado e plano de tratamento ortodôntico

O consentimento informado significa que o paciente recebeu informações para ajudá-lo a entender:

- a maloclusão;
- o tratamento e as alternativas propostas;
- a cooperação necessária;
- a duração do tratamento;
- as implicações de custo.

As alternativas de tratamento, que devem sempre incluir nenhum tratamento como opção, devem ser explicadas nitidamente, com os riscos e benefícios de cada abordagem cuidadosamente discutidos.

Pacientes com 16 anos de idade ou mais devem possuir competência para dar consentimento informado por si mesmos. Muitos pacientes ortodônticos são mais jovens, mas desde que entendam completamente o processo, podem consentir. Se uma criança capaz consente o tratamento, um pai não pode impedir sua decisão – isto é conhecido como "competência de Gillick". Entretanto, é preferível ter suporte paterno total para o tratamento. Se o inverso ocorrer – os pais querem o tratamento, mas a criança não – então é melhor não proceder.

O tratamento ortodôntico requer grande cooperação e, a menos que o paciente esteja totalmente comprometido, é melhor postergar até o momento em que isto ocorrer.

É aconselhável obter consentimento escrito para o tratamento. Uma cópia deve ser dada ao paciente, com detalhes claros sobre os objetivos do tratamento, riscos e benefícios, tipos de aparelhos, detalhes das exodontias, cooperação necessária, duração provável do tratamento, quaisquer implicações financeiras, assim como os requisitos para a manutenção funcional. Na estimativa do tempo de tratamento, é sempre melhor superestimar. Se o tratamento for finalizado mais rápido, o paciente ficará agradecido. Entretanto, se o tratamento demorar, o paciente pode perder o interesse, resultando em falta de cooperação.

Da mesma maneira que se fornece o registro escrito dos objetivos e plano de tratamento, é útil dar ao paciente um resumo do que se espera exatamente para o mesmo. Isto envolve não apenas a informação sobre a boa higiene bucal, dieta apropriada e comparecimento regular, mas também quaisquer necessidades específicas relevantes ao caso, como o uso do extrabucal, parafusos de expansão e uso do elástico. Um paciente completamente preparado e comprometido tem mais chance de tratamento ortodôntico bem-sucedido.

7.9 Conclusões

Este capítulo discutiu como a informação coletada na história, exame e coleta dos registros pode ser usada para desenvolver uma lista de problemas para cada paciente. Quaisquer problemas patológicos são tratados inicialmente, e então os problemas do desenvolvimento e ortodônticos podem ser verificados. Os problemas ortodônticos são divididos em preocupações do paciente, estética facial e do sorriso, e alinhamento e simetria de cada arcada, e os problemas oclusais em transverso, anteroposterior e vertical. Os componentes esqueléticos e dentários que perfazem os problemas oclusais são identificados. Quaisquer problemas esqueléticos presentes podem ser tratados pela camuflagem ortodôntica, alteração no crescimento ou tratamento cirúrgico e ortognático combinado.

Uma vez formulada a lista de problemas, a lista de objetivos pode ser escrita, decidindo quais problemas serão tratados e quais serão aceitos. No planejamento, o clínico deve considerar a estética, função, saúde e estabilidade. Diversas opções de tratamento devem ser consideradas nos objetivos.

A análise do espaço envolve o exame do espaço necessário e os métodos de criação; embora não seja uma ciência exata, fornece uma abordagem disciplinada ao diagnóstico e plano de tratamento. Também permite ao clínico verificar se os objetivos do tratamento são plausíveis, e também no planejamento do tipo de mecânica e controle da ancoragem necessários ao tratamento do caso.

O estágio final, antes de se formular o plano de tratamento definitivo, é discutir as opções com o paciente. Este processo deve levar ao consentimento informado, e assim o paciente estará totalmente ciente dos problemas ortodônticos, como eles podem ser tratados, os riscos e benefícios das opções de tratamento, as implicações dos custos, o comprometimento necessário e a provável duração do tratamento.

O plano de tratamento completo é ilustrado no caso discutido na figura 7.10.

Ortodontia Básica

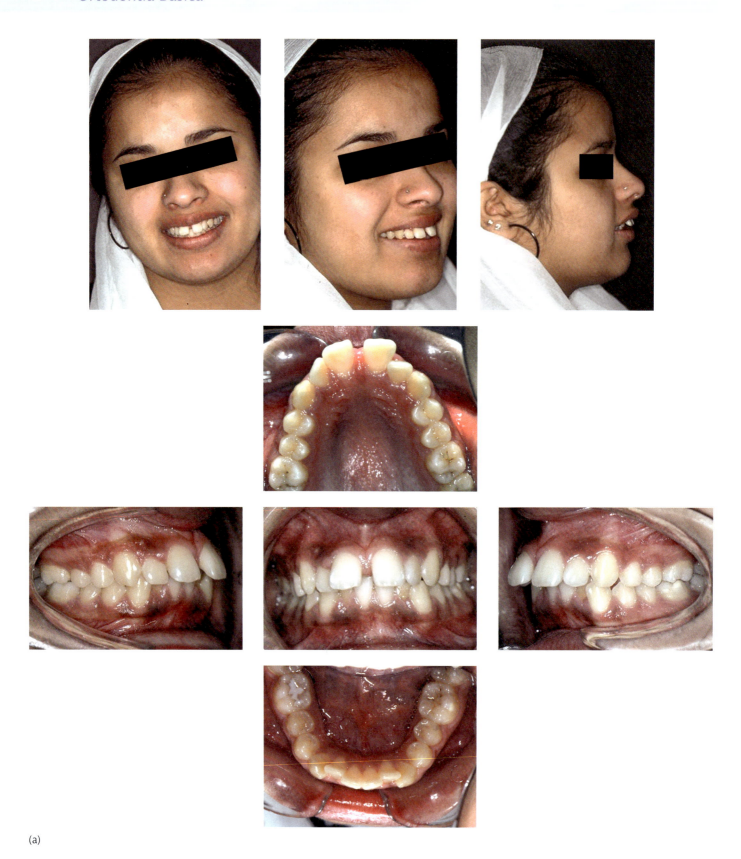

(a)

Fig. 7.10 Caso para demonstrar o plano de tratamento. (a) Apresentação inicial da paciente SB. A paciente SB tinha 13 anos de idade e queixava-se dos dentes superiores proeminentes e dos diastemas entre os incisivos superiores. Ela estava feliz para usar o aparelho fixo e sua história médica era saudável. Ela comparecia regularmente às consultas e sua saúde bucal era adequada. As radiografias confirmaram a presença dos terceiros molares permanentes, sem doenças. Uma radiografia cefalométrica lateral confirmou um padrão esquelético Classe III leve (ANB = 5,5%), proporções verticais normais, incisivos superiores vestibularizados (117°) e incisivos inferiores com inclinação normal (92°).

Lista de problemas

Problemas patológicos

Nenhum

Problemas de desenvolvimento (ortodônticos)

■ Preocupações do paciente: S. B. incomodava-se com os incisivos superiores proeminentes e o espaço entre os incisivos centrais. Ela gostaria que essa condição fosse corrigida e ficaria feliz em usar aparelhos ortodônticos, se necessário. Suas expectativas quanto ao tratamento eram razoáveis e sua motivação para o tratamento, boa.

■ Estética facial e do sorriso: Apresentava o lábio superior ligeiramente evertido e protruído. A exposição vertical dos incisivos superiores em sorriso amplo era aceitável (quase o comprimento total dos incisivos). Sua mandíbula estava em retroposição, porém aceitável.

■ Alinhamento e simetria de cada arco: O arco inferior apresentava-se simétrico e com 5 mm de apinhamento. O segmento anteroinferior apresentava inclinação normal.

(b)

O arco superior também era simétrica mas apresentava 2 mm de discrepância positiva (3 mm do diastema incisivo e 1 mm de apinhamento do incisivo lateral superior esquerdo). Os incisivos superiores apresentavam uma vestibularização de 177°.

■ Problemas esqueléticos e dentais no plano transversal: Não havia assimetria esquelética. A linha média inferior estava desviada para a esquerda 1 mm e a superior estava correta. Não havia mordida cruzada posterior.

■ Problemas esqueléticos e dentais no plano anteroposterior: A mandíbula apresentava-se muito discretamente retrognática, mas clinicamente aceitável. Apresentava, também uma sobressaliência aumentada de 8 mm. No segmento, o lado esquerdo estava com 1/4 de classe II e o lado direito em Classe I.

■ Problemas esqueléticos e dentais no plano vertical: A paciente apresentava-se com proporções verticais normais. Havia sobremordida profunda, com a curva de Spee acentuada no arco inferior acentuada no arco inferior em 3 mm

Objetivos do tratamento

Os objetivos do tratamento estão diretamente relacionados com a lista de problemas

■ Preocupações do paciente: Atender a solicitação da paciente e melhorar o diastema incisivo e corrigir os dentes anterosuperiores permanentes.

■ Estética facial e do sorriso: Acertar o retrognatismo mandibular (em outras palavras, usar camuflagem ortodôntica). Os efeitos do tratamento ortodôntico nos tecidos moles são imprevisíveis, mas se os incisivos superiores forem retraídos, isto não acarretará em efeitos adversos no perfil facial. A posição vertical dos incisivos pode ser mantida.

■ Alinhamento e simetria de cada arco: Atenuar o apinhamento inferior, corrigir a angulação dos incisivos superiores e fechar os espaços residuais no arco superior.

(c)

■ Problemas esqueléticos e dentais no plano transversal: Corrigir a linha média inferior.

■ Problemas esqueléticos e dentais no plano anteroposterior: Reduzir a sobressaliência pela retração anterosuperior. O posicionamento anteroposterior dos incisivos inferiores será aceita. Isto porque eles possuem inclinação normal, a manutenção de sua posição não comprometerá a estética facial e é a posição mais aceitável pois é sua original.

■ Problemas esqueléticos e dentais no plano vertical: Reduzir a sobremordida profunda pelo aplainamento da curva de Spee.

Fig. 7.10 *(continuação)* (d) Lista de problemas de S. B. (c) Objetivos do tratamento para S. B.

Ortodontia Básica

Análise de espaço

A tabela abaixo mostra a quantidade de espaço requerida em cada arco para atingir os objetivos do tratamento. Uma pontuação negativa mostra um ganho de espaço, uma pontuação positiva mostra a necessidade de espaço.

	Superior	Inferior
Apinhamento ou espaço	-2 mm	5 mm
Nivelamento da curva de Spee	0	1 mm
Movimentação anteroposterior do incisivos	12 mm	0
TOTAL	10 mm	6 mm

Esta análise mostra uma grande necessidade de espaço no arco superior, devido à sobressaliência aumentada. A redução de uma sobressaliência de 8 mm para uma normal de 2 mm, requer 6 mm de cada lado (num total de 12 mm). A curva de Spee de 4 mm no arco inferior requer 1 mm de espaço para a correção.

Agora, que a quantidade requerida em cada arco é conhecida, os métodos para a criação de espaço podem ser considerados.
Os objetivos do tratamento incluem alcançar uma sobressaliência de 2 mm usando camuflagem ortodôntica (p. ex., aceitando o padrão esquelético). Os espaços podem ser criados por exodontias, distalização

(d)

Criação de espaço

de molares superiores, desgastes proximais, expansão ou vestibularização dos incisivos.

No arco inferior, é necessário 6 mm de espaço. Expansão do arco ou vestibularização dos incisivos, pode ser instável e desgastes do esmalte interproximal pode não proporcionar espaço suficiente. Exodontias, portanto, são necessárias. A extração dos primeiros pré-molares inferiores proporcionaria muito espaço, portanto os segundos pré-molares inferiores serão extraídos. Cada pré-molar tem o diâmtero de 7 mm, mas após a perda de ancoragem (tração para mesial dos dentes que estão posicionados distalmente aos segundos pré-molares no arco) a exodontia proverá a quantidade necessária de espaço.

No arco superior a necessidade de 10 mm no arco está além do alcance da distalização de molares ou desgaste interproximal de esmalte, e nem expansão ou vestibularização dos incisivos está indicado. Portanto, exodontias também são necessárias no arco superior. Como neste caso uma quantidade maior de espaço é necessária, a extração dos primeiros molares está indicada. Embora a extração dos primeiros pré-molares forneça um total de 14 mm, parte deste espaço se perde pela perda de ancoragem. Para resistir movimentos mesiais dos molares superiores, um reforço de ancoragem é necessário. Neste caso, uma barra palatina auxiliará a limitar, parcialmente, o movimento mesia dos primeiros molares permanentes.

Plano de tratamento

- Barra palatina fixada aos primeiros molares superiores, para ancoragem.
- Exodontia dos primeiros pré-molares superiores e segundos pré-molares inferiores.
- Aparelhagem fixa superior e inferior.
- Contenção à vácuo superior e inferior com um contensor colado na face palatina dos incisivos superiores.

(e)

(O contensor colado, neste caso é indicado devido ao risco de recidiva do diastema incisivo. O planejamento da contenção é discutido com maiores detalhes no capítulo 16).

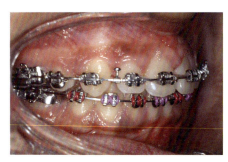 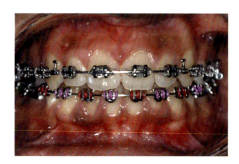 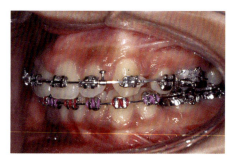

(f)

Fig. 7.10 *(continuação)* (d) Análise do espaço para SB. (e) Plano de tratamento definitivo para SB. (f) Aparelho fixo em posição para SB.

Plano de tratamento 87

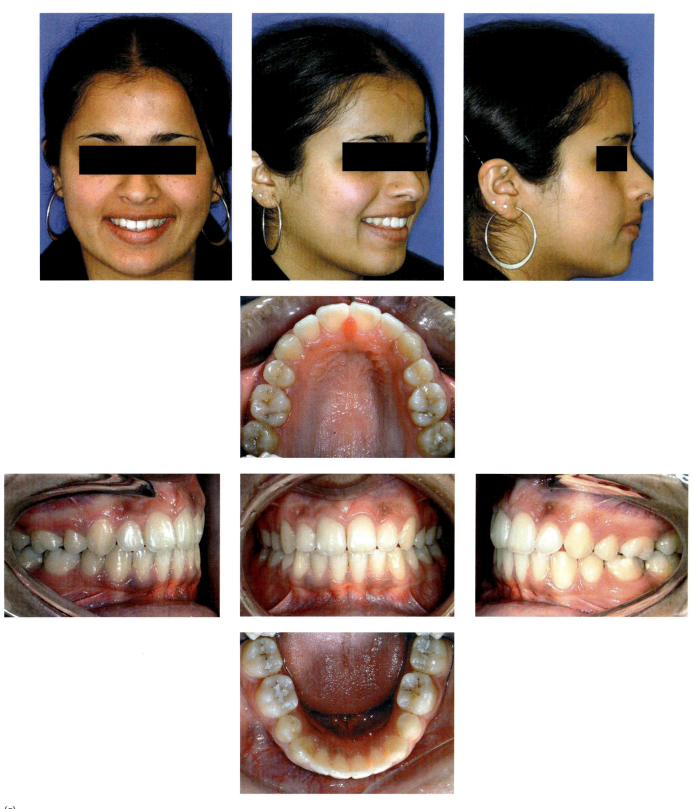

(g)

Fig. 7.10 *(continuação)* (g) Finalização do tratamento para SB.

Ortodontia Básica

Pontos-chave

- A informação reunida através da história, exame e coleta dos registros é usada para formar uma lista de problemas ou diagnóstico.

- A lista de problemas é dividida em problemas patológicos e do desenvolvimento (ortodônticos). Os problemas patológicos são tratados primeiro.

- Qualquer componente esquelético da maloclusão pode ser tratado por: camuflagem ortodôntica, alteração no crescimento ou combinação de Ortodontia e Cirurgia ortognática.

- Pela decisão de quais problemas serão tratados e quais serão aceitos, uma lista de objetivos do tratamento pode ser decidida. Diversas opções de tratamento podem ser consideradas.

- Uma análise do espaço pode fornecer uma abordagem disciplinada ao diagnóstico e plano de tratamento, assim como um exame da confiabilidade dos objetivos do tratamento, e no planejamento da ancoragem e mecânica do tratamento.

- As opções de tratamento, incluindo o não tratamento, devem ser discutidas com o paciente.

- O consentimento informado é obtido, garantindo que o paciente entenda completamente o que o tratamento envolverá, incluindo riscos e benefícios, implicações do custo, cooperação necessária e duração do tratamento.

Fontes principais e leitura adicional

Dibiase, A.T. and Sandler, P.J. (2001). Does orthodontics damage faces? *Dental Update*, 28, 98-102.

Os possíveis efeitos desfavoráveis dos procedimentos ortodônticos na face são debatidos. Neste capítulo, existe uma discussão relevante sobre a imprevisibilidade do efeito das exodontias no perfil facial.

Kirshen, R.H., O'Higgins, E.A., and Lee, R.T. (2000). The Royal London Space Planning: An integration of space analysis and treatment planning. Part 1: Assessing the space required to meet treatment objectives. Part II: The effect of other treatment procedures on space. *American Journal of Orthodontics and Dentofacial Orthopedics,* 118, 448-55 and 456-61.

Estes artigos descrevem uma abordagem possível ao problema do espaço.

NHS Centre for Reviews and Dissemination, York (1998). Prophylactic removal of impacted third molars: is it justified? *British Journal of Orthodontics*, 26, 149-51.

Esta revisão deixa claro que a extração dos terceiros molares para impedir o apinhamento não é mais indicada.

Proffit, W.R., Fields, H.R., and Sarver, D.M. (2007). *Contemporary Orthodontics*, 4th edn, Mosby, St Louis.

A Seção III sobre diagnóstico e plano de tratamento ortodôntico fornece informações mais detalhadas sobre o desenvolvimento da lista de problemas como parte do plano de tratamento.

Sarver, D.M. (2001). The importance of incisor positioning in the esthetic smile: the smile arc. *American Journal of Orthodontics and Dentofacial Orthopedics*, 120, 98-11.

Este artigo é escrito por um autor com interesse especial na estética do sorriso.

Sheridan, J.J. (1987). Air-rotor stripping update. *Journal of Clinical Orthodontics*, 21, 781-8.

Os aspectos práticos da criação do espaço pela turbina de alta rotação nos segmentos vestibulares são discutidos neste capítulo.

As referências deste capítulo também podem ser encontradas em www.oup.com/uk/orc/bin/9780198568124. Sempre que possível, elas serão apresentadas como links ativos que o guiarão para a versão digital deste trabalho, facilitando o estudo daí em diante. Se você é assinante da revista (pessoal ou por alguma instituição), e dependendo do seu nível de acesso, você pode usar o resumo ou o texto completo quando disponível. Esperamos que esse seja um recurso útil para seus estudos e pesquisas bibliográficas.

8
Classe I

Conteúdo do capítulo

8.1	**Etiologia**	90
8.1.1	Esquelética	90
8.1.2	Tecidos moles	90
8.1.3	Fatores dentários	90
8.2	**Apinhamento**	90
8.2.1	Apinhamento tardio dos incisivos inferiores	92
8.3	**Diastemas**	93
8.3.1	Diastema na linha média	93
8.3.2	Tratamento em caso incisivos superiores ausentes	94
8.4	**Dentes malposicionados**	96
8.5	**Discrepâncias verticais**	97
8.6	**Discrepâncias transversais**	97
8.7	**Biprotrusão maxilar**	97
	Fontes principais e leitura adicional	98

Uma relação de incisivos Classe I é definida pelo *British Standards* da seguinte forma: "as bordas incisivas inferiores ocluem com ou repousam imediatamente sob o platô do cíngulo dos incisivos centrais superiores". Assim, as maloclusões Classe I incluem aquelas onde a relação oclusal anteroposterior é normal e existe uma discrepância tanto na própria arcada e/ou na relação vertical/transversa entre as arcadas.

8.1 Etiologia

8.1.1 Esquelética

Nas maloclusões Classe I, o padrão esquelético geralmente é Classe I, mas também pode ser Classe II ou III com a inclinação dos incisivos compensando a discrepância esquelética subjacente (Fig. 8.1), isto é, compensação dentoalveolar. Discrepâncias esqueléticas transversais marcantes entre as arcadas estão mais comumente associadas às oclusões Classe II ou III, mas discrepâncias transversais menores geralmente são vistas nos casos de Classe I. Proporções verticais esqueléticas aumentadas e mordida aberta anterior também podem ocorrer onde a relação anteroposterior dos incisivos é Classe I.

8.1.2 Tecidos Moles

Na maioria das Classes I, o tecido mole é favorável (p. ex., resultando em uma compensação dentoalveolar) e não é um fator etiológico. A exceção principal à regra é a biprotrusão maxilar, onde os incisivos superiores e inferiores estão proclinados. Esta condição pode tanto ocorrer por um componente racial, como pela falta de tonicidade labial, que permitem que os incisivos se inclinem para frente em função da pressão da língua.

8.1.3 Fatores dentários

Os fatores dentários são o agente etiológico principal nas maloclusões Classe I. Os mais comuns são as discrepâncias dente/tamanho da arcada, gerando o apinhamento, ou, com menos frequência, diastemas.

O tamanho dos dentes é determinado geneticamente e, assim, para a maioria, o tamanho dos maxilares. Fatores ambientais também podem contribuir para o apinhamento ou diastemas. Por exemplo, a perda prematura da dentição decídua pode gerar a localização de qualquer apinhamento preexistente.

Fatores locais também incluem dentes deslocados ou impactados, e anomalias do tamanho, número e forma dentária, todas gerando maloclusão localizada. Entretanto, é importante lembrar que estes fatores também podem ser encontrados em associação com as maloclusoes Classe II ou III.

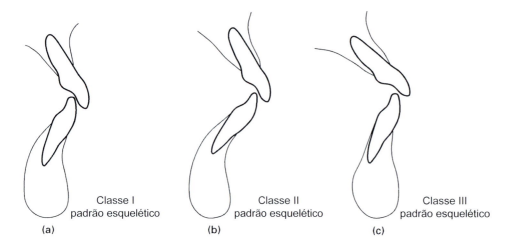

Fig. 8.1 (a) Relação de incisivos Classe I num padrão esquelético Classe I; (b) Relação de incisivos Classe I num padrão esquelético Classe II; (c) Relação de incisivos Classe I num padrão esquelético Classe III.

8.2 Apinhamento

O apinhamento ocorre onde existe discrepância entre o tamanho dos dentes e o tamanho das arcadas. Cerca de 60% das crianças caucasianas exibe algum grau de apinhamento. Em uma arcada apinhada, a perda da dentição decídua ou permanente resultará na dentição remanescente inclinada ou com migração para o espaço criado. Esta tendência é maior quando os dentes adjacentes estão erupcionando.

O apinhamento pode ser tanto aceito como aliviado. Antes da decisão, é preciso considerar:

- a posição, presença e o prognóstico dos dentes permanentes remanescentes;
- o grau de apinhamento geralmente é calculado em milímetros por arcada ou quadrante;
- a maloclusão do paciente e qualquer tratamento ortodôntico planejado, incluindo as ancoragens;
- a idade do paciente e a probabilidade de apinhamento, aumentando ou reduzindo com o crescimento;
- o perfil do paciente.

Estes aspectos do plano de tratamento são considerados em mais detalhes no capítulo 7.

Em um caso Classe I com apinhamento leve (< 4 mm por arcada) aceito, ou talvez a extração dos segundos molares, deve ser considerada, a menos que um aumento significativo no apinhamento fosse considerado. Nos casos com apinhamento moderado (4-8 mm por arcada), a extração dos pré-molares em geral está indicada. Onde o

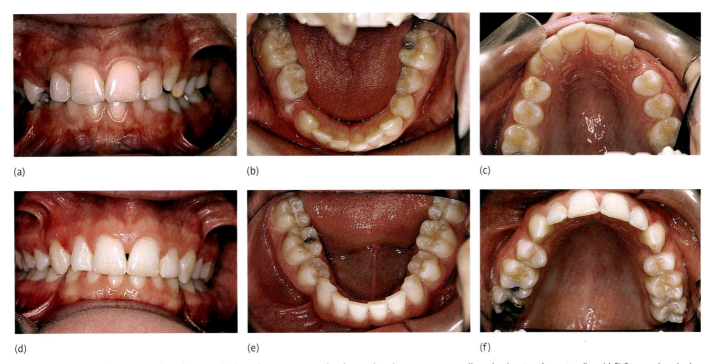

Fig. 8.2 Maloclusão Classe I tratada pela extração de todos os quatro primeiros pré-molares e sem aparelhos: (a-c) antes das extrações; (d-f) 3 anos depois das extrações.

apinhamento for severo (mais de 8 mm por arcada), a manutenção do espaço está definitivamente indicada antes da extração e, provavelmente, dos primeiros pré-molares. Na arcada superior, espaço adicional pode ser criado pelo movimento dos molares para distal. Na arcada superior, isto pode ser obtido por meio do uso do casquete. Ocasionalmente, a extração de dois dentes por quadrante está indicada, mas a severidade do apinhamento é a de competência do especialista.

Após o alívio do apinhamento, ocorrerá um grau de movimento espontâneo natural. Em geral, este é maior sob as seguintes condições:

- em uma criança em fase de crescimento;
- se as exodontias são conduzidas logo depois da erupção dos dentes adjacentes;
- onde os dentes adjacentes estiverem favoravelmente posicionados para a verticalização se o espaço for disponibilizado (p. ex., uma melhora considerável ocorrerá no segmento anteroinferior apinhado, dado que os caninos inferiores estejam inclinados para mesial);
- não existem interferências oclusais com o movimento dentário antecipado.

A maior parte da melhora espontânea ocorre nos primeiros 6 meses depois das exodontias. Se o alinhamento não for completado após 1 ano, então melhoras futuras necessitarão de movimento dentário ativo com aparelhos. A figura 8.2 mostra um caso que foi tratado com a extração dos quatro primeiros pré-molares sem aparelhos, e a figura 8.3 mostra um paciente cujo tratamento necessitou da extração dos segundos pré-molares e uso de aparelhos fixos.

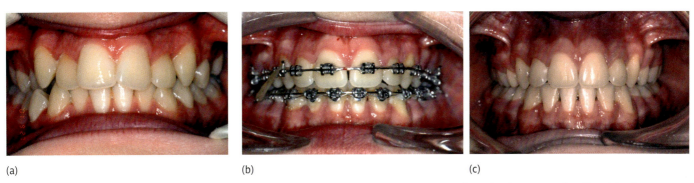

Fig. 8.3 Maloclusão Classe I com apinhamento da arcada superior, tratada pela extração dos quatro segundos pré-molares e aparelhos fixos: (a) pré-tratamento; (b) durante o tratamento; (c) no final do tratamento.

Ortodontia Básica

8.2.1 Apinhamento tardio dos incisivos inferiores

Na maioria dos indivíduos, a largura intercaninos aumenta até os 12-13 anos de idade, e isto é seguido por diminuição gradual ao longo da vida adulta. A taxa de diminuição é mais notável na metade da fase adulta. Esta redução na largura intercaninos resulta em aumento de qualquer apinhamento anteroinferior preexistente, ou no surgimento do apinhamento nas arcadas que estarão bem-alinhadas ou até mesmo espaçadas no início da adolescência. Assim, de alguma forma, o apinhamento dos incisivos inferiores pode ser considerado uma mudança da idade. Certamente, pacientes que passaram pelo tratamento ortodôntico (incluindo oxodontias) não estão livres do apinhamento anteroinferior, a menos que uma contenção seja usada por muito tempo.

A etiologia do apinhamento tardio dos incisivos inferiores não é totalmente compreendida. A maioria dos autores reconhece que a etiologia é multifatorial. Contudo, os seguintes fatores têm sido propostos como as influências principais no desenvolvimento deste fenômeno:

- crescimento da mandíbula para anterior (tanto horizontalmente ou como rotação do crescimento) quando o crescimento maxilar fica reduzido, em conjunto com as pressões do tecido mole, que resultam em uma redução do perímetro da arcada inferior e apinhamento anteroinferior;
- migração dos dentes posteriores para mesial em função das forças resultantes das fibras interseptais e/ou do componente anterior das forças oclusais;
- a presença de um terceiro molar em erupção empurrando a dentição para anterior, isto é, o terceiro molar possui um papel ativo;
- a presença do terceiro molar impede a pressão desenvolvida anteriormente (em função do crescimento mandibular e das pressões do tecido mole) de ser dissipada distalmente ao redor da arcada, isto é, o terceiro molar possui um papel passivo.

Revisões de muitos estudos conduzidos indicam que o terceiro molar permanente possui uma associação estatisticamente fraca com o apinhamento tardio dos incisivos inferiores.

A remoção dos terceiros molares inferiores assintomáticos foi preconizada no passado para impedir o apinhamento do segmento anteroinferior. Um estudo prospectivo recente verificou que não havia redução significativa na presença de apinhamento nos pacientes que tiveram o terceiro molar inferior extraído, mas concluiu que a remoção deste dente para justificar o apinhamento tardio não podia ser justificada – em especial pela morbidade associada ao procedimento. O tratamento do apinhamento do segmento anteroinferior deve ser

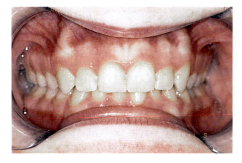
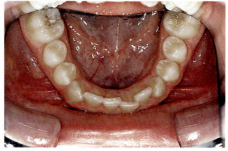

Fig. 8.4 Oclusão Classe I com apinhamento leve no segmento anteroinferior.

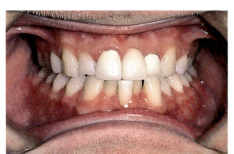
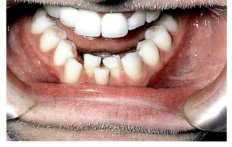

(a) (b)

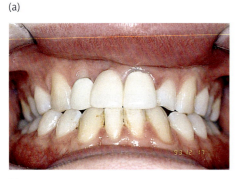
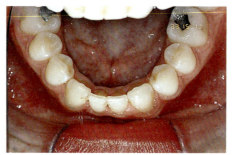

(c) (d)

Fig. 8.5 Adulto com apinhamento severo do segmento anteroinferior apesar da perda prévia do incisivo inferior. O tratamento envolveu a extração do incisivo mais deslocado e uso de um aparelho segmentado fixo anterior: (a, b) pré-tratamento; (c, d) pós-tratamento.

Classe I 93

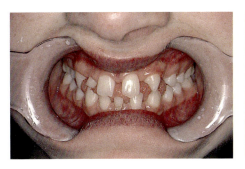 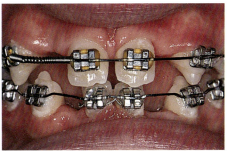

Fig. 8.6 Paciente com hipodontia (o segundo pré-molar superior direito e os quatro incisivos laterais não estão presentes), com diastemas generalizados. Tratado com aparelhos fixos para encontrar espaço à substituição protética: (a) pré-tratamento; (b) mostrando os aparelhos fixos.

considerado em conjunto com outros aspectos da maloclusão (veja Cap. 7), tendo-se em mente a propensão do problema em piorar com a idade. Entretanto, o apinhamento do segmento anteroinferior é visto ocasionalmente nas arcadas, que outrora estavam bem-alinhadas com boa interdigitação Classe I do segmento posterior e uma sobremordida levemente aumentada (Fig. 8.4). Estes casos são mantidos melhor sob observação até o final da adolescência quando o destino dos terceiros molares permanentes, se presentes, pode ser determinado.

Naquele estágio, o apinhamento do segmento anteroinferior pode ser aceitável. Se este apinhamento for mais acentuado e as extrações dos superiores estiverem contraindicadas, uma abordagem pode ser considerar a extração dos incisivos inferiores mais deslocados e uso de aparelhos fixos seccionados para alinhar e verticalizar o segmento anteroinferior remanescente (Fig. 8.5). Entretanto, medidas precisam ser tomadas para se evitar que os segmentos anteriores inclinem-se lingualmente, para o detrimento do alinhamento na arcada superior.

8.3 Diastemas

Diastemas generalizados são raros e podem ocorrer devido a hipodontia ou dentes pequenos em arcadas bem desenvolvidas. Curiosamente, tem sido demonstrada uma associação entre dentes com tamanho reduzido e a hipodontia. O tratamento ortodôntico dos diastemas é muito difícil, já que existe tendência de reabertura dos espaços, a menos que permanentemente mantidos. Nos casos mais leves, pode ser mais prudente encorajar o paciente a aceitar o espaçamento, ou se os dentes forem mais estreitos do que a média, resinas compostas ou laminados cerâmicos podem ser usados para alargá-los e, assim, melhorar a estética. Nos casos severos de hipodontia, uma abordagem ortodôntica/restauradora combinada para dar espaço aos implantes e próteses pode ser necessária (Fig. 8.6).

O diastema localizado pode ocorrer tanto pela hipodontia ou perda dentária resultante do traumatismo; ou porque a extração foi indicada devido a deslocamento, morfologia ou doença. Este problema é mais perceptível se um incisivo superior estiver ausente, já que a simetria do sorriso é afetada, uma característica geralmente observada mais pelo público leigo do que outros aspectos da maloclusão.

8.3.1 Diastema na linha média

Diastema na linha média é o espaço entre os incisivos centrais, mais comum na arcada superior (Fig. 8.7). Diastema é um estágio fisiológico normal no início da dentição mista, quando o freio labial passa entre os incisivos centrais superiores inserindo-se na papila incisiva. No desenvolvimento normal, à medida que os incisivos laterais e caninos erupcionam, este espaço se fecha e a inserção do freio migra para vestibular em direção à mucosa inserida. Se a arcada superior tiver diastema ou os incisivos laterais forem menores ou não estiverem presentes, existe uma pressão menor para aproximar os incisivos superiores, e o diastema persistirá. Raramente, a inserção do freio parece impedir os incisivos centrais de se movimentarem. Nestes casos, a isquemia da papila incisiva pode ser observada se a tensão for aplicada ao freio, e no exame radiográfico um osso interdentário em forma de V pode aparecer entre os incisivos indicando a inserção do freio (veja Cap. 3, Fig. 3.26).

Tratamento (veja Cap. 3, Seção 3.3.9)

É importante fazer uma radiografia periapical para excluir a presença de dente supranumerário que, quando presente, deve ser removido antes do fechamento do diastema ser realizado. Já que os diastemas na linha média tendem à redução ou ao fechamento com a erupção dos caninos, o tratamento pode ser subdividido desta forma:

- antes da erupção dos caninos permanentes, a intervenção só é necessária se o diastema for maior que 3 mm e há falta de espaço para os incisivos laterais erupcionarem. Deve-se tomar cuidado para não causar a reabsorção das raízes dos incisivos contra os caninos não irrompidos;

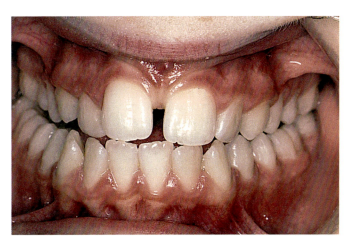

Fig. 8.7 Diastema na linha média superior.

Ortodontia Básica

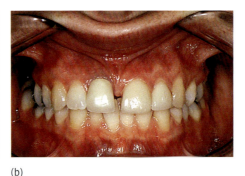

(a) (b)

Fig. 8.8 Adulto com incisivos centrais superiores estreitos e vestibularizados, com diastema na linha média. Um aparelho superior removível foi usado para reduzir a sobressaliência, e então retrair e deixar os incisivos mais próximos: (a) pré-tratamento; (b) na finalização da terapia com o aparelho ativo, após as facetas nos incisivos centrais.

- após a erupção dos caninos permanentes, o fechamento do espaço geralmente é direto. Aparelhos fixos são necessários para alcançar a verticalização dos incisivos após o fechamento do espaço. Uma manutenção prolongada em geral é necessária, já que os diastemas exibem grande tendência à reabertura, em especial se existe tendência familiar, a arcada superior estiver espaçada ou os diastemas iniciais forem maiores que 2 mm. Em função disto, pode ser melhor aceitar um diastema mínimo. Por outro lado, se os incisivos centrais são estreitos, uma solução restauradora, como as facetas laminadas, pode ser considerada (Fig. 8.8).

Se cogita que o freio é um fator contribuinte, a frenectomia é indicada durante o fechamento de espaço, a contração do tecido cicatricial ajudará no fechamento do espaço.

8.3.2 Tratamento em caso de incisivos superiores ausentes

Raramente há ausência congênita de incisivos centrais superiores. Quando eles estão ausentes a perda se dá normalmente por traumatismos ou por exodontias indicadas em função de dilacerações. A agenesia dos incisivos laterais superiores ocorre em aproximadamente 2% da população caucasiana, mas pode haver ausência também destes dentes devido a trauma. Nos dois casos, a ausência pode ser unilateral, bilateral ou em conjunto. Qualquer que seja a razão para a ausência, existem duas opções de tratamento:
- fechamento do espaço;
- abertura do espaço e colocação de uma prótese fixa ou removível.

A escolha dependerá de uma série de fatores, listados a seguir. Entretanto, esta é uma área difícil no plano de tratamento e conselhos de especialistas devem ser buscados.
- Relação esquelética: se o padrão esquelético é Classe III, o fechamento dos diastemas no segmento anterossuperior pode comprometer a relação entre os incisivos; por outro lado, o padrão Classe II divisão 1 para o fechamento dos diastemas pode ser preferido, já que vai ajudar na redução da sobressaliência.
- Linha do sorriso.
- Número e local dos dentes que estão ausentes. Os incisivos não estão presentes uni ou bilateralmente?
- Presença de apinhamento ou diastemas.
- Cor e forma dos dentes adjacentes: se os caninos permanentes estiverem mais escuros do que os incisivos e/ou em especial caniniformes, a modificação para que os membros lembrem os incisivos laterais será difícil; também, se um incisivo lateral precisa vir para a frente para substituir um incisivo central superior, um resultado esteticamente agradável só será possível se o lateral for muito largo e possuir uma boa circunferência gengival.
- A inclinação dos dentes adjacentes, já que esta influenciará, independentemente de ser mais fácil ou difícil de fechar o espaço.
- A oclusão do segmento posterior desejado no final do tratamento; por exemplo, se a arcada inferior estiver bem-alinhada e a relação do segmento posterior for Classe I, a abertura do espaço é preferível.
- Os desejos e a capacidade do paciente de cooperar com o tratamento complexo: alguns pacientes possuem ideias definidas se usarão aparelhos ou desejam ter o espaço aberto ou fechado para a reposição protética.

Montagem diagnóstica de Kesling

Para investigar a confiabilidade das diversas opiniões, uma montagem diagnóstica pode ser feita usando-se modelos duplicados. Os dentes são seccionados do gesso e reposicionados no local desejado com cera (Fig. 8.9). Isto permite que diversas opções sejam testadas e também fornece uma oportunidade para avaliar em mais detalhes a quantidade e natureza de qualquer tratamento ortodôntico ou restaurador necessário para uma determinada opção. Este exercício é muito útil na descrição do resultado das diversas opiniões do paciente.

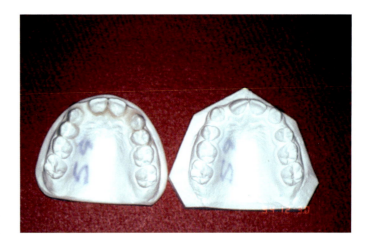

Fig. 8.9 Montagem diagnóstica de Kesling.

Classe I

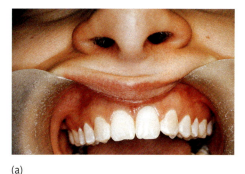
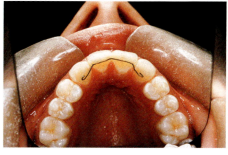

Fig. 8.10 (a) Paciente com ausência dos incisivos laterais, tratada pelo fechamento do espaço e modificação dos caninos superiores. (b) Vista oclusal do mesmo paciente mostrando o contensor colado.

Após o exame dos fatores citados, um plano provisório pode ser discutido com o paciente. Geralmente é possível delinear mais de um plano e discuti-los amplamente, incluindo as vantagens e desvantagens, bem como a manutenção longitudinal de qualquer substituição protética.

Fechamento dos diastemas

Isto pode ser facilitado pela extração precoce de qualquer dente decíduo para permitir o movimento, para anterior, dos primeiros molares permanentes naquele(s) quadrante(s). Aparelhos fixos em geral são necessários para completar o alinhamento e corrigir as inclinações axiais. Se quaisquer procedimentos de mascaramento (p. ex., recontorno do canino por incisal, palatino e proximal para lembrar o incisivo lateral), ou as resinas compostas, estes devem ser feitos antes da colocação dos aparelhos para facilitar o alinhamento dentário final, embora restaurações definitivas, como as coroas ou facetas, sejam mais adequadas até o tratamento ser finalizado. A colocação de um contensor colado pós-tratamento é aconselhável na maioria dos casos (Fig. 8.10).

Manutenção ou abertura do espaço

Nos casos com ausência congênita dos incisivos laterais superiores, a extração precoce dos predecessores decíduos pode estar indicada. A razão é que o canino permanente tende a erupcionar em uma posição mais mesial, e quando posteriormente for feita a retração durante a abertura de espaço ativo, haverá um maior volume de osso alveolar.

Se um incisivo é extraído eletivamente ou o paciente visto logo depois da perda dentária ter ocorrido, idealmente um mantenedor de espaço deve ser usado.

O tratamento definitivo no estabelecimento da dentição permanente necessitará de aparelhos fixos para abrir o espaço (Fig. 8.11). Sempre que o espaço for aberto antes da instalação da prótese fixa, é importante mantê-lo com uma prótese parcial pelo menos por 3 a 6 meses (Fig. 8.12), especialmente quando uma prótese fixa adesiva for

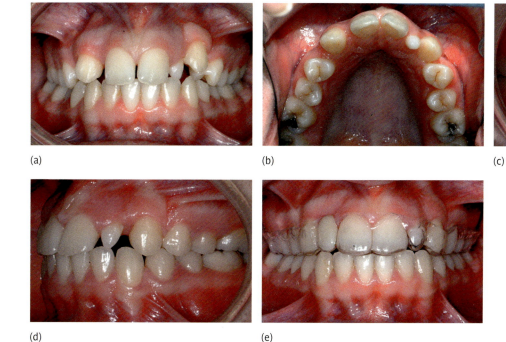

Fig. 8.11 Paciente com relação de incisivos Classe I, ausência do incisivo lateral superior direito e incisivo lateral superior esquerdo conoide. (a, b) Pré-tratamento; (c, d) após o tratamento com aparelhos fixos; (e) mostrando o retentor como substituição protética do incisivo lateral superior direito, antes da reconstrução do incisivo lateral superior esquerdo com uma faceta.

Ortodontia Básica

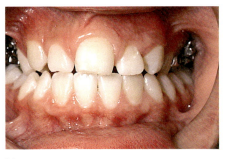 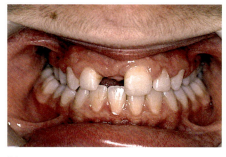 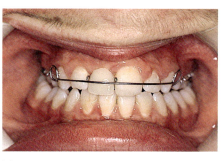

(a) (b) (c)

Fig. 8.12 (a) Paciente com perda traumática do dente 11 e fechamento parcial do espaço. O espaço para substituição protética do dente 11 foi ganho usando-se um aparelho fixo. (b) Resultado na finalização do tratamento ativo. (c) Placa contensora (Os limitadores foram colocados mesial ao dente 12 e 21 para impedir a recidiva.)

usada. A pesquisa tem mostrado que as próteses fixas adesivas colocadas imediatamente depois da finalização do movimento dentário possuem uma incidência maior de fatura do que aquelas colocadas após o período de contenção com um aparelho removível.

A tecnologia dos implantes está melhorando rapidamente e espera-se que fique mais barata no futuro, permitindo que esta opção esteja mais disponível.

Requisitos para colocação do implante na substituição do incisivo lateral superior

- taxa de crescimento chegando aos níveis adultos.
- altura óssea adequada.
- largura óssea adequada.
- espaço adequado entre as raízes dos dentes adjacentes.
- espaço adequado para a coroa entre as raízes adjacentes e oclusalmente.

Autotransplante

Recentemente, a taxa de sucesso do autotransplante melhorou em conjunto com o entendimento da biologia subjacente – isto é bom, já que o autotransplante possui diversas vantagens sobre os outros métodos de substituição dentária:

- substituição biológica;
- cria osso alveolar;
- possui uma membrana periodontal natural;
- pode erupcionar em sincronia com os dentes adjacentes;
- pode ser movido ortodonticamente, uma vez finalizada a cicatrização.

Sabe-se, atualmente, que o momento do transplante em termos de desenvolvimento radicular do dente a ser transplantado, bem como uma técnica cirúrgica cuidadosa, são importantes. Quando isto é satisfeito, taxas de sucesso entre 85 e 90% são relatadas em diversos estudos. Se o paciente possui apinhamento dos pré-molares, então os dentes de escolha para os transplantes são os pré-molares inferiores, em função de serem unirradiculares. Os terceiros molares são dentes úteis para o transplante, mas muito volumosos para serem usados nos segmentos anteriores.

Critérios para um autotransplante bem-sucedido

- Desenvolvimento radicular do dente a ser transplantado – 2/3 a ¾ de finalização.
- Espaço suficiente no arcada e oclusalmente para acomodar o dente transplantado.
- Preparo cuidadoso do sítio doador para garantir boa adaptação radicular ao osso.
- Técnica cirúrgica cuidadosa para evitar danos à superfície radicular do dente transplantado.
- Dentes transplantados suturados em posição, abaixo do plano oclusal.

8.4 Dentes malposicionados

Os dentes podem estar malposicionados por diversos motivos, sendo:

- posição anormal do germe dentário: caninos (Cap. 4) e segundos pré-molares são os dentes mais comumente afetados. Se isto for leve, a extração do dente decíduo associado mais à manutenção do espaço, se indicada, podem resultar em melhora de posição em alguns casos. Por outro lado, a exposição e aplicação da tração ortodôntica pode ser usada para trazer os dentes na arcada. Se o deslocamento for severo, a extração em geral é necessária;
- apinhamento: a falta de espaço para um dente permanente erupcionar na arcada pode levar ou contribuir para o mau posicionamento. Aqueles dentes que erupcionam por último em um segmento, por exemplo, os incisivos laterais superiores, caninos

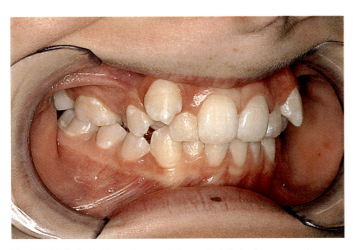

Fig. 8.13 Maloclusão Classe I com apinhamento inferior leve e superior, acentuado. Nas arcadas apinhadas, o último dente a erupcionar, no caso os caninos superiores, são os mais prováveis de ficarem sem espaço. Os segundos pré-molares superiores também estão apinhados, provavelmente em função da perda prematura dos segundos molares inferiores decíduos.

superiores (Fig. 8.13), segundos pré-molares, e terceiros molares, são os mais afetados. O tratamento envolve o alívio do apinhamento, seguido pelo movimento dentário ativo onde for necessário. Entretanto, se o deslocamento é severo, pode ser prudente extrair o dente deslocado (Fig. 8.14);

- a manutenção do predecessor decíduo: a extração do dente decíduo retido deve ser conduzida tão logo possível, dado que o sucessor permanente não esteja deslocado;
- secundário à presença do dente supranumerário (veja Cap. 3): o tratamento envolve a extração do supranumerário seguido do alinhamento dentário, em geral com aparelhos fixos. Os deslocamentos em função dos supranumerários têm tendência à recidiva e a sua manutenção prolongada é necessária;
- causados por um hábito (veja Cap. 9);
- secundário à doenças, por exemplo, cisto dentígero. Esta é a causa mais rara.

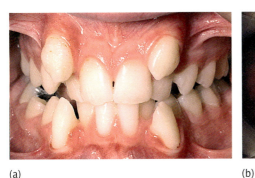
(a)

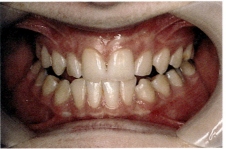
(b)

Fig. 8.14 Ocasionalmente, pode ser prudente extrair o dente mais deslocado. Neste caso, os quatro caninos foram extraídos: (a) antes das extrações; (b) após as extrações (o paciente está em protrusão para mostrar o alinhamento da arcada inferior).

8.5 Discrepâncias verticais

Variações na dimensão vertical podem ocorrer em associação com muitas relações esqueléticas anteroposteriores. Proporções esqueléticas verticais aumentadas são discutidas no capítulo 9 em relação à Classe II divisão 1, no capítulo 11 em relação à Classe III, e no capítulo 12 para a mordida aberta anterior.

8.6 Discrepâncias transversais

Uma discrepância transversal entre as arcadas resulta em mordida cruzada e pode ocorrer em associação com maloclusões Classes I, II, e III. A classificação e o tratamento da mordida cruzada são discutidos no capítulo 13.

8.7 Biprotrusão maxilar

Como o nome sugere, a biprotrusão maxilar é o termo usado para descrever oclusões onde ambos os incisivos superiores e inferiores estão vestibularizados. A biprotrusão maxilar é mais comum em alguns grupos raciais (p. ex., nos afro-caribenhos), e isto precisa estar em mente durante o exame (incluindo a análise cefalométrica) e o plano de tratamento.

Quando a biprotrusão maxilar ocorre em uma maloclusão Classe I, a sobressaliência está aumentada devido à angulação dos incisivos (Fig. 8.15). O tratamento é difícil porque tanto os incisivos superiores como os inferiores precisam ser lingualizados para reduzir a sobressaliência. A lingualização do segmento anteroinferior vai invadir o espaço da língua e, assim, possui alta probabilidade de recidiva após a retirada dos aparelhos. Por estas razões, o tratamento da biprotrusão maxilar deve ser feito com cautela, e consideração deve ser dada na aceitação da relação entre os incisivos. Se os lábios são incompetentes, mas possuem bom tônus muscular e provavelmente atingirão bom selamento labial se os incisivos forem retraídos, as chances de um resultado estável aumentam. Entretanto, o paciente ainda deve ser avisado que o

Ortodontia Básica

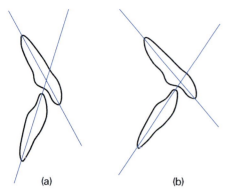

Fig. 8.15 Relacionamento incisal Classe I com inclinação axial normal (ângulo interincisal de 137°); (b) Relacionamento incisal Classe I com inclinação bimaxilar mostrando uma sobressaliência aumentada (o ângulo interincisal é de 107°).

prognóstico para estabilidade é reservado. Onde a biprotrusão maxilar estiver associada aos lábios competentes, ou os lábios muito incompetentes que provavelmente não manterão o posicionamento incisivo corrigido, pode ser melhor não proceder. Entretanto, se o tratamento for aplicado, uma contenção permanente é aconselhada.

A biprotrusão bimaxilar também pode ocorrer em associação com maloclusões Classe II divisão 1 e Classe III.

Pontos-chave

- A relação de incisivos Classe I pode ocorrer com qualquer padrão esquelético (AP, vertical, transverso).
- Com exceção da biprotrusão maxilar, a relação de incisivos Classe I geralmente está associada com um ambiente favorável para o tecido mole.

Fontes principais e leitura adicional

Bishara, S.E. (1990). Third molars: a dilemma: Or is it? *American Journal of Orthodontics and Dentofacial Orthopedics*, 115, 628-33.

Harradine, N.W.T., Pearson, M.H., and Toth, B. (1998). The effect of extraction on third molars on late lower incisor crowding. A randomised controlled trial. *British Journal of Orthodontics*, 25, 117-22.

Este estudo excelente é leitura essencial.

Little, R.M., Reidel, R.A., and Artun, J. (1981). An evaluation of changes in mandibular anterior alignment from 10-20 years postretention. *Amerian Journal of Orthodontics and Dentofacial Orthopedics*, 93, 423-8.

Artigo clássico. Os autores verificaram que o apinhamento no segmento anteroinferior tende a aumentar mesmo depois das extrações e uso de aparelhos fixos.

Kokich, K. (2001). Managing orthodontic-restorative treatment for the adolescent patient. *Orthodontics and Dentofacial Orthopedics* (Chapter 25). Needham Press, Michigan.

Polder, B.J., Van't Hof, M.A., Van der Linden, F.P.G.M., and Kujipers-Jagtman, A.M. (2004). A meta-analysis of the prevalence of dental agenesis of permanent teeth. *Community Dentistry, Oral Epidemiology*, 32, 217-26.

Richardson, M.E. (1989). The role of the third molar in the cause of late lower arch crowding: a review. *American Journal Orthodontics and Dentofacial Orthopedics*, 95, 79-83.

A evidência que sustenta a teoria do terceiro molar ser um dos fatores etiológicos no apinhamento dos incisivos inferiores é revisada neste artigo.

Robertsson, S. and Mohlin, B. (2000). The congenitally missing upper lateral incisor. A retrospective study of orthodontic space closure versus restorative treatment. *Euroepan Journal of Orthodontics*, 22, 697-710.

Este estudo interessante concluiu que o fechamento do espaço produziu resultados bem aceitos pelos pacientes, não deletérios à função da ATM e melhores para o periodonto se comparados com a substituição protética.

Shashua, D. and Artun, J. (1999). Relapse after orthodontic correction of maxillary median distema: a follow-up evaluation of consecutive cases. *The Angle Orthodontist*, 69, 257-63.

Vasir, N.S. and Robinson, R.J. (1991). The mandibular third molar and late crowding of the mandibular incisor – a review. *British Journal of Orthodontics*, 18, 59-66.

Uma revisão da literatura sem viéses sobre o papel dos terceiros molares no apinhamento dos incisivos inferiores. Os autores concluem que o terceiro molar tem efeito pequeno e variável.

Zacchrisson, B.U., Stenvok, A., and Haanaes, H.R. (2004). Management of missing maxillary anterior teeth with emphasis on autotransplantation. *American Journal of Orthodontics and Dentofacial Orthopedics*, 126, 284-8.

As referências deste capítulo também podem ser encontradas em www.oup.com/uk/orc/bin/9780198568124. Sempre que possível, elas serão apresentadas como links ativos que o guiarão para a versão digital deste trabalho, facilitando o estudo daí em diante. Se você é assinante da revista (pessoal ou por alguma instituição), e dependendo do seu nível de acesso, você pode usar o resumo ou o texto completo quando disponível. Esperamos que esse seja um recurso útil para seus estudos e pesquisas bibliográficas.

9
Classe II divisão 1

Conteúdo do capítulo

9.1	**Etiologia**	100
9.1.1	Padrão esquelético	100
9.1.2	Tecidos moles	100
9.1.3	Fatores dentários	102
9.1.4	Hábitos	102
9.2	**Características oclusais**	102
9.3	**Exame e plano de tratamento nas maloclusões Classe II divisão 1**	102
9.3.1	Fatores que influenciam no plano de tratamento definitivo	102
9.3.2	Plano de tratamento racional	104
9.4	**Tratamento precoce**	104
9.5	**Tratamento da sobressaliência aumentada associado ao padrão esquelético Classe I ou Classe II leve**	106
9.6	**Tratamento da sobressaliência aumentada associada ao padrão esquelético Classe II moderada ou severa**	106
9.7	**Contenção**	109

Fontes principais e leitura adicional	109

Ortodontia Básica

A classificação do British Standards Institute define a relação de incisivos Classe II divisão 1 como "as bordas dos incisivos inferiores repousando posteriormente ao platô do cíngulo dos incisivos superiores, havendo aumento na sobressaliência, com os incisivos centrais superiores geralmente vestibularizados". Em uma população caucasiana, a incidência da relação de incisivos Classe II divisão 1 é de quase 15-20%.

Incisivos superiores proeminentes, em especial quando os lábios são incompetentes, possuem risco maior de serem traumatizados. Tem sido mostrado que crianças com sobressaliência maior que 9 mm possuem o dobro do risco de sofrer traumatismo envolvendo estes dentes do que as crianças com sobressaliência normal ou reduzida.

9.1 Etiologia

9.1.1 Padrão esquelético

A relação de incisivos Classe II divisão 1 geralmente está associada ao padrão esquelético Classe II, em função da mandíbula retrognática (Fig. 9.1). Entretanto, a vestibularização dos incisivos superiores e/ou lingualização dos incisivos por hábitos deletérios ou influência dos tecidos moles pode resultar em sobressaliência aumentada em Classe I (Fig. 9.2), ou mesmo em um padrão esquelético Classe III.

A relação dos incisivos na Classe II divisão 1 é encontrada em associação com uma variação de padrões esqueléticos. O tratamento destes pacientes com proporções verticais significativamente aumentadas ou reduzidas, em geral, é difícil e é da competência do especialista.

9.1.2 Tecidos moles

A influência dos tecidos moles na maloclusão Classe II divisão 1 é mediada principalmente pelo padrão esquelético, tanto anteroposterior quanto verticalmente. Entretanto, a posição de repouso dos tecidos moles do paciente e sua atividade funcional também desempenham um papel.

Em uma maloclusão Classe II divisão 1, os lábios são incompetentes em função da proeminência dos incisivos superiores e/ou do padrão esquelético subjacente. Se os lábios são incompetentes, o paciente tentará atingir o selamento labial da seguinte forma:

- atividade muscular circunoral para a obtenção do selamento labial (Fig. 9.3);
- a mandíbula está para a frente, permitindo que os lábios se encontrem durante repouso;
- o lábio inferior está atrás dos incisivos superiores (Fig. 9.4);
- a língua está à frente e entre os incisivos para contatar o lábio inferior, geralmente contribuindo para o desenvolvimento de uma sobremordida incompleta;
- combinação dos fatores citados.

Quer o paciente obtenha selamento labial pela atividade da musculatura circunoral ou pela protrusão mandibular, a influência dos tecidos moles modera o efeito do padrão esquelético subjacente pela compensação dentoalveolar. Mais comumente, o lábio inferior funciona ficando atrás dos incisivos superiores, o que gera a lingualização do

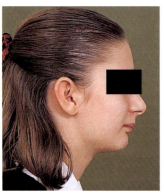

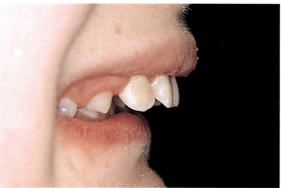

Fig. 9.1 Relação de incisivos Classe II divisão 1 em um padrão esquelético Classe II, com a mandíbula retrognática.

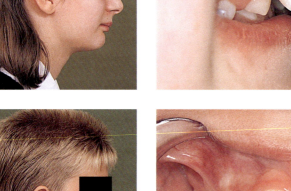

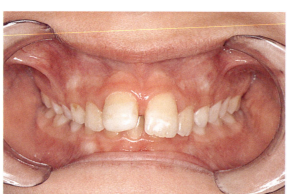

Fig. 9.2 Uma relação de incisivos Classe II divisão 1 em uma padrão esquelético Classe I.

Classe II divisão 1

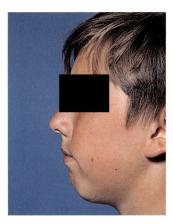

Fig. 9.3 Atividade muscular periobucal acentuada visível, quando o paciente tenta atingir o selamento labial pelo contato entre os lábios.

segmento anteroinferior e/ou vestibularização dos incisivos superiores, sendo que a relação entre os incisivos é mais severa do que o padrão esquelético subjacente.

Entretanto, se a língua fica para a frente contatando o lábio inferior, a vestibularização dos incisivos inferiores pode ocorrer, ajudando na compensação do padrão esquelético subjacente. Este tipo de comportamento do tecido mole geralmente está associado com proporções verticais aumentadas e/ou lábios muito incompetentes, ou um hábito que resultou no aumento da sobressaliência e na mordida aberta anterior. Na prática, em geral é difícil determinar o grau de adaptação da língua ou se existe um hábito endógeno de interposição da mesma (veja Cap. 12).

Raramente, esta relação de incisivos Classe II divisão 1 ocorre em função da lingualização dos incisivos inferiores por um lábio inferior muito ativo (Fig. 9.5).

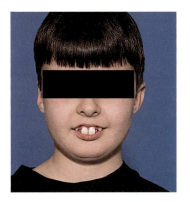
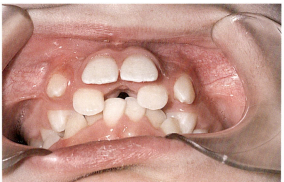

Fig. 9.4 Neste paciente com maloclusão Classe II divisão 1, os lábios inferiores ficam por trás dos incisivos centrais superiores que estão vestibularizados, e à frente dos incisivos laterais que estão lingualizados em função desta posição.

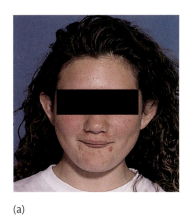
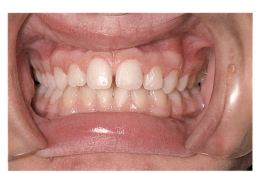
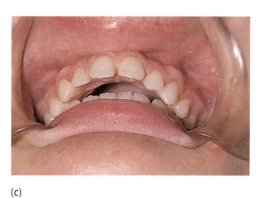

(a) (b) (c)

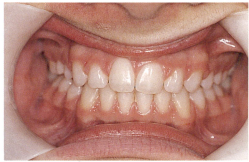

(d) (e)

Fig. 9.5 Maloclusão Classe II divisão I, devido principalmente à verticalização do segmento anteroinferior e à atividade do lábio inferior. Esta paciente promovia o selamento anterior pelo contato entre a língua e o lábio inferior. Pré-tratamento (a-c); pós-tratamento (d, e).

Ortodontia Básica

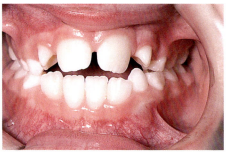
(a)

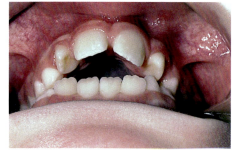
(b)

Fig. 9.6 Os efeitos de um hábito de sucção digital persistente na oclusão; os incisivos superiores estão vestibularizados e os incisivos inferiores, lingualizados.

9.1.3 Fatores dentários

Uma relação de incisivos Classe II divisão 1 pode ocorrer na presença de apinhamento ou espaçamento. Onde as arcadas estão apinhadas, a falta de espaço pode resultar nos incisivos superiores sendo apinhados vestibularmente e, assim, na exacerbação da sobressaliência. Por outro lado, o apinhamento do segmento anteroinferior pode ajudar na compensação de uma sobressaliência aumentada da mesma forma.

9.1.4 Hábitos

Uma sucção digital persistente agirá como uma força ortodôntica sobre os dentes, se realizada mais do que algumas horas por dia. A severidade dos defeitos produzidos dependerá da duração e intensidade, mas os achados seguintes são comumente associados ao hábito (Fig. 9.6):

- vestibularização dos incisivos superiores;
- lingualização do segmento anteroinferior;
- sobremordida incompleta ou mordida aberta anterior localizada;
- estreitamento da arcada superior tida como mediada pela língua, assumindo uma posição mais baixa na boca e uma pressão negativa gerada durante a sucção digital;

Os dois primeiros efeitos contribuem para um aumento na sobressaliência.

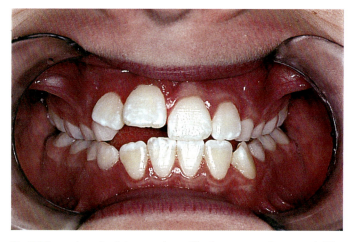

Fig. 9.7 Aumento assimétrico na sobressaliência em um paciente com hábito de sucção digital.

Os efeitos do hábito serão sobrepostos ao padrão esquelético da criança e relação entre os incisivos, levando assim à sobressaliência aumentada em uma criança com padrão esquelético Classe I ou III, ou pode exacerbar uma maloclusão Classe II preexistente. Os efeitos podem ser assimétricos se um único dedo ou polegar for succionado (Fig. 9.7).

9.2 Características oclusais

A sobressaliência está aumentada, e os incisivos superiores podem estar vestibularizados, talvez como resultado da influência dos tecidos moles ou hábito; ou verticalizados, com a sobressaliência aumentada refletindo o padrão esquelético. Frequentemente a sobremordida pode estar aumentada, mas por um posicionamento adaptado da língua, hábitos ou padrão esquelético vertical aumentado, ela não fique evidenciada. Se os dois últimos fatores estão acentuados, pode haver mordida aberta anterior. Se os lábios estiverem muito incompetentes e separados durante o repouso, a secura gengival pode exacerbar qualquer gengivite preexistente.

A relação entre molares geralmente reflete o padrão esquelético, a menos que a perda precoce da dentição decídua resulte na migração dos primeiros molares permanentes para mesial.

9.3 Exame e plano de tratamento nas maloclusões Classe II divisão 1

9.3.1 Fatores que influenciam no plano de tratamento definitivo

Antes de se decidir sobre o plano de tratamento definitivo, os fatores descritos a seguir devem ser considerados.

A idade do paciente

Isto é importante em relação ao crescimento facial: primeiro, se um crescimento facial posterior é esperado, e segundo, se o crescimento posterior é antecipado, quer seja favorável ou não. Na criança com

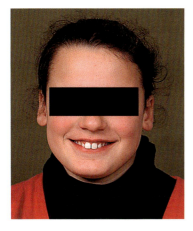 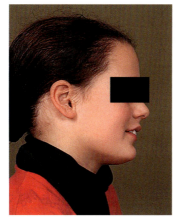 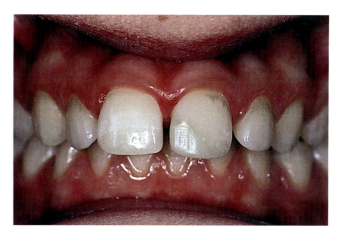

Fig. 9.8 Após a redução da sobressaliência, os lábios da paciente provavelmente terão competência. Assim, o prognóstico para a estabilidade da relação de incisivos corrigida é bom.

crescimento normal, o crescimento mandibular para anterior ocorre durante a fase do surto de crescimento puberal, no início da adolescência. Isto é vantajoso no tratamento das maloclusões Classe II. Entretanto, a correção da relação entre incisivos em uma criança com proporções esqueléticas verticais aumentadas e um padrão de crescimento rotacional horário possui um prognóstico pior para a estabilidade. Isto ocorre porque a discrepância anteroposterior vai piorar com o crescimento, e além disso o aumento no terço inferior da face pode reduzir a probabilidade da competência labial no final do tratamento.

No paciente adulto, a falta de crescimento reduzirá a faixa de maloclusões esqueléticas Classe II que pode ser tratada apenas por procedimentos ortodônticos, tornando também mais difícil a redução da sobremordida.

A dificuldade do tratamento

O padrão esquelético é o determinante principal da dificuldade do tratamento. Aqueles casos com discrepância anteroposterior acentuada e/ou proporções verticais esqueléticas significativamente reduzidas ou aumentadas necessitarão de avaliação cautelosa, um ortodontista experiente, e possivelmente cirurgia para um resultado bem-sucedido.

Os resultados de um estudo retrospectivo recente com 1.200 pacientes consecutivos tratados de maloclusões Classe II divisão 1 verificou que pacientes com sobressaliência ampla e incisivos mais verticalizados têm menor probabilidade de atingirem um resultado excelente.

A estabilidade provável da redução da sobressaliência

Antes de planejar o tratamento, é útil tentar determinar aqueles fatores que contribuíram para o desenvolvimento de uma determinada maloclusão Classe II divisão 1, bem como o grau em que podem ser modificados ou corrigidos pelo tratamento. Os tecidos moles são o determinante principal da estabilidade após a redução da sobressaliência. Por exemplo, o paciente mostrado na figura 9.8 possui uma sobressaliência aumentada em um padrão esquelético Classe I com o lábio inferior aprisionado. Na ausência de hábito, é possível que os incisivos superiores tenham erupcionados em uma posição mais vestibularizado, e é provável que a retração dos incisivos superiores sob controle do lábio inferior mantenha-se estável, como se houvesse competência labial. Por outro lado, o paciente mostrado na figura 9.9 possui um padrão esquelético Classe II com proporções verticais esqueléticas au-

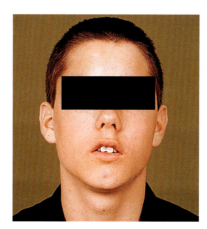

Fig. 9.9 Maloclusão Classe II divisão 1 com prognóstico ruim para a estabilidade da redução da sobressaliência em função dos lábios muito incompetentes e proporções verticais aumentadas. A retenção prolongada seria aconselhável.

mentadas e lábios muito incompetentes. Neste caso, a redução da sobressaliência provavelmente não será estável já que, após a extração, o segmento anterossuperior não seria controlado pelo lábio inferior.

Idealmente, no final da redução da sobressaliência, o lábio inferior agiria no terço incisal da coroa dos incisivos superiores e seria capaz de atingir um selamento competente. Se isto não for possível, deve-se pensar se o tratamento é necessário (se a sobressaliência não está muito aumentada) e, quando indicado, se a contenção prolongada ou até mesmo cirurgia é necessária.

O aspecto facial do paciente

Em alguns casos, um exame do perfil pode ajudar na decisão entre dois modos alternativos de tratamento. Por exemplo, em um caso com padrão esquelético Classe II em função da mandíbula retruída, um aparelho funcional pode ser preferível do que distalizar os segmentos posterossuperiores como aparelho extrabucal. O perfil também pode influenciar na decisão de liberar ou não um apinhamento leve por meio de exodontias.

Ocasionalmente, embora o tratamento ortodôntico em si seja confiável, isto afetará o aspecto facial e a aceitação da sobressaliência aumentada, ou abordagem cirúrgica pode ser preferida. Características que podem levar a este cenário incluem ângulo nasolabial obtuso ou exposição excessiva dos incisivos superiores (Fig. 9.10).

Ortodontia Básica

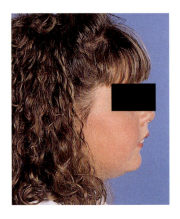
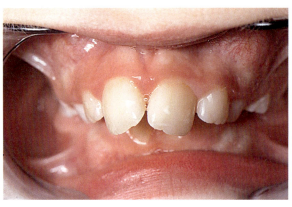

Fig. 9.10 Paciente com ângulo nasolabial obtuso e lábios incompetentes. Esta paciente também mostrou exibição excessiva dos incisivos superiores em repouso e durante o sorriso (veja Fig. 5.10).

9.3.2 Plano de tratamento racional

O plano de tratamento geral é discutido no Capítulo 7.

A decisão de extrair ou não dependerá da presença de apinhamento, movimentos dentários planejados e os requisitos para ancoragem. As maloclusões Classe II divisão 1 estão comumente associada com sobremordida aumentada, que deve ser reduzida antes da sobressaliência poder ser reduzida. A redução da sobremordida requer espaço (cerca de 1-2 mm para uma sobremordida mediana) e isto deve ser feito no planejamento das necessidades de espaço para a arcada inferior. Sobremordidas significativamente aumentadas necessitarão de mais espaço e aparelho fixo, ou até mesmo cirurgia. A redução da sobremordida também é considerada com mais detalhes no capítulo 10, Seção 10.3.1.

Onde a arcada inferior estiver bem-alinhada e a relação molares for Classe II, o espaço para a redução da sobressaliência pode ser ganho pela distalização dos segmentos posterossuperiores ou pelas exodontias. Quando possível, uma relação de segmento posterior Classe I é preferível. Se as exodontias são conduzidas apenas na arcada superior, a relação molar no final do tratamento será de Classe II. Isto é funcionalmente satisfatório, mas já que a metade da largura do molar é mais estreita do que em um pré-molar, algum espaço residual geralmente permanece na arcada superior. Entretanto, com os aparelhos fixos, o primeiro molar superior pode ser rotacionado mesiopalatalmente ocupando este espaço em função do seu formato romboidal.

A distalização feita com o aparelho extrabucal é discutida em mais detalhes no capítulo 7, Seção 7.7.4, e em geral considerada se a relação molar é metade da unidade de Classe II ou menos, embora uma unidade de espaço possa ser ganha em um paciente em fase de crescimento e cooperativo. Se o prognóstico para a redução da sobressaliência for guardado, pode ser aconselhável ganhar espaço na arcada superior pela distalização dos segmentos posterossuperiores em vez das exodontias. Então, se a recidiva ocorrer, isto não resultará na reabertura do espaço de extração.

É certo dizer que o aparelho extrabucal está associado às queixas; para isto, muitos dispositivos "incômodos" foram desenvolvidos, que visam produzir o movimento dos molares para distal. Estes são classificados da seguinte forma:

- intermaxilar: ancoragem derivada na própria arcada – dentes anteriores, pré-molares, cobertura da abóbada palatina;
- acoragem intramaxilar: ancoragem derivada da arcada oposta. Nos casos Classe II, fica na arcada inferior;
- ancoragem absoluta: ancoragem derivada dos implantes. Exemplos incluem os microimplantes e implantes palatinos.

A última categoria é a única que não resulta em movimento da unidade de ancoragem, que na maioria dos casos é indesejável. Por exemplo, se o movimento dos molares superiores é feito contra os dentes anteriores, então algum aumento na sobressaliência é provável, o que em uma maloclusão Classe II é indesejável. A desvantagem principal do uso dos implantes para ancoragem é que o paciente precisa de um ou dois procedimentos cirúrgicos, e a menos que o implante seja mantido como elemento de reposição, necessitará ser removido após o tratamento ortodôntico. Ainda, esta abordagem é mais onerosa.

O tratamento nas situações seguintes é difícil e realizado melhor por um especialista:

- discrepância esquelética significativa;
- lábios muito incompetentes;
- a relação molar é Classe II e a arcada inferior está apinhada, já que a extração de um dente em cada quadrante na arcada superior não fornece espaço suficiente para o alívio do apinhamento e a redução da sobressaliência;
- a relação molar de Classe II maior que uma cúspide.

O tratamento destes casos nas duas últimas categorias pode envolver a extração de quatro dentes na arcada superior; movimento dos segmentos posterossuperiores para distal; ou um aparelho funcional usado inicialmente para dar um grau de correção anteroposterior. Aparelhos fixos superiores e inferiores em geral são necessários para completar o alinhamento.

9.4 Tratamento precoce

Dada a suscetibilidade dos incisivos proeminentes ao traumatismo, o tratamento precoce é uma proposição suposta. Ainda, os pais da criança em geral estão preocupados e aguardam este tratamento. No Reino Unido e na América, têm havido diversos estudos clínicos randomizados controlados buscando-se o momento do tratamento das maloclusões Classe II. Crianças pré-adolescentes foram randomizadas, tanto

Classe II divisão 1

para a observação quanto para o tratamento com aparelho funcional ou aparelho extrabucal. Após esta fase, os pacientes destes estudos passaram por um tratamento abrangente com aparelhos fixos para a dentição permanente. Os resultados indicaram que os efeitos esqueléticos iniciais resultantes do casquete ou dos aparelhos funcionais não foram mantidos a longo prazo e que após a finalização da terapêutica com aparelho fixo na dentição permanente, pouca diferença permaneceu entre o tratamento precoce e o controle (observação). Embora, em média, o tempo de uso dos aparelhos fixos foi reduzido em crianças que passaram pelo tratamento precoce, o tempo total de tratamento foi maior quando o tratamento precoce foi incluído. Estes achados com relação à eficácia do tratamento precoce foram consolidados por estudos subsequentes.

Atualmente, muitos clínicos sentem que o tratamento é melhor preterido até a erupção da dentição secundária, onde o espaço pode ser ganho para o alívio do apinhamento e a redução da sobressaliência pela extração dos dentes permanentes (quando indicado), e a maturidade do tecido mole aumenta a probabilidade de incompetência labial. Neste ínterim, um protetor bucal pode ser feito para a confecção de esportes. Entretanto, se os incisivos superiores mostrarem risco de traumatismo na fase da dentição mista, o tratamento com aparelhos funcionais pode ser considerado (Fig. 9.11).

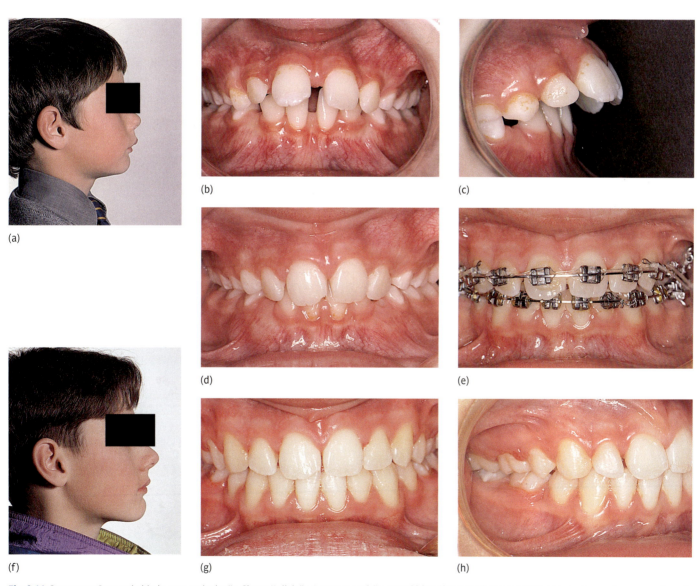

Fig. 9.11 Garoto aos 9 anos de idade com maloclusão Classe II divisão 1 em um padrão esquelético Classe II. Já que os incisivos superiores estavam em risco de traumatismo, o tratamento começou cedo com um aparelho funcional. Após a erupção da dentição permanente, o tratamento definitivo envolvendo a extração dos quatro segundos pré-molares e o uso de aparelhos fixos foi conduzido para corrigir o ângulo interincisal e aliviar o apinhamento: (a-c) pré-tratamento (9 anos de idade); (d) final do tratamento com o aparelho funcional (observe a lingualização dos incisivos superiores, já que a maior parte da redução da sobressaliência foi obtida pela mudança dentoalveolar); (e) após a extração dos segundos pré-molares, aparelhos fixos foram colocados; (f-h) após a retirada dos aparelhos fixos (15 anos de idade).

Ortodontia Básica

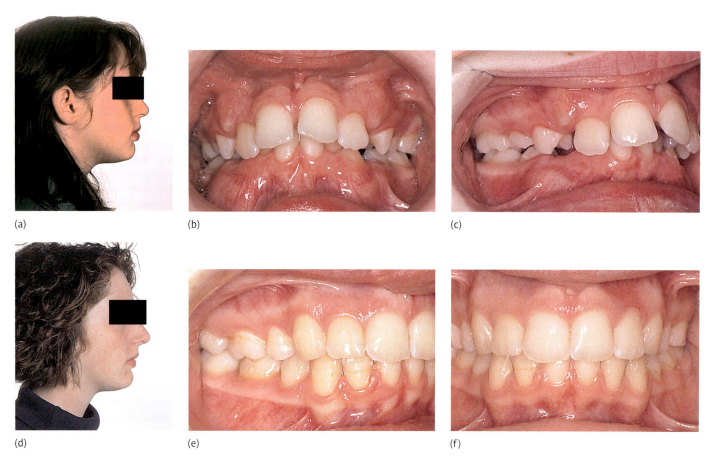

Fig. 9.12 Maloclusão Classe II divisão 1 em um padrão esquelético Classe I com apinhamento tratado por meio da extração dos primeiros pré-molares e de aparelhos fixos: (a-c) pré-tratamento; (d-f) pós-tratamento.

9.5 Tratamento da sobressaliência aumentada associado ao padrão esquelético Classe I ou Classe II leve

Aparelhos fixos, em conjunto com as exodontias, darão bons resultados em mãos habilidosas neste grupo (Fig. 9.12). Nos pacientes com arcada moderadamente apinhada, os segundos pré-molares inferiores e os primeiros pré-molares superiores são um padrão de extração comum, já que isto favorece o movimento do molar inferior para anterior ajudando na correção da relação molar e retração do segmento anterossuperior.

Um aparelho funcional pode ser usado para reduzir a sobressaliência em uma criança cooperadora, com arcadas bem-alinhadas e padrão esquelético Classe II leve-moderado, dado que o tratamento seja programado para o surto de crescimento puberal (Cap.19). Se as arcadas estão apinhadas, a correção anteroposterior pode ser obtida com o aparelho funcional seguido de exodontias, e então aparelhos fixos podem ser usados para se atingir o alinhamento e finalizar a oclusão.

Em um número limitado de casos com bom-alinhamento das arcadas, sem apinhamento e com incisivos superiores vestibularizados, um aparelho removível pode ser considerado (Fig. 9.13). A confiabilidade de uso dos movimentos de inclinação para reduzir uma sobressaliência pode ser avaliada com o prognóstico traçado a partir de uma radiografia cefalométrica lateral (veja Cap. 6, Seção 6.8).

9.6 Tratamento da sobressaliência aumentada associada ao padrão esquelético Classe II moderada ou severa

O tratamento de uma causa mais severa é a área do operador mais experiente. Existem três abordagens para tratamento.
1. **Modificação no crescimento** tentando-se restringir o crescimento maxilar, encorajando-se o crescimento mandibular ou pela combinação de ambos (Fig. 9.14). O aparelho extrabucal pode ser usado para tentar e restringir o crescimento da maxila horizontal e/ou verticalmente, dependendo da dimensão da força relativa à maxila. Aparelhos funcionais parecem limitar o crescimento maxilar enquanto encorajam o crescimento mandibular. Entretanto, diversos estudos recentes têm mostrado que a quantidade real de modifica-

Classe II divisão 1 **107**

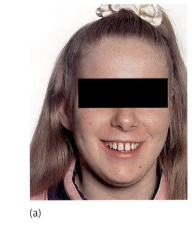
(a)

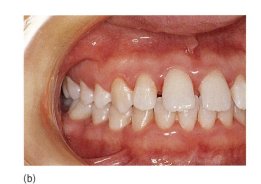
(b)

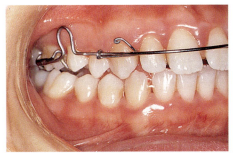
(c)

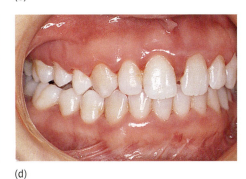
(d)

Fig. 9.13 Maloclusão Classe II divisão 1 tratada com aparelhos removíveis. A paciente sofria de ulceração recorrente em função da neutropenia cíclica e, assim, o seu médico requisitou um aparelho que poderia ser removido no caso de a ulceração se tornar severa: (a, b) pré-tratamento; (c) aparelho removível com molas palatinas para retrair os caninos e um plano de mordida anterior plano para reduzir a sobremordida; (d) pós-tratamento.

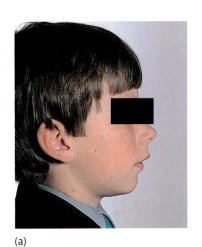
(a)

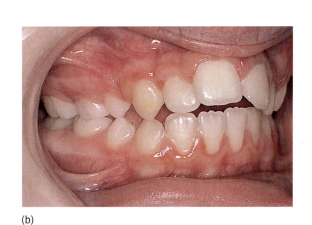
(b)

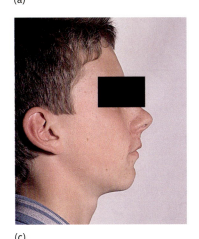
(c)

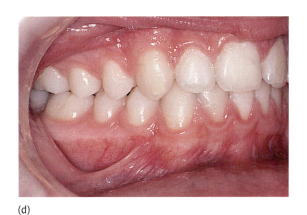
(d)

Fig. 9.14 Paciente tratado pela modificação no crescimento. Já que a correção necessitou da combinação da restrição do crescimento da maxila para vertical e anterior e encorajamento do crescimento da mandíbula para anterior, um dispositivo funcional com extrabucal de tração alta foi utilizado: (a, b) pré-tratamento aos 12 anos de idade: (c, d) no final da retenção e aos 15 anos de idade.

Ortodontia Básica

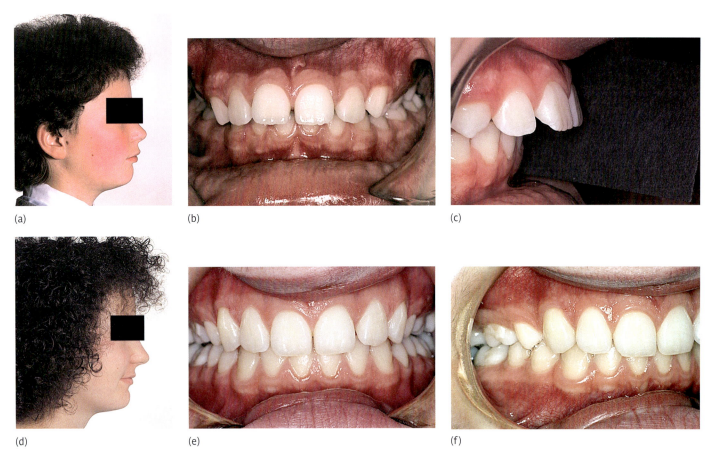

Fig. 9.15 Paciente com maloclusão Classe II divisão 1 em um padrão esquelético Classe II moderadamente severo tratado por meio da camuflagem ortodôntica, onde os primeiros pré-molares superiores foram extraídos para ganhar espaço na redução da sobressaliência e os aparelhos fixos foram usados para a retração de corpo dos incisivos superiores: (a-c) pré-tratamento (observe os incisivos superiores verticalizados); (d-f) pós-retenção.

ção alcançada no crescimento é limitada; e o sucesso depende de um crescimento favorável e de um paciente entusiasmado.
2. **Camuflagem ortodôntica** usando-se aparelhos fixos para alcançar a retração de corpo dos incisivos superiores (Fig. 9.15). A severidade do caso que pode ser abordada é limitada pela disponibilidade do osso cortical palatino dos incisivos superiores e pelo perfil facial do paciente. Se o aparelho extrabucal é usado em conjunto com esta abordagem, um grau de modificação no crescimento também pode ser produzido em crianças com crescimento favorável.
3. **Correção cirúrgica** (veja Cap. 21).

Já que o crescimento mandibular predomina sobre o crescimento maxilar na fase de surto puberal, mais maloclusões Classe II e não Classe III serão tratadas apenas por meio de procedimentos ortodônticos. A pesquisa indica que a quantidade de modificação no crescimento que pode ser obtida é limitada, mas mesmo uma pequena quantidade de mudança esquelética pode ser útil. Na prática, a criança com um padrão esquelético Classe II moderadamente severo também pode ser tratada por meio da combinação das abordagens 1 e 2, dado que o crescimento seja favorável. Isto geralmente envolve o tratamento com aparelho funcional conduzido durante o surto de crescimento puberal, depois da qual os aparelhos fixos são usados, e mais as extrações quando indicadas.

A camuflagem ortodôntica também pode ser obtida pela vestibularização do segmento anteroinferior. Em geral, este tratamento é instável, pode ser estável em alguns casos onde os incisivos inferiores estão aprisionados por lingual por uma sobressaliência aumentada ou deslocada para lingual por um hábito ou pelo aprisionamento do lábio inferior. O diagnóstico nestes casos é difícil e o operador não experiente deve evitar a vestibularização do segmento anteroinferior a todo custo. Ocasionalmente, alguma vestibularização do segmento anteroinferior e a contenção permanente é preferida pelo paciente do que a opção cirúrgica.

Infelizmente, sorrisos "gengivais" associados às proporções esqueléticas verticais aumentadas e/ou lábio superior encurtado geralmente vão piorar à medida que os incisivos forem retraídos. Assim, etapas ativas devem ser feitas para se lidar com o problema. Os casos mais leves são tratados melhor tanto pelo uso do casquete com tração alta com aparelho funcional ou pelo aparelho removível (veja Esplinte para Intrusão Maxilar na Seção 12.3.1), para restringir o desenvolvimento vertical da maxila, enquanto o restante da face cresce. Nos casos severos de excesso vertical maxilar, ou onde existe exposição excessiva dos incisivos superiores em um paciente adulto, aconselha-se cirurgia ortognática para impactar a maxila.

Nos casos com padrão esquelético Classe II severa, em especial onde a altura do terço facial inferior está significativamente aumentada ou reduzida, uma combinação de procedimentos ortodônticos e cirurgia pode ser necessária para produzir uma correção estética e agradável da maloclusão (veja Cap. 20). O limite para cirurgia é menor em adultos devido à falta de crescimento.

9.7 Contenção

Infelizmente, não existe contenção que tornará estável uma dentição instável, e assim esta deve ser considerada no plano de tratamento. Dado que os incisivos superiores foram retruídos para a posição de equilíbrio do tecido mole e são controlados pelo lábio inferior, o prognóstico é bom. Para ajudar na estabilidade, a redução total da sobressaliência e a obtenção da competência labial são aconselháveis. Se a sobressaliência não estiver totalmente reduzida, existe o risco de o lábio inferior continuar a funcionar por trás dos incisivos superiores, com uma recidiva subsequente da posição dos incisivos. A retenção é discutida mais amplamente no capítulo 16.

> **Pontos-chave**
>
> - As maloclusões Classe II/1 estão associadas com o padrão esquelético Classe II numa mandíbula retruída.
> - Para casos com padrão esquelético Classe II, as opções são modificação no crescimento, camuflagem ou cirurgia.
> - As evidências das pesquisas sugerem que as modificações do crescimento produzem efeitos esqueléticos limitados, além do crescimento normal.
> - A pesquisa indica que o tratamento precoce (duas fases) não possui quaisquer benefícios sobre o tratamento convencional.

Fontes principais e leitura adicional

Banks, P.A. (1986). An analysis of complete and incomplete overbite in Class II division 1 malocclusions (an analysis of overbite incompleteness). *British Journal of Orthodontics.*

Battagel, J.M. (1989). Profile changes in Class II division 1 malocclusions: a comparison on the effects of Edgewise and Frankel appliance therapy. *European Journal of Orthodontics*, 11, 243-53.

Burden, D.J. et al. (1999). Predictors of out come among patients with Class II division 1 malocclusion treated with fixed appliances in the permanent. *American Journal of Orthodontics and Dentofacial Orthopedics*, 116, 452-9.

Cozza, P., Baccetti, T., Franchi, L., De Tolfo, L., and McNamara Jnr. J.A. (2006). Mandibular changes produced by functional appliances in Class II Malocclusion: a systematic review. *American Journal of Orthodontics and Dentofacial Orthopedics*, 129, 559.el-12 (online article).

King, G.J., Keeling, S.D., Hocevar, R.A., and Wheeler, T.T. (1990). The timing of treatment for Class II malocclusions in children: a literature review. *Angle Orthodontics*, 60, 87-97.

Os argumentos pró e contra o tratamento precoce das maloclusões Classe II divisão 1.

O'Brien, K., Wright, J., Conboy *et. al.* (2003). Effectiveness of early orthodontic treatment with the twin-block appliance: a multicenter, randomized, controlled trial Part 1:dental and squeletal effects. *American Journal of Orthodontics and Dentofacial Orthopedics*, 124, 234-43.

Tulloch, C.J.F., Proffit, W.R., and Phillips, C. (2004). Outcomes in a 2-phase randomized clinical trial of early Class II treatment. *American Journal of Orthodontics an Dentofacial Orthopedics*, 125, 657-67.

Os resultados deste estudo importante são leitura essencial para qualquer clínico envolvido no tratamento dos pacientes com maloclusões Classe II.

You, Z-H., Fishman, L.S., Rosenblum, R.E., and Subtelny, J.D. (2001). *American Journal of Orthodontics and Dentofacial Orthopedics*, 120, 598-607.

Um artigo interessante sugerindo que a desarticulação da oclusão (p. ex., com aparelho funcional) permite um crescimento mandibular normal favorável, ajudando no tratamento das maloclusões Classe II. Na ausência da liberação da oclusão, os efeitos do crescimento mandibular favorável são mascarados pela compensação dentoalveolar.

As referências deste capítulo também podem ser encontradas em www.oup.com/uk/orc/bin/9780198568124. Sempre que possível, elas serão apresentadas como links ativos que o guiarão para a versão digital deste trabalho, facilitando o estudo daí em diante. Se você é assinante da revista (pessoal ou por alguma instituição), e dependendo do seu nível de acesso, você pode usar o resumo ou o texto completo quando disponível. Esperamos que esse seja um recurso útil para seus estudos e pesquisas bibliográficas.

10
Classe II divisão 2

Conteúdo do capítulo

10.1	**Etiologia**	112
	10.1.1 Padrão esquelético	112
	10.1.2 Tecidos moles	112
	10.1.3 Fatores dentários	113
10.2	**Características oclusais**	114
10.3	**Tratamento**	114
	10.3.1 Abordagens para a redução da sobremordida	116
	10.3.2 Tratamento racional	116
	Fontes principais e leitura adicional	119

Ortodontia Básica

Uma relação de incisivos Classe II é definida pela classificação do British Standards Institute como estando presente quando as bordas dos incisivos inferiores ocluem posterior ao platô do cíngulo dos incisivos superiores. Uma Classe II divisão 2 inclui aquelas maloclusões onde os incisivos centrais superiores estão lingualizados. A sobressaliência em geral é mínima, mas pode estar aumentada. A prevalência desta maloclusão em uma população caucasiana é de aproximadamente 10%.

10.1 Etiologia

A maioria das maloclusões Classe II divisão 2 surge como resultado de diversos fatores esqueléticos e de tecido mole relacionados.

10.1.1 Padrão esquelético

A maloclusão Classe II divisão 2 é mais comumente associada ao padrão esquelético Classe II leve, mas também pode ocorrer associada a uma relação dentária Classe I ou mesmo Classe III. Onde o padrão esquelético for mais Classe II, os incisivos superiores geralmente ficam fora do controle do lábio inferior, resultando em uma relação de Classe II divisão 1, mas onde a linha do lábio inferior for muito alta em relação aos incisivos superiores, pode ocorrer uma maloclusão Classe II divisão 2.

A dimensão vertical também é importante na etiologia da maloclusão Classe II divisão 2, sendo tipicamente reduzida. Um terço inferior facial reduzido ocorrendo em conjunto com uma relação Classe II geralmente resulta na ausência de um ponto de parada oclusal nos incisivos inferiores, que então continuam a erupcionar gerando uma sobremordida aumentada (Fig. 10.1).

Um terço facial inferior reduzido está associado a um padrão de crescimento com rotação para anterior (Cap. 4). Isto em geral significa que a mandíbula torna-se mais prognática com o crescimento. Enquanto este padrão de crescimento é útil para reduzir a severidade do padrão esquelético Classe II, ele também tem o efeito de aumentar a sobremordida (Fig. 10.2), a menos que no tratamento seja criado um batente oclusal com a finalidade de limitar a erupção dos incisivos inferiores e transferir o eixo de rotação do crescimento para as bordas incisais inferiores.

10.1.2 Tecidos moles

A influência dos tecidos moles nas maloclusões Classe II divisão 2 geralmente é mediada pelos padrões esqueléticos. Se a altura do terço facial inferior é reduzida, a linha do lábio inferior ficará mais alta em re-

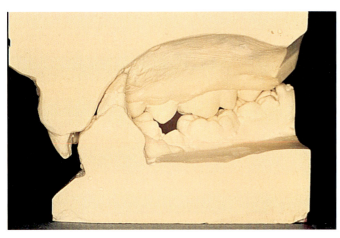

Fig. 10.1 Corte transversal nos modelos de estudo de um paciente com relação de incisivos Classe II divisão 2 muito severa. A falta de um ponto de parada oclusal permitiu que os incisivos continuassem sua erupção, gerando uma sobremordida significativamente aumentada.

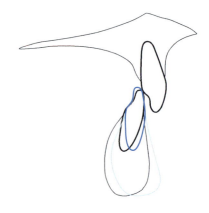

Fig. 10.2 Diagrama mostrando como, apesar do padrão de crescimento facial anterior do paciente, a sobremordida pode piorar em uma relação de incisivos Classe II divisão 2.

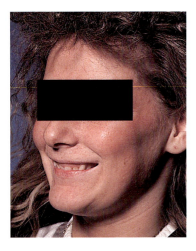

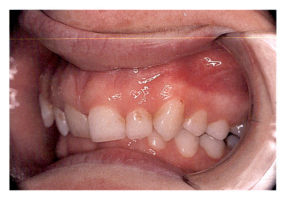

Fig. 10.3 Maloclusão Classe II divisão 2 com lingualização dos incisivos superiores em função da linha do lábio inferior alta, evidente em função do sorriso da paciente.

Classe II divisão 2   113

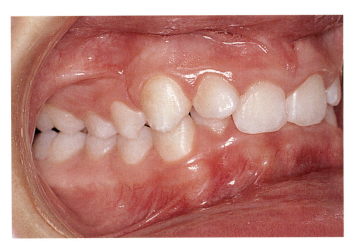

Fig. 10.4 Maloclusão típica Classe II divisão 2 com lingualização dos incisivos centrais superiores. Os incisivos laterais, que estão mais curtos, escapam do efeito do lábio inferior e repousam com uma inclinação característica, ligeiramente mesiovestibular, rotacionados e apinhados.

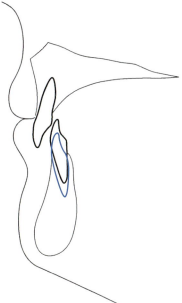

Fig. 10.6 Aprisionamento dos incisivos inferiores por trás do cíngulo dos incisivos superiores em uma maloclusão Classe II divisão 2. Observe o espaço criado por vestibualr das coroas dos incisivos inferiores por meio de redução da sobremordida (linha azul) no ambiente do tecido mole.

lação às coroas dos incisivos superiores (mais do que cobertura normal de 1/3). Uma linha labial inferior alta tende a retroclinar os incisivos superiores (Fig. 10.3; veja também Fig. 5.9). Em alguns casos, os incisivos laterais superiores, que possuem coroa clínica curta, escaparão da ação do lábio inferior e, assim, repousarão em uma inclinação mediana, enquanto os incisivos centrais ficam lingualizados (Fig. 10.4).

A relação de incisivos Classe II divisão 2 também pode resultar da lingualização bimaxilar causada pelos músculos labiais ativos (Fig. 10.5), independentemente do padrão esquelético.

10.1.3 Fatores dentários

Como em outras maloclusões, o apinhamento é visto em conjunto com uma relação de incisivos Classe II divisão 2. Ainda, qualquer apinhamento preexistente é exacerbado porque a lingualização dos incisivos centrais superiores os deixa posicionados em um arco com circunferência menor. No segmento anterossuperior, isto geralmente resulta em uma falta de espaço para os incisivos laterais superiores, que estão apinhados e tipicamente rotacionados para mesial para fora da arcada. Da mesma forma, o apinhamento na arcada inferior em geral é exacerbado pela lingualização do segmento anteroinferior. Isto pode ocorrer porque o segmento anteroinferior torna-se "aprisionado" lingualmente pelo segmento anterossuperior em função da sobremordida aumentada (Fig. 10.6).

A falta de um ponto de parada oclusal efetivo dos incisivos inferiores pode resultar no seu desenvolvimento contínuo, originando uma sobremordida aumentada. Isto pode ocorrer em função do padrão esquelético Classe II ou pela lingualização dos incisivos resultante da ação dos lábios, aumentando o ângulo interincisivo. Ainda, tem sido visto que, em alguns casos de Classe II divisão 2, os incisivos centrais superiores exibem um ângulo coronorradicular mais agudo. Entretanto, em vez de ser a causa, este ângulo poderia ter ocorrido em função da ação de uma linha labial inferior mais baixa, gerando a deflexão da coroa dentária relativa à raiz depois da erupção.

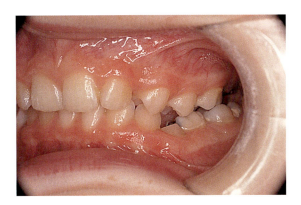

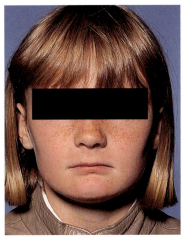

Fig. 10.5 Paciente com lingualização bimaxilar em função da ação dos lábios.

Ortodontia Básica

10.2 Características oclusais

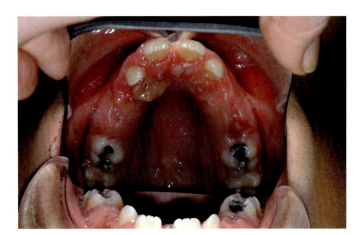

Fig. 10.7 Ulceração da mucosa palatina na região dos dentes 11/21 causada pela oclusão das bordas dos incisivos inferiores – um exemplo de sobremordida traumática.

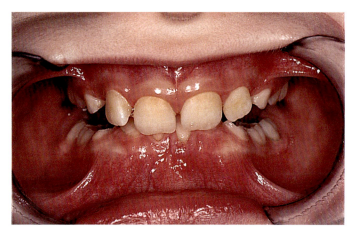

Fig. 10.8 Desgaste da gengiva vestibular dos incisivos inferiores causada pelos incisivos superiores severamente lingualizados – um exemplo de sobremordida traumática.

Classicamente, os incisivos centrais superiores estão lingualizados e os incisivos laterais possuem ângulo mediano ou estão vestibularizados, dependendo da sua posição relativa ao lábio inferior (veja Fig. 10.4). Onde a linha labial inferior estiver muito alta, os incisivos laterais também podem estar lingualizados (veja Fig. 10.3) As oclusões mais severas ocorrem onde o padrão esquelético é mais Classe II ou onde a musculatura labial é ativa, gerando lingualização bimaxilar.

Nos casos leves, os incisivos inferiores ocluem com os incisivos superiores, mas nos pacientes com um padrão esquelético Classe II mais severo, a sobremordida pode ser completa na mucosa palatina. Em uma parcela dos casos, os incisivos inferiores podem causar ulceração dos tecidos palatinos (Fig. 10.7), e em alguns pacientes, a lingualização dos incisivos superiores à retração da margem gengival vestibular dos incisivos inferiores (Fig. 10.8). Nestes casos, a sobremordida é descrita como traumática, mas felizmente ambas são comparativamente raras.

Outra característica associada ao padrão esquelético Classe II mais severo é a mordida cruzada lingual dos primeiros e, ocasionalmente, dos segundos pré-molares (Fig. 10.9) em função das posições e larguras relativas das arcadas, e possivelmente pelo aprisionamento do segmento anteroinferior devido à lingualização do segmento anterossuperior.

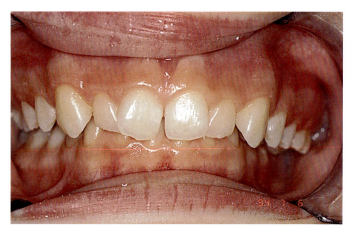

Fig. 10.9 Mordida cruzada lingual muito severa de todo o segmento bucal esquerdo em função do padrão esquelético Classe II, resultando em uma porção mais ampla da arcada superior ocluindo com uma porção mais estreita do arco inferior.

10.3 Tratamento

Na maloclusão Classe II divisão 2, onde os incisivos inferiores ocluem com os incisivos superiores, o tratamento pode ser limitado para a obtenção do alinhamento e de uma relação aceitável entre os incisivos.

A correção estável de uma Classe II divisão 2 é difícil e requer não apenas a redução da sobremordida aumentada (discutida na Seção 10.3.1), mas também da redução do ângulo interincisivos, que classicamente está aumentado (Fig. 10.10). Se o retorno da erupção dos incisivos e assim um aumento na sobremordida precisa ser bloqueado, o ângulo interincisivos precisa ser reduzido, preferivelmente entre 125 e 135°, de tal modo que um ponto de parada oclusal efetivo seja criado (Fig. 10.11). Ainda, tem sido mostrado que a estabilidade é aumentada

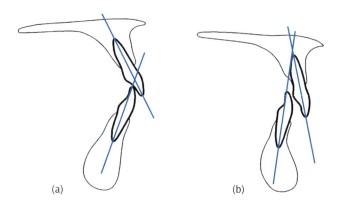

Fig. 10.10 (a) Relação de incisivos Classe I com ângulo interincisivos mediano de 135° (b) relação de Classe II divisão 2 onde o ângulo interincisivos está aumentado.

Classe II divisão 2

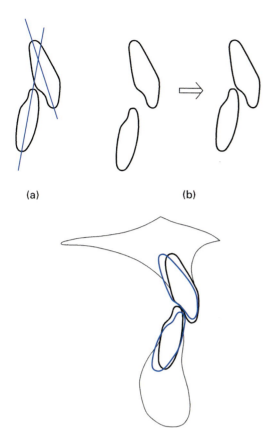

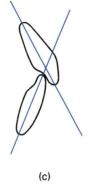

Fig. 10.11 Se uma relação de incisivos Classe II divisão 2 for corrigida, não apenas a sobremordida, mas também o ângulo interincisivos devem ser reduzidos para impedir a extrusão dos incisivos após o tratamento: (a) relação de incisivos Classe II divisão 2; (b) redução isolada da sobremordida, que não será estável à medida que os incisivos extruírem após a retirada dos aparelhos; (c) redução do ângulo interincisivo junto com a redução da sobremordida, que possui uma chance maior de estabilidade.

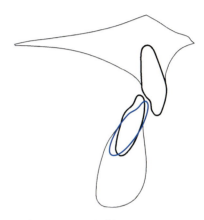

Fig. 10.12 Correção de uma relação de incisivos Classe II divisão 2 por meio da redução da sobremordida e do torque nos incisivos lingual/palatinamente. Aparelhos fixos são necessários.

Fig. 10.13 Correção de uma relação de incisivos Classe II divisão 2, pela vestibularização do segmento anteroinferior.

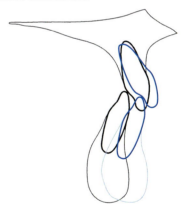

Fig. 10.14 Correção de uma relação de incisivos Classe II divisão 2 por uma fase inicial envolvendo a vestibularização dos incisivos superiores, seguida de redução da sobressaliência resultante com o aparelho funcional.

se no final do tratamento a borda incisal do incisivo inferior repousa 0-2 mm anterior ao ponto médio do eixo radicular dos incisivos superiores (isto é conhecido como centroide); veja também o capítulo 16.

O ângulo interincisivo em uma maloclusão Classe II divisão 2 pode ser reduzido de várias maneiras:

- posicionando-se as raízes dos incisivos para palatino/lingual com um aparelho fixo (Fig. 10.12);
- vestibularização do segmento labial inferior (Fig. 10.13). Esta abordagem só deve ser usada por clínicos experientes, já que, mesmo fornecendo espaço adicional para o alinhamento dos incisivos inferiores, a vestibularização do segmento anteroinferior não será estável, a menos que tenha sido aprisionada lingualmente pelo segmento anterossuperior.
- vestibularização do segmento anterossuperior seguida do uso de um aparelho funcional para reduzir a sobremordida resultante e atingir a correção intermaxilar (Fig. 10.14);
- uma combinação das abordagens já descritas;
- cirurgia ortognática. Esta abordagem pode ser a única alternativa para pacientes com um padrão esquelético Classe II acentuado e/ou proporções verticais esqueléticas reduzidas.

A abordagem de tratamento escolhida para um determinado paciente dependerá da etiologia da maloclusão, presença e do grau do apinhamento, perfil do paciente, e seus desejos.

Uma vez que se tenha decidido aceitar ou corrigir a relação entre os incisivos, deve-se considerar se as exodontias são necessárias para aliviar o apinhamento ou fornecer espaço para alinhar os incisivos.

Alguns clínicos têm argumentado que o fechamento do excesso do espaço pós-extração em uma maloclusão Classe II divisão 2 resultará em uma futura lingualização dos segmentos anteriores e um perfil "achatado". Esta afirmação geralmente é feita em associação com a apresentação de casos isolados. Entretanto, a pesquisa usando grupos com pacientes-controle cuidadosamente planejados tem mostrado que existe pouca diferença na quantidade de lingualização dos lábios entre as abordagens de tratamento com e sem extração (veja Cap. 7, Seção 7.8). Contudo, é aconselhável no tratamento das maloclusões Classe II divisão 2 minimizar o movimento dos incisivos inferiores para lingual a fim de se evitar qualquer possibilidade de piora da sobremordida; na verdade, pode ser preferível aceitar alguma vestibularização dos incisivos inferiores e a contenção permanente do que correr riscos. Certamente, a extração dos dentes permanentes na arcada inferior nas maloclusões Classe II divisão 2 deve ser apreciada com cautela, e se houver qualquer dúvida, o conselho do especialista deve ser buscado. Ainda, a experiência clínica sugere que o fechamento do espaço ocorre mais lentamente em pacientes com proporções esqueléticas verticais reduzidas, comumente associadas às maloclusões Classe II divisão 2, do que nos pacientes com proporções faciais aumentadas nos terços inferiores. Assim, não é surpresa que as maloclusões Classe II divisão 2 sejam tratadas com mais frequência sem extração, em especial na arcada inferior, do que nos outros tipos de maloclusão.

A vestibularização dos incisivos inferiores é útil na redução tanto da sobremordida como do ângulo interincisivos. Em geral, a vestibularização do segmento anteroinferior deve ser considerada instável, mas tem sido argumentado que em algumas maloclusões Classe II divisão 2 em função da sobremordida aumentada, o segmento anteroinferior fica aprisionado atrás do segmento anterossuperior, resultando na lingualização dos incisivos inferiores e constrição da largura intercaninos. Isto significa que um aumento limitado na largura intercaninos e o grau de vestibularização no segmento anteroinferior podem ser estáveis em alguns casos. Entretanto, para a maioria dos pacientes, o movimento do segmento anteroinferior para vestibular sofre recidiva e a contenção prolongada será necessária. Antes de pensar neste tipo de tratamento, é importante garantir que o paciente entenda completamente as implicações da contenção a longo prazo (Cap. 16). Também, aconselha-se verificar os tecidos de suporte dos dentes inferiores para evitar uma recessão gengival iatrogênica.

Esta discussão levantou algumas das dificuldades. Na verdade, uma revisão sistemática Cochrane recente não deu preferência a qualquer abordagem de tratamento. Exceto nos casos leves, onde o tratamento fica limitado ao alinhamento da arcada superior, a correção da relação de incisivos Classe II divisão 2 é realizado melhor pelo especialista.

10.3.1 Abordagens para a redução da sobremordida

Intrusão dos incisivos

A intrusão real dos incisivos é difícil de ser obtida. Aparelhos fixos são necessários e os mecanismos envolvem a intrusão dos incisivos contra a extrusão do segmento dentário posterior; já que é mais fácil mover os molares oclusalmente do que intruir os incisivos no alvéolo, a primeira forma tende a predominar. Na prática, os efeitos obtidos são a intrusão relativa, onde os incisivos aguardam enquanto o crescimento vertical da face ocorre ao redor destes, somada à extração dos molares.

O aumento da unidade de ancoragem posteriormente por meio da inclusão dos segundos molares permanentes (ou mesmo dos terceiros molares nos adultos) ajudará na intrusão dos incisivos e na limitação da extrusão dos molares. Arcada com desvios nos caninos e pré-molares para colocar os incisivos contra os molares, por exemplo, o arco utilitário (Fig. 10.15), são usados com sucesso parcial para reduzir a sobremordida por meio da intrusão dos incisivos, embora possa ocorrer alguma extrusão dos molares.

Erupção dos molares

O uso de um plano de mordida anterior plano em um aparelho superior removível para liberar a oclusão do segmento posterior irá, se usado conscientemente, limitar o movimento oclusal futuro dos incisivos

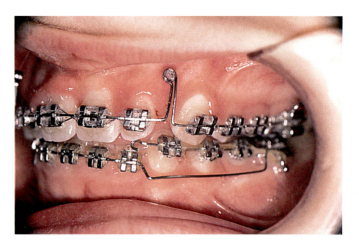

Fig. 10.15 Arco utilitário inferior para corrigir a sobremordida. Observe a diferença de nível entre os bráquetes nos incisivos inferiores e o segmento posterior.

e permitir que os molares inferiores erupcionem, reduzindo assim a sobremordida. Este método requer um paciente em fase de crescimento para acomodar o aumento da dimensão vertical resultante; do contrário, os molares intruirão novamente sob as forças oclusais quando o aparelho for retirado. Entretanto, esta tendência pode ser bloqueada se o tratamento criar uma relação estável entre os incisivos.

Extrusão dos molares

Como já mencionado, o efeito principal da tentativa de intruir os incisivos é a extrusão dos molares. Isto pode ser vantajoso nos casos de Classe II divisão 2, já que tipo de maloclusão em geral está associado às proporções verticais reduzidas. Novamente, o crescimento vertical é necessário se a redução da sobremordida atingida desta forma for estável.

Vestibularização dos incisivos inferiores

O avanço do segmento labial inferior para anterior resultará na redução da sobremordida, à medida que os incisivos são inclinados para vestibular. Esta abordagem deve ser conduzida por um ortodontista experiente (veja a Seção 10.3.2). Entretanto, em alguns casos onde os incisivos inferiores estão aprisionados atrás do segmento anterossuperior por uma sobremordida aumentada, o ajuste de um plano de mordida superior pode permitir que o segmento anteroinferior se alinhe espontaneamente (Fig. 10.16).

Cirurgia

Nos adultos com sobremordida muito acentuada e naqueles pacientes onde o padrão esquelético é uma Classe II mais acentuada, uma combinação de cirurgia e procedimentos ortodônticos será necessária.

10.3.2 Tratamento racional

Ausência de tratamento

Nos casos mais leves, onde a sobremordida fica levemente aumentada, as arcadas não estão muito apinhadas e a estética é aceitável, pode ser prudente aceitar a maloclusão.

A relação entre os incisivos é aceita

Nos casos leves onde os incisivos inferiores ocluem no tecido dentário, pode ser possível aceitar a sobremordida aumentada, limitando o tratamento ao alinhamento, em especial dos incisivos laterais superiores (Fig. 10.17).

Classe II divisão 2

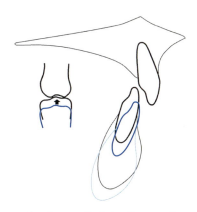

Fig. 10.16 Diagrama mostrando a vestibularização espontânea do segmento anteroinferior após a colocação de um plano de mordida anterior, que reduziu a sobremordida por meio da erupção dos molares inferiores.

A relação entre os incisivos será corrigida

Fica aparente na discussão do início da Seção 10.3 que existem três possibilidades de tratamento, discutidas a seguir.

Aparelhos fixos

Quando os aparelhos fixos são usados, o ângulo interincisivos pode ser reduzido pelo torque radicular lingual/palatino ou pela vestibularização dos incisivos inferiores. O papel relativo destas duas abordagens no tratamento desta maloclusão é uma questão delicada.

O torque nos ápices dos incisivos depende da presença de osso cortical palatino/lingual suficiente, colocando uma deformação considerável na ancoragem. Este tipo de movimento provavelmente também resulta em maior reabsorção dos ápices radiculares do que outros tipos de movimento dentário.

O apinhamento leve da arcada inferior pode ser eliminado por meio do movimento do segmento anteroinferior para a frente e/ou desgaste interdentário. Se o apinhamento for mais acentuado, extrações serão necessárias e um aparelho fixo inferior é usado para garantir que o fechamento do espaço ocorra sem o movimento das bordas dos incisivos inferiores para lingual (Fig. 10.18). Por este motivo, os segundos pré-molares inferiores geralmente são extraídos em vez dos primeiros pré-molares.

O espaço para corrigir a relação entre os incisivos e o alívio do apinhamento, quando indicado, pode ser ganho pelas extrações na arcada superior ou pelo movimento distal dos segmentos posterossuperiores para distal. Se o aparelho extrabucal for usado para ancoragem ou movimento para distal, uma direção de tração abaixo do plano oclusal (tração cervical) geralmente é indicada em maloclusões Classe II divisão 2, já que as proporções verticais da face estão reduzidas. Uma mordida cruzada lin-

gual, quando presente, em geral afeta apenas os primeiros pré-molares. Se a extração dos primeiros pré-molares superiores não está indicada, ou se os segundos pré-molares estão envolvidos, a eliminação da mordida cruzada envolverá uma combinação de contração do arco superior na área afetada e expansão da largura dos pré-molares inferiores. Após o tratamento, o prognóstico para a posição corrigida é bom, já que o travamento entre as cúspides ajudará no impedimento da recidiva.

A fase de contenção é importante nas maloclusões Classe II divisão 2, para:

- impedir o aumento da sobremordida;
- conter qualquer dente desrotacionado, por exemplo, os incisivos laterais superiores;
- manter o alinhamento do segmento anteroinferior, em especial, se foi vestibularizado durante o tratamento;

Para mais detalhes, veja o capítulo 16.

Aparelhos funcionais

Os aparelhos funcionais podem ser utilizados na correção das maloclusões Classe II divisão 2 em pacientes em fase de crescimento, com padrões esqueléticos Classe II leves ou moderados (Fig. 10.19). A redução do ângulo interincisivos é obtida principalmente por meio da vestibularização dos incisivos superiores, embora alguma vestibularização do segmento anteroinferior possa ocorrer por meio do uso do aparelho funcional. Se os incisivos superiores estão lingualizados pode ser vantajoso em uma fase pré-funcional vestibularizá-los, e, se indicado, para garantir a correta relação vestibulolingual entre as arcadas no final do tratamento, expandir o arco superior. Isto pode ser atingido usando-se um aparelho removível (Fig. 10.20); este desenho é conhecido como ELSAA (Aparelho de Expansão e Alinhamento do Segmento Anterior). Se um aparelho funcional *twin-block* é usado, então pode-se incorporar uma mola no aparelho superior para vestibularizar os incisivos. Por outro lado, um aparelho fixo segmentado pode ser colocado no segmento anterossuperior para se obter o alinhamento durante a fase funcional.

Após a correção anteroposterior com o aparelho funcional, aparelhos fixos são necessários para ajuste da oclusão. Se os incisivos inferiores foram vestibularizados, a estabilidade desta posição deve ser verificada e, se duvidosa, a contenção permanente (ou pelo menos até que o crescimento estiver completo) deve ser instituída.

Cirurgia (veja Cap. 20)

Uma correção ortodôntica estética estável pode não ser possível em pacientes com padrão esquelético desfavorável anteroposterior e/ou verticalmente, em especial se o crescimento estiver completo (Fig. 10.21). Uma fase ortodôntica pré-cirúrgica é necessária para o alinhamento dentário. Entretanto, o nivelamento da arcada em geral não é

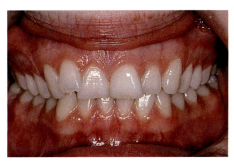

(a)

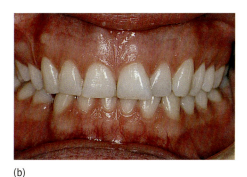

(b)

Fig. 10.17 Uma relação de incisivos Classe II divisão 2 leve, também com apinhamento leve das arcadas superior e inferior. O paciente requisitou tratamento para alinhar o dente 12. O tratamento envolveu a extração dos dentes 14/27, 44/37 para aliviar o apinhamento, seguido de um aparelho removível para retrair o dente 13 e alinhar o 12: (a) pré-tratamento; (b) pós-tratamento.

Ortodontia Básica

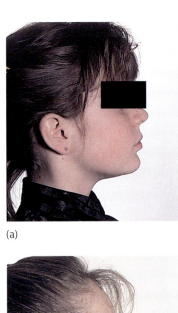
(a)

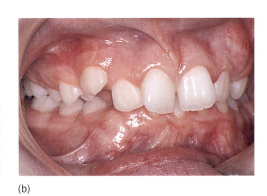
(b)

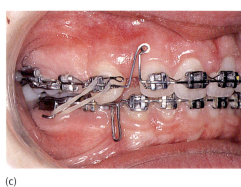
(c)

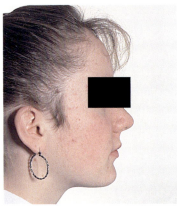
(d)

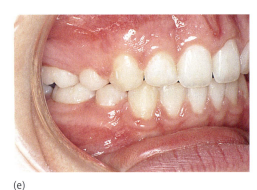
(e)

Fig. 10.18 Paciente aos 12 anos de idade com uma relação de incisivos Classe II divisão 2 em um padrão esquelético Classe I mostrando incisivos apinhados e rotacionados. Os segundos pré-molares foram extraídos e aparelhos fixos foram utilizados para se obterem o alinhamento e a correção da relação entre os incisivos: (a, b) pré-tratamento; (c) durante o tratamento; (d, e) no final do tratamento (observe o crescimento mandibular favorável).

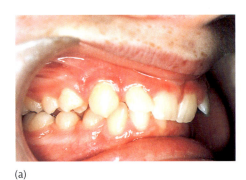
(a)

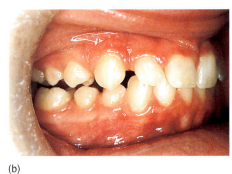
(b)

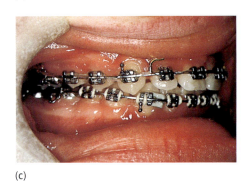
(c)

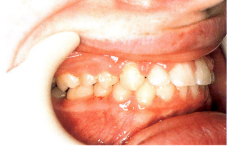
(d)

Fig. 10.19 Maloclusão Classe II divisão 2 tratada inicialmente com aparelho *twin-block*, que incorporou uma mola dupla em cantiléver para vestibular os incisivos centrais superiores lingualizados. Então, aparelhos fixos foram usados para ajuste da oclusão: (a) pré-tratamento; (b) no final da fase funcional; (c) fase do aparelho fixo; (d) final do tratamento ativo.

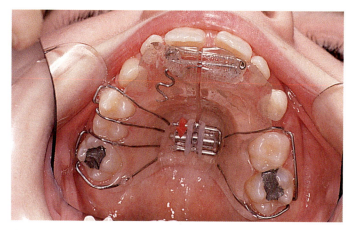

Fig. 10.20 Um aparelho removível superior usado para expandir o arco superior e vestibularizar os incisivos superiores lingualizados antes da terapia com o aparelho funcional.

completado, já que a extrusão dos molares é muito mais facilmente realizada após a cirurgia. Onde a sobremordida for marcante, o segmento anterossuperior pode necessitar ser reposicionado inferiormente na cirurgia, onde o espaço será criado distal aos caninos inferiores para que as incisões sejam realizadas.

> **Pontos-chave**
>
> - Exame cuidadoso dos fatores etiológicos que contribuem para a relação entre os incisivos, bem como do grau de redução ou eliminação, essenciais para um tratamento bem-sucedido.
> - O número de extrações na arcada inferior é maior, comparado com as outras maloclusões.
> - Para aumentar as chances de uma redução estável da sobremordida, o ângulo interincisivos precisa ser reduzido e um ponto de parada (anteparo) oclusal adequado, criado para os incisivos inferiores.

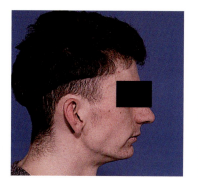
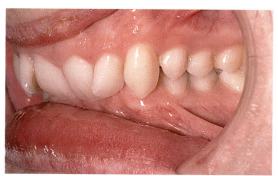

Fig. 10.21 Paciente adulto com maloclusão severa Classe II divisão 2 em um padrão esquelético Classe II acentuado mostrando proporções verticais reduzidas. Decidiu-se que procedimentos ortodônticos combinados com cirurgia ortognática eram necessários para corrigir esta maloclusão.

Fontes principais e leitura adicional

Burstone, C.R. (1977). Deep overbite correction by intrusion. *American Journal of Orthodontics*, 72, 1-22.

Um artigo útil para o ortodontista mais experiente que usa aparelhos funcionais.

Dyer, F.M., McKeown, H.F., and Sandler, P.J. (2001). The modified twin block applianc ein the treatment of Class II division 2 malocclusions. *Journal of Orthodontics*, 28, 271-80.

Descreve com ilustrações bem-feitas o tratamento de dois casos de Classe II divisão 2 com aparelhos funcionais e fixos.

Leo, R.T. (1999). Arch width and from: a review. *American Journal of Orthodontics and Dentofacial Orthopedics*, 115, 305-13.

Leighton, B.C. and Adams, C.P. (1986). Incisor inclination in Class II division 2 malocclusion. *European Journal of Orthodontics*, 8, 98-105.

Kim, T.W. and Little, R.M. (1999). Post retention assessment of deep overbite correction in Class II division 2 malocculsion. *Angle Orthodontist*, 69, 175-86.

Melsen, B. and Allais, D. (2005). Factors of importance for the development of dehisences during labial movement of mandibular incisors: a retrospective study of adult orthodontic patients. *American Journal of Orthodontics and Dentofacial Orthopedics*, 127, 552-61.

Embora seja um estudo retrospectivo, possui tamanho de amostra de 150 adultos. Os autores concluíram que gengivas finas no pré-tratamento, a presença de placa e inflamação são indicadores úteis da recessão gengival.

Millett, D.T., Cunningham, S.J., O'Brien, K.D., Benson, P., Williams, A., and de Oliveira, C.M. (2006). Orthodontic treatment for deep bite and retroclined upper front teeth in children. *Cochrane Database of Systematic Reviews* 2006, Issue 4. Number CD005972.

Os autores concluíram que não é possível fornecer qualquer prática baseada em evidências para recomendar ou desencorajar qualquer tipo de tratamento ortodôntico na correção de maloclusões Classe II divisão 2 em crianças.

Ng., J., Major, P.W., Heo, G., and Flores-Mir, C. (2005). True incisor intrusion attained during orthodontic treatment: A systematic review and meta-analysis. *American Journal od Orthodontics and Dentofacial Orthopedics*, 128, 212-19.

Selwyn-Barnett, B.J. (1991). Rationale of treatment for Class II division 2 malocclusion. *British Journal of Orthodontics*, 18, 173-81.

Este artigo contém um argumento cuidadosamente reconstruído para o tratamento das maloclusões Classe II divisão 2 pela vestibularização do segmento anteroinferior em vez das extrações, a fim de evitar efeitos deletérios no perfil.

As referências deste capítulo também podem ser encontradas em www.oup.com/uk/orc/bin/9780198568124. Sempre que possível, elas serão apresentadas como links ativos que o guiarão para a versão digital deste trabalho, facilitando o estudo daí em diante. Se você é assinante da revista (pessoal ou por alguma instituição), e dependendo do seu nível de acesso, você pode usar o resumo ou o texto completo quando disponível. Esperamos que esse seja um recurso útil para seus estudos e pesquisas bibliográficas.

11
Classe III

Conteúdo do capítulo

11.1	**Etiologia**	122
	11.1.1 Padrão esquelético	122
	11.1.2 Tecidos moles	122
	11.1.3 Fatores dentários	122
11.2	**Características oclusais**	122
11.3	**Plano de tratamento nas maloclusões Classe III**	123
11.4	**Opções de tratamento**	125
	11.4.1 Aceitando a relação entre incisivos	125
	11.4.2 Vestibularização do segmento anterossuperior	125
	11.4.3 Lingualização do segmento anteroinferior com ou sem a vestibularização do segmento anterossuperior	126
	11.4.4 Cirurgia	127
	Fontes principais e leitura adicional	129

Ortodontia Básica

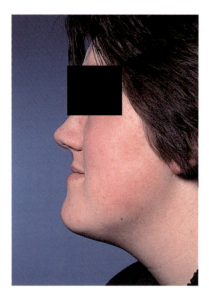

Fig. 11.1 Paciente com prognatismo mandibular.

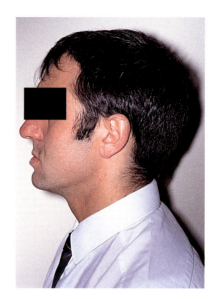

Fig. 11.2 Paciente com retrognatia maxilar.

A definição de relação incisiva Classe III, segundo o British Standards Institute, inclui aquelas maloclusões onde a borda do incisivo inferior oclui anterior ao platô do cíngulo dos incisivos superiores. As maloclusões Classe III afetam cerca de 3 % dos caucasianos.

11.1 Etiologia

11.1.1 Padrão esquelético

A relação esquelética é o fator mais importante na etiologia da maioria das maloclusões Classe III, e a maioria das relações incisivas Classe III está associada a uma relação Classe III esquelética. Estudos cefalométricos têm mostrado que, em comparação com as oclusões Classe I, as maloclusões Classe III apresentam:

- comprimento mandibular aumentado;
- um posicionamento mais anteriorizado da fossa glenoide, de forma que a cabeça condilar está posicionada mais para anterior, levando ao prognatismo mandibular;
- comprimento maxilar reduzido;
- uma posição mais retruída da maxila, levando à retrusão maxilar.

Os dois primeiros desses fatores são mais influentes. A figura 11.1 mostra um paciente com uma Classe III com prognatismo mandibular, e a figura 11.2 ilustra a retrognatia maxilar (retrusão maxilar).

As maloclusões Classe III ocorrem em associação com uma gama de proporções esqueléticas verticais, variando de aumentada a reduzida. Um padrão de crescimento facial com rotação de abertura para trás tende a resultar em uma redução da sobremordida; entretanto, um padrão de crescimento facial com rotação para a frente levará ao aumento na proeminência do mento.

11.1.2 Tecidos moles

Na maioria das maloclusões Classe III, os tecidos moles não exercem um papel etiológico principal. De fato, o inverso é frequentemente o caso, com os tecidos moles tendendo a inclinar os incisivos superiores e inferiores em direção um ao outro, de forma que a relação incisiva é geralmente menos severa do que o padrão esquelético subjacente. Essa compensação dentoalveolar ocorre nas maloclusões Classe III porque um vedamento anterior pode, frequentemente, ser contato dos lábios superior e inferior. Isso tem o efeito de moldar os segmentos anteroinferior e superior, um em direção ao outro. A principal exceção ocorre onde os lábios são mais propensos a serem incompetentes e um vedamento anterior está, muitas vezes, acompanhado por um contato da língua com o lábio inferior.

11.1.3 Fatores dentários

As maloclusões Classe III estão frequentemente associadas com uma arcada superior estreita e uma arcada inferior larga, como resultado o apinhamento é visto mais comumente, e em um maior grau, na arcada superior do que na inferior. Muitas vezes, a arcada inferior está bem-alinhada ou homogeneamente espaçada.

11.2 Características oclusais

Por definição, as maloclusões Classe III ocorrem quando os incisivos inferiores estão posicionados mais para vestibular em relação aos incisivos superiores. Portanto, uma mordida cruzada anterior de um ou mais incisivos é uma característica comum nas maloclusões Classe III. Como em qualquer mordida cruzada, é essencial checar um deslocamento da mandíbula durante o fechamento devido a um contato prematuro em máxima intercuspidação. Nas maloclusões Classe III, isso pode ser verificado pedindo-se ao paciente para tentar obter uma posição incisiva

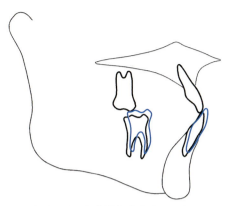

Fig. 11.3 Diagrama ilustrando a trajetória de fechamento em uma maloclusão Classe III a partir de um relacionamento incisal de topo a topo até a oclusão máxima. Embora a mandíbula seja deslocada para anterior ao contato inicial dos incisivos a fim de conseguir a máxima intercuspidação, as cabeças condilares não são deslocadas para fora das fossas articulares.

de topo a topo. Se tal deslocamento estiver presente, o prognóstico para corrigir a relação incisiva é mais favorável. No passado, pensava-se que tal deslocamento levava ao sobrefechamento e à maior proeminência da mandíbula, com a cabeça do côndilo deslocada para a frente. De fato, estudos cefalométricos sugerem que, na maioria dos casos, embora haja deslocamento da mandíbula para anterior para evitar o contato prematuro dos incisivos à medida que o fechamento ocorre, a mandíbula move-se para trás, até que os côndilos (cabeças da mandíbula) reassumam sua posição normal na fossa glenoide (Fig. 11.3).

Outra característica comum das maloclusões Classe III é a mordida cruzada posterior, a qual é usualmente decorrente de uma discrepância na largura relativa da arcada. Isso ocorre porque a arcada inferior está em uma posição relativa mais anteriorizada nas maloclusões Classe III e, muitas vezes, mais desenvolvido, enquanto a arcada superior é estreita. Isso também se reflete no apinhamento relativo nas arcadas, com a arcada superior comumente mais apinhada (Fig. 11.4).

Como mencionado, as maloclusões Classe III frequentemente apresentam compensação dentoalveolar, com os incisivos superiores inclinados para anterior e os incisivos inferiores lingualizados, o que reduz a severidade da relação incisiva (Fig. 11.5).

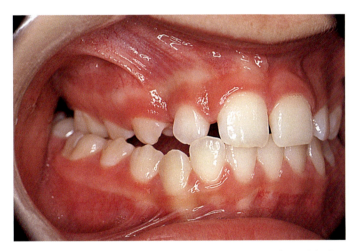

Fig. 11.4 Maloclusão Classe III com a arcada superior estreita apinhada e a arcada inferior larga menos apinhada, com mordida cruzada posterior associada.

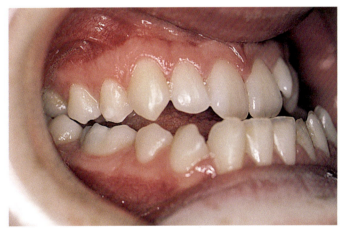

Fig. 11.5 Compensação dentoalveolar.

11.3 Plano de tratamento nas maloclusões Classe III

Muitos fatores devem ser considerados antes de planejar o tratamento.

A opinião do paciente em relação à sua oclusão e aparência facial deve ser considerada. Esse assunto precisa ser abordado com algum tato.

A severidade do padrão esquelético tanto anterior quanto verticalmente deve ser verificada. Esse é o principal determinante da dificuldade e do prognóstico do tratamento ortodôntico.

A quantidade e o padrão esperado do crescimento futuro tanto anteroposterior quanto verticalmente devem ser considerados. É importante relembrar que a média do crescimento tenderá a resultar em piora da relação entre as arcadas, e uma deterioração significativa pode ser antecipada se o crescimento for desfavorável. Quando se avaliam as prováveis direção e extensão do crescimento facial, a idade, o gênero e o padrão facial do paciente devem ser considerados (veja Cap. 4). Crianças com proporções esqueléticas verticais aumentadas geralmente continuam a apresentar um padrão de crescimento vertical, o

que terá o efeito de reduzir a sobremordida incisiva. Para pacientes que se encontram no limite entre diferentes regimes de tratamento, é prudente errar para o lado do pessimismo (já que o crescimento em geral provará que isso está correto).

Nas maloclusões Classe III, um sobremordida normal ou aumentada é uma vantagem, já que o sobrepasse vertical dos incisivos superior com os inferiores, no pós-tratamento, é vital para a estabilidade do tratamento.

Se o paciente consegue obter um contato incisivo de topo a topo, isso aumenta o prognóstico para a correção da relação incisiva.

Em geral, o tratamento ortodôntico da maloclusão Classe III objetivará aumentar a compensação dentoalveolar. Portanto, se uma compensação dentoalveolar considerável já está presente, tentar um aumento adicional pode não ser uma opção de tratamento estética ou estável.

Ortodontia Básica

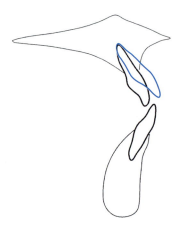

Fig. 11.6 Diagrama para mostrar como a vestibularização dos incisivos superiores resulta em redução da sobremordida.

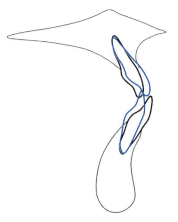

Fig. 11.8 Traçado do prognóstico indica que uma combinação de lingualização dos incisivos inferiores e proclinação do segmento anterior superior é necessária para corrigir a relação incisiva.

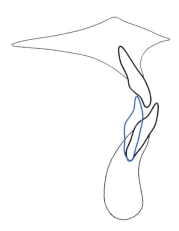

Fig. 11.7 Diagrama para mostrar como a lingualização dos incisivos inferiores resulta em aumento da sobremordida.

Cefalometricamente, tem sido sugerido que um ângulo do incisivo superior de 120° em relação ao plano maxilar e um ângulo do incisivo inferior de 80° em relação ao plano mandibular são os limites de um compromisso aceitável.

O grau de apinhamento em cada arcada deve ser considerado. Nas maloclusões Classe III, os apinhamentos ocorrem com mais frequência, e em grau maior, na arcada superior do que na inferior. As exodontias na arcada superior só devem ser evitadas se isso levar à piora da relação incisiva. Onde as exodontias na arcada superior forem necessárias, é aconselhável extrair pelo menos o mais para frente possível na arcada inferior.

A correção ortodôntica de uma relação incisiva Classe III pode ser obtida tanto pela vestibularização dos incisivos superiores apenas, ou pela lingualização dos incisivos inferiores com ou sem vestibularização dos incisivos superiores. A abordagem aplicável a uma maloclusão em particular é grandemente determinada pelo padrão esquelético e pela quantidade de sobremordida presente antes do tratamento, já que a vestibularização dos incisivos superiores reduz a sobremordida (Fig. 11.6) enquanto a lingualização dos incisivos inferiores ajuda a aumentar a sobremordida (Fig. 11.7). Um traçado prognóstico (ver Cap. 6, Sessão 6.8) pode auxiliar a decidir entre as duas abordagens (Fig. 11.8).

Espaço adicional para o alívio do apinhamento na arcada superior pode, muitas vezes, ser ganho por meio da expansão da arcada anteriormente para corrigir a relação incisiva e/ou vestibulolingualmente para corrigir mordidas cruzadas do segmento posterior. Portanto, onde possível, pode ser prudente adiar as extrações dos dentes permanentes até depois que a mordida cruzada seja corrigida e o grau de apinhamento reavaliado. A expansão da arcada superior para corrigir uma mordida cruzada terá o efeito de reduzir a sobremordida, o que é uma desvantagem nos casos Classe III. Essa redução da sobremordida ocorre porque a expansão da arcada superior é obtida primariamente por meio da inclinação dos pré-molares e molares superiores para vestibular, o que resulta no movimento das cúspides palatinas desses dentes para baixo e "suspendendo" a oclusão. Portanto, se a expansão da arcada superior estiver indicada e a sobremordida está reduzida, a expansão deve ser conseguida usando-se arcos retangulares com torque adicional na raiz vestibular para tentar minimizar essa sequela.

O uso do extrabucal para a distalização do segmento posterossuperior é desaconselhável, já que isso terá o efeito de restringir o crescimento da maxila. Entretanto, em casos Classe III com apinhamento leve a moderado na metade da arcada, espaço deve ser gerado por meio de uma combinação de movimento dos incisivos para anterior e algum movimento dos dentes posteriores remanescentes para distal. Isso pode ser acompanhado pelo uso de um aparelho removível, com o parafuso posicionado no local do apinhamento, ou com aparelhos fixos.

Aparelhos funcionais são menos amplamente usados em maloclusões Classe III, porque é difícil aos pacientes conseguirem uma mordida de trabalho ativa com um posicionamento para posterior. Entretanto, eles podem ser úteis em casos leves durante a dentição mista, onde uma combinação de vestibularização dos incisivos junto com lingualização dos incisivos inferiores é necessária.

Em pacientes com um padrão esquelético Classe III severo e/ou sobremordida reduzida, a possibilidade de que uma abordagem cirúrgica possa, em último caso, ser requerida deve ser considerada, particularmente antes que qualquer exodontia permanente seja realizada (veja Sessão 11.4.4).

Resumo dos fatores a serem considerados durante o plano de tratamento

- Queixas do paciente.
- Severidade do padrão esquelético.
- Quantidade e direção de qualquer crescimento futuro.
- Se o paciente é capaz de conseguir um contato incisivo topo a topo.
- Mordida cruzada.
- Quantidade de compensação dentoalveolar presente.
- Grau de apinhamento.

11.4 Opções de tratamento

11.4.1 Aceitando a relação entre incisivos

Em maloclusões Classe III, particularmente aqueles casos onde a sobremordida é mínima, pode ser preferível aceitar a relação incisiva e direcionar o tratamento no sentido de obter o alinhamento da arcada (Fig. 11.9).

Ocasionalmente, pacientes com relações incisivas Classe III mais severas são mais despreocupados com sua maloclusão, em particular se o restante da família tiver uma aparência facial similar. Nessa situação, e também onde um paciente não deseja submeter-se ao tratamento completo requerido para corrigir a relação incisiva, o tratamento pode ser limitado apenas à obtenção do alinhamento.

Algumas vezes, o apinhamento da arcada superior resulta na erupção palatina dos incisivos laterais e erupção vestibular dos caninos. Se os incisivos laterais superiores estiverem marcantemente deslocados, sua extração pode tornar o tratamento mais objetivo (Fig. 11.10). Alguns pacientes estão felizes em aceitar um sorriso com os caninos adjacentes aos incisivos centrais. Entretanto, ameloplastia ou coroas podem ser necessárias para tornar os caninos mais próximos aos incisivos laterais.

11.4.2 Vestibularização do segmento anterossuperior

A correção da relação incisiva por meio apenas da vestibularização dos incisivos superiores pode ser considerada nos casos com as seguintes características:

- padrão esquelético Classe I ou Classe II leve;
- incisivos superiores que não estão significativamente vestibularizados;
- ao final do tratamento, deve haver sobremordida adequada, a fim de manter a posição corrigida dos incisivos superiores, visto que ocorrerá redução da sobremordida, à medida que os incisivos forem inclinados para vestibular (veja Sessão 11.3 e Fig. 11.6).

Se indicada, essa abordagem é frequentemente, realizada melhor durante a dentição mista, quando os caninos permanentes, não erupcionados, estão acima das raízes dos incisivos laterais superiores (Fig. 11.11). Ao mesmo tempo, as extrações dos caninos decíduos deve permitir que

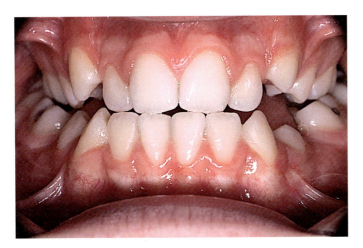

Fig. 11.9 Caso Classe III leve onde se decidiu aceitar a relação incisiva e direcionar o tratamento em direção apenas ao alinhamento das arcadas.

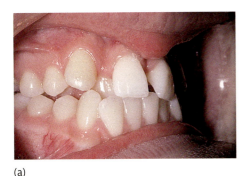

(a)

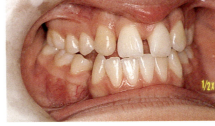

(b)

Fig. 11.10 Paciente cuja maloclusão Classe III com apinhamento marcante na arcada superior foi tratados com extração dos incisivos laterais superiores deslocados e dos primeiros pré-molares inferiores: (a) antes das extrações; (b) 6 meses após as extrações e antes do tratamento com aparelho fixo.

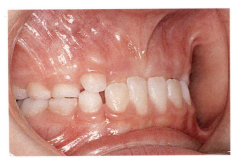

(a)

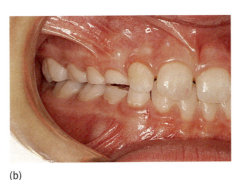

(b)

Fig. 11.11 Maloclusão Classe III leve tratada na dentição mista com vestibularização do segmento anterossuperior com um aparelho removível: (a) pré-tratamento; (b) pós-tratamento.

o segmento anteroinferior mova-se levemente para lingual, auxiliando, portanto, na correção da relação incisiva. A correção precoce de uma relação incisiva Classe III tem a vantagem adicional de que o crescimento mandibular adicional para anterior pode ser contrabalanceado pela compensação dentoalveolar (Fig. 11.12).

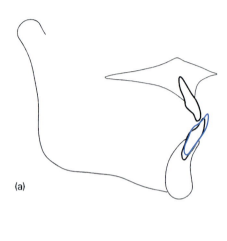

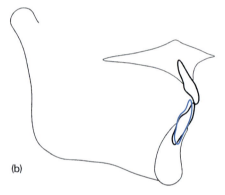

Fig. 11.12 (a) Rotação de crescimento para anterior é o padrão mais comum de crescimento mandibular. Em uma maloclusão Classe III, isso leva a um agravamento do padrão esquelético e da relação incisiva. (b) Se a relação incisiva Classe III é corrigida na dentição mista, a compensação dentoalveolar pode ajudar a mascarar os efeitos do crescimento adicional, desde que este não seja marcante.

Depois, na dentição mista, quando os caninos permanentes em desenvolvimento emergem em uma posição vestibularizada em relação às raízes dos incisivos laterais, há o risco de reabsorção se os incisivos forem movimentados para vestibular. Nessa situação, é melhor postergar a correção até que os caninos permanentes tenham erupcionado.

Uma vez que a dentição permanente seja estabelecida, aparelhos fixos são uma opção. Onde o segmento anterossuperior estiver levemente apinhado, é prudente relembrar que a vestibularização dos incisivos superiores proverá espaço adicional. Se a arcada inferior estiver totalmente apinhada, deve-se considerar o alívio do apinhamento por meio de exodontias, já que isso permitirá algum movimento dos dentes anteriores inferiores para lingual.

11.4.3 Lingualização do segmento anteroinferior com ou sem a vestibularização do segmento anterossuperior

Para aqueles casos com padrão esquelético Classe III leve a moderado, ou onde há uma *sobremordida* reduzida, a lingualização dos incisivos inferiores com ou sem vestibularização dos incisivos superiores obterá correção da relação incisiva (veja Fig. 11.8). Embora as dificuldades envolvidas no movimento significativo do segmento anteroinferior tenham sido enfatizadas em capítulos anteriores, na correção das maloclusões Classe III, as posições dos incisivos superiores e inferiores estão alteradas em relação à zona de equilíbrio dos tecidos moles e, caso haja sobremordida adequada, e que o crescimento adicional não seja desfavorável, uma relação incisiva corrigida tem uma boa chance de estabilidade. Embora aparelhos removíveis e funcionais possam ser usados para avançar os incisivos superiores e lingualizar os incisivos inferiores, na prática, esses movimentos dentários são conseguidos com mais eficácia com aparelhos fixos.

É necessário que haja espaço na arcada inferior para a lingualização do segmento anteroinferior, e são necessárias exodontias, a menos que a arcada seja naturalmente espaçada. O uso de um arco redondo na arcada inferior e um arco retangular na arcada superior, associado a um criterioso fechamento de espaços, pode ser aplicado para corrigir a relação incisiva (Fig. 11.13).

A tração na Classe III com elásticos intermaxilares (veja Cap. 15, Sessão 15.6.1) a partir segmento anteroinferior em direção aos molares superiores (Fig. 11.14) também pode ser usada para auxiliar o movimento da arcada superior para frente e da arcada inferior para trás, mas é preciso ter cuidado para evitar a extrusão dos molares, o que reduziria a sobremordida.

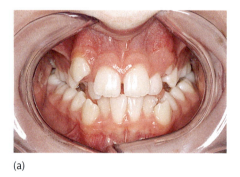
(a)

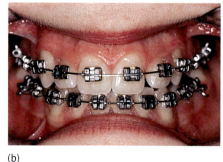
(b)

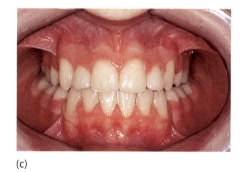
(c)

Fig. 11.13 Correção de uma maloclusão Classe III por meio da lingualização dos incisivos inferiores e da vestibularização dos incisivos superiores, usando aparelhos fixos com o alívio do apinhamento por meio da extração dos quatro primeiros pré-molares: (a) aparelhos fixos *in situ* (note o uso do arco retangular na arcada superior e um arco circular na arcada inferior durante o fechamento do espaço para ajudar a conseguir os movimentos desejados); (c) resultado pós-tratamento.

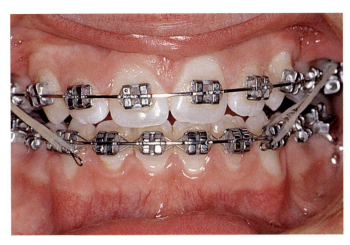

Fig. 11.14 Tração intermaxilares Classe III.

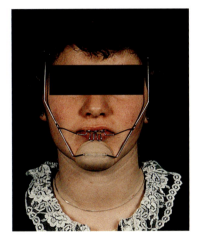

Fig. 11.15 Máscara facial.

O aparelho extrabucal de tração reversa, também conhecido como máscara-facial (Fig. 11.15), é usado para aplicar força direcionada para anterior, via elásticos, nos dentes superiores e na maxila. Há alguma evidência que suporta o ponto de vista de que esse aparelho pode avançar a posição da maxila em pacientes com menos de 8 a 10 anos de idade. Além disso, alguma rotação para baixo e para trás da mandíbula também ocorre, o que é vantagem na redução da severidade da maloclusão Classe III anteroposteriormente, embora isso também aumente a altura inferior da face e, portanto, reduz a sobremordida. Entretanto, parece que o padrão normal de crescimento é restabelecido após o tratamento ativo, e os ganhos podem diminuir a longo prazo. As forças aplicadas são na faixa de 300 a 500 g por lado e é necessário que o paciente seja colaborador, uma vez que é necessário a utilização diária por um período (maior que 12 horas por dia). Além disso, essa técnica é ocasionalmente útil no manejo das maloclusões Classe III, em particular aquelas associadas com uma anomalia de fenda labiopalatina, e, ainda, em caso de hipodontia onde se deseja o movimento do segmento posterior para a frente para fechar o espaço.

11.4.4 Cirurgia

Em uma parte dos casos, a severidade do padrão esquelético e/ou a presença de uma *sobremordida* reduzida ou uma mordida aberta anterior exclui o procedimento ortodôntico isolado, e a cirurgia é necessária para corrigir a discrepância esquelética subjacente. É impossível fornecer diretrizes rígidas e rápidas sobre quando escolher a cirurgia em vez da camuflagem ortodôntica, mas tem-se sugerido que a cirurgia é quase sempre necessária, se o valor do ângulo ANB for inferior a -4° e a inclinação dos incisivos inferiores com o plano mandibular for menor que 83°. Entretanto, os achados cefalométricos nos três planos do espaço devem ser considerados em conjunto com as queixas do paciente e sua aparência facial.

Para aqueles pacientes onde o tratamento ortodôntico será desafiador devido à severidade do padrão esquelético e/ou à falta de sobremordida, uma abordagem cirúrgica deve ser considerada antes que qualquer exodontia permanente seja realizada e, de preferência, antes de qualquer tratamento com aparelho. A razão para isso é que o manejo das maloclusões Classe III só por meio de procedimentos ortodônticos envolve compensação dentoalveolar do padrão esquelético subjacente. Entretanto, a fim de obter um resultado oclusal e facial satisfatório com uma abordagem cirúrgica, qualquer compensação dentoalveolar deve primeiro ser removida ou reduzida (Fig. 11.16). Por exemplo, se os pré-molares inferiores forem extraídos na tentativa de retrair o segmento anteroinferior, mas isso falha e uma abordagem cirúrgica é subsequentemente necessária, a fase ortodôntica pré-cirúrgica irá, provavelmente, envolver a vestibularização dos incisivos para uma inclinação mais próxima

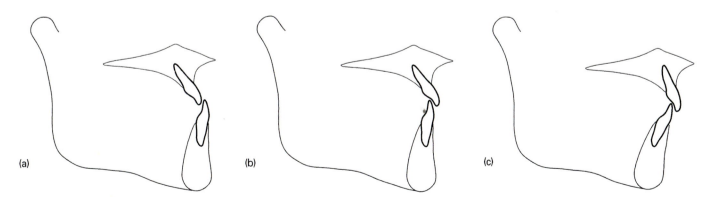

Fig. 11.16 (a) Maloclusão Classe III severa com compensação dentoalveolar. (b) Sem redução da compensação dentoalveolar, a cirurgia para produzir uma relação incisiva Classe I irá conseguir uma correção apenas limitada do padrão esquelético subjacente, limitando o resultado estético geral. (c) A descompensação dos incisivos, para trazê-los mais próximos de sua inclinação axial correta, permite uma correção completa do padrão esquelético subjacente.

Ortodontia Básica

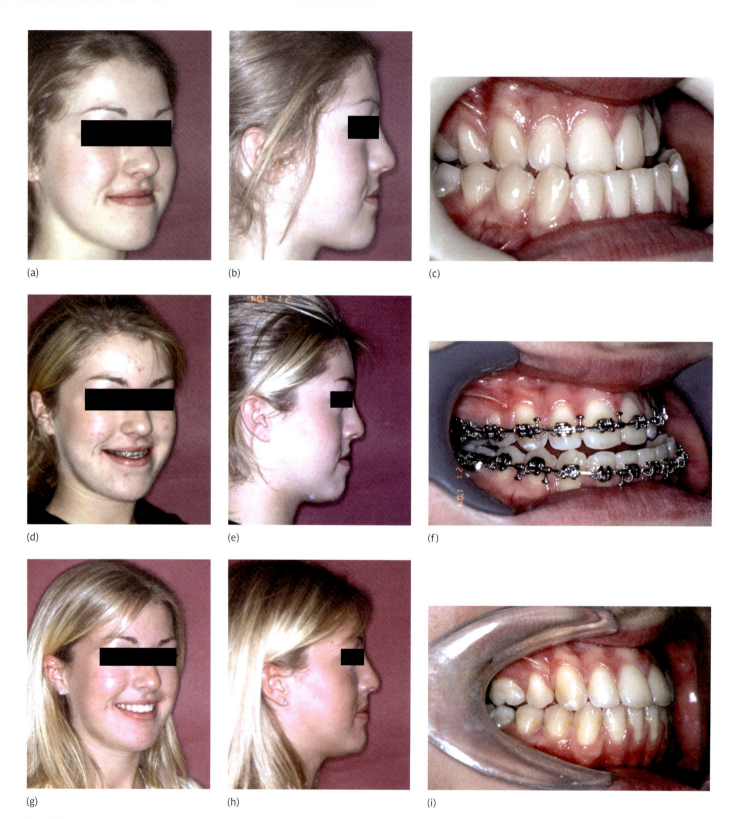

Fig. 11.17 Paciente tratada com uma combinação de procedimento ortodôntico e cirurgia ortognática bimaxilar: (a-c) pré-tratamento; (d) ao final do alinhamento ortodôntico pré-cirúrgico; (g-i) pós-tratamento.

da média com a reabertura dos espaços das exodontias. Isso é uma experiência frustrante, tanto para paciente quanto para o profissional.

Como a cirurgia precisa ser adiada até que a taxa de crescimento diminua até níveis de adulto, o planejamento e o início de uma abordagem ortognática e ortodôntica é melhor se adiada até os 15 anos de idade nas meninas e 16 anos de idade nos meninos. Isso tem a vantagem que os pacientes estão em uma idade em que podem tomar sua própria decisão sobre se desejam realizar uma abordagem combinada. Um exemplo de uma paciente tratada por uma combinação de procedimento ortodôntico e cirurgia é mostrada na figura 11.17. As abordagens cirúrgicas para a correção das maloclusões Classe III são consideradas no capítulo 21.

Resumo das opções de tratamento para Classe III

- Aceitação
- Camuflagem
  - Vestibularização dos incisivos superiores
  - Lingualização dos incisivos inferiores
  - Combinação de ambos
- Cirurgia ortognática

Fontes principais e leitura adicional

Battagel, J.M. (1993). Discriminant analysis: a model for the prediction of relapse in Class III children treated orthodontically by a non-extraction technique. *European Journal of Orthodontics*, 15, 199-209.

Battagel, J.M. (1993). The aetiological factors in Class III malocclusion. *European Journal of Orthodontics*, 15, 347-70.

Battagel, J.M. (1993). Class III malocclusion: the post-retention findings following a non-extraction, treatment approach. *European Journal of Orthodontics*, 15, 45-55.

Bryant, P.M.F. (1981). Mandibular rotation and Class III malocclusion. *British Journal of Orthodontics*, 8, 61-75.

Esse artigo já vale pela sua introdução, a qual contém uma discussão muito boa sobre rotações de crescimento. O estudo por si aborda o efeito das rotações de crescimento e o tratamento das maloclusões Classe III.

Dibbets, J.M. (1996). Morphological differences between the Angle classes. *European Journal of Orthodontics*, 18, 11-18.

Gravely, J.F. (1984). A study of the mandibular closure path in Angle Class III relationship. *British Journal of Orthodontics*, 10, 203-14.

Um artigo muito claro e inteligente que analisa o papel do deslocamento mandibular nas maloclusões de Classe III.

Kerr, W.J.S. and Tenhave, TR (1998). A comparison of three appliance systems in the treatment of Class III malocclusion. *European Journal of Orthodontics*, 103, 203-14.

Kerr, W.J.S., Miller, S., and Dawber, J.E. (1992). Class III malocclusion: surgery or orthodontics? *British Journal of Orthodontics*, 19, 21-4.

Um estudo interessante que compara as radiografias cefalométricas laterais pré-tratamento de dois grupos de casos Classe III tratados com cirurgia ou apenas com procedimentos ortodônticos. Os autores relatam os limites para três valores cefalométricos que poderiam indicar quando a cirurgia é necessária.

Kim, J.H. *et al.* (1999). The effectiveness of protraction face mask therapy: a meta-analysis. *American Journal of Orthodontics and Dentofacial Orthopedics,* 115, 675-85.

Turley, P.K. (2002). Managing the developing Class III malocclusion with palatal expansion and facemask therapy. *American Journal of Orthodontics and Dentofacial Orthopedics,* 122, 349-52.

Um artigo útil de revisão que também considera o momento de tratamento, a estabilidade e se a expansão concomitante é benéfica.

As referências deste capítulo também podem ser encontradas em www.oup.com/uk/orc/bin/9780198568124. Sempre que possível, elas serão apresentadas como links ativos que o guiarão para a versão digital deste trabalho, facilitando o estudo daí em diante. Se você é assinante da revista (pessoal ou por alguma instituição), e dependendo do seu nível de acesso, você pode usar o resumo ou o texto completo quando disponível. Esperamos que esse seja um recurso útil para seus estudos e pesquisas bibliográficas.

12
Mordida aberta anterior e mordida aberta posterior

Conteúdo do capítulo

12.1	**Definições**	132
12.2	**Etiologia da mordida aberta anterior**	132
	12.2.1 Padrão esquelético	132
	12.2.2 Padrão do tecido mole	132
	12.2.3 Hábitos	133
	12.2.4 Falha localizada do desenvolvimento	133
	12.2.5 Respiração bucal	133
12.3	**Tratamento da mordida aberta anterior**	134
	12.3.1 Abordagens no tratamento da mordida aberta anterior	134
	12.3.2 Tratamento dos pacientes com proporções esqueléticas verticais aumentadas e sobremordida reduzida	136
12.4	**Mordida aberta posterior**	136
	Fontes principais e leitura adicional	138

Ortodontia Básica

12.1 Definições

- **Mordida aberta anterior (MAA):** ausência de trespasse vertical nos incisivos quando os dentes do segmento posterior estão em oclusão (Fig. 12.1).
- **Mordida aberta posterior (MAP):** quando os dentes estão em oclusão há espaço entre os dentes posteriores (Fig. 12.2).
- **Sobremordida incompleta:** os incisivos inferiores não ocluem com os incisivos superiores antagonistas ou com a mucosa palatina quando os dentes do segmento posterior estão em oclusão (Fig. 12.3). O trespasse vertical pode estar diminuído ou aumentado.

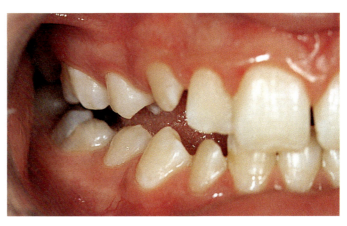

Fig. 12.2 Mordida aberta posterior.

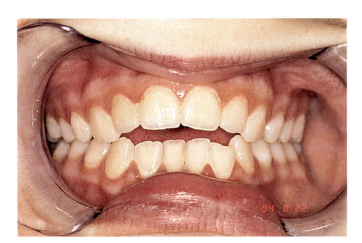

Fig. 12.1 Mordida aberta anterior.

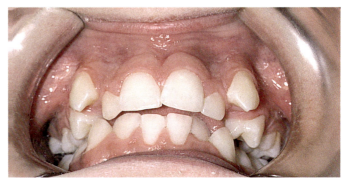

Fig. 12.3 Sobremordida incompleta.

12.2 Etiologia da mordida aberta anterior

Em comum com os demais tipos de maloclusão, tanto fatores inerentes quanto ambientais estão implicados na etiologia da mordida aberta anterior. Esses fatores incluem padrão esquelético, tecidos moles, hábitos e falha localizada do desenvolvimento. Em muitos casos, a etiologia é multifatorial e, na prática, pode ser difícil determinar os papéis relativos dessas influências já que a apresentação da maloclusão é similar. Entretanto, história e exame completos, talvez com um período de observação, possam ser úteis.

12.2.1 Padrão esquelético

Indivíduos com maior tendência de crescimento facial vertical do que horizontal apresentam proporções esqueléticas verticais aumentadas (ver Capítulo 4). Onde a altura da face inferior está aumentada haverá maior distância interoclusal entre a maxila e a mandíbula. Embora os dentes do segmento anterior pareçam conseguir compensar essa extensão limitada por meio de erupção adicional, onde a distância interoclusal exceda essa capacidade compensatória, poderá surgir uma mordida aberta anterior. Se o padrão de crescimento vertical, para baixo e para trás continuar, a mordida aberta anterior tornar-se-á mais evidente.

Nesse grupo de pacientes, a mordida aberta anterior é geralmente simétrica e, nos casos mais severos, pode estender-se para distal na arcada, de forma que apenas os molares estejam em contato quando o paciente está em máxima intercuspidação (Fig. 12.4). O desenvolvimento vertical dos segmentos anteriores resulta em processos alveolares tipicamente estendidos quando vistos em uma radiografia cefalométrica lateral (Fig. 12.5).

12.2.2 Padrão do tecido mole

Para conseguir deglutir, é necessário criar um vedamento anterior. Em crianças mais jovens, os lábios são, em geral, incompetentes e uma proporção conseguirá um vedamento anterior posicionando sua língua para a frente entre os dentes anteriores durante a deglutição. Indivíduos com proporções esqueléticas verticais aumentadas têm probabilidade aumentada de ter lábios incompetentes e podem continuar a conseguir um vedamento anterior dessa maneira, mesmo quando os tecidos moles estão maduros. Esse tipo de padrão de deglutição é visto em pacientes com mordida aberta anterior devido ao hábito de sucção digital (veja Seção 12.2.3). Nessas situações, o comportamento da língua é adaptativo. Uma interposição lingual endógena ou primária é

Mordida aberta anterior e mordida aberta posterior 133

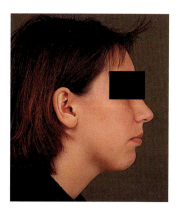
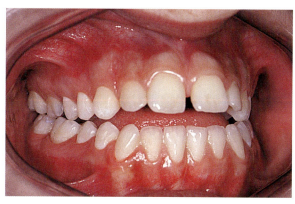

Fig. 12.4 Paciente com proporções esqueléticas verticais aumentadas e mordida aberta anterior.

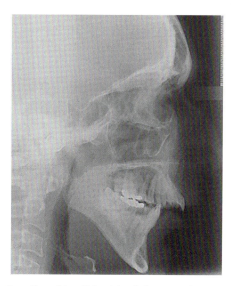

Fig. 12.5 Radiografia cefalométrica lateral de um paciente com uma marcante maloclusão Classe II divisão, em um padrão esquelético Classe II com proporções esqueléticas verticais aumentadas. Note o processo dentoalveolar delgado.

12.2.3 Hábitos

Os efeitos de um hábito dependem de sua duração e intensidade. Se um hábito de sucção digital persistente continua até as dentições mista e permanente, isso pode resultar em mordida aberta anterior devido à restrição do desenvolvimento dos incisivos pelo dedo indicador ou polegar (Fig. 12.7). Caracteristicamente, a mordida aberta anterior produzida é assimétrica (a menos que o paciente sugue dois dedos) e está frequentemente associada à mordida cruzada posterior. Acredita-se que a constrição da arcada superior seja causada pela pressão da bochecha e a posição baixa da língua.

Depois que o hábito de sucção cessa, a mordida aberta tende a se resolver (Fig. 12.8), embora isso possa demorar muitos anos. Durante esse período, a língua pode vir para frente durante a deglutição, a fim de obter um vedamento anterior. Em uma pequena proporção de casos onde o hábito continuou até que o crescimento se completou, a mordida aberta deve persistir.

12.2.4 Falha localizada do desenvolvimento

Isso é visto em pacientes com fenda labial e alveolar, embora raramente possa ocorrer sem qualquer razão aparente.

12.2.5 Respiração bucal

Tem sido sugerido que a postura de boca aberta adotada pelos indivíduos que habitualmente respiram pela boca, seja por obstrução nasal ou hábito, resulta em desenvolvimento excessivo dos dentes do segmento posterior. Isso leva ao aumento na altura do terço inferior da face e, consequentemente, maior incidência de mordida aberta ante-

rara, mas é difícil distingui-la de uma interposição lingual adaptativa, já que as características oclusais são similares (Fig. 12.6). Entretanto, tem sido sugerido que uma interposição lingual endógena está associada ao sigmatismo e, em alguns casos, tanto os incisivos superiores quanto inferiores estão vestibularizados pela ação da língua.

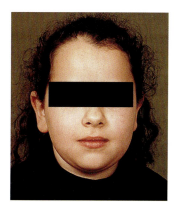
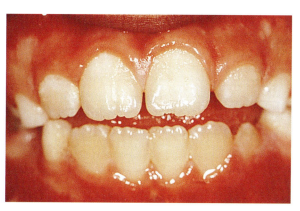

Fig. 12.6 Paciente com mordida aberta anterior provavelmente devido à protrusão endógena da língua. Apesar de os lábios serem competentes, a língua foi protruída entre os incisivos durante a deglutição. Tanto os incisivos superiores quanto inferiores estavam inclinados para anterior. A paciente não possuía hábito de sucção digital.

Ortodontia Básica

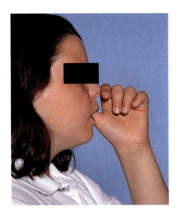
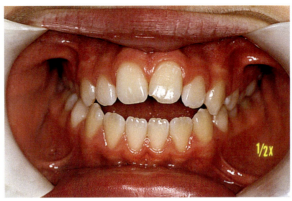

Fig. 12.7 Efeitos oclusais de um hábito persistente de sucção digital. Note as mordidas abertas anterior e posterior.

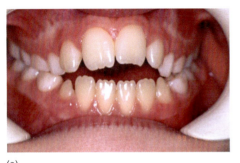
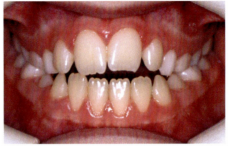

(a) (b)

Fig. 12.8 Paciente aos 10 anos de idade com hábito de sucção de chupeta (a) no início, (b) 4 meses depois que o hábito cessou.

rior. Em apoio a isso tem sido mostrado que pacientes indicados para tonsilectomia e adenoidectomia têm a altura facial inferior significativamente aumentada em comparação com os controles, e que, após a cirurgia, a disparidade entre os dois grupos diminuiu. Entretanto, as diferenças demonstradas eram pequenas. Os autores têm mostrado que crianças indicadas para clínicas de ouvido, nariz e garganta apresentam o mesmo padrão de maloclusões da população normal, e que nenhuma relação tem sido demonstrada entre resistência aérea superior e padrão esquelético em indivíduos normais.

Em resumo, pode parecer que a respiração bucal por si só não exerce um papel significativo no desenvolvimento da mordida aberta anterior na maioria dos pacientes.

12.3 Tratamento da mordida aberta anterior

A despeito das dificuldades enfrentadas em determinar a etiologia, o tratamento da mordida aberta anterior é um dos aspectos mais desafiadores da Ortodontia. O tratamento de uma mordida aberta anterior devida puramente ao hábito de sucção digital pode ser objetivo, mas onde o padrão esquelético, o crescimento e/ou tecido forem desfavoráveis, a correção sem recorrer à cirurgia ortognática pode não ser possível.

Na dentição mista, o hábito de sucção digital que tenha resultado em mordida aberta anterior deve ser gentilmente desencorajado. Se uma criança está disposta a parar, um aparelho removível pode ser ajustado para agir como um "lembrete". Entretanto, se a criança busca apoio em seu hábito, forçá-la a usar um aparelho para desencorajá-la provavelmente não resultará em sucesso. Embora vários modelos bárbaros tenham sido descritos (p. ex., envolvendo projeções de fio metálico), uma simples placa com um arco labial longo para retenção anterior usualmente será suficiente se um bloqueador do hábito estiver indicado. Após o ajuste, o acrílico atrás dos incisivos superiores deve ser desgastado para permitir qualquer alinhamento espontâneo. Uma vez que a dentição permanente tenha se estabelecido, passos mais ativos podem ser tomados, geralmente em combinação com o tratamento para outros aspectos da maloclusão.

Um período de observação pode ser útil no tratamento de crianças com mordida aberta anterior não associada a hábito de sucção digital. Em alguns casos, uma mordida aberta anterior pode reduzir-se de forma espontânea, possivelmente devido à maturação dos tecidos moles e a melhor competência dos lábios ou crescimento favorável. Mordidas abertas esqueléticas com proporções verticais aumentadas são frequentemente associadas a uma rotação da mandíbula para baixo e para trás, com o crescimento. Obviamente, se o crescimento é desfavorável, é melhor saber disso antes de planejar o tratamento, em vez de experimentar dificuldades depois que o tratamento estiver em curso.

Previamente, pensava-se que extraindo os molares nos casos com proporções esqueléticas verticais aumentadas pudesse ajudar a "fechar a mordida". Entretanto, esse procedimento não está baseado em evidência científica.

12.3.1 Abordagens no tratamento da mordida aberta anterior

Há três possíveis abordagens de tratamento.

Mordida aberta anterior e mordida aberta posterior

Aceitação da mordida aberta anterior

Neste caso, o tratamento é obtido pelo alívio de qualquer apinhamento e alinhamento das arcadas. Essa abordagem pode ser considerada nas seguintes situações (particularmente se a mordida aberta anterior não representa um problema para o paciente):

- casos moderados;
- onde o ambiente dos tecidos moles não é favorável, por exemplo, onde os lábios são marcantemente incompetentes e/ou onde se suspeita de uma protrusão lingual endógena;
- maloclusões mais marcantes onde o paciente não está motivado a fazer cirurgia.

Correção ortodôntica da mordida aberta anterior

Se o crescimento e os tecidos moles são favoráveis, uma solução ortodôntica para a mordida aberta anterior pode ser considerada. Uma avaliação cuidadosa deve ser realizada, incluindo dos padrões esqueléticos anteroposterior e vertical, a viabilidade dos movimentos dentários requeridos e a estabilidade pós-tratamento.

A extrusão dos incisivos para fechar uma mordida aberta anterior é desaconselhável, já que a condição recidivará quando os aparelhos forem retirados. Preferencialmente, o tratamento deve objetivar intruir os molares ou, pelo menos, controlar seu desenvolvimento vertical. A intrusão dos molares pode ser tentada com o aparelho extrabucal de tração alta e/ou pelo uso de aparelho removível com recobrimento oclusal.

Em maloclusões mais leves, o uso do aparelho extrabucal de tração alta durante o tratamento convencional deve bastar. Em casos com mordida aberta anterior mais marcante associada a um padrão esquelético Classe II, um aparelho removível ou um aparelho funcional associando blocos oclusais e o aparelho extrabucal de tração alta pode ser usado para tentar restringir o crescimento vertical maxilar. A fim de conseguir uma verdadeira modificação no crescimento, é necessário aplicar força intrusiva à maxila, por pelo menos 14-16 horas por dia, durante o surto de crescimento puberal e, preferencialmente continuando até que a taxa de crescimento torne-se mais lenta. Isso só é obtido com excelente cooperação do paciente e crescimento favorável. A placa de intrusão maxilar e a placa de intrusão posterior (oclusal) são aparelhos removíveis desenvolvidos por Orton e são agora amplamente adotados. A placa de intrusão maxilar incorpora cobertura acrílica de todos os dentes da arcada superior com o aparelho extrabucal de tração alta (Fig. 12.9). A placa de intrusão posterior (oclusal) é similar, exceto que apenas os dentes posteriores são cobertos.

Aparelhos funcionais são também usados para maloclusões Classe II com proporções verticais aumentadas. Vários desenhos têm sido descritos, mas geralmente eles incorporam o aparelho extrabucal de tração alta e a cobertura posterior. O aparelho de van Beek é visto na figura 12.10. O aparelho *Twin-Block* (veja Cap. 18) com a adição do aparelho extrabucal de tração alta também é usado. Após a fase funcional, aparelhos fixos são então usados para completar o alinhamento da arcada, junto com exodontias, se indicadas.

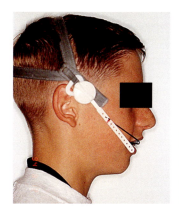
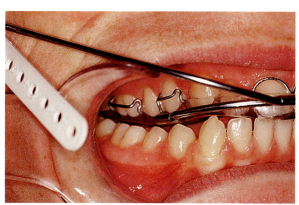

Fig. 12.9 Paciente usando uma placa de intrusão maxilar e o aparelho extrabucal de tração alta. O arco facial do aparelho extrabucal encaixa-se nos tubos embutidos no acrílico da cobertura oclusal, os quais se estendem até a cobertura de todos os dentes da arcada superior.

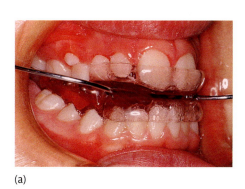
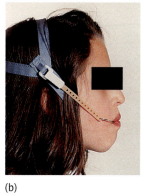
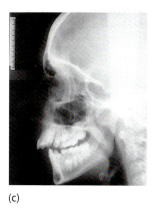
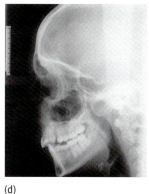

(a) (b) (c) (d)

Fig. 12.10 (a) Vista intrabucal de um aparelho de van Beek; (b) vista extrabucal mostrando o aparelho extrabucal de tração alta; (c) radiografia cefalométrica lateral da paciente, antes do tratamento; (d) radiografia cefalométrica lateral da mesma paciente, 1 ano depois.

Ortodontia Básica

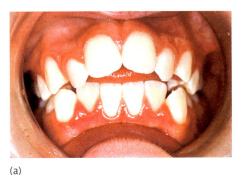
(a)

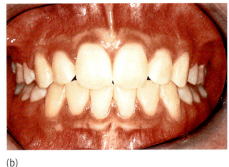
(b)

Fig. 12.11 Paciente com mordida aberta anterior tratada com a extração dos quatro primeiros pré-molares para aliviar o apinhamento, e aparelhos fixos: (a) pré-tratamento; (b) pós-contenção.

Nos casos de apinhamento bimaxilar e vestibularização, o alívio do apinhamento e a retração e o alinhamento dos incisivos podem resultar em redução da mordida aberta (Fig. 12.11). A estabilidade dessa correção é mais provável se os lábios eram incompetentes antes do tratamento mas, se tiverem se tornado competentes após a lingualização (inclinação para posterior) dos incisivos.

É difícil precisar a etiologia exata de uma mordida aberta anterior, mas se suspeita de protrusão lingual primária, embora estas sejam incomuns, é sensato pecar por excesso de precaução em relação aos objetivos do tratamento (e exodontias) e prevenir os pacientes sobre a possibilidade de recidiva.

Cirurgia

Esta opção pode ser considerada quando o crescimento reduziu-se aos níveis de adulto, para problemas severos com etiologia esquelética e/ou onde a compensação dentária não dará um resultado estético ou estável. Em alguns pacientes, uma mordida aberta anterior está associada a um sorriso "desdentado", que pode ser difícil de reduzir por meio apenas de procedimentos ortodônticos, necessitando de abordagem cirúrgica. A avaliação e o tratamento de tais casos são discutidos no capítulo 21.

12.3.2 Tratamento dos pacientes com proporções esqueléticas verticais aumentadas e sobremordida reduzida

Os detalhes do tratamento de pacientes com proporções esqueléticas verticais aumentadas serão obviamente influenciadas por outros aspectos de sua maloclusão (ver capítulos apropriados), mas o tratamento requer planejamento cuidadoso para prevenir deterioração iatrogênica do excesso vertical. Os pontos descritos a seguir devem ser mantidos em mente.

- O fechamento do espaço parece ocorrer mais rápido em pacientes com proporções esqueléticas verticais aumentadas.
- Evitar a extrusão de molares, pois isso resultará em aumento da altura facial inferior. Se for necessário o aparelho extrabucal, precisa-se direcionar a tração acima do plano oclusal, isto é, aparelho extrabucal de tração alta. O aparelho extrabucal de tração cervical é contraindicado.
- Se for necessária a redução da sobremordida, isso pode ser obtido por meio da intrusão dos incisivos, em vez da extrusão de molares. Por essa razão, planos de mordida anterior devem ser evitados.
- Evitar a expansão da arcada superior. Quando a arcada superior é expandida, os molares superiores são inclinados para vestibular, o que faz com que as cúspides palatinas inclinem-se para baixo. Se for necessária a expansão da arcada, isso é melhor conseguido usando-se um aparelho fixo, de forma que um torque vestibular radicular seja aplicado para limitar a inclinação das cúspides palatinas para baixo.
- Evitar a tração intermaxilar Classe II ou III, já que isso pode extruir os molares.

12.4 Mordida aberta posterior

A mordida aberta posterior ocorre mais raramente do que a mordida aberta anterior e sua etiologia é menos compreendida. Em alguns casos, aumento nas proporções esqueléticas verticais é um fator, embora isso seja mais associado com a mordida aberta anterior que se estende posteriormente. Uma mordida aberta lateral é ocasionalmente vista em associação com a extração precoce dos primeiros molares permanentes (Fig. 12.12), possivelmente ocorrendo como resultado de um espalhamento lateral da lingual.

A mordida aberta posterior é também vista em casos com subemergência dos dentes posteriores. A subemergência dos molares decíduos é discutida no capítulo 3. Há duas condições raras que afetam a erupção dos dentes posteriores permanentes:

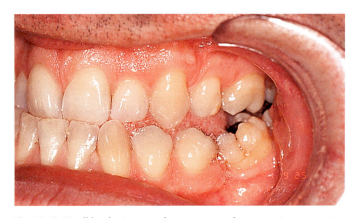

Fig. 12.12 Mordida aberta posterior em um paciente que teve os quatro primeiros molares permanentes extraídos na dentição mista.

Mordida aberta anterior e mordida aberta posterior

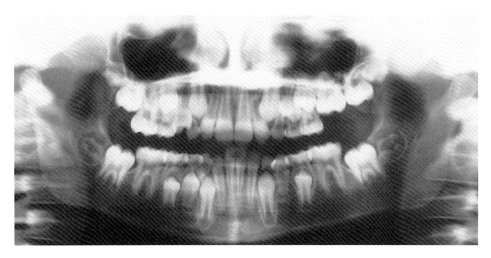

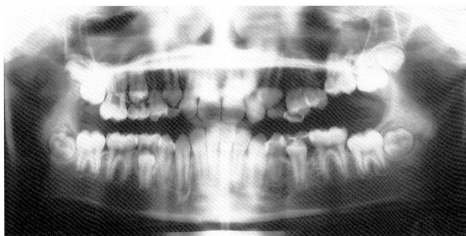

Fig. 12.13 Radiografias panorâmicas mostrando a contenção da erupção do primeiro molar permanente superior esquerdo.

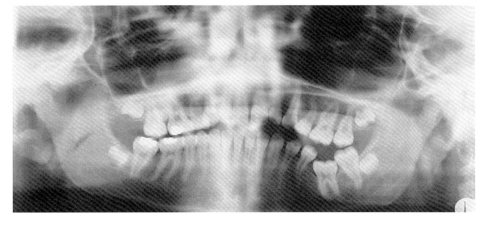

Fig. 12.14 Radiografia panorâmica mostrando a contenção da erupção do primeiro molar permanente esquerdo.

- **falha primária na erupção:** essa condição afeta quase exclusivamente os molares e é de etiologia desconhecida. Embora a reabsorção óssea acima do dente não erupcionado ocorra normalmente, o dente, propriamente, parece não apresentar qualquer potencial eruptivo (Fig. 12.13). A exodontia é a única alternativa de tratamento. A sua etiologia não é compreendida;

- **retenção da erupção:** isso também afeta frequentemente os molares. Os dentes afetados parecem erupcionar normalmente até a oclusão, mas, subsequentemente, falham em manter o passo com o desenvolvimento oclusal. À medida que o processo de crescimento do restante da dentição e do processo alveolar continua, a ausência de movimento do dente ou dentes afetados resulta em submergência relativa (Fig. 12.14). A sua etiologia não é compreendida e, novamente, o tratamento usual é a extração dos dentes afetados.

Mais raramente, a mordida aberta posterior é vista associada à hiperplasia condilar unilateral, o que também resulta em assimetria facial. Se houver suspeita desse problema, é necessário uma cintilografia. Se a cintilografia indicar divisão celular excessiva na região da cabeça do côndilo, uma condilectomia isolada, ou combinada com cirurgia para corrigir a deformidade resultante, pode ser necessária.

Fontes principais e leitura adicional

Chate, R.A.C. (1994). The burden of proof: a critical review of orthodontics claims made by some general practitioners. *American Journal of Orthodontics and Dentofacial Orthopedics,*106, 96-105.

Uma discussão excelente da evidência sobre os efeitos postulados e reais da respiração bucal sobre a dentição, com muito mais informação. Altamente recomendado.

Dung, D.J. and Smith, R.J. (1998). Cephalometric and clinical diagnoses of open bite tendency. *American Journal of Orthodontics and Dentofacial Orthopedics,*94, 484-90.

Os autores também investigaram os indicadores do tratamento bem-sucedido.

Linder-Aronson, S. (1970). Adenoids: their effect on mode of breathing and nasal airflow and their relationship to characteristics of the facial skeleton and dentition. *Acta Otolaryngologica (Supplement)*, 265, 1.

Lopez-Gavito, G. Wallen, T.R., Little, R.M, and Joondepeh, D.R. (1985). Anterior open-bite malocclusion: a longitudinal 10-year postretention evaluation of orthodontically treated patients. *American Journal of Orthodontics,* 87, 175-86.

Mizrahi, E. (1978). A review of anterior open bite. *British Journal of Orthodontics*, 5, 21-7.

Uma revisão valiosa.

Oliver, R.G. (1980). Submerged permanent molars: four case reports. *British Dental Journal*, 160, 128-30.

Os casos relatados são classificados em falha primária da erupção e contenção da erupção. O tratamento de ambos é discutido.

Orthon, H.S. (1990). *Functional Appliances in Orthodontic Treatment*. Quintessence Books, London.

Um livro belissimamente ilustrado e informativo. Os esplintes para a intrusão de maxila e mandíbula são descritos.

Veden, J.L> (1998). Non-surgical treatment on the patient with vertical discrepancy. *American Journal of Orthodontics and Dentofacial Orthopedics,* 113, 567-82.

As referências deste capítulo também podem ser encontradas em www.oup.com/uk/orc/bin/9780198568124. Sempre que possível, elas serão apresentadas como links ativos que o guiarão para a versão digital deste trabalho, facilitando o estudo daí em diante. Se você é assinante da revista (pessoal ou por alguma instituição), e dependendo do seu nível de acesso, você pode usar o resumo ou o texto completo quando disponível. Esperamos que esse seja um recurso útil para seus estudos e pesquisas bibliográficas.

13
Mordidas cruzadas

Conteúdo do capítulo

13.1	**Definições**	140
13.2	**Etiologia**	140
13.2.1	Causas locais	140
13.2.2	Esqueléticas	140
13.2.3	Tecidos moles	141
13.2.4	Causas mais raras	141
13.3	**Tipos de mordida cruzada**	141
13.3.1	Mordidas cruzadas anteriores	141
13.3.2	Mordidas cruzadas posteriores	141
13.4	**Tratamento**	142
13.4.1	Princípio para tratamento	142
13.4.2	Tratamento da mordida cruzada anterior	142
13.4.3	Tratamento da mordida cruzada posterior	143
13.4.4	Aparelho quadri-hélice	144
13.4.5	Expansão rápida da maxila (ERM)	144
13.5	**Efetividade clínica**	145
	Fontes principais e leitura adicional	145

Ortodontia Básica

13.1 Definições

- **Mordida cruzada:** uma discrepância na relação vestibulolingual dos dentes superiores e inferiores.

  Por convenção a relação transversa das arcadas é descrita em termos da posição dos dentes inferiores em relação aos dentes superiores.

- **Mordida cruzada vestibular:** as cúspides vestibulares dos dentes inferiores ocluem por vestibular das cúspides vestibulares dos dentes superiores (Fig. 13.1).

- **Mordida cruzada lingual:** As cúspides vestibulares dos dentes inferiores ocluem por lingual das cúspides palatinas dos dentes superiores. Isto é também conhecido como mordida em tesoura (Fig. 13.2).

- **Deslocamento:** durante o fechamento a partir da posição de repouso, a mandíbula encontra contato(s) defletivo(s) e é deslocada para a esquerda ou direita e/ou para anterior, em máxima intercuspidação (Fig. 13.3)

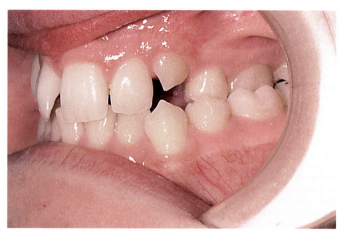

Fig. 13.1 Mordida cruzada vestibular.

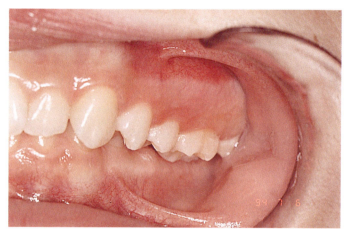

Fig. 13.2 Mordida cruzada lingual (em tesoura).

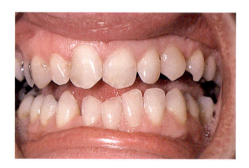

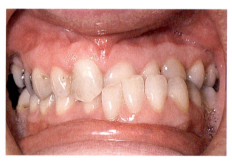

Fig. 13.3 Deslocamento durante o fechamento em mordida cruzada.

13.2 Etiologia

Vários fatores agindo singularmente ou combinados podem levar ao desenvolvimento de uma mordida cruzada.

13.2.1 Causas locais

A causa local mais comum é o apinhamento onde um ou mais dentes estão deslocados da arcada. Por exemplo, uma mordida cruzada de um incisivo lateral superior frequentemente se desenvolve devido à falta de espaço entre o incisivo central superior e o canino decíduo, o que força o incisivo lateral a erupcionar por palatino e em oclusão lingual aos dentes antagonistas. Posteriormente, perda precoce de um segundo molar decíduo em uma boca com apinhamento pode resultar em movimento dos primeiros molares permanentes para anterior, forçando o segundo pré-molar a erupcionar por palatino. Ainda, retenção de um dente decíduo pode defletir a erupção do sucessor permanente, levando a uma mordida cruzada.

13.2.2 Esqueléticas

Geralmente, quanto mais dentes em mordida cruzada, maior é o componente esquelético na etiologia. Uma mordida cruzada dos segmentos posteriores pode ser devida puramente a uma discrepância na largura relativa das arcadas, ou discrepância anteroposterior, o que resulta em uma parte mais larga de uma das arcadas ocluindo com uma parte mais estreita do maxilar antagonista. Por essa razão, mordidas cruzadas vestibulares em todo segmento posterior são mais comumente associadas a maloclusões Classe III (Fig. 13.4), e mordidas cruzadas linguais são associadas a maloclusões Classe II. Mordidas cruzadas anteriores estão

Mordidas cruzadas 141

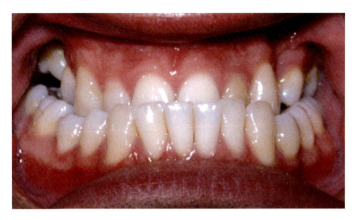

Fig. 13.4 Maloclusão Classe III com mordida cruzada vestibular.

associadas a padrões esqueléticos Classe III. Mordidas cruzadas podem também ser associadas à assimetria esquelética verdadeira.

13.2.3 Tecidos moles

Uma mordida cruzada posterior é frequentemente associada a um hábito de sucção digital, à medida que a posição da língua é abaixada e uma pressão negativa é gerada intrabucalmente.

13.2.4 Causas mais raras

Estas incluem a fissura labiopalatina, onde o crescimento em largura da arcada superior é restrito pelo tecido cicatricial do reparo da fissura. O trauma ou patologia da ATM também podem gerar restrição do crescimento mandibular num lado, levando à assimetria.

13.3 Tipos de mordida cruzada

13.3.1 Mordidas cruzadas anteriores

Uma mordida cruzada anterior está presente quando um ou mais dos incisivos superiores está em linguo-oclusão (i.e., em sobressaliência reversa) em relação à arcada inferior (Fig. 13.5). Mordidas cruzadas anteriores envolvendo apenas um ou dois incisivos são consideradas neste capítulo, enquanto o manejo de mais de dois incisivos na mordida cruzada é abordado no capítulo II sobre maloclusões Classe II. Mordidas cruzadas anteriores são frequentemente associadas ao deslocamento durante o fechamento (Fig. 13.3).

13.3.2 Mordidas cruzadas posteriores

Mordidas cruzadas da região de pré-molares e molares envolvendo um ou dois dentes ou todo o segmentado posterior inteiro podem ser subdivididas como se segue:

Mordida cruzada unilateral com deslocamento

Esse tipo de mordida cruzada pode afetar apenas um ou dois dentes por quadrante, ou todo o segmentado posterior. Quando um único dente é afetado, o problema geralmente surge devido a um deslocamento de um dente da arcada, mais ou menos do dente antagonista, levando a um contato defletivo durante o fechamento em uma mordida cruzada.

Quando todo o segmentado posterior é envolvido, a etiologia subjacente geralmente é que a largura da maxila é similar à mandíbula (i.e. é muito estreita) com o resultado que durante o fechamento da posição de repouso dos dentes posteriores encontram-se cúspide com cúspide. A fim de conseguir uma intercuspidação mais confortável e eficaz, o (PAC) paciente desloca sua mandíbula para a esquerda ou para direita (veja Cap. 5, Fig. 5.12). Muitas vezes é difícil detectar esse deslocamento durante o fechamento, pois o paciente logo aprende a fechar direto na posição de máxima intercuspidação. Esse tipo de mordida cruzada pode estar associado a um deslocamento da linha média na arcada inferior na direção do deslocamento mandibular (Fig. 13.6).

Mordida cruzada vestibular unilateral sem deslocamento

Essa categoria de mordida cruzada é menos comum. Pode surgir como um resultado da deflexão de dois (ou mais) dentes antagonistas durante a erupção, mas quanto maior o número de dentes envolvidos em um segmento, maior é a chance de que haja uma assimetria esquelética subjacente.

Mordida cruzada vestibular bilateral

Essa categoria de mordidas cruzadas (Fig. 13.7) é mais provavelmente associada a uma discrepância esquelética, tanto da dimensão anteroposterior quanto transversal, ou em ambas.

Mordida cruzada lingual unilateral

Esse tipo de mordida cruzada é mais comumente devido ao deslocamento de um único dente como um resultado de apinhamento ou retenção de um dente decíduo predecessor.

Mordida cruzada lingual bilateral (mordida em tesoura)

Novamente, essa mordida cruzada está tipicamente associada a uma discrepância esquelética subjacente, frequentemente maloclusão Classe II com a arcada superior anteriorizada em relação à inferior, de forma que os dentes inferiores posteriores ocluem com um segmento mais amplo da arcada superior.

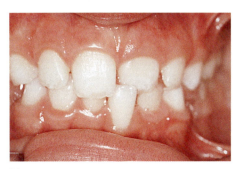

(a)

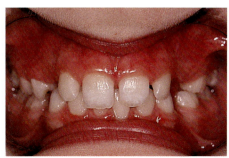

(b)

Fig. 13.5 Correção de uma mordida cruzada anterior. Usando um aparelho removível: (a) pré-tratamento (note a recessão gengival do incisivo inferior em mordida cruzada; (b) pós-tratamento.

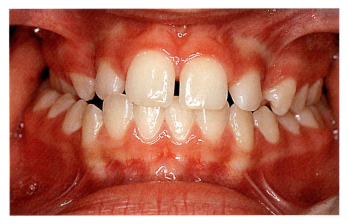

Fig. 13.6 Mordida cruzada unilateral com desvio de linha média associado.

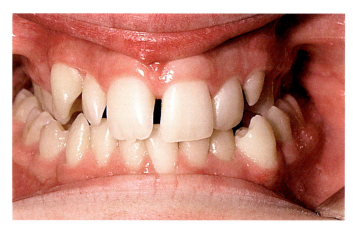

Fig. 13.7 Mordida cruzada vestibular bilateral.

13.4 Tratamento

13.4.1 Princípio para tratamento

Há alguma evidência de que contatos de deslocamento *podem* predispor à síndrome da disfunção da articulação temporomandibular em indivíduos *suscetíveis* (veja Cap. 1, Seção 1.7). Portanto, uma mordida cruzada associada a um deslocamento é uma indicação funcional para o tratamento ortodôntico. Da mesma forma, o tratamento para a mordida cruzada bilateral sem deslocamento deve ter uma abordagem cuidadosa, pois uma recidiva parcial pode resultar em mordida cruzada unilateral com deslocamento. Além disso, uma mordida cruzada bilateral é provavelmente tão efetiva para a mastigação quanto uma relação vestibulolingual normal dos dentes. Entretanto, o mesmo não pode ser dito da mordida cruzada lingual, onde as cúspides dos dentes afetados não se encontram de forma nenhuma.

Mordidas cruzadas anteriores, como vêm frequentemente associadas a deslocamento, podem levar ao movimento de um incisivo inferior para vestibular através dos tecidos de suporte vestibulares, resultando em recessão gengival. Nesse caso, o tratamento precoce é aconselhável (veja Fig. 13.5).

13.4.2 Tratamento da mordida cruzada anterior

Os fatores descritos a seguir devem ser considerados.
- Que tipo de movimento é requerido? Se o movimento de corpo ou apical é requerido, então aparelhos fixos são indicados; entretanto, se movimentos de inclinação serão suficientes, um aparelho removível pode ser considerado.
- Quanto de mordida cruzada é esperado ao final do tratamento? Para que o tratamento seja bem-sucedido, deve haver alguma sobremordida presente para manter a posição incisiva correta. Entretanto, durante o planejamento do tratamento, deve-se lembrar que a inclinação de um incisivo superior para anterior resultará em uma redução da sobremordida, se comparado à posição pré-tratamento (Fig. 11.6).
- Há espaço disponível na arcada para acomodar o dente/dentes a serem movimentados? Se não, serão necessárias exodontias e, nesse caso, de quais dentes?
- É necessário movimento recíproco do dente/dentes antagonistas?

Na dentição mista, caso haja sobremordida suficiente, e os movimentos de inclinação sejam adequados, o tratamento pode, muitas vezes, ser realizado mais prontamente com um aparelho removível. O aparelho deve incorporar boa retenção anterior para se contrapor ao efeito de deslocamento do elemento ativo (onde dois ou mais dentes serão inclinados, um aparelho com parafuso deve evitar esse problema) e cobertura vestibular espessa o suficiente para liberar a oclusão da arcada antagonista (veja Cap. 17). Caso contrário, pode ser aconselhável esperar até que a dentição permanente se estabeleça e um tratamento abrangente com aparelho fixo possa ser realizado (Fig. 13.8). Se houver sobremordida insuficiente para conter o(s) incisivo(s) corrigido(s), deve ser considerado mover os incisivos inferiores para lingual dentro dos limites do envelope dos tecidos moles, a fim de tentar aumentar o sobremordida.

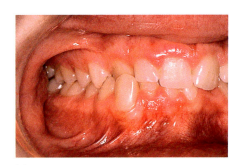
(a)

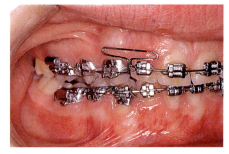
(b)

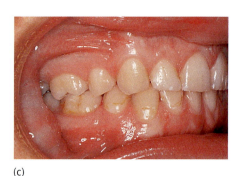
(c)

Fig. 13.8 Paciente com mordida cruzada dos caninos permanentes do lado direto, que foi tratado com extração dos quatro segundos pré-molares e aparelhos fixos: (a) pré-tratamento; (b) aparelhos fixos; (c) pós-tratamento.

Mordidas cruzadas 143

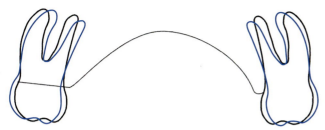

Fig. 13.9 A expansão da arcada superior resulta no deslocamento oclusal das cúspides palatinas dos dentes posteriores.

Se a arcada superior estiver apinhada, o incisivo lateral superior frequentemente erupciona em posição palatina em relação à arcada. Se o incisivo lateral estiver com deslocamento de corpo acentuado, o alívio do apinhamento por meio da extração do dente deslocado, por si só, pode algumas vezes ser uma opção, mas é sensato procurar a opinião de um especialista antes de dar esse passo.

13.4.3 Tratamento da mordida cruzada posterior

É importante considerar a etiologia dessa característica antes de iniciar o tratamento. Por exemplo, se é uma mordida cruzada devido ao deslocamento de um dente na arcada, a correção do caso envolverá o alinhamento desse dente ou o movimento recíproco de dois ou mais dentes antagonistas? Ainda, se houver um componente esquelético, será possível compensá-lo com o movimento do dente? A inclinação dos dentes afetados também deve ser avaliada. A expansão da arcada superior provavelmente será mais estável se o dente a ser movimentado estiver inicialmente inclinado para palatino. Como a expansão criará espaço adicional, pode ser aconselhável adiar a decisão sobre exodontias até que a fase de expansão tenha se completado.

Mesmo quando os aparelhos fixos são usados, a expansão dos dentes superoposteriores resultará em uma inclinação oclusal das cúspides palatinas (Fig. 13.9). Isso tem o efeito de girar a mandíbula para baixo, levando a um aumento na altura da face inferior, o que pode ser indesejável em pacientes que já tenham a face inferior aumentada e/ou *sobremordida* reduzido. Se a expansão for indicada nesses pacientes, aparelhos fixos são necessários para aplicar o torque às raízes vestibulares do segmento posterior a fim de resistir a essa tendência, bem como talvez com o aparelho extrabucal de tração alta.

Onde uma mordida cruzada seja devido a uma assimetria esquelética, uma verificação completa é necessária para determinar a etiologia e a contribuição da maxila e da mandíbula para as características presentes. A correção irá requerer uma abordagem combinada envolvendo cirurgia ortognática (veja Cap. 21).

Mordida cruzada vestibular unilateral

Onde esse problema tenha surgido em decorrência do deslocamento de um dente no arco, por exemplo, um pré-molar superior que esteja apinhado para palatino, o tratamento envolverá o movimento do dente deslocado para a linha do arco, aliviando o apinhamento onde e se necessário. Se o deslocamento é marcante, deve-se considerar a exodontia do dente deslocado por si só.

Se a correção de uma mordida cruzada requer movimento dos dentes antagonistas em direções opostas, isso pode ser conseguido por meio do uso de elásticos cruzados (Fig. 13.10) conectados a bandas ou

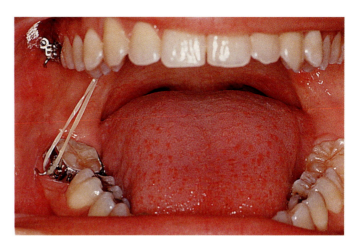

Fig. 13.10 Elásticos cruzados.

a bráquetes colados nos dentes envolvidos. Se esta é a única característica de uma maloclusão que precisa de tratamento, é aconselhável deixar os conectores *in situ* após a correção, suspender os elásticos por um mês e reavaliar se a posição corrigida é estável. Se a mordida cruzada recidivar, os elásticos cruzados podem ser reinstituídos e um meio alternativo de contenção ou um tratamento mais abrangente devem ser considerados.

Uma mordida cruzada unilateral, envolvendo todos os dentes posteriores normalmente está associada a um deslocamento, e o tratamento é direcionado à expansão do arco superior a fim de que ele se encaixe no arco inferior ao final do tratamento. Se os dentes superiores estão com uma inclinação palatina, esta expansão pode ser realizada por um aparelho removível com parafuso expansor na linha média e recobrimento oclusal. O aparelho quadri hélice pode ser utilizado com maior frequência (veja Secção 13.4.4), principalmente se o tratamento completo com aparelho fixo for indicado. Um certo grau de recidiva é esperado, uma leve sobre expansão do arco superior é aconselhável, mas é prudente recordar que a estabilidade é auxiliada por uma boa intercuspidação. É importante evitar uma sobre expansão grande, pois pode haver fenestração do suporte periodontal vestibular ou mordida cruzada lingual.

Mordida cruzada posterior bilateral

A menos que os dentes do segmento posterior superior estejam inclinados para palatino em um grau significativo, as mordidas cruzadas vestibulares são frequentemente aceitas. A expansão rápida da maxila pode ser usada para expandir o osso basal maxilar, mas, mesmo com essa técnica, um grau de recidiva da posição vestibulolingual do dente ocorre após o tratamento, com o risco de desenvolvimento de uma mordida cruzada unilateral com deslocamento. ERM assistida cirurgicamente pode ainda ser considerada (veja Seção 13.4.5).

Mordidas cruzadas vestibulares bilaterais são comuns em pacientes com fenda palatina reparada. A expansão da arcada superior por estiramento do tecido cicatricial é frequentemente indicada nesses casos (veja Cap. 21) e é prontamente obtida usando-se aparelhos quadri-hélice (Fig. 13.11).

Mordida cruzada lingual

Em um único dente afetado, isso é, muitas vezes, o resultado de deslocamento devido a apinhamento. Se a extração do dente deslocado não

Ortodontia Básica

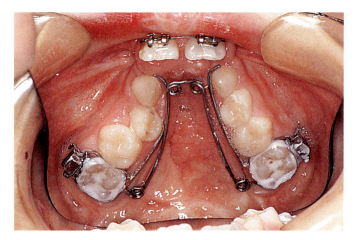

Fig. 13.11 Expansão, com um quadri-hélice, de uma fenda maxilar cicatrizada.

estiver indicada para o alívio do apinhamento, então aparelhos fixos podem ser usados para mover o dente superior afetado para palatino. Casos mais severos com maior componente esquelético usualmente precisa de uma combinação de movimento dos dentes inferiores afetados para vestibular e movimento dos dentes superiores para palatino por meio de aparelhos fixos. O tratamento não é em linha reta e só pode ser realizado por um ortodontista experiente, em particular porque a oclusão em tesoura desloca frequentemente os conectores fixos da face vestibular dos dentes inferiores até que a mordida cruzada seja eliminada.

13.4.4 O aparelho quadri-hélice

O quadri-hélice é um aparelho fixo muito eficiente de expansão lenta (Fig. 13.12). O aparelho quadri-hélice pode ainda ser ajustado para dar maior expansão anteriormente ou posteriormente quando requerido e também pode ser usado para desrotacionar um dente molar rotacionado. Quando o tratamento ativo for completado ele pode ser tornado passivo para auxiliar na contenção da expansão.

Um quadri-hélice é fabricado em fio de aço inoxidável 1 mm e conectado aos dentes por meio de bandas cimentadas em um molar de cada lado. Estão disponíveis formas pré-fabricadas que encaixam nos conectores palatinos soldados às bandas dos molares e pode ser prontamente removido pelo operador para ajustes. Entretanto, o aparelho pode ser confeccionado de forma individualizada em um laboratório. A ativação usual é de aproximadamente a largura da metade do dente em cada lado. A sobre-expansão pode ocorrer prontamente se o aparelho for sobreativado e, portanto, seu uso deve ser limitado àqueles que têm experiência com aparelhos fixos. Veja também a figura 18.22.

Um tri-hélice tem apenas uma mola anterior e é, portanto, menos eficaz. Seu uso é limitado a casos com abóbada palatina estreita e/ou alta, por exemplo, em pacientes com fenda labiopalatina.

13.4.5 Expansão rápida da maxila (ERM)

Esse aparelho superior incorpora um parafuso Hyrax (similar ao tipo usado para expansão em aparelhos removíveis) soldado a bandas, geralmente localizadas tanto em pré-molares quanto em molares de ambos os lados. O parafuso é girado duas vezes diariamente, resultando em expansão na ordem de 0,2-0,5 mm/dia, em geral, durante o período de tratamento ativo de 2 semanas (Fig. 13.13). A grande força gerada designa-se a abrir a sutura mediana e expandir a arcada superior por meio de expansão esquelética em vez de movimentos dentários. Por essa razão, alguns preconizam limitar essa abordagem a pacientes no início da adolescência antes da fusão da sutura, ou em pacientes com fenda palatina onde ele pode ser utilizado para expandir segmentos do palato por meio do estiramento do tecido cicatricial. Se considerada essa abordagem, é aconselhável checar se há osso e tecidos moles de suporte suficientes.

Uma vez que a expansão esteja completa o aparelho é deixado *in situ, como uma contenção,* em geral por muitos meses. Tem sido demonstrado infiltrado ósseo na sutura expandida, mas, com a remoção do aparelho, cerca de 75% da expansão ganha é perdida e, por essa razão, alguma sobre-expansão é indicada. Esse aparelho só deve ser usado por um clínico experiente.

A ERM assistida cirurgicamente tem ganho aceitação, entretanto, alegações de reduzida perda de suporte periodontal (em comparação com a expansão convencional) e melhora na passagem aérea nasal não são inconsistentes. Essa abordagem envolve o corte cirúrgico da sutura palatina mediana antes da expansão.

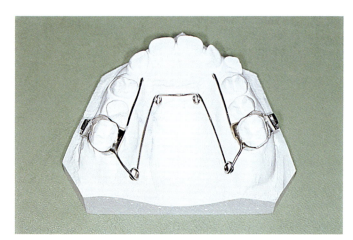

Fig. 13.12 Aparelho quadri-hélice.

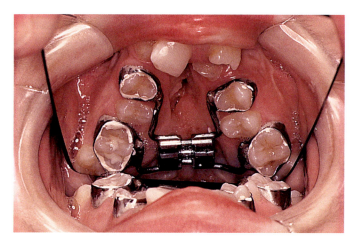

Fig. 13.13 Aparelho de expansão rápida da maxila sendo usado para expandir uma fenda maxilar reparada.

13.5 Efetividade clínica

Nessa área de cuidados baseados em evidência, uma forma de avaliar um tratamento é realizar uma revisão sistemática. Esse processo envolve o estudo de toda a literatura disponível sobre um assunto e selecionar apenas aqueles estudos randomizados, ensaios clínicos controlados, os quais tenham sido realizados dentro dos mais altos padrões científicos (sem viés, tamanho adequado de amostra etc.).

Em uma revisão sistemática recente sobre mordidas cruzadas posteriores, os autores concluíram que a remoção de contatos prematuros nós dentes decíduos envolvidos é efetiva em prevenir que uma mordida cruzada posterior seja perpetuada na dentição mista. Naqueles casos em que isso não seja efetivo, um aparelho removível superior pode ser usado para expandir a arcada superior e reduzir o risco de que a mordida cruzada continue até a dentição permanente. A escassez de pesquisa de boa qualidade nessa área significou que recomendações claras não poderiam ser feitas a respeito do tratamento durante as dentições mista e permanente. Isso não significa que as abordagens de manejo previamente discutidas estejam erradas. De fato, eles refletem a boa prática atualmente aceita, mas estudos adicionais com tamanhos de amostra apropriados e metodologia são necessários.

Fontes principais e leitura adicional

Birnie, D.J. and McNamara, T.G. (1980). The quadhelix appliance. *British Journal of Orthodontics*, 7, 115-20.

Fabricação, manejo e modificações do aparelho quadri-hélice são descritos nesse artigo.

Cochrane Database of Systematic Reviews (2001). Issue number 1.

Harrison, J.E. and Ashby, D. (2000). *Orthodontic treatment for posterior crossbites (Cochrane Review)*, The Cochrane Library, Oxford (www. cochrane-oral. man.ac.uk).

Esta é uma revisão sistemática sobre a efetividade de diferentes modalidades de tratamento usadas na correção de uma mordida cruzada posterior. Vale a pena o trabalho de encontrá-la.

Hermanson, H., Kurol, J., and Ronnerman, A. (1985). Treatment of unilateral posterior crossbites with quadhelix and removable plates. A retrospective study. *European Journal of Orthodontics*, 7, 97-102.

Nesse estudo, encontrou-se que os resultados clínicos conseguidos foram similares aos dois tipos de aparelho. Entretanto, o número de visitas e o tempo de cadeira foram maiores com o aparelho removível. Os autores calcularam que o custo médio do tratamento foi 40% maior para o aparelho removível, em comparação com o quadri-hélice.

Herold, J.S. (1989). Maxillary expansion: a restrospective study of three methods of expansion and their long-term sequalae. *British Journal of Orthodontics*, 16, 195-200.

Lagravere, M.O., Major, P.W., and Flores-Mir, C. (2005). Long-term dental arch changes after rapid maxillary expansion treatment: a systematic review. *Angle Orthodontist*, 75, 151-7.

Infelizmente, apenas quatro estudos satisfizeram os critérios de inclusão e, devido à sua metodologia, nenhuma conclusão significativa pode ser elaborada.

Lagravere, M.O., Major, P.W., and Flores-Mir, C. (2005). Long-term dental arch changes after rapid maxillary expansion treatment: a systematic review. *Angle Orthodontist*, 75, 833-9.

Apenas três artigos satisfizeram os critérios de inclusão. Uma revisão dos resultados destes estudos poderia indicar que aproximadamente 25% da expansão esquelética transversa é estável ao longo do tempo. Entretanto, devido à escassez dos dados sobre os quais este estudo se baseia, esse achado deve ser visto com cautela.

Lee, R. (1999). Arch width and from: a review. *American Journal of Orthodontics and Dentofacial Orthopedics*, 115, 305-13.

Lindon-Aronson, S. and Lindgren, J. (1979). The skeletal and dental effects of rapid maxillary expansion. *British Journal of Orthodontics*, 6, 25-9.

As referências deste capítulo também podem ser encontradas em www.oup.com/uk/orc/bin/9780198568124. Sempre que possível, elas serão apresentadas como links ativos que o guiarão para a versão digital deste trabalho, facilitando o estudo daí em diante. Se você é assinante da revista (pessoal ou por alguma instituição), e dependendo do seu nível de acesso, você pode usar o resumo ou o texto completo quando disponível. Esperamos que esse seja um recurso útil para seus estudos e pesquisas bibliográficas.

14
Caninos

Conteúdo do capítulo

14.1	**Fatos e situações**	148
14.2	**Desenvolvimento normal**	148
14.3	**Etiologia do mau posicionamento do canino superior**	148
14.4	**Interceptação dos caninos malposicionados**	149
14.5	**Examinando a posição do canino superior**	150
14.5.1	Clinicamente	150
14.5.2	Radiograficamente	150
14.6	**Tratamento do deslocamento vestibular**	151
14.7	**Tratamento do deslocamento palatino**	152
14.7.1	Remoção cirúrgica do canino	152
14.7.2	Exposição cirúrgica e alinhamento ortodôntico	153
14.7.3	Transplante	153
14.8	**Reabsorção**	154
14.9	**Transposição**	154
	Fontes principais e leitura adicional	155

Ortodontia Básica

14.1 Fatos e situações

O desenvolvimento dos caninos superiores e inferiores começa entre os 4 e 5 meses de idade. Os caninos superiories erupcionam, em média, aos 11-12 anos de idade. Os caninos inferiores erupcionam, em média, aos 10-11 anos de idade.

Na população Caucasiana (Gorlin et al , 1990), a ausência congênita dos caninos superiores é de 0,3%; a ausência congênita dos caninos inferiores é de 0,1%; a impacção dos caninos superiores é de 1-2%; sendo 8% bilateral; a impacção dos caninos inferiores é de 0,35%; a reabsorção dos incisivos superiores em função do canino impactado é de 0,7% aos 10-13 anos; e a transposição, sem prevalência exata (rara).

14.2 Desenvolvimento normal

O desenvolvimento do canino superior começa ao redor dos 4 a 5 meses de idade, em posição alta na maxila. A calcificação da coroa está completa ao redor dos 6 a 7 anos de idade. O canino permanente então migra para a frente e para baixo, repousando vestibular e mesialmente ao ápice dos caninos decíduos, antes de deslocar-se para a distal do incisivo lateral superior. A pressão do canino não irrompido sobre o incisivo lateral leva à abertura das coroas dos incisivos, que se resolve quando o canino erupciona. No desenvolvimento normal os caninos superiores devem ser palpáveis no sulco vestibular aos redor dos 11 anos de idade.

14.3 Etiologia do mau posicionamento do canino superior

O deslocamento do canino geralmente é classificado como vestibular ou palatino. Mais raramente, os caninos podem ser encontrados horizontalmente acima dos ápices dos dentes ou da arcada superior (Fig. 14.1) ou deslocados mais acima adjacentes ao nariz (Fig. 14.2).

A etiologia do deslocamento do canino ainda não está completamente entendida. Os fatores descritos a seguir têm sido sugeridos como causadores.

- **Deslocamento da cripta:** esta é a etiologia provável sobre os deslocamentos mais acentuados, como o mostrado nas figuras 14.1 e 14.2.
- **Trajetória de erupção longa.**
- **Incisivo lateral com raiz curta ou ausente.** Uma incidência 2,4 vezes maior tem sido proposta em pacientes com incisivos laterais com raiz curta ou ausente (Becker et al. 1981) (Fig. 14.3). Tem sido sugerido que a falta de orientação durante a erupção seria a razão subjacente. Devido à associação do deslocamento do canino superior para palatino com incisivos laterais ausentes ou em formato conoide, é importante ficar alerta em pacientes com esta anomalia.
- **Apinhamento.** Jacoby (1983) verificou que 85% dos caninos deslocados para vestibular estavam associados com o apinhamento, enquanto 83 dos deslocamentos para palatino tinham espaço suficiente para erupção. Se a arcada superior estiver apinhada, isto em geral manifesta-se como espaço insuficiente para o canino, que é o último dente que irrompe antes do molar. No desenvolvimento normal, o canino está posicionado por vestibular na arcada e na presença do apinhamento será desviado mais para vestibular.

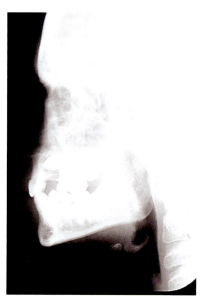

Fig. 14.1 Caninos superiores deslocados horizontalmente.

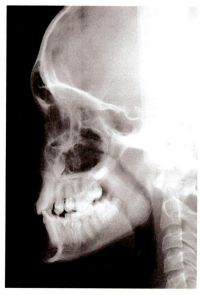

Fig. 14.2 Caninos superiores deslocados severamente.

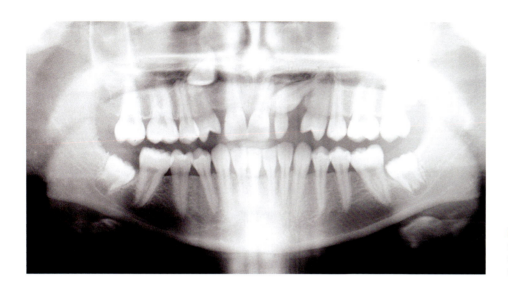

Fig. 14.3 Radiografia panorâmica do paciente sem o incisivo lateral superior direito, o incisivo lateral superior direito conoide, e os caninos superiores ectópicos.

- **Retenção do canino decíduo.** Isto geralmente resulta em deslocamento leve do dente permanente para vestibular. Entretanto, se o canino permanente em si estiver deslocado, a reabsorção normal do canino decíduo não ocorrerá. Nesta situação, o dente decíduo retido é um indicador, e não a causa do deslocamento.
- **Fatores genéticos.** Tem sido sugerido que o deslocamento do canino superior para palatino é uma característica herdada com um padrão que sugere herança poligênica. A evidência citada inclui:
  (a) a prevalência varia em populações diferentes, com uma prevalência maior em europeus do que nos outros grupos raciais;
  (b) afeta mais as mulheres do que os homens;
  (c) ocorrência familiar;
  (d) ocorre bilateralmente com mais frequência do que a esperada;
  (e) ocorre associada a outras anomalias dentárias (p. ex., hipodontia, microdontia).

Etiologia do deslocamento dos caninos
Palatino: poligênico
multifatorial
Vestibular: apinhamento

14.4 Interceptação dos caninos malposicionados

Já que o tratamento dos caninos ectópicos é difícil e a detecção precoce de uma trajetória de erupção anormal fornece esta oportunidade, quando apropriado, por medidas interceptadoras, é essencial palpar de rotina caninos não irrompidos no exame da criança aos 9 anos de idade ou mais. Também, é importante localizar a posição dos caninos antes de extrair de outros dentes permanentes.

Os caninos, que são palpáveis na posição normal de desenvolvimento, que é vestibular e levemente distal à raiz do incisivo lateral superior, possuem bom prognóstico de erupção. Clinicamente, se uma cavidade e/ou assimetria definida for encontrada na palpação, a investigação posterior deve ser realizada. Na ocasião, o exame radiográfico panorâmico de rotina pode demonstrar assimetria na posição e no desenvolvimento dos caninos.

Tem sido mostrado que a extração do canino decíduo pode resultar na melhora da posição do canino permanente deslocado, suficiente para permitir que ocorra sua erupção normal (Fig. 14.4). Já que o sucesso desta abordagem diminui com o grau de deslocamento, é aconselhável buscar o conselho de um especialista antes de esta decisão ser tomada naqueles casos onde o canino está muito deslocado. Em casos de apinhamento, a probabilidade de um posicionamento melhor do canino se reduz. É prudente avisar o paciente e seu responsável que pode ser necessário expor o dente não irrompido e aplicar tração com aparelho ortodôntico. Se nenhuma melhora visível for evidente 12 meses após a extração dos caninos decíduos, então, o tratamento alternativo deve ser considerado.

Estudos sobre a efetividade da extração preventiva do predecessor decíduo têm mostrado uma melhora em 50 a 80% dos casos. Leonardi et al. (2004) verificaram que a taxa de sucesso melhorou muito por meio da incorporação do aparelho extrabucal para manter o comprimento da arcada após a extração do dente decíduo.

Esta abordagem interceptadora também tem sido usada com sucesso em caninos inferiores ectópicos.

Ortodontia Básica

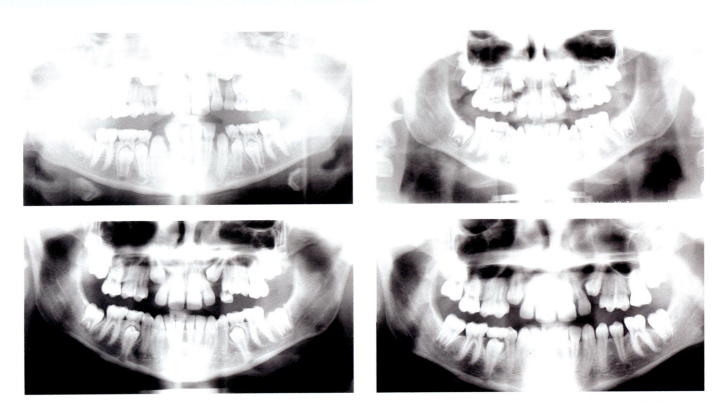

Fig. 14.4 Radiografias panorâmicas de um paciente onde os caninos permanentes superiores ectópicos melhoraram o posicionamento da extração dos caninos superiores decíduos.

14.5 Examinando a posição do canino superior

A posição do canino não irrompido inicialmente deve ser examinada clinicamente, seguida pelo exame radiográfico se o deslocamento for suspeito.

14.5.1 Clinicamente

É possível obter uma boa estimativa da provável localização de um canino superior não irrompido por meio da palpação (no sulco vestibular e palatinamente) e inclinação do incisivo lateral (Fig. 14.5).

14.5.2 Radiograficamente

As imagens comumente usadas para exame dos caninos ectópicos incluem as descritas a seguir:

- **Radiografia panorâmica.** Esta imagem fornece um exame geral do desenvolvimento da dentição e da posição do canino. Entretanto, ela sugere que o canino está distante da linha média e em um ângulo menos agudo com o plano oclusal, isto é, mais favoravelmente posicionado para alinhamento, do que realmente é a situação (Fig. 14.6a). Esta imagem deve ser completada pelo exame intrabucal.
- **Periapical.** Esta imagem é útil para examinar o prognóstico do canino decíduo retido e detecção da reabsorção (Fig. 14.6b).
- **Oclusal superior anterior.** Para facilitar o uso da técnica de parallax vertical em conjunto com a panorâmica, o ângulo do tubo deve ser aumentado para 70-75° (em vez dos 60-65° habituais).
- **Cefalométrica lateral.** Para uma localização precisa, esta imagem deve ser combinada com uma vista anteroposterior (p. ex, panorâmica) (Fig. 14.6c).

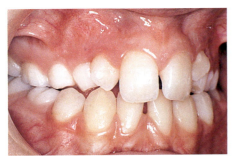
(a)

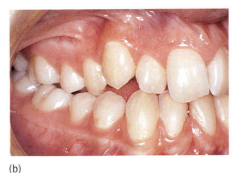
(b)

Fig. 14.5 (a) Paciente aos 9 anos de idade mostrando inclinação do incisivo lateral superior para distal, causada pela posição do canino não irrompido; (b) o mesmo paciente aos 13 anos de idade mostrando melhora que ocorreu na inclinação do incisivo lateral após a erupção do canino permanente.

Caninos 151

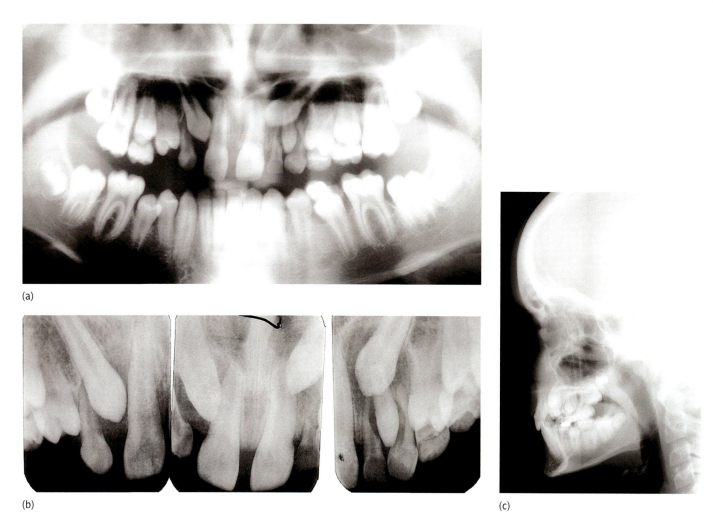

Fig. 14.6 Radiografias de um paciente com caninos superiores ectópicos (observe que o incisivo superior lateral direito não está presente e o incisivo lateral superior esquerdo é conoide): (a) radiografia panorâmica; (b) radiografias periapicais (observe que ambos os caninos superiores estão posicionados palatinamente, já que suas posições mudam na mesma direção de deslocamento do tubo); (c) radiografia cefalométrica lateral.

O exame radiográfico do canino deslocado deve incluir:

- a localização da posição da coroa do canino e seu ápice radicular relativo aos dentes adjacentes na arcada;
- o prognóstico dos dentes adjacentes e do canino decíduo, quando presente;
- a presença de reabsorção, em especial dos incisivos central e/ou lateral.

O princípio de parallax pode ser usado para determinar a posição de um dente não irrompido relativa aos seus adjacentes. Para usar o parallax, duas radiografias são necessárias com uma mudança de posição no tubo de raios x entre as duas tomadas radiográficas. O objeto mais longe do feixe de raios x mover-se-á na mesma direção do tubo. Assim, se o canino está mais por palatino do que as raízes dos incisivos, ele se move com a mudança do tubo (Fig. 14.6b). Por outro lado, se estiver por vestibular vai se mover na direção oposta ao tubo. Exemplos de combinações radiográficas que podem ser usados no parallax incluem duas radiografias periapicais (parallax horizontal) e uma panorâmica com uma oclusal superior anterior (parallax vertical).

14.6 Tratamento do deslocamento vestibular

A largura do canino superior é maior do que a do primeiro pré-molar, que é maior do que a do canino decíduo.

O deslocamento para vestibular em geral está associado ao apinhamento, e assim o alívio do apinhamento antes da erupção do canino geralmente trará alguma melhora espontânea (Fig. 14.7). Os deslocamentos para vestibular são mais prováveis do que os para palatino, devido à mucosa e ao osso vestibular mais delgados. Erupcionados, os caninos ectópicos são tratados por meio alívio do apinhamento, quando indicado, e alinhamento – em geral com aparelho fixo.

Ortodontia Básica

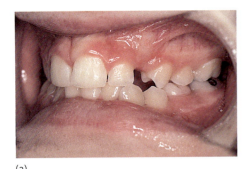
(a)

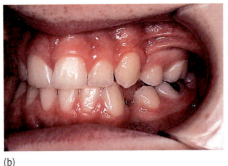
(b)

Fig. 14.7 (a) Paciente aos 9 anos de idade mostrando inclinação do incisivo lateral superior para distal causada pela posição do canino não irrompido; (b) o mesmo paciente aos 13 anos de idade mostrando a melhora que ocorreu na inclinação do incisivo lateral após a erupção do canino permanente.

Nos casos apinhados severamente, onde o incisivo lateral e o primeiro pré-molar superiores estão em contato, e não existe espaço para acomodar um canino mais largo, a extração do canino em si pode estar indicada. Em alguns pacientes, o canino está tão severamente deslocado que um bom resultado é improvável, necessitando da extração do canino e do uso de aparelhos fixos para fechar qualquer espaço residual.

Mais raramente, um canino deslocado para vestibular não erupciona ou sua erupção está tão atrasada que o tratamento dos outros aspectos oclusais fica comprometido. Nestas situações, a exposição do dente impactado pode estar indicada. Para garantir uma largura adequada de gengiva inserida, tanto um retalho reposicionado apicalmente ou de preferência um retalho de substituição devem ser usados. Para tracionar o canino com a finalidade de alinhá-lo, pode ser colado um botão acessório ou cimentada uma banda ao dente durante a cirurgia. Uma corrente de ouro ou amarrilho de aço inox podem ser presos ao botão ou banda e utilizados para a aplicação da tração.

14.7 Tratamento do deslocamento palatino

Fatores que afetam a decisão de tratamento

- Opinião do paciente sobre o aspecto e a motivação para o tratamento ortodôntico.
- Presença de diastemas/apinhamento.
- Posição do canino deslocado: está dentro da faixa de alinhamento ortodôntico?
- Maloclusão.
- Condição do canino decíduo retido, quando presente.
- Condição dos dentes adjacentes.

- o canino está deslocado severamente. Dependendo da presença do apinhamento e da vontade do paciente, tanto fechar o espaço residual pela mesialização do segmento posterior superior com aparelhos fixos, como uma substituição protética, podem ser considerados.

Se o fechamento do espaço não for planejado, pode ser preferido manter o canino não irrompido sob acompanhamento radiográfico bianual até que o destino dos terceiros molares seja decidido. Entretanto, se qualquer doença, por exemplo, reabsorção dos dentes adjacentes ou formação de um cisto, ocorrer, a extração deve ser feita o mais rápido possível.

As opções de tratamento variam da seguinte forma:

14.7.1 Remoção cirúrgica do canino

Esta opção pode ser considerada nas seguintes condições:

- o canino decíduo retido possui aspecto aceitável e o paciente está feliz com a estética e/ou relutante para iniciar um tratamento mais complicado (Fig. 14.8). O clínico deve garantir que o paciente entenda que o canino decíduo será perdido eventualmente e uma substituição protética, necessária. Entretanto, se a oclusão for desfavorável, por exemplo, uma mordida profunda e aumentada estiver presente, isto pode afetar a confiabilidade da prótese mais tarde, necessitando da exploração de opções alternativas;

- a arcada superior está muito apinhada e o primeiro pré-molar adjacente ao incisivo lateral superior. Dado que o primeiro pré-molar não está rotacionado mesiopalatinamente, o resultado estético pode ser aceitável (Fig. 14.9);

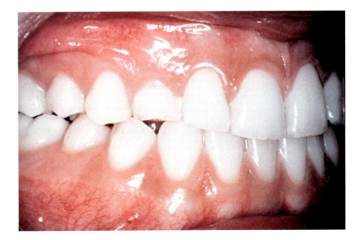

Fig. 14.8 Para esta paciente, a aparência de seu canino decíduo era satisfatória e decidiu remover o canino superior ectópico.

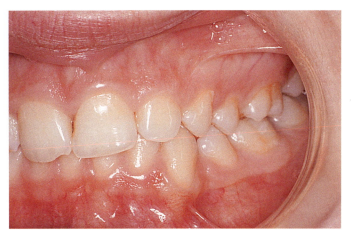

Fig. 14.9 Resultado estético após a extração do canino permanente superior esquerdo ectópico.

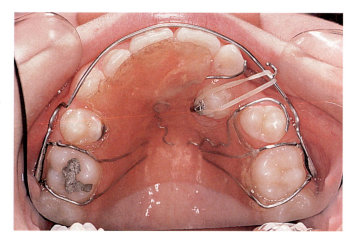

Fig. 14.10 Tração aplicada ao canino exposto usando-se um aparelho removível.

14.7.2 Exposição cirúrgica e alinhamento ortodôntico

As indicações são:
- paciente bem motivado;
- consciente para a dentição;
- posição favorável do canino;
- espaço disponível (ou que pode ser criado).

A possibilidade ou não de alinhamento ortodôntico depende da posição tridimensional do canino não irrompido:

- **Altura:** quanto mais alta a posição do canino em relação ao plano oclusal, pior será o prognóstico. Ainda, o acesso para a exposição cirúrgica será mais restrito. Se a ponta da coroa está no nível ou acima do terço apical das raízes dos incisivos, o alinhamento ortodôntico será muito difícil.
- **Posição anteroposterior:** quanto mais próxima a coroa do canino da linha média, mais difícil o alinhamento. A maioria dos operadores considera que caninos com mais da metade da trajetória sobre o incisivo central estão fora dos limites ortodônticos.
- **Posição do ápice:** quanto mais distante estiver o ápice da normalidade, pior será o prognóstico para um alinhamento bem-sucedido. Se estiver distal ao segundo pré-molar, outras opções devem ser consideradas.
- **Inclinação:** quanto menor o ângulo com o plano oclusal, maior a necessidade de tração.

Se estes fatores forem favoráveis, a sequência geral de tratamento seria:

(1) tornar o espaço disponível (embora alguns clínicos sejam relutantes em executar exodontias até que o dente seja exposto e o tracionamento iniciado com sucesso);
(2) arranjar a exposição;
(3) permitir que o dente erupcione em 2-3 meses;
(4) iniciar a tração.

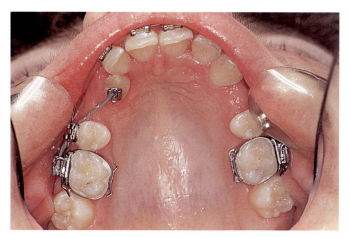

Fig. 14.11 Aparelho fixo para mover o canino exposto em direção ao alinhamento da arcada.

Nos caninos posicionados muito para apical, existe o risco de gengiva cobrir o dente novamente. Se este for o problema, um acessório pode ser colocado e seu meio de tração (p. ex., ligadura ou corrente de ouro) no momento da exposição ou 2 dias depois da retirada das compressas.

A tração pode ser aplicada usando-se tanto o aparelho removível (Fig. 14.10) ou um aparelho fixo (Fig. 14.11). Para completar o alinhamento, um aparelho fixo é necessário, já que o movimento do ápice radicular por vestibular é necessário para completar o posicionamento do canino em uma relação mais funcional com a arcada inferior.

14.7.3 Transplante

No passado, os resultados longitudinais do transplante foram desapontadores. O trabalho recente tem ressaltado a importância do momento em função do estágio do desenvolvimento radicular do canino e da técnica cirúrgica cuidadosa. O transplante deve ser conduzido quando a raiz do canino estiver com dois terços ou três quartos do seu comprimento final; infelizmente, no momento em que a maioria dos caninos ectópicos é diagnosticada, o desenvolvimento radicular está muito avançado.

Se o transplante é tentado, deve ser possível remover o canino intacto e haver muito espaço disponível para acomodá-lo dentro da arcada e da oclusão. Em alguns casos, isto significa que algum tratamento ortodôntico será necessário antes do transplante.

As causas principais de falha dos caninos transplantados são a reabsorção por substituição e a reabsorção inflamatória. A reabsorção por substituição, ou anquilose, ocorre quando a superfície radicular é danificada durante o procedimento cirúrgico, sendo ativada pela esplintagem rígida do dente transplantado, que encoraja a cicatrização óssea, e não a união fibrosa. Uma técnica cirúrgica cuidadosa para impedir os danos à superfície radicular é essencial para o sucesso. O canino transplantado deve ser posicionado fora de oclusão e esplintado com suturas.

A reabsorção inflamatória segue a morte dos tecidos pulpares, e assim a vitalidade do dente transplantado deve ser monitorada com cuidado.

14.8 Reabsorção

Caninos não irrompidos e impactados podem causar reabsorção das raízes dos incisivos laterais adjacentes e, algumas vezes, progredir para causar reabsorção do incisivo central. Estudos têm mostrado que a reabsorção do incisivo é mais comum em mulheres que homens. Também, se a angulação de um canino ectópico com a linha média em uma panorâmica for maior que 25°, então o risco aumenta em 50%.

Uma intervenção precoce é essencial, pois a reabsorção procede rapidamente. Se for observada no exame radiográfico, deve-se buscar rapidamente o aconselhamento com o especialista. A extração do canino pode ser necessária para impedir a reabsorção. Entretanto, se a reabsorção é severa, pode ser mais sábio extrair o(s) incisivo(s) afetado(s), permitindo, assim, que o canino erupcione (Fig. 14.12).

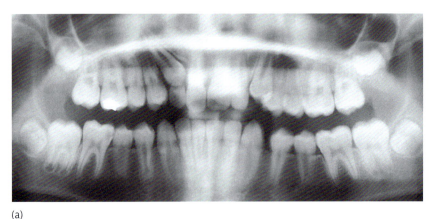
(a)

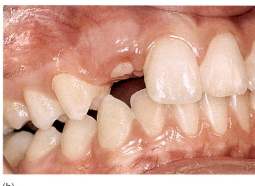
(b)

Fig. 14.12 (a) Reabsorção do incisivo lateral superior direito pelo canino superior não irrompido; (b) após a extração do incisivo lateral, o canino erupcionou adjacente ao incisivo central.

14.9 Transposição

A transposição é o termo usado para descrever a troca de posição entre dois dentes. Esta anomalia é comparativamente rara, mas quase sempre afeta o canino. Ela afeta homens e mulheres igualmente, sendo mais comum na maxila. Na arcada superior, o canino e o primeiro pré-molar estão mais comumente envolvidos; entretanto, a transposição do canino e incisivo lateral também é vista (Fig. 14.13). Na mandíbula, o canino e o incisivo lateral parecem ser exclusivamente afetados. A etiologia desta condição não é entendida.

O tratamento depende da transposição ser completa (os ápices dos dentes afetados são transpostos) ou parcial, maloclusão e presença ou ausência do apinhamento. Possíveis opções de tratamento incluem a aceitação em especial se a transposição é completa), extração dos dentes mais deslocados se a arcada estiver apinhada ou alinhamento ortodôntico. No último caso, as posições relativas dos ápices radiculares serão um fator fundamental na decisão de corrigir ou alinhar os dentes afetados no arranjo transposto.

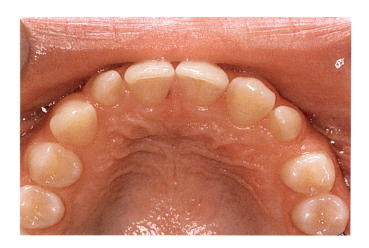

Fig. 14.13 Transposição do canino superior esquerdo e do incisivo lateral.

Pontos-chave

- Caninos superiores ectópicos precisam ser identificados antes dos 11 anos de idade se medidas interceptadoras forem as melhores chances de sucesso.

- No exame de qualquer criança com 9 anos de idade ou mais, a posição dos caninos superiores precisa ser determinada – se o desenvolvimento estiver normal podem ser palpados no sulco vestibular.

Fontes principais e leitura adicional

Becker, A., Smith, P., and Behar, R. (1981). The incidence of anomalous maxillary lateral incisors in relation to palatally-displaced cuspids. *Angle Orthodontist*, 51, 24-9.

Gorlin, R.J., Cohen, M.M., and Levin, L.S. (1990). *Syndromes of the Head and Neck* (3rd edn). Oxford University Press, Oxford.

Este excelente livro de referência inclui, dentre um conjunto de informações, dados sobre o desenvolvimento e a incidência das anomalias dentárias.

Hussain, J., Burden, D., and McSherry, P. (2003). The management of the palatally ectopic maxillary canine. *Faculty of Dental Surgery of the Royal College of Surgeons of England* (www.rcseng.ac.uk/fds/guidelines).

Esta revisão sistemática avalia a evidência relacionada ao tratamento dos caninos deslocados palatinamente. Leitura obrigatória para qualquer clínico.

Jacoby, H. (1983). The etiology of maxillary canine impactions. *American Journal of Orthodontics*, 84, 125-32.

A evidência que leva os autores à conclusão de que os deslocamentos para vestibular e palatino possuem etiologias diferentes é apresentada neste artigo.

Jacobs, S.G. (1999). Localisation of the unerupted maxillary canine: how to and when to. *American Journal of Orthodontics and Dentofacial Orthopedics*,115, 314-22.

Uma discussão interessante sobre as diversas abordagens radiográficas para a localização dos caninos superiores não erupcionados.

Leonardi, M., Armi, P., Franchi, L., and Baccetti, T. (2004). Two interceptive approaches to palatally displaced canines: A prospective longitudinal study. *Angle Orthodontist*, 74, 581-6.

McSherry, P.F. (1998). The ectopic maxillary canine: a review. *British Journal of Orthodontics*, 25, 209-16.

Bom artigo de revisão onde as opções para o tratamento dos caninos ectópicos são discutidas.

McSherry, P.F. and Richardson, A. (1999). Ectopic eruption to the maxillary canine quantified in three dimensions on cephalometric radiographs between the ages of 5 and 15 years. *European Journal of Orthodontics*, 21, 41-8.

Este estudo interessante verificou que diferenças no padrão de erupção dos caninos ectópicos por palatino eram evidentes desde os 5 anos de idade.

Peck, S.M., Peck, L., and Kataja, M. (1994). The palatally displaced canine as a dental anomaly of genetic origin. *Angle Orthodontist*, 64, 249-56.

Power, S.M. and Short, M.B.E. (1993). An investigation into the response of palatally displaced canines to the removal of deciduous canines. *British Journal of Orthodontics*, 20, 215-23.

As referências deste capítulo também podem ser encontradas em www.oup.com/uk/orc/bin/9780198568124. Sempre que possível, elas serão apresentadas como links ativos que o guiarão para a versão digital deste trabalho, facilitando o estudo daí em diante. Se você é assinante da revista (pessoal ou por alguma instituição), e dependendo do seu nível de acesso, você pode usar o resumo ou o texto completo quando disponível. Esperamos que esse seja um recurso útil para seus estudos e pesquisas bibliográficas.

15

Planejamento da ancoragem (B. Doubleday)

Conteúdo do capítulo

15.1	**O que é ancoragem e por que é importante?**	158
15.2	**Examinando os requisitos para ancoragem**	158
	15.2.1 Quantidade de dentes a serem movidos	158
	15.2.2 A distância que os dentes precisam para serem movidos	158
	15.2.3 Os objetivos do tratamento	158
	15.2.4 Tipo de movimento dentário planejado	158
	15.2.5 Área de superfície radicular usada como ancoragem	159
	15.2.6 Padrão esquelético	159
	15.2.7 Travamento interoclusal	159
	15.2.8 Tendência para o movimento dentário na arcada	159
	15.2.9 Resumindo os requisitos para ancoragem	159
15.3	**Tipos de ancoragem**	160
	15.3.1 Ancoragem intrabucal	160
	15.3.2 Ancoragem extrabucal	160
15.4	**Reforçando a ancoragem**	160
	15.4.1 Reforço intrabucal da ancoragem	160
	15.4.2 Reforço extrabucal da ancoragem	161
15.5	**Ancoragem e tração extrabucal**	162
	15.5.1 Princípios gerais	162
	15.5.2 Componentes do aparelho extrabucal	162
	15.5.3 Segurança do aparelho extrabucal	163
	15.5.4 Aparelho extrabucal de tração reversa	164
15.6	**Monitorando a ancoragem no tratamento**	164
	15.6.1 Tratamentos em uma só arcada	164
	15.6.2 Tratamentos com aparelhos fixos superiores e inferiores	164
15.7	**Problemas comuns na ancoragem**	165
15.8	**Resumo**	165
	Fontes principais e leitura adicional	165

Ortodontia Básica

15.1 O que é ancoragem e por que é importante?

A ancoragem é definida como a resistência às forças geradas em resposta aos componentes ativos de um aparelho. É necessária para impedir movimentos dentários indesejáveis.

A ancoragem é um conceito difícil de ser entendido, mas pode ser útil considerá-la inicialmente como o equilíbrio entre a força aplicada e o espaço disponível. Sempre que o movimento dentário for tentado, haverá uma reação igual e oposta à força aplicada pelos componentes ativos (terceira Lei do Movimento de Newton). Esta força de reação é distribuída sobre os dentes que recebem contato do aparelho. Por exemplo, se os caninos superiores estão sendo retruídos com um aparelho superior fixo, que possui bráquetes em todos os dentes erupcionados, uma força igual e oposta àquela gerada pela tração nos caninos estará agindo na arcada superior remanescente comprometendo a ancoragem ou resistência àquele movimento (Fig. 15.1). A quantidade de movimento dos dentes ancorados para frente dependerá da área de superfície radicular e da força aplicada (veja a Seção 15.4). Entretanto, a ancoragem não é meramente um fenômeno anteroposterior – movimentos dentários indesejáveis também podem ocorrer nas dimensões verticais e transversais.

A importância da ancoragem talvez seja valorizada após ela ter sido negligenciada. A perda da mesma pode comprometer um resultado bem-sucedido porque o movimento dentário inadequado resulta em espaço insuficiente para a obtenção dos movimentos dentários indesejados. Em

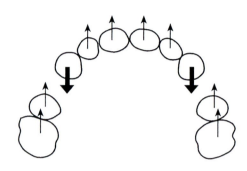

Fig. 15.1 Diagrama mostrando o efeito do aparelho fixo nos caninos superiores em retrusão sobre os dentes de ancoragem.

alguns casos, a perda da ancoragem resulta em um agravamento da oclusão, por exemplo, durante a fase de tratamento com aparelho para retrair o canino em uma maloclusão Classe II, o movimento dos dentes ancorados para anterior pode resultar em um aumento da sobressaliência. Entretanto, em algumas situações, a perda de ancoragem pode ser usada como vantagem, por exemplo, em uma maloclusão Classe III um aumento da sobressaliência pode ser vantajoso. Assim, os requisitos para ancoragem precisam ser examinados no momento do plano de tratamento.

15.2 Examinando os requisitos para ancoragem

A quantidade de ancoragem necessária dependerá de diversos fatores.

15.2.1 Quantidade de dentes a serem movidos

Quantos mais dentes que precisam ser movidos, maior a deformação na ancoragem.

15.2.2 A distância que os dentes precisam para serem movidos

Quanto maior esta distância, maior a deformação na ancoragem. A posição final dentária precisa ser antecipada (Fig. 15.2).

15.2.3 Os objetivos do tratamento

Os objetivos do tratamento precisam ficar claros, por exemplos, será necessária uma maior força de ancoragem se os molares caninos e incisivos forem todos corrigidos para Classe I, do que se for planejado que os molares permaneçam em uma relação de Classe II (Fig. 15.3).

15.2.4 Tipo de movimento dentário planejado

Uma força de inclinação resulta de uma concentração da força aplicada no ápice e nas margens da crista óssea dentária (Fig. 15.4). Por outro lado, durante o movimento de corpo, a força é distribuída sobre

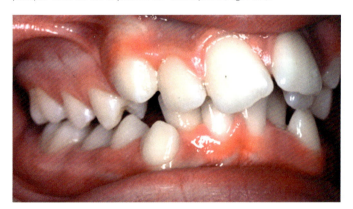

Fig. 15.2 Em função do apinhamento severo na arcada inferior, os caninos inferiores precisam ser distalizados, e assim os caninos superiores movidos mais para distal, para se obter uma relação Classe I.

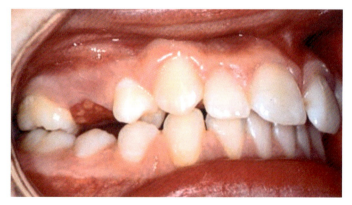

Fig. 15.3 Uma relação molar Classe II antecipada necessitará de menos ancoragem do que se os molares fossem corrigidos para uma relação Classe I, além de corrigir as relações de canino e incisivo.

Planejamento da ancoragem 159

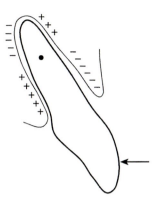

Fig. 15.4 Diagrama mostrando o efeito da força de inclinação aplicado na coroa dentária (+ = pressão, − = tração).

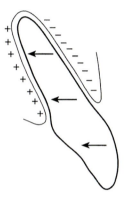

Fig. 15.5 Diagrama mostrando a distribuição da força aplicada com movimento de corpo (+ = pressão, − = tração).

a superfície radicular na direção do movimento (Fig. 15.5). Assim, uma força maior é necessária para se atingir o movimento de corpo de um dente e consequentemente uma deformação maior é colocada na ancoragem. Por exemplo, quando se retrui um canino superior, menos força será necessária para inclinar um dente inclinado para mesial em uma oclusão Classe I, do que no caso de um dente inclinado para distal que deveria ser movido de corpo e a raiz verticalizada (Fig. 15.6). Entretanto, isto pode ser usado como vantagem, já que é possível aumentar o valor dos dentes em ancoragem tentando-se garantir que apenas façam movimento de corpo.

15.2.5 Área de superfície radicular usada como ancoragem

Aumentar a área de superfície radicular significa que a força ortodôntica ativa é dissipada sobre uma área maior. Por este motivo, os molares são preferíveis em relação aos dentes unirradiculares. Aumentar a quantidade de dentes em ancoragem (por meio da inclusão dos segundos molares em um aparelho fixo) também aumenta a área de superfície radicular que resiste à perda de ancoragem, mas, pelo mesmo motivo, o movimento ativo dos molares coloca mais deformação na ancoragem.

15.2.6 Padrão esquelético

Tem sido observado que nos pacientes com dimensões verticais esqueléticas aumentadas e um padrão invertido de rotação do crescimento,

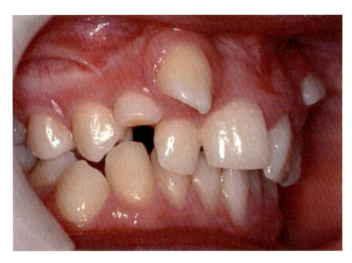

Fig. 15.6 Estes caninos superiores permanentes precisam receber movimento de corpo, colocando-se uma alta demanda sob a ancoragem.

o movimento dentário para mesial e a perda de ancoragem parecem ocorrer mais imediatamente do que nos pacientes com proporções esqueléticas verticais reduzidas e um padrão anterior de rotação do crescimento (veja o Cap. 4, Seção 4.5). Uma possível explicação seria a "resistência" relativa da musculatura facial dos dois tipos faciais.

15.2.7 Travamento interoclusal

Uma boa oclusão posterior pode resistir ao movimento dentário. Isto pode ou não ser vantagem, dependendo de os dentes serem movidos ativamente ou de os dentes ancorados serem afetados.

15.2.8 Tendência para o movimento dentário na arcada

A perda de ancoragem é mais rápida na maxila, pois os dentes superiores possuem mais tendência à migração para mesial.

15.2.9 Resumindo os requisitos para ancoragem

Somando-se todos os fatores citados, as demandas para ancoragem são determinadas. Como resultado deste processo, a maloclusão estudada cairá em uma das seguintes categorias:

- O excesso de espaço permanece após o tratamento. Nesta situação, o plano de tratamento deve ser re-examinado ou medidas refeitas para "ativar" a ancoragem.
- A ancoragem disponível seria suficiente. Entretanto, é prudente monitorá-la durante o tratamento.
- Nenhuma perda de ancoragem pode ser tolerada. Assim, medidas para reforçar a ancoragem devem ser instituídas desde o início do tratamento;
- Uma ancoragem insuficiente está disponível mesmo com o reforço durante o tratamento. Nesta situação, é necessário retornar aos objetivos do tratamento e determinar se estes precisam ser modificados. Caso contrário, extrações adicionais e/ou tração extrabucal serão indicadas.

15.3 Tipos de ancoragem

15.3.1 Ancoragem intrabucal

A ancoragem intrabucal tem sido classicamente subdividida em:
- **Ancoragem simples:** movimento ativo de um dente contra diversos dentes de ancoragem.
- **Ancoragem composta:** dentes mais resistentes ao movimento são utilizados como ancoragem para a translação de dentes menos resistentes à movimentação.
- **Ancoragem estacionária:** este é um nome errado sendo extremamente difícil impedir o movimento dos dentes ancorados em conjunto.
- **Ancoragem recíproca:** dois grupos dentários são confrontados entre si, resultando em um movimento dentário igual e recíproco. Este conceito é usado nos aparelhos para expandir a arcada superior. A ativação do aparelho de expansão resulta em uma força agindo igualmente, mas em oposição aos dentes posteriores de ambos os quadrantes superiores (Fig. 15.7).

Na prática, pode ser mais útil considerar a ancoragem intrabucal, sendo derivada dos dentes na mesma arcada, isto é, ancoragem intramaxilar, ou dos dentes da arcada oposta, isto é, intermaxilar (veja a Seção 15.4).

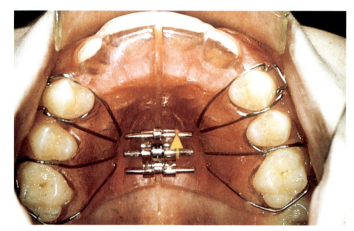

Fig. 15.7 Aparelho expansor mostrando o uso da ancoragem recíproca.

15.3.2 Ancoragem extrabucal

A ancoragem extrabucal é obtida pelo paciente que usa o casquete aplicando em uma força distal sob os dentes. Essencialmente, a cabeça do paciente é usada como ancoragem (veja a Seção 15.5)

15.4 Reforçando a ancoragem

15.4.1 Reforço intrabucal da ancoragem

A ancoragem pode ser preservada intrabucalmente durante o tratamento com as seguintes formas.

Aumentando-se a quantidade de dentes na unidade de ancoragem

Isto significa incluir mais dentes no aparelho, tentando-se resistir aos efeitos indesejáveis do movimento dentário ativo. Por exemplo, quando aparelhos fixos são usados, bandando-se os segundos molares para aumentar a ancoragem.

Dificultando o movimento da unidade de ancoragem

Com os aparelhos fixos é possível garantir que os dentes ancorados pode sofrer apenas movimento de corpo. À medida que o movimento de corpo requer forças maiores, a resistência à ancoragem fica aumentada.

Ancoragem intermaxilar

A ancoragem disponível em uma arcada pode ser reforçada se o paciente usar os elásticos de tração na arcada oposta. Por exemplo, em uma maloclusão Classe II, elásticos da região do canino superior voltados para os primeiros molares inferiores de ambos os lados podem auxiliar na redução da sobressaliência. Esta direção de tração do elástico é descrita como tração intermaxilar Classe III (Fig. 15.8). A tração Classe III é mostrada na figura 15.9.

A tração intermaxilar com elástico é difícil com aparelhos removíveis e quase unicamente empregada no tratamento com aparelhos fixos. Os elásticos intrabucais (veja Fig. 18.20) estão disponíveis em uma ampla variedade de tamanhos e forças.

Entretanto, a tração intermaxilar possui suas desvantagens. A tração Classe II ou III pode gerar a extrusão dos molares, o que tem o efeito de aumentar o terço facial inferior e reduzir a sobremordida. A tração Classe II encoraja o movimento dos molares inferiores para anterior, o que pode ser vantajoso se existir espaço excessivo após a extração dos inferiores para ser fechado. Entretanto, o uso deste tipo de tração onde não existe espaço na arcada inferior vai vestibularizar o segmento anteroinferior.

Tração de Classe II

Tração de Classe III

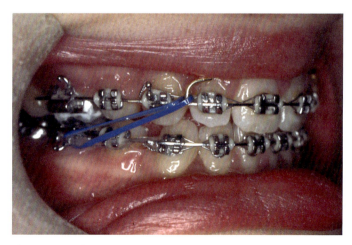

Fig. 15.8 Tração intermaxilar Classe II.

Planejamento da ancoragem 161

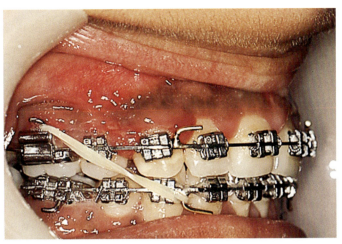

Fig. 15.9 Tração intermaxilar Classe III.

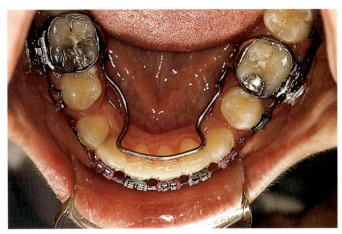

Fig. 15.11 Arco lingual.

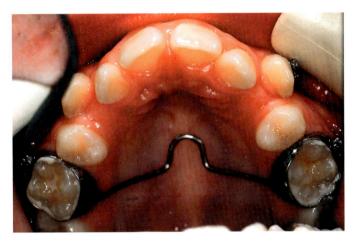

Fig. 15.10 Arco palatino.

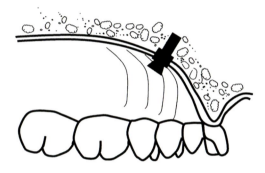

Fig. 15.12 Corte transversal mostrando o implante palatino para ancoragem.

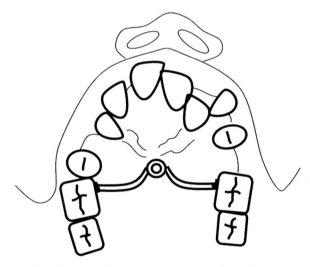

Fig. 15.13 Implante palatino com o arco transpalatino colado com resina composta nos molares.

A tração intermaxilar também pode ser feita com aparelhos funcionais (veja Cap. 19).

Arcos palatino e lingual

Um arco que conecta molares contralaterais passando pela abóbada palatina ou contornando a face lingual da arcada inferior ajudará a impedir o movimento dos molares e, assim, reforçar a ancoragem. Os arcos geralmente ficam ligados às bandas cimentadas nos molares (Figs. 15.10 e 15.11).

Escolha do aparelho

Os aparelhos superiores removíveis suportam mais ancoragem do que os fixos em função da cobertura palatina.

Implantes

Os implantes agem como estrutura fixa e são úteis para fornecer ancoragem em pacientes com hipodontia ou perda dentária acentuada.

Se existem espaços edêntulos a serem restaurados usando-se implantes (e se estes espaços estão na posição correta), então isto pode ser feito antes do tratamento ortodôntico e os bráquetes podem ser colocados nos implantes.

Outros tipos de implantes também têm sido usados para ancoragem ortodôntica, incluindo microimplantes, miniplacas, e implantes palatinos (Figs. 15.12, 15.13 e 20.2).

15.4.2 Reforço extrabucal da ancoragem

O reforço extrabucal da ancoragem é discutido na Seção 15.5.

Ortodontia Básica

15.5 Ancoragem e tração extrabucal

15.5.1 Princípios gerais

Na prática, a distinção entre ancoragem extrabucal (AEB) e tração extrabucal (TEB) é uma questão acadêmica (Tabela 15.1), embora confusos, os termos são constantemente trocados. A ancoragem extrabucal é um método para aumentar a ancoragem e, assim, desenhado para impedir o movimento dos dentes de ancoragem para anterior. A tração extrabucal é um método de obtenção do movimento dentário, mais comumente em uma direção distal. Ela é usada algumas vezes para tentar mover a maxila para distal e/ou vertical, embora na realidade o resultado final raramente seja a restrição do crescimento maxilar. Para se obter um movimento maxilar verdadeiro (ortopédico), o uso prolongado com forças acima dos 500 g ao longo dos anos de crescimento ativo é necessário, seguido pela contenção prolongada para reduzir qualquer rebote de crescimento. Como esperado, a maioria dos pacientes é incapaz de manter este nível de cooperação.

Além da magnitude e duração, a direção de força no casquete precisa ser considerada, embora tendo mais consequências na tração extrabucal. Uma direção de força abaixo do nível do plano oclusal (casquete de tração cervical) tenderá a extruir os molares superiores e aumentar a dimensão vertical do terço inferior da face. Enquanto isto pode ser uma vantagem em um paciente com altura reduzida do terço inferior da face, está contraindicado em um paciente com proporções verticais aumentadas. No último caso, uma direção de tração acima do plano oclusal (casquete de tração alta) geralmente é preferida, já que terá o efeito de intruir o segmento anterosuperior e também restringir o desenvolvimento vertical da maxila.

Para alcançar o movimento dos primeiros molares superiores permanentes para distal, uma força levemente dirigida acima do plano oclusal, passando pelo centro de resistência destes dentes, é desejável. É importante monitorar a direção na qual os dentes serão transladados. Por exemplo, se as coroas dentárias estiverem sendo inclinadas para distal, a direção da tração precisa ser levantada para contrabalancear isto.

O centro de resistência da maxila reside em um ponto aproximadamente acima e entre as raízes dos pré-molares. Se a restrição do crescimento maxilar for tentada, a direção de tração do casquete deve ser ajustada de tal forma que o vetor passa por esta área.

A intrusão dos incisivos superiores pode ser tentada utilizando um aparelho extrabucal de alta tração, aplicando a força na porção anterior superior do arco durante o tratamento com aparelhagem fixa. Isto raramente é usado nos dias atuais em função das preocupações sobre a segurança e reabsorção radicular; neste último quesito, forças com menos de 200 g são aconselháveis.

Tabela 15.1 Tração e ancoragem extrabucal.

	AEB	TEB
Propósito	Reforço da ancoragem	Movimento dentário
Força	200 – 250 g	400 – 500 g
Uso necessário	10 – 12 horas	14 – 16 horas ou mais

Uma direção de força acima do plano oclusal também é aconselhável quando o aparelho extrabucal é usado em conjunto com um aparelho removível para ajudar na retenção do dispositivo.

15.5.2 Componentes do aparelho extrabucal

O aparelho extrabucal consiste de três partes.

Meios de ligação aos dentes

Isto é obtido usando-se um dos seguintes fatores:
(1) Arco facial (Fig. 15.14) com fendas em tubos soldados no grampo de um aparelho removível (Fig. 17.6), tubos que são parte integral da banda do molar (Fig. 15.22) ou tubos incorporados no desenho do aparelho funcional.

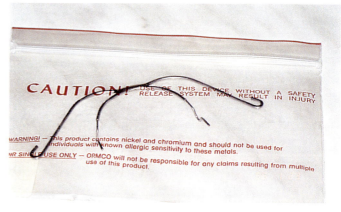

Fig. 15.14 Arco facial.

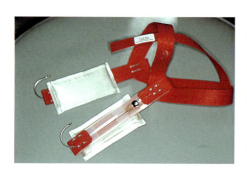
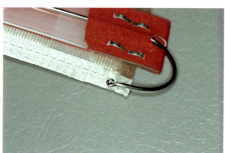

Fig. 15.15 Ganchos em forma de J.

Planejamento da ancoragem **163**

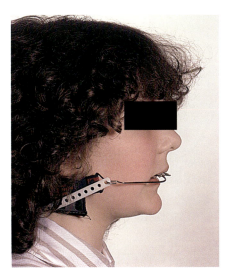

Fig. 15.16 Casquete de tração cervical com a força produzida por uma faixa elástica. O casquete está ligado ao arco facial e a paciente também usa uma faixa rígida de segurança.

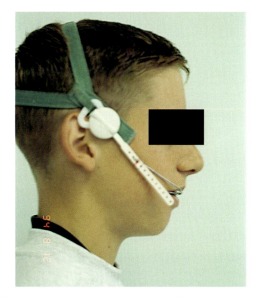

Fig. 15.18 Casquete de tração alta ligado ao arco facial.

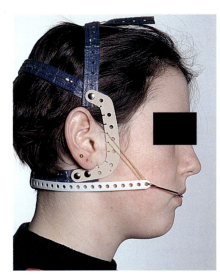

Fig. 15.17 Casquete de tração variável com a força produzida pelas tiras elásticas entre o casquete e o arco facial. Uma faixa de segurança também é usada.

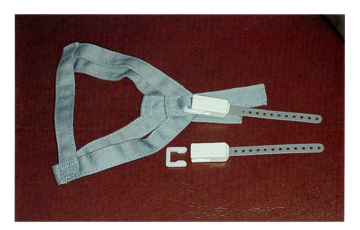

Fig. 15.19 O casquete de liberação segura com um mecanismo de mola que se abre quando força excessiva é aplicada.

Elástico ou mecanismo de mola

Este conecta os outros dois elementos e controla a magnitude de força necessária. A força elástica é produzida tanto pela faixa elástica (veja a Fig. 15.16) ou por diversos tipos de bandas elásticas extrabucais (veja a Fig. 15.17). Os mecanismos de mola são mostrados nas figuras 15.18 e 15.19.

15.5.3 Segurança do aparelho extrabucal

Tragicamente, foram relatados diversos casos de acidentes oculares, incluindo a cegueira, em função dos acidentes com o aparelho extrabucal. Estes incidentes ocorreram principalmente com o arco facial usado com algum tipo de faixa elástica, onde o arco saltou da boca, tendo efeito rebote na face ou nos olhos. Diversos métodos para aumentar a segurança do casquete foram introduzidos. Um dos desenhos mais simples é a faixa rígida de segurança (Fig. 15.20, veja também Figs. 15.16 e 15.17) que, se ajustada corretamente, impede o deslocamento do arco facial. Os mecanismos de mola também ganharam popularidade, pois as características de segurança podem ser mais facilmente incorporadas no casquete; se uma força excessiva for aplicada, os componentes

(2) Ganchos em J (Fig. 15.15) podem ser ligados diretamente ao fio do arco em um aparelho fixo ou unidos aos ganchos soldados no arco vestibular de um aparelho removível.

Faixa ou casquete

Diversos tipos estão disponíveis, descritos pela direção de tracionamento que o casquete promove:

- **tração cervical** que consiste de uma faixa cervical (Fig. 15.16);
- **tração variável** que consiste de um casquete com várias posições para a aplicação da força (Fig. 15.17);
- **tração alta** que consiste de um casquete posterossuperior da cabeça (Fig. 15.18).

Ortodontia Básica

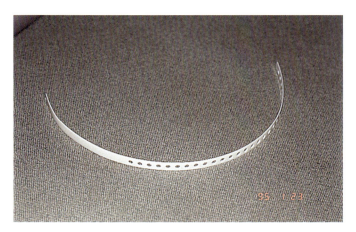

Fig. 15.20 Faixa rígida de segurança.

Fig. 15.21 Arco facial seguro.

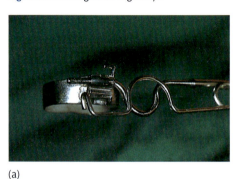

(a)

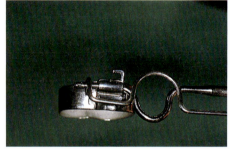

(b)

Fig. 15.22 Travamento do arco facial; (a) aberto; (b) fechado.

se fecham impedindo o rebote do arco facial (Figs. 15.18 e 15.19). Os arcos faciais com as extremidades recurvadas para formar uma proteção sobre a extremidade aguda do arco facial estão disponíveis (Fig. 15.21). Ainda, um arco facial foi desenvolvido com uma pequena projeção para ser travada nos tubos dos molares (Fig. 15.22), sendo estas fortemente recomendadas para impedir que o arco se desloque.

Deve-se ter cuidado com os ganchos J porque podem ser deslocados e causar injúrias sérias. É preferível dobrar o fio de modo circular e que seja ligado a um gancho soldado no aparelho removível ou no fio do arco. Um casquete relativamente largo deve ser usado com elásticos levemente pesados para que a distância que o gancho em J viaja seja minimizada.

Agora seria negligente usar o casquete sem características de segurança. Os pacientes devem ser alertados sobre os perigos e instruídos para não usar o casquete durante qualquer "atividade intempestiva". Se o casquete se desloca à noite, os pacientes devem descontinuar seu uso e retornar para ajuste na clínica.

15.5.4 Aparelho extrabucal de tração reversa

Este tipo de aparelho extrabucal de tração reversa também é conhecido como máscara facial e é usado para tentar mover os dentes para mesial fechando o excesso de diastemas ou nas maloclusões Classe III na tentativa de mover a maxila para a frente (Fig. 11.15).

15.6 Monitorando a ancoragem no tratamento

15.6.1 Tratamentos em uma só arcada

A monitoração da ancoragem em uma só arcada com aparelhos fixos ou removíveis é relativamente direta, já que é possível usar a outra arcada como referência. Isto pode ser feito pelo registro da sobressaliência e posições dos molares no tratamento, preferivelmente em cada consulta. O progresso do movimento dentário pode ser registrado mais facilmente usando-se compassos que podem ser impressos no cartão de registro.

15.6.2 Tratamentos com aparelhos fixos superiores e inferiores

Onde o movimento dentário ocorre simultaneamente em ambas as arcadas, é mais difícil determinar onde os dentes são espacialmente comparados às suas posições de partida. Por exemplo, em uma maloclusão Classe II divisão 1, o movimento da arcada superior para anterior pode ocorrer em função da perda de ancoragem, mas se os incisivos inferiores foram vestibularizados inadvertidamente, por exemplo, pelo uso entusiástico da tração Classe II, a perda de ancoragem é mais difícil de ser detectada, já que a sobressaliência pode estar inalterada ou mesmo reduzida. Por este motivo, uma radiografia cefalométrica lateral deve ser feita antes da colocação dos aparelhos, e então o progresso do crescimento e do movimento dentário pode ser avaliado repetindo-se a radiografia. Se necessário, a mecânica do tratamento pode ser modificada. Também é aconselhável ter em mente as posições dentárias finais antecipadas, por exemplo, a oclusão desejada no segmento posterior, e para registrar o progresso em direção ao objetivo em cada visita.

15.7 Problemas comuns na ancoragem

As razões mais comuns para a ocorrência de problemas na ancoragem durante o tratamento são:

- falha em apreciar totalmente os requisitos para a ancoragem de uma determinada maloclusão na fase do plano de tratamento. Quando isto se confirmar, é mais sábio atualizar os registros e verificar o caso. Pode ser necessário instituir a ancoragem extrabucal ou, se os problemas forem acentuados, a tração extrabucal ou mesmo exodontias adicionais. É aconselhável explicar cuidadosamente ao paciente e seus pais os motivos para mudar o plano de tratamento;

- cooperação inadequada do paciente. É importante durante qualquer tratamento ortodôntico monitorar cuidadosamente a cooperação do paciente com o aparelho, idealmente em cada consulta. O problema principal no tratamento com o aparelho removível é garantir que o paciente use o aparelho integralmente. Se a cooperação for inadequada, pode ocorrer movimento dos molares de ancoragem para anterior em função da migração para mesial, gerando perda da ancoragem. Com aparelhos fixos, fraturas e falhas no uso do casquete ou da tração elástica são os problemas mais comuns que geram perda da ancoragem. Algumas vezes o encorajamento e a explicação do efeito das ações dos pais para o sucesso do tratamento podem ser suficientes. Entretanto, para alguns pacientes, isto não tem o efeito desejado, o que enfatiza a necessidade de uma cuidadosa seleção do paciente. Infelizmente, aumentar o tempo de tratamento para evitar a perda de ancoragem não é muito bem recebido neste grupo de pacientes, e um resultado inadequado pode ter que ser aceito.

15.8 Resumo

A ancoragem é o equilíbrio entre os movimentos dentários desejados para atingir a correção de uma maloclusão e os movimentos indesejados de quaisquer outros dentes. A deformação colocada sob a ancoragem depende do tipo de movimento dentário a ser conduzido e das forças aplicadas. A ancoragem pode ser aumentada pela maximização do número de dentes (e da área da superfície radicular) resistindo ao movimento dentário ativo, tanto na mesma arcada (ancoragem intramaxilar) ou na arcada oposta (ancoragem intermaxilar). Forças extrabucais com o casquete ou os implantes também podem ser utilizadas. É importante mapear os requisitos para ancoragem na fase de planejamento e monitorá-los durante o tratamento.

> **Pontos-chave**
>
> - A ancoragem é a resistência aos movimentos dentários indesejáveis.
> - As demandas de ancoragem precisam ser verificadas no início como um componente essencial do plano de tratamento ou o resultado desejado pode não ser atingido.
> - A ancoragem pode ser aumentada pela maximização de quantidade de dentes na unidade de ancoragem tanto intra como extrabucalmente, ou pelo uso dos implantes.

Fontes principais e leitura adicional

Bowden, D.E.J. (1978). Theoretical considerations of headgear therapy: a literature review. *British Journal of Orthodontics*, 5, 145-52.

Bowden, D.E.J. (1978). Theoretical considerations of headgear therapy: a literature review. Clinical response and usage. *British Journal of Orthodontics*, 5, 173-81.

Estes dois artigos fornecem uma revisão importante sobre os princípios do casquete.

Cousley, R. (2005). Critical aspects in the use of orthodontic palatal implants. *American Journal of Orthodontics and Dentofacial Orthopedics*, 127, 723-9.

Feldmann, I, and bondemark, L. (2006). Orthodontic anchorage: A systematic review. The *Angle Orthodontist*, 76 493-501.

Infelizmente, os autores concluíram que a evidência científica foi muito fraca para avaliar a eficiência da ancoragem no fechamento do espaço.

Firouz, M., Zernick, J., and Nanda, DR.(1992). Dental and orthopedic of high-pull headgear in treatment of Class II, division 1, malocclusion. *American Journal of Orthodontics and Dentofacial Orthopedics*, 102, 197-205.

Postlethwaite, K. (1989). The range and effectiveness of safety products. *European Journal of Orthodontics*, 11, 228-34.

Prahbu, J. and Cousley, R.R.J. (2006). Bone anchorage devices in Orthodontics. *Journal of Orthodontics*, 33, 288-307.

Este artigo é uma visão geral dos dispositivos disponíveis para ancoragem óssea.

Proffit, W.R., Fields, H.R., and Sarver, D.M. (2007). *Contemporary Orthodontics*, 4th edn. Mosby, St. Louis.

Samuels, R.H. (1996). A review of orthodontic face-bow injuries and safety equipment. *American Journal of Orthodontics and Dentofacial Orthopedics*, 110, 269-72.

Samuels, R.H. (1997). A new locking face-bow. *Journal of Clinical Orthodontics*, 31, 24-7.

As referências deste capítulo também podem ser encontradas em www.oup.com/uk/orc/bin/9780198568124. Sempre que possível, elas serão apresentadas como links ativos que o guiarão para a versão digital deste trabalho, facilitando o estudo daí em diante. Se você é assinante da revista (pessoal ou por alguma instituição), e dependendo do seu nível de acesso, você pode usar o resumo ou o texto completo quando disponível. Esperamos que esse seja um recurso útil para seus estudos e pesquisas bibliográficas.

16
Contenção
(S. J. Littlewood)

Conteúdo do capítulo

16.1	**Introdução**	168
16.2	**Definição da recidiva**	168
16.3	**Etiologia da recidiva**	168
	16.3.1 Fatores gengivais e periodontais	168
	16.3.2 Fatores oclusais	168
	16.3.3 Tecidos moles	169
	16.3.4 Crescimento	169
	16.3.5 Recidiva ortodôntica e recidiva em função da mudanças no crescimento	170
16.4	**Qual a frequência da recidiva?**	170
16.5	**Consentimento informado e recidiva**	170
16.6	**Contensores**	170
	16.6.1 Removíveis ou fixos?	170
	16.6.2 Introdução aos contensores removíveis	171
	16.6.3 Placa de Hawley	171
	16.6.4 Contensores termoplásticos a vácuo	171
	16.6.5 Contensores fixos	172
	16.6.6 Contenção dos contensores	173
16.7	**Técnicas auxiliares para reduzir a recidiva**	175
	16.7.1 Peri-incisão	175
	16.7.2 Desgaste interproximal do esmalte	175
16.8	**Conclusões sobre a contenção**	175
	Fontes principais e leitura adicional	176

16.1 Introdução

Um dos maiores desafios para o ortodontista é manter o resultado obtido no final do tratamento. Este processo é conhecido como retenção ortodôntica. O objetivo da retenção é minimizar a recidiva. Isto precisa ser planejado e discutido com o paciente como parte do plano de tratamento inicial.

16.2 Definição da recidiva

A recidiva oficialmente é definida pelo British Standards Institute como o retorno, após a correção, das características da maloclusão original. Entretanto, para os pacientes, a recidiva talvez seja mais bem descrita como qualquer mudança ocorrida na posição dentária fina após o término do tratamento. Este pode ser um retorno à maloclusão original, mas também pode ser o movimento causado pelas mudanças na idade e independente do tratamento ortodôntico.

16.3 Etiologia da recidiva

As causas exatas são difíceis de identificar, mas quatro grandes áreas são sugeridas como possíveis razões para recidiva:

- fatores gengivais e periodontais;
- fatores oclusais;
- fatores dos tecidos moles;
- fatores de crescimento.

Estes fatores são discutidos a seguir, incluindo algumas sugestões de como estes problemas podem ser resolvidos.

16.3.1 Fatores gengivais e periodontais

Quando os dentes são movidos, o ligamento periodontal e o osso alveolar associado sofrem remodelamento. Até o periodonto se adaptar à nova posição, existe uma tendência para que as fibras periodontais distendidas tracionem o dente de volta à sua posição original. Diversas partes do ligamento periodontal remodelam sob taxas diferentes (Fig. 16.1). O osso alveolar remodela-se em um mês, as fibras principais em 3-4 meses e as fibras colágenas gengivais reorganizam-se após 4-6 meses. Entretanto, as fibras elásticas nas fibras dentogengivais e interdentárias pode levar mais de 8 meses para se remodelarem. Até que as fibras tenham se remodelado, existe uma tendência para o dente ser tracionado à sua posição original. Isto é óbvio quando o dente é rotacionado.

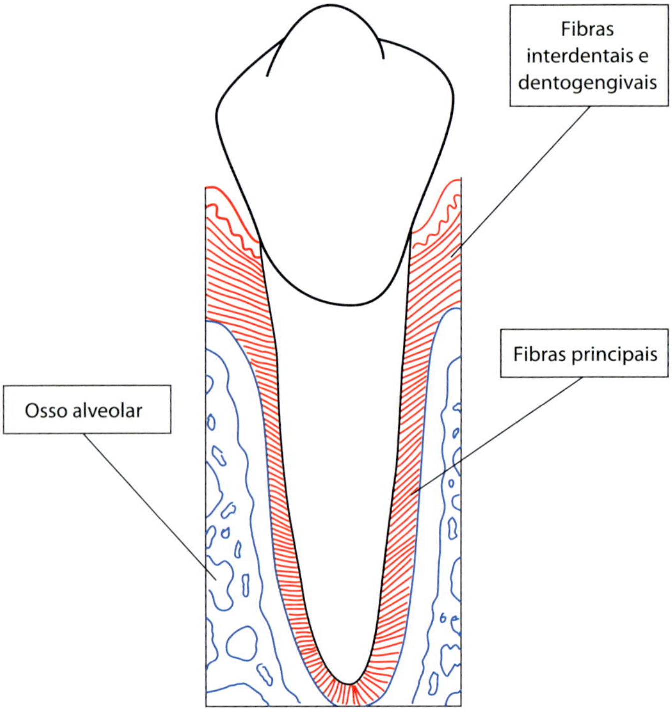

Na prática, isto significa que os dentes devem ficar sob contenção por muito tempo para que as fibras periodontais se remodelem na nova posição. Como mencionado, isto é importante nos dentes rotacionados, que possuem propensão à recidiva em função das fibras gengivais. Pela correção precoce, isto garante que sejam mantidos na posição correta por mais tempo com um aparelho fixo. Uma abordagem alternativa é seccionar as fibras abaixo do osso alveolar (interdentárias e dentogengivais). Este processo é conhecido como peri-incisão (veja a Seção 16.7.1).

16.3.2 Fatores oclusais

O modo como o qual os dentes ocluem no final do tratamento afeta a estabilidade. Tem sido sugerido que, se os dentes se interdigitam bem no final do tratamento, então o resultado provavelmente será mais es-

Fig. 16.1 Fibras gengivais e periodontais.

tável. Enquanto teoricamente isto parece razoável, nunca foi provado clinicamente. Entretanto, existem diversas situações onde os fatores oclusais afetam a estabilidade.

Quando uma sobremordida profunda é corrigida, tem sido mostrado que a estabilidade fica aumentada se a borda do incisivo inferior repousa 0-2 mm anterior ao ponto médio do eixo de rotação do incisivo superior, conhecido como centroide (Fig. 16.2). Também é desejável ter um ângulo interincisivos favorável próximo de 135°, para produzir uma parada oclusal forte e impedir que os incisivos erupcionem além do limite (Fig. 16.3).

Uma das poucas ocasiões onde os contensores não são necessários é quando a mordida cruzada anterior é corrigida e o resultado é mantido pela sobremordida (veja a Fig. 13.5).

Contenção 169

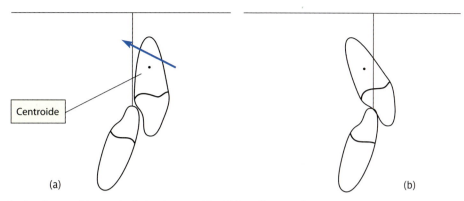

Fig. 16.2 Recidiva da redução da sobremordida na relação borda-centroide. (a) Este diagrama demonstra uma sobremordida aumentada. A redução da sobremordida será mais estável se o centroide do incisivo superior (ponto médio do eixo radicular) ficar palatino à borda do incisivo inferior. Idealmente, isto é obtido movendo-se a raiz superior para palatino, mas nos casos severos o osso alveolar pode não ser espesso o suficiente para permitir a correção completa. Nestas circunstâncias, algum avanço das bordas incisais dos incisivos inferiores pode ser necessário, mas a estabilidade do segmento anteroinferior fica comprometida. (b) Redução estável da sobremordida, com a correção da relação borda-centroide.

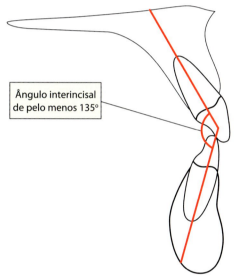

Fig. 16.3 Ângulo interincisivos após a redução da sobremordida.

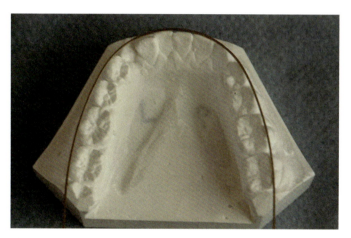

Fig. 16.4 Manutenção da forma original da arcada inferior para reduzir a recidiva. Acredita-se que a forma mais estável seja a original do paciente. Onde possível, isto deve ser mantido na arcada inferior, em especial na largura intercaninos. Fio de arco inoxidável sendo conformado para manter a forma da arcada.

16.3.3 Tecidos moles

Os dentes repousam em uma área de equilíbrio entre a língua na porção lingual e as bochechas e lábios na porção vestibular. Esta área teórica de equilíbrio é conhecida como zona neutra. As forças oriundas da língua são maiores do que as dos lábios e bochechas, mas se o ligamento periodontal estiver saudável, os dentes serão mantidos na posição de equilíbrio. Acredita-se que os dentes devem estar nesta posição neutra no final do tratamento, para aumentar as chances de estabilidade. Um bom exemplo disto é a redução da sobremordida na correção da relação de incisivos de Classe II divisão 1. Para reduzir o risco de recidiva, os incisivos superiores precisam ser retruídos, ficando sob o controle do lábio inferior no final do tratamento. Eles repousarão nesta zona neutra entre os lábios de um lado e a língua, do outro lado.

Se os dentes são posicionados fora da zona neutra, então as chances de recidiva aumentam. Isto é muito importante no segmento anteroinferior. Se forem vestibularizados ou lingualizados excessivamente, a recidiva é mais provável. Da mesma forma, se o formato da arcada (forma geral) mudou significativamente, ela fica mais propensa à recidiva em função das pressões no tecido mole. Mudanças na largura intercaninos do paciente são mais instáveis do que mudanças na largura intermolares, que por sua vez são mais instáveis do que as mudanças na largura interpré-molares. Quando possível, a forma original da arcada inferior é mantida no tratamento, e a arcada superior é então, contornado a arcada inferior (Fig. 16.4).

Embora a teoria sobre a colocação dos dentes na zona neutra seja útil, praticamente existem dois problemas fundamentais para o clínico. Primeiro, não sabemos exatamente onde a zona neutra está e qual a sua extensão. Segundo, é provável que, em função das mudanças no tônus muscular ao longo do tempo, a zona neutra mude à medida que o paciente envelhece.

16.3.4 Crescimento

Embora a maioria do crescimento do paciente esteja completa no final da puberdade, sabe-se agora que existem pequenas mudanças no crescimento ocorrendo durante toda a vida. Mudanças sutis nas posições relativas da maxila e da mandíbula significam que o ambiente bucal e assim as pressões na dentição estão mudando constantemente. Se as pressões sobre os dentes mudam constantemente, então talvez não seja surpresa haver um risco de recidiva à medida que o paciente envelhece. Estas pequenas mudanças tardias no crescimento pelo menos explicam em parte o apinhamento tardio dos incisivos inferiores visto nos pacientes que os tiveram, mas também nos que não foram submetidos ao tratamento ortodôntico.

16.3.5 Recidiva ortodôntica e recidiva em função das mudanças no crescimento

A recidiva após o tratamento pode ocorrer em função de diversos fatores (Fig. 16.5). Parece que alguns destes fatores estão relacionados à Ortodontia, e assim dentro do controle do ortodontista. A recidiva secundária a estes fatores poderia ser logo relacionada à recidiva ortodôntica. Entretanto, parece haver outros fatores etiológicos que ocorrem em função das mudanças etárias – mudanças nos tecidos moles com a idade e tardias no crescimento facial – que não estão dentro do controle do ortodontista.

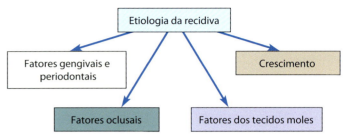

Fig. 16.5 Etiologia da recidiva.

16.4 Qual a frequência da recidiva?

Estudos longitudinais sobre recidiva após o uso de aparelhos fixos têm mostrado que 10 anos depois dos contensores serem interrompidos, até 70% dos pacientes pode precisar de retratamento em função da recidiva. Esta recidiva continua a piorar na década seguinte.

A recidiva é imprevisível e tem sido difícil identificar fatores que podem prever o risco de recidiva no paciente. Alguns pacientes que esquecem ou se recusam a usar os contensores podem não ter recidiva, enquanto outros possuem recidiva considerável. Atualmente, não somos capazes de identificar quais pacientes terão ou não a recidiva. Isto talvez não seja surpresa, já que embora o ortodontista possua controle sobre os fatores gengivais e periodontais, oclusais, e em parte dos tecidos moles, não é possível controlar as mudanças na idade que contribuem para a recidiva. Consequentemente, a abordagem atual é que todos os pacientes devem ser tratados como se tivessem potencial para recidiva. Esta informação deve ser passada ao paciente como parte do processo de consentimento informado.

16.5 Consentimento informado e recidiva

A recidiva e a contenção devem ser discutidas com o paciente antes do tratamento. Isto deve fazer parte do processo de consentimento informado, já que requer um compromisso do paciente após o tratamento ativo ser finalizado. Atualmente, somos incapazes de identificar quais pacientes permanecerão relativamente estáveis e quais recidivarão. Consequentemente, cada paciente precisa ser informado que possui potencial para recidiva. A única forma de superar isso é continuar alguma forma de contenção indefinidamente. O papel do clínico é colocar os dentes na posição mais estável possível, informar o paciente do risco longitudinal de recidiva e fornecer a eles alguma forma de contenção. Então, depende do paciente decidir se vai continuar usando os contensores por muito tempo ou se vai aceitar algum risco de recidiva. A responsabilidade pela contenção é do paciente e ele deve estar ciente disto. Se os pacientes usam contensores removíveis, são responsáveis por seguirem o regime aconselhado, e se usam contensores colados, devem ser vistos regularmente pelo clínico geral ou ortodontista.

16.6 Contensores

Contensores são usados para ajudar na redução da recidiva. O clínico dispõe de uma grande variedade de contensores e pode escolher qual o tipo de aparelho e por quantas horas diárias o paciente deve usá-lo. Na escolha da contenção, os seguintes fatores são considerados:

- provável estabilidade do resultado;
- maloclusão inicial;
- tipos de aparelhos usados;
- higiene bucal;
- qualidade do resultado (existe algum ajuste necessário na oclusão?);
- cooperação do paciente;
- expectativas do paciente;
- preferência do paciente.

Os contensores podem ser fixos ou removíveis. As vantagens e desvantagens de ambos serão consideradas, seguidas de um exame mais detalhado dos contensores mais populares em uso.

16.6.1 Removíveis ou fixos?

Existem vantagens potenciais tanto nos contensores fixos como nos removíveis. Os benefícios dos contensores removíveis são:

- facilidade de higienização bucal (podem ser removidos pelo paciente para limpeza);
- capacidade de serem usados em tempo parcial, se necessário;
- a responsabilidade é do paciente, e não do ortodontista.

Já que agora os contensores são recomendados para uso longitudinal, é impossível que o ortodontista continue vendo para sempre todos os pacientes que usam contensores. Nos contensores removíveis, é responsabilidade do paciente usá-los, mas se optam pelo contrário, e os dentes recidivam, devem aceitar as consequências. Entretanto, se o paciente usa aparelhos fixos e estes se soltam, o ortodontista carrega parte da responsabilidade.

As vantagens potenciais dos contensores fixos incluem:

- o fato de os pacientes não precisarem lembrar de usá-los;
- são úteis quando o resultado é muito instável.

Há alguns casos em que o resultado final será muito instável. Nesses casos, é essencial que a contenção seja usada *in situ* em todos os momentos, do contrário pode ocorrer a recidiva. Nestes casos, uma contenção fixa é recomendado. Exemplos incluem:

- fechamento de diastemas (incluindo o diastema da linha média);
- após a correção de dentes rotacionados severamente;
- onde há movimento substancial do segmento labial inferior;
- casos periodontais e ortodônticos combinados, onde o suporte periodontal reduzido torna mais provável a recidiva (veja o Cap. 20, Seção 20.4.1)

16.6.2 Introdução aos contensores removíveis

Existem muitos tipos diferentes de contensores removíveis, incluindo o Hawley, os termoplásticos a vácuo, Begg e Barrer. O posicionador muitas vezes é incluído como um tipo de contenção removível, mas na verdade é um aparelho ativo feito com material elastomérico. Eles são usados nos casos em que a oclusão não está bem intercuspidada no final do tratamento. Os dentes são removidos do modelo e reposicionados, e o posicionador feito sobre o modelo corrigido. À medida que o paciente oclui sobre o posicionador, os dentes podem ser guiados em uma oclusão melhor. Os posicionadores raramente são usados em função do custo, e a aceitação do paciente pode ser um problema.

Os tipos mais populares de contensores removíveis são o Hawley e os termoplásticos a vácuo, e estes serão vistos detalhadamente.

16.6.3 Placa de Hawley

A contenção de Hawley é o contensor removível original. É um aparelho simples e robusto feito com resina acrílica com um arco metálico labial (Fig. 16.6). Foi desenhado originalmente como um aparelho removível ativo, mas ficou claro que pode ser usado como contensor para manter os dentes na posição correta após o tratamento. Tem como vantagens de ser de construção simples, razoavelmente robusto, rígido o suficiente para manter as correções transversais e fácil de se incorporarem dentes artificiais. Na reposição de dentes ausentes, é importante colocar anteparos rígidos no contensor, mesial e distal a qualquer dente artificial, para impedir a recidiva (Fig. 16.7). Os contensores de Hawley também permitem um ajuste vertical dentário mais rápido do que os termoplásticos a vácuo, em função da falta de cobertura oclusal completa.

Várias adaptações são possíveis, dependendo do caso:

- uma placa de acrílico pode ser adicionada ao arco vestibular para ajudar no controle das rotações;
- uma alça em U invertida pode ser usada para controlar a posição do canino;

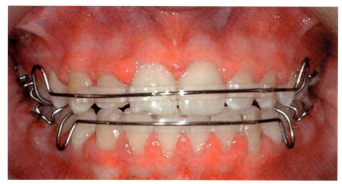

Fig. 16.6 Contensores de Hawley. Estes contensores superiores e inferiores possuem uma placa de acrílico voltada para o arco labial. Este acrílico aumenta o contato com os dentes e é desenhado para reduzir a recidiva, especialmente nos dentes rotacionados.

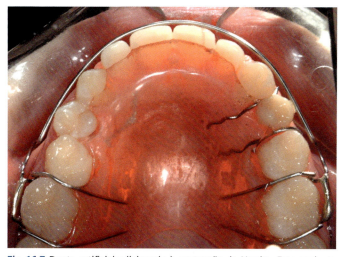

Fig. 16.7 Dente artificial adicionado à contenção de Hawley. Este paciente não possuía o primeiro pré-molar superior esquerdo e os segundos pré-molares superiores esquerdos. Decidiu-se manter os segundos molares decíduos que possuíam raízes em bom estado. Havia espaço na área do primeiro pré-molar superior, e este Hawley foi adaptado com um dente artificial na região. Observe a presença de grampos mesiais e distais no dente artificial para reduzir uma recidiva potencial.

- um plano de mordida passivo pode ser incorporado para manter as correções das sobremordidas profundas;
- o arco labial pode ser soldado à infraestrutura, e assim menos fios cruzam as superfícies oclusais e interferem na oclusão.

Tradicionalmente, os contensores de Hawley são usados integralmente por 3-6 meses e então às noites apenas. A pesquisa recente sugere que o uso noturno pode ser suficiente.

16.6.4 Contensores termoplastificados a vácuo

Os contensores termoplastificados a vácuo (Fig. 16.8) oferecem diversas vantagens sobre os contensores de Hawley:

- estética superior;
- menos interferência na fonação;
- são mais econômicos;
- facilidade de confecção (Fig. 16.9);
- retenção superior nos incisivos inferiores.

Ortodontia Básica

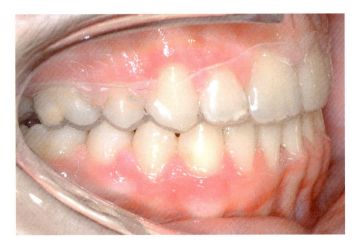

Fig. 16.8 Contensor termoplastificado a vácuo. O contensor foi ajustado, ficando 1-2 mm acima da margem gengival. A exceção é a área acima do canino para simplificar a retirada do contensor.

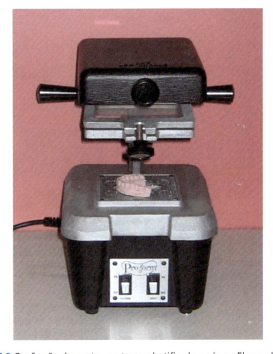

Fig. 16.9 Confecção do contensor termoplastificado a vácuo. Eles podem ser produzidos localmente, já que a fabricação é direta e o equipamento, simples. Se os contensores não têm que ser enviados ao laboratório, isto reduz os custos e permite sua instalação no mesmo dia que o aparelho for removido, se necessário.

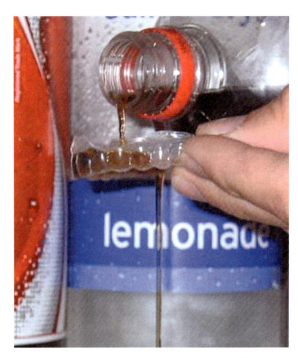

Fig. 16.10 Bebidas cariogênicas e contensores termoplastificados a vácuo. É importante avisar os pacientes para não ingerirem bebidas com o contensor em posição. Isto é muito importante para as bebidas cariogênicas. O contensor superior age como reservatório, mantendo a bebida em contato com as bordas dos dentes, com risco severo de descalcificação.

Tanto o Hawley como os contensores termoplastificados a vácuo são igualmente bem-sucedidos na arcada superior, mas os termoplastificados são melhores na prevenção da recidiva na arcada inferior.

Os contensores termoplastificados são usados em tempo integral (exceto durante as refeições) por 2 dias e, então, apenas à noite. É importante que o paciente seja instruído para nunca ingerir bebidas com este contensor em posição, em especial as bebidas cariogênicas (Fig. 16.10). O contensor superior pode agir como reservatório, mantendo a bebida cariogênica em contato com as bordas incisivas e as pontas das cúspides, gerando descalcificação.

Os contensores termoplastificados a vácuo estão contraindicados em pacientes com higiene bucal inadequada, porque estes retentores são mantidos pelas áreas retentivas gengivais abaixo do ponto de contato. Se a higiene bucal for ruim, então a gengiva hiperplásica pode obliterar estas áreas retentivas.

16.6.5 Contensores fixos

Contensores fixos ou colados, em geral são fixados nas faces palatinas dos dentes nos segmentos anteroposterior e anteroinferior, usando-se a resina composta. Existem diversos tipos de retentores fixos:

- contensores em forma de fio colados a cada um dos dentes inferiores (Fig. 16.11);
- contensores rígidos de canino a canino, retidos apenas nos caninos;
- fibras para reforço;

O fio, colado em cada dente, é o contensor fixo de escolha. Os contensores colados apenas nos caninos em geral resultam em recidiva dos incisivos; e as fibras para reforço tendem à fratura com mais frequência.

Os contensores colados são sensíveis à técnica. A superfície dentária deve ser cuidadosamente limpa antes da colagem, em especial removendo-se qualquer cálculo que esteja na face lingual do segmento anteroinferior. Um campo seco é mantido e o fio, mantido passivamente em posição enquanto se usa a colagem com resina composta por meio da técnica do ataque ácido.

Contenção **173**

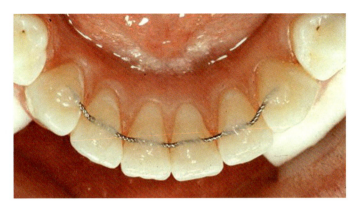

Fig. 16.11 Contensor colado. Este contensor de multifilamentos em aço inoxidável é colado em cada dente, do canino inferior de um lado ao canino inferior do outro lado. O diâmetro do fio redondo é 0,0195 polegadas, permitindo alguma flexibilidade entre os dentes. Esta flexibilidade permite que os dentes se movam levemente durante a função.

Como já mencionado, um dos problemas potenciais dos contensores colados é a recidiva localizada se houve soltura parcial do contensor. Para isto, alguns clínicos usam contenção dupla – um contensor colado, protegido por um contensor parcial usado à noite. Esta abordagem "cinto e suspensório" garante que se o contensor colado se soltar parcialmente, os dentes poderão ser mantidos em posição até que os contensores possam ser reparados (Fig. 16.12).

16.6.6 Manutenção dos contensores

No passado, os pacientes usavam os contensores por 1-2 anos. Atualmente, agora que entendemos melhor o risco de recidiva, solicitamos aos pacientes mais tempo de uso. É essencial que os pacientes possuam um entendimento claro sobre como cuidar destes contensores.

Contensores removíveis são de fácil manutenção, pois podem ser removidos e permitir a higiene intrabucal, além de permitirem fácil autolimpeza. Embora os dentifrícios possam ser usados para higienização dos contensores removíveis, como o contensor de Hawley, mui-

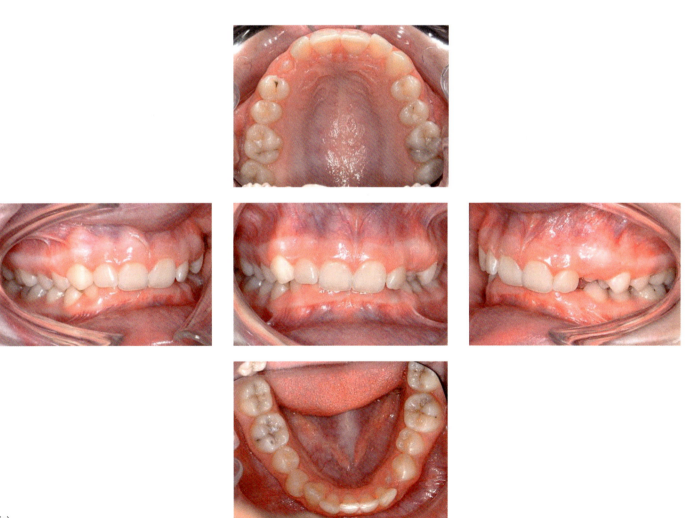

(a)

Fig. 16.12 (a) Apresentação inicial. Esta paciente apresentou-se com uma relação de incisivos Classe II divisão 2. Decidiu-se tratar o caso sem exodontias, usando o desgaste interproximal do esmalte na arcada inferior e alguma vestibularização do segmento anteroinferior. Isto ajudaria a reduzir a sobremordida, mas aumentaria o risco de instabilidade. A paciente fora informada que deveria necessitar de contenção permanente do segmento anteroinferior no final do tratamento.

Ortodontia Básica

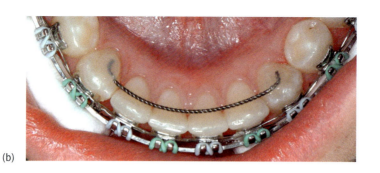
(b)

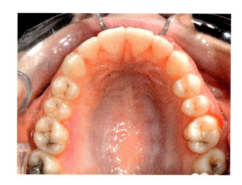

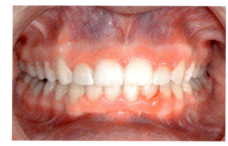 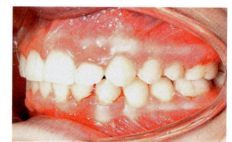

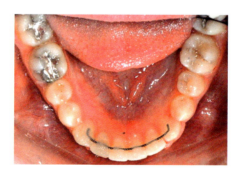
(c)

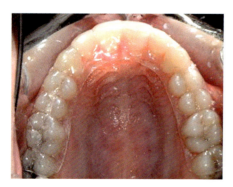
(d)

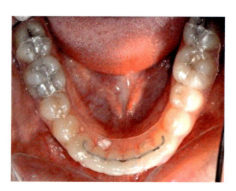

Fig. 16.12 (continuação) (b) Contensor colado sendo colocado. O contensor colado é colocado logo antes de os aparelhos fixos serem retirados. Os caninos foram unidos com resina composta, e os incisivos serão unidos mais tarde. (c) Oclusão logo depois da retirada dos aparelhos. Este é o resultado final depois da retirada dos aparelhos. As moldagens são feitas neste momento, e assim os contensores termoplastificados à vácuo são feitos para ambas as arcadas, como contensor termoplastificado inferior sendo usado sobre o contensor colado inferior. (d) Contensores termoplastificados colocados e o contensor inferior cimentado. Os contensores termoplastificados a vácuo estão em posição e serão usados apenas à noite.

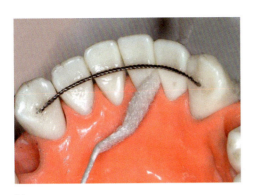
(a)
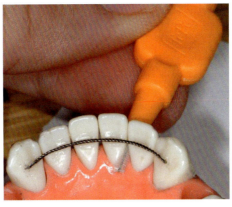
(b)

Fig. 16.13 Manutenção dos contensores colados. Os pacientes são educados sobre como manter a higiene bucal excelente na presença de um contensor colado. Técnicas são demonstradas ao paciente antes da colocação do aparelho. (a) Isto mostra o "superfloss" sendo passado pelo ponto de contato. (b) Isto demonstra o uso de escovas interdentárias finas sendo cuidadosamente inseridas acima da papila e abaixo do contensor colado.

tos contensores termoplastificados a vácuo precisam de materiais especiais de limpeza que não degradem o plástico. Alguns clínicos fornecem um contensor de reserva para cada arcada, no caso de o original ser perdido. Isto ocorre com os contensores termoplastificados que são mais baratos na confeccção.

Contensores fixos podem causar tanto doença periodontal como a cárie, a menos que sejam bem mantidos. Contensores fixos podem ser usados com segurança por muito tempo, dados que os pacientes sejam bem instruídos sobre como conservá-los. Eles devem receber instrução de como fazer a limpeza interproximal, tanto pelo uso do fio dental (superfloss) ou pelas escovas interproximais (Fig. 16.13). Contensores fixos precisam ser acompanhados regularmente pelo ortodontista ou clínico geral para a verificação de qualquer falha adesiva.

16.7 Técnicas auxiliares para reduzir a recidiva

As técnicas adjuntas são os procedimentos adicionais para tecidos moles e duros, em geral usados para dar estabilidade:

- peri-incisão;
- desgaste interproximal.

16.7.1 Peri-incisão

Também é conhecida como fibrotomia supracristal circunferencial. O princípio consiste em seccionar as fibras interdentais e dentogengivais acima do nível do osso alveolar (Fig. 16.1). As fibras elásticas dentro das fibras interdentais e dentogengivais têm a tendência de tracionar o dente de volta à sua posição original. Isto ocorre em dentes desrotacionados.

A peri-incisão é um procedimento simples feito sob anestesia local e não requer curativo periodontal depois que os cortes são feitos. Os cortes são feitos verticalmente dentro da bolsa periodontal, seccionando-se as fibras supra-alveolares ao redor do colo dentário, mas tomando-se cuidado para não tocar o osso alveolar. A técnica reduz a recidiva rotacional em até 30%, sendo mais efetiva na maxila. Não existem efeitos adversos para a saúde periodontal, dado que não existe evidência de inflamação ou doença periodontal antes da peri-incisão.

16.7.2 Desgaste interproximal do esmalte

Este também é conhecido como reaproximação (veja Cap. 7, Seção 7.7.5). A remoção de pequenas quantidades do esmalte no sentido mesiodistal tem sido usada para recontornar dentes e criar pequenas quantidades de espaço (Fig. 7.8). Também tem sido sugerido que pelo aplainamento dos contatos interdentários, também aumentará a estabilidade entre dentes adjacentes. Só existe uma evidência casual de que isto é efetivo como meio para reduzir a recidiva. Enquanto o desgaste interproximal pode ser indicado por outras razões, atualmente a evidência é insuficiente para recomendar seu uso exclusivamente na redução da recidiva.

16.8 Conclusões sobre a contenção

A contenção é parte importante em quase todos os casos de tratamento ortodôntico, porque a recidiva é um risco imprevisível em todo paciente. A recidiva pode ocorrer por motivos ortodônticos, mas também pode ocorrer por fatores fora do controle do ortodontista, como crescimento futuro leve e mudanças nos tecidos moles. O paciente precisa ficar ciente do risco longitudinal de recidiva e ser informado das maneiras de reduzir o risco desta recidiva. Isto deve ser discutido antes do tratamento.

A redução da recidiva em geral significa que o paciente usa o contensor. A escolha do contensor é afetada pela provável estabilidade do resultado, a maloclusão original, cooperação do paciente, expectativas do paciente e a qualidade do resultado.

O paciente deve receber informação sobre as implicações da recidiva e como cuidar dos contensores, assumindo assim a responsabilidade pela fase de contenção do tratamento.

Ortodontia Básica

Pontos-chave

- A recidiva é uma risco imprevisível para todo paciente ortodôntico.
- A recidiva pode ocorrer em função dos fatores ortodônticos, mas também ser causada pelas mudanças da idade que estão fora do controle do ortodontista.
- Como parte do processo de consentimento informado, o paciente precisa estar ciente do risco longitudinal de relapso e ser informado das maneiras para reduzir o risco.

- Contensores fixos e removíveis podem ser usados para reduzir a recidiva, além das técnicas complementares como a peri-incisão.
- O paciente deve reconhecer suas responsabilidades na fase de contenção do tratamento.

Fontes principais e leitura adicional

Årtun, J., Spadafora, A.T., and Shapiro, P.A. (1997). A 3-year folow-up of various types of orthodontic canine-to-canine retainers. *European Journal of Orthodontics*, 19, 501-9.

Este estudo randomizado controlado (RCT) compara diversos tipos de retentores cimentados com um retentor removível.

Houston, W.J.B. (1989). Incisor edge-centroid relationship and overbite depth. *European Journal of Orthodontics*, 11, 139-43.

A estabilidade da sobremordida é discutida neste artigo.

Little, R.M., Wallen, T.R., and Riedel, R.A. (1981). Stability and relapse of mandibular alignment – first four premolar extraction cases treated by traditional edgewise orthodontics. *American Journal of Orthodontics and Dentofacial Orthopedics*, 80, 349-65.

Um artigo clássico que demonstra o alto risco de recidiva após o tratamento ortodôntico.

Littlewood, S.j., Millett, D.T., Doubleday, B., Bearn, D.R., and Worthington, H.V. (2006). Retention procedures for stabilising tooth position after treatment with orthodontic braces. *The Cochrane Database of Systematic Reviews 2006, Issue 1.*

Uma revisão sistemática Cochrane analisando a evidência sobre a retenção ortodôntica.

McNally, M., Mullan, M., Dhopatkar, A., and Rock, W.P. (2003). Orthodontic retention: why when and how? *Dental Update*, 30, 446-53.

Este artigo fornece uma visão geral contemporânea dos princípios atuais do tratamento ortodôntico.

Melrose, C. and Millet, D.T. (1998). Toward a perspective on orthodontic retention? *American Journal of Orthodontics and Dentofacial Orthopedics*, 113, 507-14.

Este artigo considera os problemas da retenção ortodôntica, com uma boa revisão sobre os possíveis fatores etiológicos para a recidiva.

As referências deste capítulo também podem ser encontradas em www.oup.com/uk/orc/bin/9780198568124. Sempre que possível, elas serão apresentadas como links ativos que o guiarão para a versão digital deste trabalho, facilitando o estudo daí em diante. Se você é assinante da revista (pessoal ou por alguma instituição), e dependendo do seu nível de acesso, você pode usar o resumo ou o texto completo quando disponível. Esperamos que esse seja um recurso útil para seus estudos e pesquisas bibliográficas.

17
Aparelhos removíveis

Conteúdo do capítulo

17.1	**Modo de ação dos aparelhos removíveis**	178
	17.1.1 Indicações para o uso dos aparelhos removíveis	178
17.2	**Desenhando os aparelhos removíveis**	179
	17.2.1 Princípios gerais	179
	17.2.2 Etapas no desenho de um aparelho removível	179
17.3	**Componentes ativos**	179
	17.3.1 Molas	179
	17.3.2 Parafusos	180
	17.3.3 Elásticos	180
17.4	**Fornecendo retenção ao aparelho**	180
	17.4.1 Grampo de Adams	180
	17.4.2 Outros métodos de retenção	181
17.5	**Placa acrílica**	182
	17.5.1 Acrílico auto ou termopolimerizável	182
	17.5.2 Plano de mordida anterior	182
	17.5.3 Recobrimento oclusal	183
17.6	**Componentes e desenhos de uso comum**	183
	17.6.1 Mola em Z ou em cantiléver duplo	183
	17.6.2 Mola palatina	183
	17.6.3 Mola em T	184
	17.6.4 Retrator vestibular do canino	184
	17.6.5 Aparelho com parafuso expansor	184
	17.6.6 Aparelho de Nudger	184
17.7	**Instalando um aparelho removível**	185
17.8	**Monitorando o progresso**	185
	17.8.1 Em cada consulta	186
	17.8.2 Problemas comuns no tratamento	186
17.9	**Reparos no aparelho**	187

Fontes principais e leitura adicional	187

Ortodontia Básica

Este capítulo refere-se aos aparelhos confeccionados principalmente com acrílico e fio, e que podem ser removidos da boca pelo paciente. Os aparelhos funcionais são feitos com os mesmos materiais, mas funcionam principalmente exercendo tração intermaxilar e assim são considerados separadamente no capítulo 19.

17.1 Modo de ação dos aparelhos removíveis

Os aparelhos removíveis são capazes dos seguintes tipos de movimento dentário:

- movimentos de inclinação: em função de o aparelho removível aplicar um único ponto de força na coroa dentária, o dente inclina-se ao redor do fulcro, o que em um dente unirradicular é 40% do comprimento radicular partindo-se do ápice;
- movimentos para um conjunto de dentes, já que os aparelhos removíveis estão conectados por uma placa de resina (veja a Seção 17.5), são mais eficazes para movimentar o conjunto de dentes do que os aparelhos fixos;
- influenciar na erupção da dentição antagonista – isto pode ser feito tanto pelo uso de:
  - plano de mordida anterior plano, que libera a oclusão dos incisivos inferiores, permitindo sua erupção. Isto é útil na redução da sobremordida (veja a Seção 17.5.2);
  - cobertura oclusal, que libera o contato entre as superfícies oclusais dos dentes posteriores (veja a Seção 17.5.3). Isto pode ser importante quando a intrusão do segmento posterior é necessária (veja Cap. 12, Seção 12.3.1).

17.1.1 Indicações para o uso dos aparelhos removíveis

Embora amplamente utilizados no passado como o único dispositivo para tratar a maloclusão, com a disponibilidade e aceitação crescente dos aparelhos fixos, as limitações do aparelho removível tornaram-se mais aparentes. O aparelho removível só é capaz de produzir movimentos de inclinação individualmente, o que pode ser usado como vantagem onde movimentos simples de inclinação são necessários, mas pode comprometer o resultado se usado onde movimentos dentários mais complexos estão indicados. Assim, o papel do aparelho removível mudou e está se tornando cada vez mais utilizado como adjunto ao tratamento com aparelho fixo.

Aparelhos removíveis representam um meio comum de aplicação da tração extrabucal aos conjuntos de dentes, ou em toda arcada, ajudando na ativação da intrusão e/ou movimento distal. A placa para a intrusão do segmento maxilar discutida no capítulo 12 é um exemplo deste tipo de dispositivo. Os aparelhos removíveis também são usados para expandir a arcada, que é outro exemplo de sua utilidade no movimento de conjunto de dentes. Os aparelhos removíveis são muito úteis onde um batente de mordida anterior plano ou recobrimento oclusal é necessário para influenciar o desenvolvimento dos dentes do segmento posterior e/ou para liberar a oclusão com o arco inferior.

Aparelhos removíveis também são utilizados de modo passivo como mantenedores de espaço após extrações de dentes permanentes, e também como retentores fixos, permitindo o tratamento com aparelho fixo, porque o desgaste pode ser reduzido, permitindo à oclusão "se ajustar" e tornando praticável a retenção prolongada.

As vantagens e desvantagens dos aparelhos removíveis estão resumidas na tabela 17.1.

Os aparelhos removíveis inferiores em geral são menos tolerados pelos pacientes. Isto ocorre em parte, devido à sua interferência com o espaço da língua, mas também a inclinação dos molares inferiores para lingual dificulta a confecção de grampos retentivos.

Embora possuam menos chance de dano iatrogênico, como, por exemplo, reabsorção radicular ou descalcificação, aparelhos removíveis podem ser deletérios ao pacientes quando usados inadequadamente. É necessária habilidade para julgar situações em que seu uso seja aplicável e conduzir o tratamento dentário com eficiência. Assim, eles só devem ser usados por aqueles com treinamento adequado e experiência.

Tabela 17.1 Vantagens e desvantagens dos aparelhos removíveis.

Vantagens	Desvantagens
Pode ser removido para a higienização dentária	O aparelho pode ser esquecido
Recobrimento palatino aumenta a ancoragem	São possíveis apenas movimentos de inclinação
De fácil ajuste	É necessário domínio da técnica
Menor risco de iatrogenia (p. ex., reabsorção radicular) do que aparelhagem fixa	Dificulta a fala
O acrílico do batente de mordida anterior plano ou do recobrimento pode ser reduzido	Impraticável a utilização de tração intermaxilar
Pode ser utilizado como contensor passivo ou mantenedor de espaço	Aparelhos removíveis inferiores são de difícil adaptação pelo paciente
Podem ser utilizados para transmitir forças a um conjunto de dentes	Ineficientes para movimentação de vários dentes invididualmente

17.2 Desenhando os aparelhos removíveis

17.2.1 Princípios gerais

O desenho de um aparelho nunca deve ser delegado ao laboratório, como se fossem os únicos capazes de utilizar a informação fornecida pelo modelo de gesso. O sucesso depende de um desenho que seja de fácil inserção e uso pelo paciente, e relevante aos objetivos oclusais do tratamento.

17.2.2 Etapas no desenho de um aparelho removível

Quatro componentes precisam ser considerados para cada aparelho removível:

- componentes ativos;
- retenção do aparelho;
- ancoragem;
- placa acrílica.

Uma consideração detalhada de cada um destes componentes é fornecida nas seções seguintes.

Geralmente, exodontias devem ser postergadas até o aparelho estar adaptado. Existem dois motivos para isto.

(1) Se as exodontias forem realizadas primeiro, realmente existe um risco de os dentes posteriores ao sítio de extração migrarem para anterior, resultando em um aparelho que não se adapta bem ou mesmo não se adapta. Isto é visto melhor quando os primeiros molares superiores permanentes foram extraídos ou existe um atraso conspícuo antes do aparelho ser adaptado.

(2) Ocasionalmente, um paciente decide, logo após o ajuste do aparelho, continuar a não usá-lo e assim não continuar o tratamento. Obviamente, prefere-se que isto ocorra antes que quaisquer exodontias sejam realizadas.

Raramente, é necessário fazer as extrações primeiro, por exemplo, quando um dente fora de posição interferir no desenho do aparelho. Entretanto, mesmo nestes casos é preferível fazer as moldagens para a confecção do aparelho antes das extrações e instruir o técnico para remover primeiro os dentes do modelo. O aparelho então deve ser adaptado quanto mais rápido possível após a exodontia.

17.3 Componentes ativos

17.3.1 Molas

As molas são os componentes ativos mais comumente usados. Seu desenho pode ser facilmente adaptado às necessidades de cada situação clínica, e as molas são menos onerosas. Entretanto, um técnico experiente é necessário para confeccionar uma mola que funcione eficazmente com o mínimo de ajustes na adaptação.

A expressão para a força F exercida por uma mola ortodôntica está dentre as poucas fórmulas lembradas pela autora, e assim recomenda-se ao leitor:

$$F \mu \frac{dr^4}{l^3}$$

Onde *d* é a deflexão da mola na ativação, *r* é o raio do fio e *l* é o comprimento da mola. Mesmo pequenas mudanças no diâmetro do fio usado na confecção da mola terão um impacto profundo na força aplicada, por exemplo, quando se dobra o raio do fio aumenta-se a força 16 vezes. Obviamente, é necessário aplicar uma força leve (fisiológica) (Cap. 4) em uma ampla faixa de ativação, mas existem restrições práticas sobre o comprimento e o diâmetro do fio usado na confecção da mola. O comprimento da mola em geral fica restrito pelo tamanho do arco ou profundidade do sulco. Entretanto, incorporando-se uma curvatura no desenho da mola aumenta-se o comprimento do fio e, assim, na aplicação de menos força a uma determinada deflexão. Uma mola com uma curvatura funciona melhor se for ativada na direção do fio, e assim a curvatura se desenrola à medida que o dente se move.

Na prática, o menor diâmetro de fio usado na confecção da mola é 0,5 mm. Entretanto, um fio com este diâmetro pode ser distorcido ou quebrar e, assim, a mola precisa ser feita ou protegida pelo acrílico (mola palatina e mola em Z). Alguns desenhos de molas são reforçados passando-se nos tubos (Fig. 17.1).

O efeito do diâmetro do fio sobre a força aplicada pela mola pode ser apreciado considerando-se a quantidade de ativação necessária para se aplicar uma força ao redor dos 30-50 gramas, para o mesmo desenho da mola vestibular para a retração do canino (Fig. 17.1) usando-se fios com dois diâmetros diferentes. Para uma mola composta por um fio com 0,5 mm uma ativação de 3 mm será necessária. Para a mesma mola composta por um fio com 0,7 mm, uma ativação de 1 mm será necessária. Pode-se apreciar rapidamente que uma mola com 0,7 mm fornece pouca margem de erro – uma ativação de 0,5 mm nos daria uma força excessiva, mas uma ativação de 0,5 mm nunca daria uma força insuficiente.

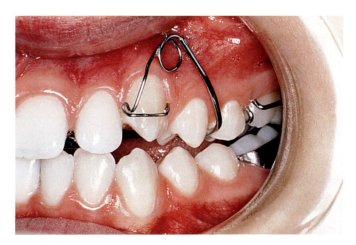

Fig. 17.1 Retrator do canino vestibularizado (secção distal enluvada no tubo).

Ortodontia Básica

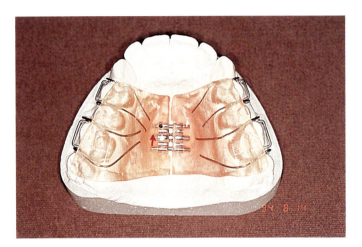

Fig. 17.2 Parafuso expansor na arcada superior.

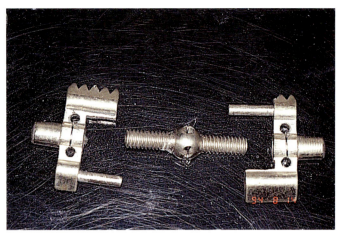

Fig. 17.3 Componentes do parafuso.

O grau de estabilidade de uma mola em termos mecânicos é:

$$\frac{\text{Rigidez na direção do deslocamento indesejável}}{\text{Rigidez na direção desejada do movimento dentário}} = \text{grau de estabilidade}$$

Na prática, as molas que possuem alto grau de estabilidade, por exemplo, a mola palatina, são fáceis de ajustar, enquanto aquelas com baixo grau de estabilidade, por exemplo, para a retração do canino, são difíceis posicionar no dente a ser movido.

É essencial que uma mola seja ajustada para garantir que o ponto de aplicação forneça a direção desejada de movimento.

17.3.2 Parafusos

Os parafusos são menos versáteis que as molas, pois a direção do movimento dentário é determinada pela posição do parafuso no aparelho. Também, são mais volumosos e mais onerosos. Entretanto, um dispositivo com parafusos pode ser útil quando se deseja usar dentes para serem movidos fornecendo retenção adicional ao aparelho. Isto é útil quando alguns dentes precisam ser movidos em conjunto (p. ex., em um aparelho para expandir a arcada superior (Fig. 17.2) ou em uma dentição mista onde sempre é difícil dar retenção ao aparelho.

O tipo de parafuso mais comumente usado consiste de duas metades em um cilindro central com roscas (Fig. 17.3) ativado por meio de uma chave que separa as duas metades por uma distância predeterminada, cerca de 0,25 mm para cada quarto de volta.

A ativação do parafuso está limitada pela largura do ligamento periodontal, se este limite for excedido, o resultado será o esmagamento das células do ligamento e interrupção do movimento dentário (veja Cap. 4). Um quarto de volta abre as duas partes do aparelho em 0,25 mm.

17.3.3 Elásticos

Elásticos intrabucais especiais são confeccionados para uso ortodôntico (veja Cap. 18, Fig. 18.20). Estes elásticos em geral são classificados pelo tamanho, variando entre 1/8 e 3/4 de polegadas, com força geralmente desenhada para 2 oz, 3,5 oz ou 4,5 oz. A seleção do tamanho e da força apropriada baseia-se na área superficial radicular dentária a ser movida, e na distância de estiramento do elástico. Os elásticos devem ser trocados diariamente.

17.4 Fornecendo retenção ao aparelho

17.4.1 Grampo de Adams

Este dispositivo foi desenhado para se alojar nas retenções presentes em um primeiro molar totalmente erupcionado, nas junções das superfícies mesiais e distais em sua face vestibular dentário (Fig. 17.4). Ele geralmente é fabricado com fio de aço inoxidável 0,7 mm envolvendo cerca de 1 mm da área retentiva. Na prática, isto significa que, nas crianças, as cabeças de seta ficam no nível ou logo abaixo da margem gengival. Entretanto, nos adultos com alguma recessão gengival, as dobras do grampo ficam um pouco afastadas da coroa dentária (Fig. 17.5).

Este desenho também pode ser usado para a retenção em pré-molares, caninos, incisivos centrais, e molares decíduos. Porém, é aconselhável usar fio 0,6 mm para estes dentes. Quando os segundo molares permanentes precisarem ser utilizados para a retenção logo após a erupção, é sábio omitir a cabeça de seta distovestibular, porque existe pouca retenção e se excluída, pode irritar as bochechas.

A razão para a popularidade do grampo de Adams é sua versatilidade, pois pode ser facilmente adaptado:

- tubos de tração extrabucal, arcos vestibulares, ou molas distais podem ser metade da ponte do grampo (Fig. 17.6);
- ganchos ou molas podem ser feitos metade da ponte do grampo durante a confecção (Fig. 17.7);
- grampos duplos podem ser feitos com uma sela entre os mesmos.

Ajuste: o grampo pode ser ajustado em dois locais. Dobras na metade da ponte deslocam as cabeças de seta para baixo e para dentro em direção ao dente. Ajustes próximos às cabeças de seta resultarão em maior movimentação em direção ao dente e menos efeito em direção vertical (Fig. 17.8).

Aparelhos removíveis **181**

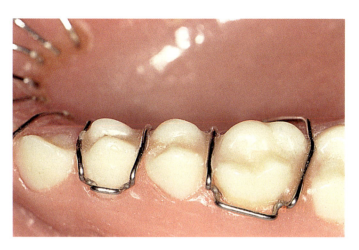

Fig. 17.4 Grampo de Adams.

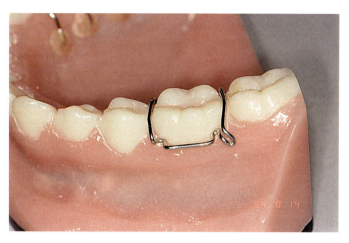

Fig. 17.7 Alça gerando um gancho para a colocação do elástico, incorporada no grampo de Adams.

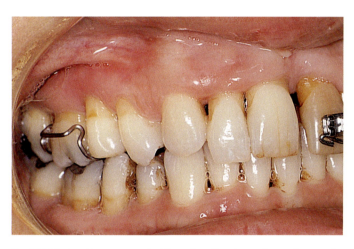

Fig. 17.5 Idealmente, o grampo de Adams deve ficar 1 mm dentro da retenção. Assim, nos adultos com recessão gengival, as cabeças de seta ficam um pouco mais para baixo na coroa dentária.

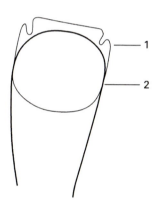

1 A alça move-se horizontalmente em direção ao dente
2 A alça move-se em direção ao dente e também verticalmente em direção ao sulco gengival

Fig. 17.8 Ajuste do grampo de Adams.

17.4.2 Outros métodos de retenção

Grampo Southend (Fig. 17.9)

Este grampo é desenhado para utilizar a retenção abaixo do ponto de contato entre dois incisivos. Geralmente é fabricado com fio de aço inoxidável 0,7 mm.

Ajuste: a retenção aumenta dobrando-se a cabeça de seta em direção aos dentes.

Grampo com extremidade arredondada

Estes grampos são desenhados para se encaixarem na área interproximal retentiva. Este desenho permite retenção mínima e pode ter o efeito de separar os dentes.

Ajuste: a ponta redonda é dobrada em direção ao ponto de contato entre os dentes.

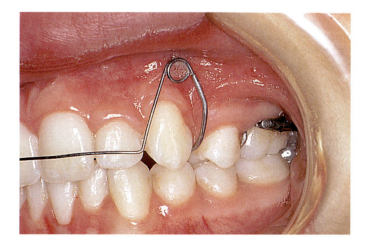

Fig. 17.6 Um tubo para um arco facial extrabucal soldado na ponte do grampo.

Ortodontia Básica

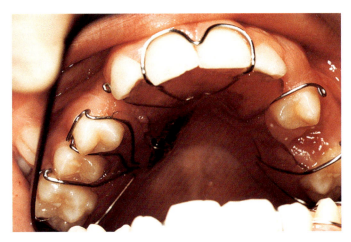

Fig. 17.9 Grampo Southend.

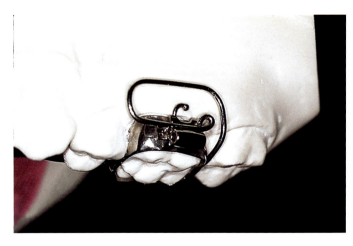

Fig. 17.10 Grampo apoiado.

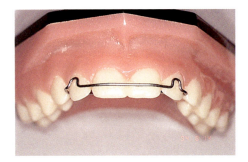

(a)

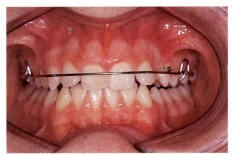

(b)

Fig. 17.11 Dois tipos de arco vestibular.

Grampo apoiado (Fig. 17.10)

Este grampo fica sob o tubo da banda molar.

Ajuste: deslocando-se o grampo sob o tubo do molar.

Arco vestibular (Fig. 17.11)

Um arco vestibular é útil para a retenção na região anterior, em especial se o movimento dentário para mesial ou distal for planejado, porque ajudará na orientação do movimento dentário ao longo da arcada e impedirá a vestibularização. O acrílico pode ser incorporado ao arco vestibular fornecendo retenção adicional, em geral usado nas contenções de Hawley após o tratamento com aparelho fixo.

Ajuste: este dependerá do desenho exato do arco. Entretanto, o tipo mais comum que usa alça em U é ajustado apertando-se as pernas da alça em U e então ajustando-se a altura do arco vestibular com uma dobra na perna anterior para a compensação (Fig. 17.12).

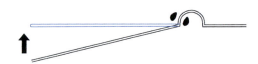

Fig. 17.12 Diagrama ilustrando como apertar o arco vestibular. O primeiro ajuste consiste em apertar as duas pernas da alça em U. Isto faz com que a secção anterior do arco mova-se oclusalmente e assim um segundo ajuste é necessário para levantá-la na posição horizontal desejada.

17.5 Placa acrílica

Os outros componentes individuais de um aparelho removível estão conectados pela placa acrílica, que pode ser um componente ativo ou passivo do aparelho.

17.5.1 Acrílico auto ou termopolimerizável

A termopolimerização do polimetilmetacrilato aumenta seu grau de polimerização e otimiza suas propriedades, mas tecnicamente é mais complicado. É comum fazer a maioria dos aparelhos com resina autopolimerizável, mantendo-se a resina termopolimerizável para situações cuja resistência adicional é desenhada, por exemplo, em alguns aparelhos funcionais.

17.5.2 Plano de mordida anterior

O aumento da espessura do acrílico na face palatina dos incisivos superiores forma um plano de mordida cujos incisivos inferiores ocluem. Um plano de mordida é prescrito quando a sobremordida precisa ser reduzida pela erupção do segmento posteroinferior ou a eliminação de possíveis interferências oclusais para permitir o movimento dentário.

Os planos de mordida anterior geralmente são retos. Planos inclinados podem gerar vestibularização ou lingualização dos incisivos inferiores, dependendo de seu ângulo.

Quando se prescreve um plano de mordida anterior, as seguintes informações são necessárias ao técnico:

- qual a extensão posterior do plano? Isto é facilmente observado prestando-se atenção à sobressaliência;
- a profundidade do plano de mordida. Para aumentar a probabilidade do paciente usar o dispositivo, o plano deve prover uma separação de 1-2 mm entre os molares superiores e inferiores. A profundidade é prescrita em termos de altura do plano de mordida contra os incisivos superiores, por exemplo, "metade da altura do incisivo superior".

Na maioria dos casos, mais de 1-2 mm de redução na sobremordida é necessária, e assim fazer incrementos na profundidade do plano de mordida durante o tratamento.

17.5.3 Recobrimento oclusal

Recobrimento oclusal é prescrita quando as interferências oclusais precisam ser eliminadas, permitindo que o movimento dentário seja realizado, sendo que a redução da sobremordida não é desejável. O recobrimento oclusal é produzido colocando acrílico na superfície

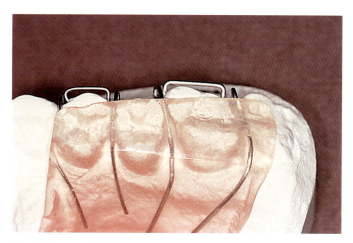

Fig. 17.13 Mesa oclusal.

oclusal do segmento posterior (Fig. 17.13) e tem o efeito de separar os incisivos. O acrílico deve ser o mais fino possível, melhorando a tolerância pelo paciente. Durante o tratamento, pode ser comum a fratura da mesa, sendo aconselhável avisar os pacientes para retornar se houver uma margem cortante. Entretanto, se um dente ficar sem a contenção do acrílico e sofrer extrusão, um novo aparelho será necessário (os consertos raramente são bem-sucedidos).

17.6 Componentes e desenhos de uso comum

17.6.1 Mola em Z ou em cantiléver duplo

Geralmente, este desenho de mola (Fig. 17.14) é conhecido como mola em Z quando utilizado para deslocar um dente para vestibular, ou mola em cantiléver duplo para mover mais de um dente. Uma mola em Z para um único dente dever ser confeccionada com fio 0,5 mm, mas, para espaços maiores, fios 0,6 mm ou 0,7 mm são aconselháveis. Uma boa retenção anterior é necessária para resistir ao efeito de deslocamento da mola.

A ativação é feita afastando-se a mola 1-2 mm da placa em um ângulo de quase 45 graus, na direção do movimento desejado (e assim a mola não fica presa nas bordas incisais à medida que o aparelho é inserido).

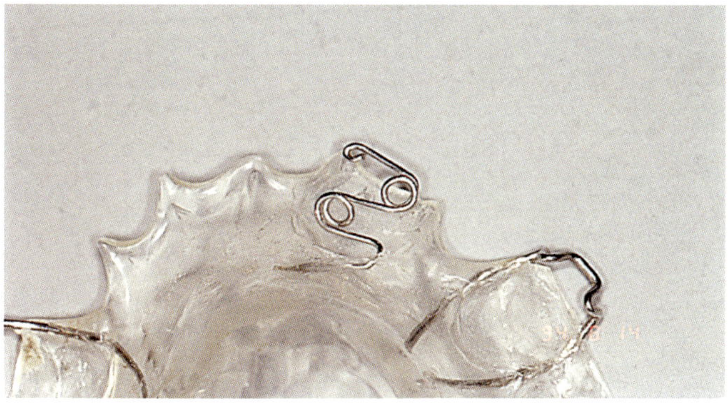

17.6.2 Mola palatina

Esta mola em geral é feita com fio 0,5 mm, sendo usada para mover os dentes mesiodistalmente pelo arco. Ela também é usada no aparelho de Nudger (veja a Seção 17.6.6). Para impedir a distorção, este desenho de mola deve ter uma cobertura acrílica incorporando um fio-guia (veja a Fig. 17.15).

Antes da ativação, a mola deve ser ajustada para ficar no nível da margem gengival, com a ponta de aplicação em 90 graus com a direção desejada do movimento. A mola pode ser ativada em qualquer ponto

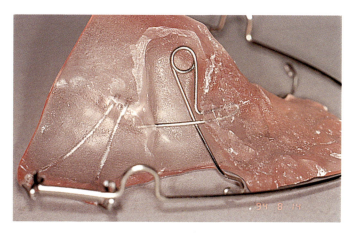

Fig. 17.14 Mola em Z.

Fig. 17.15 Mola palatina. Observe que a mola está encaixada no acrílico e um fio-guia ajuda a impedir a distorção.

Ortodontia Básica

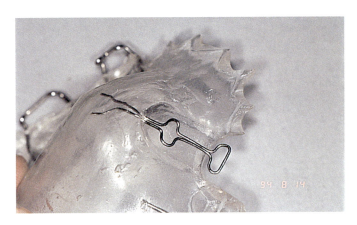

Fig. 17.16 Mola em T.

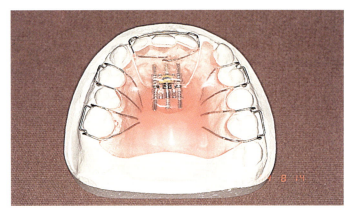

Fig. 17.17 Parafuso para vestibularização dos incisivos.

entre a dobra e onde a mesma surge do fio-guia, mas colocar a dobra muito perto da ponta da mola moverá o ponto de aplicação mais para vestibular. Como regra de ouro, a força ótima para um dente unirradicular é a liberada pela ativação de metade da largura do dente.

17.6.3 Mola em T

Esta mola é usada para o movimento de um único pré-molar ou molar para vestibular (Fig. 17.16). Uma boa retenção é necessária para resistir ao efeito deslocador da mola.

A ativação é feita afastando-se a mola do acrílico em um ângulo de 45 graus.

17.6.4 Retrator vestibular do canino

Esta mola é usada para retração e/ou movimento línguo posterior de canino (Fig. 17.1). Se confeccionada com fio 0,5 mm, deve ser protegida pelo tubo, como mostrado na figura 17.1. Por outro lado, pode ser feita com fio 0,7 mm.

A ativação é dada ajustando-se a perna anterior na direção desejada de movimento; entretanto, um ajuste compensatório da perna posterior em geral é necessário para manter o ponto de contato da mola na margem gengival dentária. Para molas feitas com fio 0,5 mm, a ativação deve ser da ordem de 2-3 mm; entretanto, para um fio 0,7 mm, a ativação deve ser de 1 mm (o que na prática fica difícil de julgar).

17.6.5 Dispositivo com parafuso expansor

Este desenho é útil para mover segmentos dentários e tem como vantagem adicional que os dentes movidos também podem receber grampos para retenção. As aplicações deste desenho incluem:

- correção da mordida cruzada por meio da expansão da arcada superior (veja a Fig. 17.2);
- correção da mordida cruzada anterior na dentição mista (Fig. 17.17);
- movimento de um ou mais segmentos vestibulares dentários para vestibular;
- abertura mesiodistal do espaço.

Ativação: feita pelo giro no parafuso em um quarto de volta. Um quarto de volta abre duas secções do aparelho em 0,25 mm. Para movimento ativo, o paciente deve girar o parafuso duas vezes por semana (p. ex., na quarta-feira e no sábado). Se muito afastado, o parafuso pode se soltar; assim, os pacientes devem ser avisados de que, se o parafuso ficar frouxo, devem voltá-lo em um quarto e não avançá-lo novamente.

17.6.6 Aparelho de Nudger

Este aparelho é usado em conjunto com o aparelho extrabucal e as bandas nos primeiros molares. Geralmente é usado para o movimento dos molares para distal quando se pretende colocá-lo em aparelhos fixos para completar o alinhamento. O aparelho incorpora molas palatinas para a retração dos primeiros molares permanentes. O aparelho é usado o tempo todo e solicita-se que o paciente use o aparelho extrabucal por 12 a 16 horas ao dia. As molas palatinas são ativadas levemente com o objetivo de minimizar o movimento do molar para anterior quando o aparelho extrabucal não for usado. Este aparelho também é muito útil no movimento distal unilateral. Neste caso, o molar contralateral pode receber grampo para ajudar na contenção. Se a redução da sobremordida é necessária, então um plano de mordida pode ser incluído no aparelho. É aconselhável ajustar as bandas nos molares e, então, fazer uma moldagem para confeccionar o aparelho (Fig. 17.18).

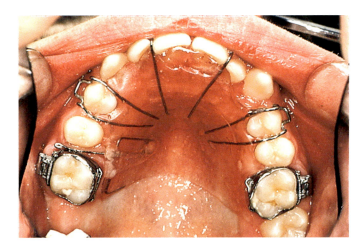

Fig. 17.18 Aparelho de Nudger para o movimento unilateral do primeiro molar permanente superior direito.

17.7 Instalando um aparelho removível

Sempre é útil explicar novamente ao paciente (e seu pai/responsável) o objetivo geral do tratamento e o papel do aparelho instalado. Também é útil postergar quaisquer extrações de dentes permanentes até o aparelho estar ajustado e o paciente demonstrar capacidade de usá-lo o tempo todo.

O ajuste do aparelho pode ser feito da forma descrita a seguir (veja também a Tabela 17.2).

(1) Verifique se você tem o aparelho correto do paciente e se a sua prescrição foi seguida.

(2) Mostre o aparelho e explique como funciona. É aconselhável ressaltar ao paciente para não remover o aparelho pelas molas.

(3) Verifique se existe rugosidade na área de adaptação.

(4) Prove o aparelho: se o mesmo não entrar, verifique:

- algum dente irrompeu depois de realizada a moldagem? Ajuste o acrílico;

- algum dente se moveu depois de realizada a moldagem? Isto geralmente ocorre no caso de extrações recentes. Ocasionalmente, para salvar a situação, é necessário dobrar os grampos para a frente compensando o movimento dos molares para anterior;

- houve um atraso significativo entre a moldagem e a instalação do aparelho?

(5) Ajuste a retenção até o aparelho se ajustar em posição.

(6) Se houver um plano de mordida, ou recobrimento oclusal, este precisa ser recortado, permanecendo ativo mas não volumoso.

(7) Os elementos ativos devem ser ativados delicadamente, dado que as extrações não são necessárias para dar espaço ao deslocamento dentário.

(8) Dê um espelho e mostre ao paciente como colocar e retirar. Então, deixe que o paciente faça este movimento.

(9) Forneça instruções ao paciente (pai/responsável) ressaltando que o aparelho deve ser usado o tempo todo. Uma folha contendo os pontos importantes e o que fazer no caso de problemas é aconselhável (Tabela 17.3). Do ponto de vista médico-legal, é prudente anotar na ficha do paciente que as instruções foram fornecidas.

(10) Marque a próxima consulta.

Se houve um modelo de trabalho, guarde-o com os modelos de estudo do paciente, pois pode ser útil no caso de reparos.

Tabela 17.2 Instrumentos úteis para ajustar e ativar aparelhos removíveis.

- Alicate Adams (n. 64)
- Alicate para confecção de molas (n. 65)
- Alicate de corte pesado
- Compasso de ponta seca autoclavável
- Régua de aço
- Peça reta de mão e broca para desgaste de acrílico (preferencialmente carbide de tungastenio)
- Um alicate meia cana robusto é útil, porém não é essencial

Tabela 17.3 Exemplo de orientações para os pacientes sobre os aparelhos removíveis.

- Seu aparelho deve ser utilizado por todo o tempo, inclusive às refeições e para dormir
- Seu aparelho deve ser removido apenas para a higiene bucal e na prática de esportes de alto impacto (quando devem ser guardados em um estojo rígido)
- É comum sentir algum desconforto e uma leve dificuldade para falar inicialmente, mas deve passar em alguns dias conforme você se adapta ao uso do aparelho
- É importante evitar alimentos duros ou pegajosos e gomas de mascar
- Se você não usar seu aparelho conforme as orientações ou se ele for danificado ou causar dor, por favor, avise (seu dentista) imediatamente

---

17.8 Monitorando o progresso

Idealmente, pacientes que usam aparelhos removíveis ativos devem ser vistos a cada 4 semanas. Aparelhos passivos podem ser vistos com menos frequência, mas é necessário checar e ajustar os grampos a cada 3 meses.

Durante o tratamento ativo, é importante verificar se o paciente está usando o aparelho como combinado. Uma resposta mais precisa pode ser dada em função da pergunta "por quantas horas você usa o aparelho" em vez de "você usa seu aparelho o tempo todo?" As indicações da falta de cooperação incluem:

- o aparelho mostra pouca evidência de uso;
- o paciente ceceia (peça para que ele conte de 65 a 70, com e sem o aparelho);
- não existem marcas na gengiva palatina ou no palato do paciente;
- fraturas frequentes.

17.8.1 Em cada consulta

Se o uso for satisfatório, deve-se verificar:

- o plano de tratamento: pode parecer banal, mas é muito fácil nos desviarmos dos objetivos. Olhar novamente o plano original vai garantir que cada etapa é conduzida metodicamente e funcionará como um lembrete do tempo de tratamento, e assim o progresso pode ser monitorado;
- a higiene bucal do paciente;
- registrar a relação molar, sobremordida e sobressaliência;
- situação da ancoragem;
- movimento dentário desde a última visita: uma boa dica é usar compassos que podem ser impressos nos registros;
- a retenção do aparelho perguntando-se ao paciente, ajustando-se os grampos ou o arco vestibular (veja a Seção 17.4) como indicado;
- se os elementos ativos do aparelho precisam de ajuste (veja a Seção 17.6);
- se o plano de mordida ou a recobrimento oclusal precisa ser aumentado e/ou ajustado;
- registrar qual ação precisa ser feita na próxima consulta.

17.8.2 Problemas comuns no tratamento

Movimento dentário lento

O movimento dentário deve proceder 1 mm por mês nas crianças, e mais levemente nos adultos. Se o progresso for lento, verifique:

- o paciente usa o aparelho o tempo todo? Se o aparelho não está sendo usado como deveria, as implicações devem ser discutida com o paciente (quando adequado, com os pais). Se houver pouca cooperação, resultando na falta de progresso, deve-se considerar desistir do tratamento;
- as molas estão posicionadas corretamente? Em caso negativo, explique novamente o objetivo das molas e mostre como inseri-las corretamente;
- as molas estão subativadas, sobreativas, ou distorcidas? Verifique se o paciente não as usa para remover o aparelho ou colocá-lo no bolso durante as refeições;
- o movimento dentário está obstruído pelo acrílico ou pelos fios do aparelho? Em caso positivo, devem ser removidos ou ajustados;
- o movimento dentário está sendo impedido pela oclusão com a dentição antagonista? Pode ser necessário aumentar o plano de mordida ou a mesa oclusal para liberar a oclusão.

Quebra frequente do aparelho

As razões principais são:

- o aparelho não é usado o tempo todo;
- o paciente tem como hábito colocar e tirar o aparelho (veja a seguir);
- o paciente mastiga alimentos inadequados usando o aparelho. O sucesso depende em dissuadir o paciente em comer alimentos duros e/ou pegajosos em conjunto. O sucesso parcial significa um paciente que remove seu aparelho para comer alimentos duros ou pegajosos.

O aparelho perde retenção rapidamente

A causa mais comum é um paciente que coloca e tira o aparelho com frequência. Este hábito também pode levar à intrusão do dente que recebe o grampo e fratura frequente. A família agradece quando o paciente para, porque o barulho do clique pode ser muito irritante.

Inclinação excessiva do dente a ser movido

Aparelhos removíveis só são capazes de movimentos de inclinação. Entretanto, isto é exagerado pelo seguinte:

- quanto mais a mola estiver longe do centro de resistência do dente, maior o grau de inclinação. Assim, uma mola deve ser ajustada ficando o mais próxima possível da margem gengival, sem causar traumatismo.
- força excessiva sendo aplicada ao dente, já que isto tem como efeito mover o centro de resistência mais para apical.

Perda da ancoragem

Pode ser aumentada em função:

- do uso parcial do aparelho, permitindo migração dos dentes de ancoragem para anterior;
- forças aplicadas pelos elementos ativos que excedem a resistência de ancoragem do aparelho. Deve-se tomar cuidado, garantindo que as molas etc. não sejam ativadas em excesso ou que um movimento dentário muito ativo ocorra naquele momento.

Se a perda de ancoragem for problemática, veja o capítulo 15.

Inflamação do palato

Esta pode ocorrer por dois motivos.

(1) Higiene bucal inadequada. Na maioria dos casos, o grau de inflamação é compatível com o aparelho, sendo causado por um

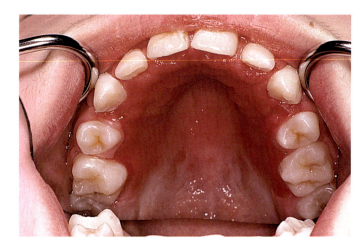

Fig. 17.19 Inflamação do palato correspondendo à cobertura do aparelho removível.

Aparelhos removíveis 187

misto de fungos e bactérias (Fig. 17.19). Isto pode ocorrer em conjunto com a queilite angular. O tratamento deve se concentrar na causa, que é a má higiene bucal. Entretanto, em casos acentuados, pode ser necessário usar um agente antifúngico (nistatina, anfotericina, gel de miconazol) aplicado na placa do aparelho, 4 vezes ao dia. Se associado à queilite angular, o creme miconazol pode ser útil.

(2) Aprisionamento da gengiva entre o acrílico e o dente a ser movido.

17.9 Reparos no aparelho

Antes de consertar, pergunte:

- como o aparelho quebrou? Se foi por falta de cooperação do paciente, certifique-se de que este problema está superado antes de fazer o reparo;
- seria melhor fazer um aparelho novo?;
- ocasionalmente, é possível adaptar o que restou da mola ou outro componente para continuar com o movimento desejado;
- o modelo de trabalho está disponível? Será preciso fazer uma nova moldagem?;
- como os movimentos dentários obtidos serão mantidos enquanto o reparo é feito? Geralmente não existe outra alternativa a não ser conduzir o reparo no menor tempo possível.

Veja também o capítulo 23.

Falta de redução da sobremordida

Isto pode ser um problema nos pacientes que não apresentam um crescimento vertical ativo, como nos adultos ou naqueles com direção horizontal de crescimento mandibular. Neste caso, medidas alternativas devem ser consideradas. Nas crianças, a razão mais comum para a falta de progresso na redução da sobremordida é o aparelho não ser usado durante as refeições. Os pacientes devem ser avisados de que o tratamento será mais rápido e bem-sucedido se usarem o aparelho para se alimentar, e que a adaptação será melhor se começarem pelos alimentos mais moles.

> **Pontos-chave**
>
> Aparelhos removíveis são:
>
> - capazes apenas de movimentos individuais de inclinação;
> - úteis para o movimento de grupos de dentes;
> - úteis para liberar a oclusão com a arcada antagonista;
> - úteis como aparelhos passivos (p. ex., para retenção);
> - mais comumente usados atualmente como adjuntos aos aparelhos fixos (em vez de um dispositivo completo para corrigir a maloclusão);
> - só devem ser indicados por uma equipe altamente treinada;

Fontes principais e leitura adicional

Houston, W.J.B. and Isaacson, K.G. (1980). *Orthodontic Treatment with Removable Appliance* (2nd edn). Wright, Bristol.

Isaacson, K.G., Muir, J.D., and Reed, R.T. (2002). *Removable Orthodontic Appliance*. Wright, Oxford.

Kerr, W.J.S., Buchanan, I.B., and McNair, F.I. (1993). Factors influencing the outcome and duration of removable appliance treatment. *European Journal of Orthodontics*, 16, 181-6.

Littlewood, S.J., Tait, A.G., Mandall, N.A., and Lewis, D.H. (2001). The role of removable appliances in contemporary orthodontics. *British Dental Journal*, 191, 304-10.

Um artigo legível e bem ilustrado.

Lloyd, T.G. and Stephens, C.D. (1979). Spontaneous changes in molar occlusion after extraction of all first premolars: a study of Class II division 1 cases treated with removable appliances. *British Journal of Orthodontics*, 6, 91-4.

Richmond, S., Andrew, M., and Roberts, C.T. (1993). The provision of orthodontic care in the General Dental Services of England and Wales: extraction patterns, treatment duration, appliance types and standards. *British Journal of Orthodontics*, 20, 345-50.

Evidência de que os aparelhos fixos possuem resultados superiores aos obtidos com os removíveis no serviço odontológico do Reino Unido.

Ward, S. and Read, M.J.F. (2004). The contemporary use of removable appliances. *Dental Update*, May, 215-17.

Yettram, A.L., Wright, K.W., and Houston, W.J. (1977). Centre of rotation of a maxillary central incisor under orthodontic loading. *British Journal of Orthodontics*, 4, 23-7.

As referências deste capítulo também podem ser encontradas em www.oup.com/uk/orc/bin/9780198568124. Sempre que possível, elas serão apresentadas como links ativos que o guiarão para a versão digital deste trabalho, facilitando o estudo daí em diante. Se você é assinante da revista (pessoal ou por alguma instituição), e dependendo do seu nível de acesso, você pode usar o resumo ou o texto completo quando disponível. Esperamos que esse seja um recurso útil para seus estudos e pesquisas bibliográficas.

18
Aparelhos fixos

Conteúdo do capítulo

18.1	**Princípios dos aparelhos fixos**	190
18.2	**Indicações para o uso dos aparelhos fixos**	191
18.3	**Componentes dos aparelhos fixos**	192
	18.3.1 Bandas	192
	18.3.2 Colagens	193
	18.3.3 Adesivos ortodônticos	193
	18.3.4 Auxiliares	194
	18.3.5 Fios	195
18.4	**Plano de tratamento para aparelhos fixos**	197
18.5	**Procedimentos práticos**	197
18.6	**Sistemas de aparelhos fixos**	198
	19.6.1 Aparelhos pré-ajustáveis	198
	19.6.2 O aparelho *Tip Edge*	199
	19.6.3 Sistemas autoligáveis	199
18.7	**Descalcificação e aparelhos fixos**	200
18.8	**Começando com aparelhos fixos**	200
	Fontes principais e leitura adicional	201

Ortodontia Básica

18.1 Princípios dos aparelhos fixos

Os aparelhos fixos são colocados nos dentes e são capazes de uma maior variedade de movimentos dentários comparados com os aparelhos removíveis. Não apenas o dispositivo aderido à superfície dentária (bráquete) permite que o dente seja movido verticalmente ou inclinado, mas também uma força pode ser gerada por meio da interação do bráquete com o fio que passa pelo mesmo (Fig. 18.1). Assim, movimentos de rotação e apicais são possíveis. A interação entre o fio e a canaleta do bráquete determina o tipo e a direção do movimento desejado. Uma grande variedade de bráquetes está disponível, e a escolha dos materiais e fios para o arco é extensa. Assim, para esclarecimento, consideraremos o bráquete *Edgewise* (Fig. 18.2) nesta seção; outros sistemas serão descritos resumidamente na Seção 18.6.

O bráquete *Edgewise* é retangular e descrito pela largura da canaleta do bráquete, em geral 0,018 ou 0,022 polegadas. A profundidade da canaleta fica entre 0,025 e 0,032 polegadas. A modificação da forma do bráquete pode afetar o movimento dentário. Por exemplo, um bráquete estreito (Fig. 18.3) resulta em um espaço maior do fio entre os bráquetes, o que aumenta a flexibilidade do fio. Em contraste, um bráquete mais largo reduz a distância interbráquetes, mas é mais eficaz para a desrotação e o controle mesiodistal. Atualmente, uma grande variedade de desenhos para bráquete está disponível. Nos sis-

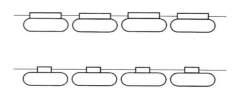

Fig. 18.3 Bráquetes mais estreitos aumentam o vão do fio entre os bráquetes, aumentando assim a flexibilidade do fio. Entretanto, bráquetes mais largos permitem mais controle rotacional e mesiodistal, pois o torque fornecido possui um momento maior.

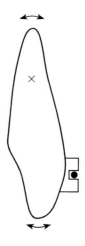

Fig. 18.4 Quando um fio redondo é usado em uma canaleta retangular, forças vestibulolinguais inclinam o dente ao redor do fulcro radicular.

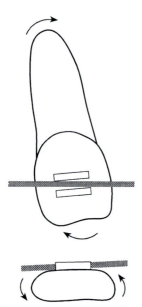

Fig. 18.1 Geração de um torque por meio da interação entre a canaleta do bráquete e o fio.

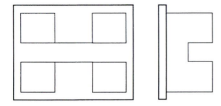

Fig. 18.2 Representação esquemática do bráquete *Edgewise*.

temas mais modernos, cada bráquete possui uma largura diferente correspondendo ao tipo de dente; por exemplo, os incisivos inferiores possuem os bráquetes mais estreitos (ver fotografias de aparelhos fixos expostas adiante neste capítulo).

Um fio redondo na canaleta de um bráquete *Edgewise*, que é retangular, produzirá um grande controle sobre a inclinação mesiodistal, altura vertical e posição de rotação. Quanto maior a adaptação do fio no bráquete, maior o controle ganho. Entretanto, um fio redondo só permite movimentos de inclinação em uma direção vestibulolingual (Fig. 18.4). Quando um fio retangular é usado em uma canaleta retangular, uma força pode ser gerada pela interação entre as paredes da canaleta e os lados do fio, onde um movimento vestibulolinguoapical é produzido (Fig. 18.5). Entretanto, alguns movimentos de inclinação ocorrerão antes de os fios retangulares encostarem nas laterais da canaleta do bráquete, com o grau de "curvatura" dependendo das diferenças entre as dimensões do fio e a canaleta do bráquete (Fig. 18.6).

Assim, aparelhos fixos podem ser usados em conjunto com fios retangulares para a obtenção do movimento dentário em todos os três planos espaciais. Em Ortodontia, estes são descritos pelos tipos de dobra necessários em um fio para produzir cada tipo de movimento (Fig. 18.7):

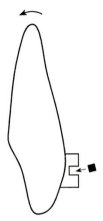

Fig. 18.5 Quando um fio retangular é usado em uma canaleta retangular, um controle maior do movimento radicular vestibulolingual é obtido, permitindo movimentos de corpo e de torque.

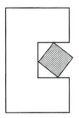 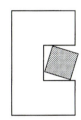

Fig. 18.6 Quando um fio se ajusta intimamente à canaleta do bráquete, existe uma folga menor antes deste se ligar e assim interagir com o bráquete. Com um fio retangular menor, ocorre mais inclinação e rotação antes deste se ligar nas paredes da canaleta do bráquete. Esta folga é conhecida como *slop*.

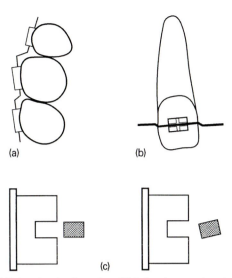

Fig. 18.7 (a) Dobra de primeira ordem; (b) Dobra de segunda ordem; (c) Dobra de terceira ordem.

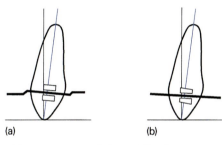

Fig. 18.8 Diagrama (a) para mostrar um bráquete *Edgewise* com uma dobra de segunda ordem colocada no fio, obtendo-se as quantidades desejadas de inclinação. Diagrama (b) para mostrar um bráquete pré-ajustado com a inclinação já programada na canaleta do bráquete.

- **dobras de primeira ordem**: são feitas no plano do fio para compensar as larguras dentárias diferentes e a posição vestibulolingual;
- **dobras de segunda ordem**: são feitas no plano vertical para se obter a angulação mesiodistal correta ou a inclinação dentária;
- **dobras de terceira ordem**: são usadas apenas para fios retangulares. São feitas dobrando-se o plano do fio, de tal forma que, na inserção deste na canaleta do bráquete retangular, uma força vestibulolingual é exercida no ápice dentário. Este tipo de movimento também é conhecido como *torque*.

No aparelho *Edgewise* original (veja a seguir) estas dobras foram feitas no fio durante o tratamento e assim os dentes são movidos em suas posições dentárias corretas. Os sistemas modernos de bráquetes possuem valores médios de inclinação (Fig. 18.8) e do torque construído na canaleta do bráquete em si, com as bases dos bráquetes tendo espessuras diferentes para produzir uma posição vestibulolingual mediana da coroa (conhecida engenhosamente como *in-out*). Estes sistemas pré-ajustados têm como vantagem de que a quantidade de dobra necessária é reduzida. Entretanto, eles não eliminam a necessidade de ajustes no fio porque valores médios nem sempre são suficientes. A desvantagem nestes sistemas pré-ajustáveis é que um conjunto maior de bráquetes é necessário, já que cada dente possui necessidades diferentes de inclinação, *in-out* e torque. Os sistemas pré-ajustáveis são discutidos com mais detalhes na Seção 18.6.

Enquanto é possível atingir um movimento dentário mais sofisticado nos aparelhos fixos do que nos removíveis, também surge uma oportunidade maior para os problemas. Aparelhos fixos também são mais exigentes para ancoragem, e assim um treinamento adequado deve ser buscado antes de empreender um tratamento com aparelhos fixos.

18.2 Indicações para o uso dos aparelhos fixos

Os aparelhos fixos estão indicados quando movimentos dentários precisos são necessários.

- **Correção de discrepâncias esqueléticas leves a moderadas:** já que os aparelhos fixos podem ser usados para o movimento de corpo, é possível, dentro de determinados limites, compensar as discrepâncias esqueléticas e tratar uma variedade ampla de maloclusões.
- **Intrusão/extrusão dentária:** o movimento vertical dentário individual, ou conjunto de dentes, requer alguma forma de união na superfície dentária que receberá a força.

Ortodontia Básica

- **Correção de rotações.**
- **Redução da sobremordida por meio da intrusão dos incisivos.**
- **Movimentos dentários múltiplos necessários em uma só arcada.**
- **Fechamento ativo dos espaços de extração, ou espaços ocasionados por hipodontia:** aparelhos fixos podem ser usados para fazer fechamento de corpo e garantir um bom ponto de contato entre os dentes.

Aparelhos fixos não são tão efetivos no movimento de grupos de dentes quanto os removíveis ou funcionais.

Aparelhos fixos não são indicados como alternativa à cooperação inadequada com os aparelhos removíveis. Na verdade, se um resultado bem-sucedido deve ser atingido com um mínimo de efeitos deletérios possíveis, o tratamento com aparelhos fixos só deve ser realizado em pacientes que:

- possuem alto nível de higiene bucal;
- evitam alimentos duros ou pegajosos e o consumo de alimentos que contêm açúcar durante as refeições;
- cooperam totalmente no uso do aparelho extrabucal ou tração elástica, se necessário;
- compareçam regularmente para ajuste do aparelho.

Em essência, o paciente deve querer o tratamento suficientemente para ser capaz de trabalhar com o ortodontista, atingindo-se o efeito final desejado. Caso contrário, é recomendável postergar o tratamento.

18.3 Componentes dos aparelhos fixos

O movimento dentário com aparelhos fixos é obtido por meio da interação entre o bráquete na superfície dentária e o fio que está ligado ao bráquete. Os bráquetes podem ser colocados em uma banda que é cimentada sobre o dente ou unida diretamente na superfície dentária por um adesivo (conhecidas como colagens).

18.3.1 Bandas

São anéis que circundam o dente, cujos acessórios vestibulares ou linguais podem ser soldados (Fig. 18.9). Antes da introdução da técnica do ataque ácido, as bandas eram a única maneira de unir os bráquetes ao dente. Com o desenvolvimento das técnicas adesivas modernas, os acessórios adesivos diretos tornaram-se populares. Entretanto, muitos profissionais ainda usam bandas nos molares, em especial para os molares superiores quando o aparelho extrabucal, ou um arco palatino soldado, é usado.

As bandas podem ser usadas em outros dentes que não sejam molares, especialmente na falha do acessórios adesivo, mas por motivos estéticos, apenas as colagens são preferidas (Fig. 18.10).

Antes da colocação de uma banda, pode ser necessário separar os contatos dentários adjacentes. O método mais comum envolve um pequeno elástico circular ao redor do ponto de contato (Fig. 18.11),

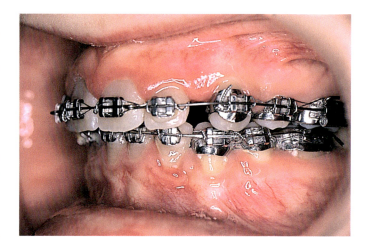

Fig. 18.10 Caso com aparelho fixo onde as bandas têm sido usadas nos caninos, pré-molares e molares. O impacto das bandas na estética do aparelho pode ser facilmente apreciado.

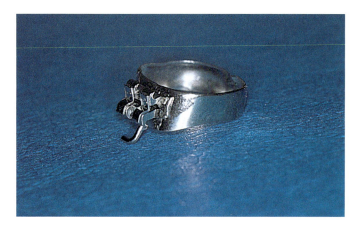

Fig. 18.9 Uma banda para o primeiro molar inferior. Observe o gancho posicionado gengivalmente, que é útil para a colocação da tração elástica.

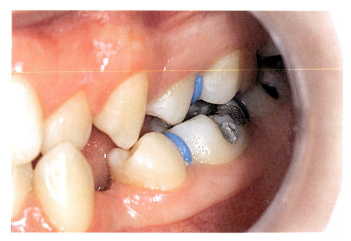

Fig. 18.11 Elásticos de separação foram colocados entre os pontos de contato dos segundos pré-molares e primeiros molares permanentes, antes da colocação das bandas no último.

Aparelhos fixos 193

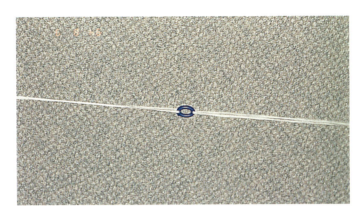

Fig. 18.12 Elástico separador sendo estirado entre dois pedaços de fio. Um lado do elástico é trabalhado no ponto de contato, envolvendo-o.

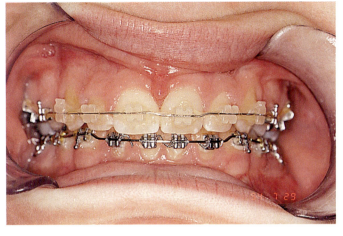

Fig. 18.14 Paciente com bráquetes cerâmicos nos dentes anteriores superiores.

que é deixado em posição por 2 a 7 dias e removido antes da colocação da banda. Estes elásticos separadores são inseridos estando esticados, com pinças especiais ou fio dental (Fig. 18.12), passando-se um dos lados pelo ponto de contato.

A seleção da banda é auxiliada pela verificação do tamanho do dente nos modelos de estudo do paciente. Uma adaptação íntima é essencial para ajudar a impedir que a banda se afrouxe durante o tratamento. As margens da banda deve ficar próximas às cristas marginais com o bráquete no ponto médio da coroa clínica, em 90 graus com o longo eixo dentário, dependendo do tipo de bráquete). A maioria dos ortodontistas usa ionômero de vidro para cimentar as bandas.

18.3.2 Colagens

As colagens foram introduzidas com o advento da técnica de ataque ácido e as resinas compostas modernas (veja a Seção 18.3.3). A adesão na base dos bráquetes metálicos é feita pelo imbricamento mecânico (Fig. 18.13). Várias de abordagens têm sido usadas para tornar os aparelhos fixos mais estéticos (veja Cap. 20, Seção 20.5), incluindo-se a introdução dos bráquetes cerâmicos (Fig. 18.14). Diversas desvantagens têm limitado a aplicabilidade dos bráquetes cerâmicos (veja Cap. 20, Seção 20.5.1).

> **Problemas com os bráquetes cerâmicos**
> - União com o adesivo (união química muito forte, imbricamento mecânico difícil).
> - Resistência friccional alta – limitando os mecanismos de deslizamento.
> - Frágeis.
> - Podem causar desgaste na dentição antagonista.
> - Problemas com a descolagem.

Os bráquetes *Edgewise* são subdivididos de acordo com a largura da canaleta do bráquete em polegadas. Dois sistemas são amplamente usados, 0,018 e 0,022. A profundidade da canaleta varia entre 0,025 e 0,032 polegadas.

18.3.3 Adesivos ortodônticos

O cimento mais popular para cimentar as bandas é o ionômero de vidro, principalmente em função do seu potencial de liberação de flúor e afinidade com o aço inoxidável e o esmalte. Os ionômeros de vidro também podem ser usados para a retenção das colagens, mas infelizmente a taxa de falha do bráquete com este material é inaceitável. A pesquisa atual está direcionada para compósitos híbridos, que se espera combinar as vantagens do ionômero com as resinas.

Usando-se uma técnica de ataque ácido com resina composta produzir-se-á clinicamente taxas aceitáveis de falha, da ordem de 5-10% para os materiais foto e autopolimerizáveis. Embora as resinas convencionais sejam utilizadas para união, existe uma modificação especial para ortodontia que não requer mistura para superar o problema das bolhas de ar, que obviamente comprometem a retenção da união.

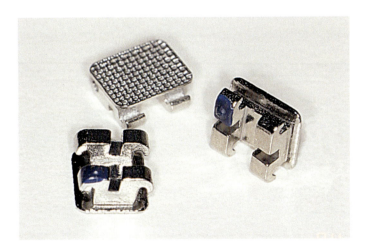

Fig. 18.13 Bráquetes para colagem mostrando uma tela na base que aumenta a área de superfície para união mecânica com a resina composta.

Ortodontia Básica

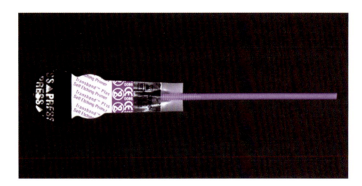

Fig. 18.15 *Primer* autocondicionante.

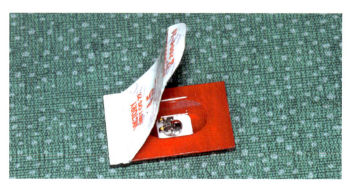

Fig. 18.16 Bráquete pré-coberto por adesivo.

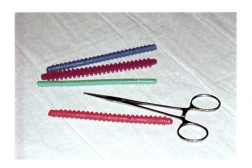

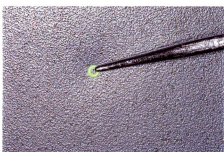

Fig. 18.17 Módulos elastoméricos coloridos usados para fixar o fio na canaleta do bráquete.

Um desenvolvimento recente foi a introdução do adesivo autocondicionante (Fig. 18.15). Este éster do ácido fosfórico acidulado combina condicionamento e adesão em uma só etapa e elimina a necessidade de remover o ácido, ganhando-se tempo. A pesquisa sugere que taxas de falha mais altas são vistas clinicamente comparadas com a técnica convencional separada de condicionamento e adesão.

Outra inovação recente é a introdução dos bráquetes com adesivo fotoativável já aplicado na base do bráquete, conhecidos como bráquetes pré-adesivados ou bráquetes APC. Os bráquetes são fornecidos em embalagens individuais para impedir que a luz ambiente polimerize o adesivo. Diz-se que esta abordagem fornece uma adesão mais consistente (Fig. 18.16).

Qualquer que seja o material usado, quaisquer excessos devem ser limpos do perímetro do bráquete antes da presa final, para reduzir a retenção de placa ao redor das colagens.

18.3.4 Auxiliares

Anéis elásticos muito pequenos, em geral descritas como módulos elastoméricos (Fig. 18.17), ou ligaduras tipo fio (Fig. 18.18) são usadas para prender o fio na canaleta do bráquete (Fig. 18.19). Os módulos elásticos são rápidos de colocar e mais confortáveis para o paciente, mas as ligaduras ainda são usadas seletivamente, pois podem ser apertadas para maximizar o contato entre o fio e o bráquete.

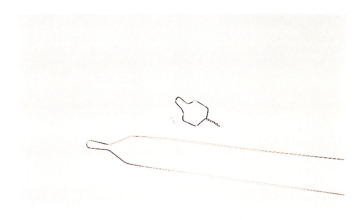

Fig. 18.18 Ligaduras metálicas para prender o fio na canaleta do bráquete.

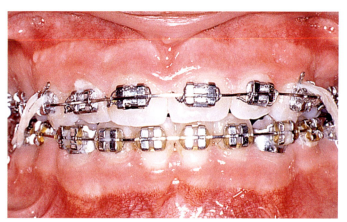

Fig. 18.19 O fio superior neste paciente está em posição por meio da ligaduras tipo fio e os módulos elastoméricos na arcada inferior.

Aparelhos fixos **195**

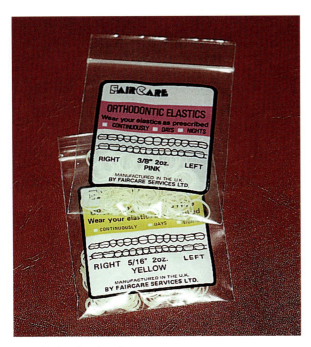

Fig. 18.20 Elásticos intrabucais.

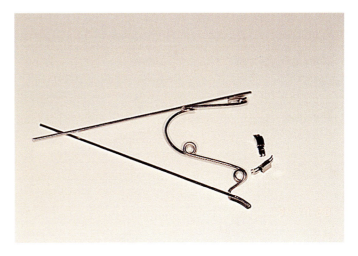

Fig. 18.22 Quadri-hélice removível. A porção distal dos braços da hélice entra nos tubos linguais (também mostrados) que estão soldadas na superfície palatina das bandas nos molares superiores.

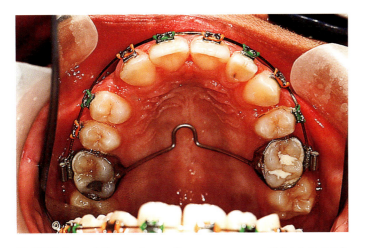

Fig. 18.21 Arco palatino usado para fornecer ancoragem adicional na arcada superior, resistindo ao movimento dos molares superiores para anterior.

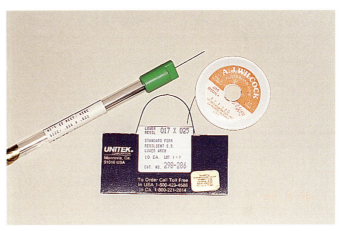

Fig. 18.23 O material mais popular para fio é o aço inoxidável disponível nos formatos reto, espiral em um carretel ou em formato de arco pré-fabricado.

Elásticos intrabucais para tração estão comumente disponíveis em resistências de 2, 3,5 e 4,5 oz e em vários tamanhos, variando-se do 1/8 até 3/4 de polegadas (Fig. 18.20). Para a maioria das situações, devem ser trocados todo dia. A tração elástica Classes II e III é discutida no capítulo 15. Variedades sem látex também estão disponíveis.

O arco lingual ou palatino pode ser usado para reforçar a ancoragem, atingir a expansão (aparelho quadri-hélice) ou reverter a rotação nos molares. Pode ser feito no laboratório a partir da moldagem dos dentes (Fig. 18.21). Formas específicas dos desenhos mais comuns também estão disponíveis, e estas possuem com vantagem adicional serem removíveis, facilitando assim o ajuste (Fig. 18.22).

As molas são parte integral da técnica *Tip Edge* (veja a Seção 18.6.2).

18.3.5 Fios

Uma vez escolhido o tipo de bráquete, a quantidade e o tipo de força aplicada individualmente podem ser controlados variando-se o diâmetro transversal e a forma do fio e/ou o material de sua fabricação. Nos estágios iniciais do tratamento, deseja-se um fio flexível com boa resistência à deformação permanente, e assim os dentes movimentados podem ser alinhados sem a aplicação de força excessiva. Em contraste, nos estágios finais do tratamento, fios rígidos são necessários para envolver a canaleta totalmente e fornecer controle delicado sobre a posição dentária, enquanto resiste aos efeitos indesejáveis de outras forças, como as de tração elástica.

O fio mais popular é o de aço inoxidável (Fig. 18.23), por ser relativamente de baixo custo, facilmente ajustado e exibir boa rigidez. Em função destas características, o aço inoxidável é muito útil nos estágios finais do tratamento.

Ortodontia Básica

Propriedades físicas dos materiais para fio

- **Elasticidade.** Capacidade do fio em retornar a sua forma original depois da força ser aplicada. Valores altos de elasticidade significam que é possível fixar um dente sem distorção permanente.
- **Rigidez.** A quantidade de força necessária para defletir ou dobrar um fio. Quanto maior o diâmetro do fio, maior sua rigidez.
- **Modabilidade.** A facilidade com que o fio pode ser dobrado na forma desejada, por exemplo, a colocação de uma espiral em uma mola, sem fratura.
- **Resiliência.** A energia armazenada disponível após a deflexão do fio sem deformação permanente.
- **Biocompatibilidade.**
- **Fusibilidade.** Se o material pode ser soldado.
- **Características friccionais.** Se o movimento dentário desejado for rápido, um fio com baixa energia de fricção é desejado.

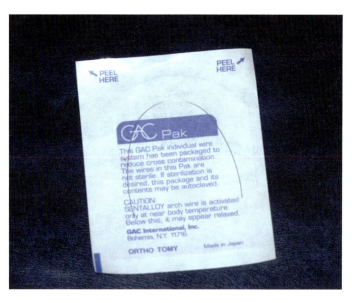

Fig. 18.25 Arco de níquel-titânio termoativado.

Por outro lado, outras ligas que possuem mais resistência à deformação e mais flexibilidade podem ser usadas. Destas, as ligas de níquel-titânio (Fig. 18.24) são as mais populares. Os fios feitos com níquel-titânio são capazes de aplicar uma força leve sem deformação, mesmo quando defletidas muitos milímetros, mas esta liga é mais onerosa que o aço inoxidável. Em função de sua flexibilidade, o fio de níquel-titânio fornece menos controle contra os efeitos indesejáveis das forças auxiliares. Modificações no níquel-titânio incluem os fios termoativados que ficam mais flexíveis quando resfriados (Fig. 18.25). Outras ligas menos usadas incluem a liga de tungstênio-molibdênio (TMA).

Os fios são descritos de acordo com suas dimensões. Um fio descrito como 0,016 polegadas (0,4 mm) é redondo, e um de 0,016 x 0,022 polegadas (0,4 x 0,5 mm) é retangular.

Os fios estão disponíveis em comprimentos retos, como espirais ou em arcos pré-fabricados (veja a Fig. 18.23). A última variante é mais onerosa, mas poupa tempo. Existem várias formas de arco; entretanto, independentemente de qual desenho for escolhido, algum ajuste no fio será necessário na forma do arco pré-tratamento (veja a Seção 18.4).

A força exercida pelo fio é dada pela fórmula:

$$F \propto \frac{dr^4}{l^3}$$

onde d é a distância que a mola/fio é defletida, r é o raio do fio, e l é o comprimento do fio.

Assim, pode ser apreciado que, aumentando-se o diâmetro do fio, afetar-se-á significativamente a força aplicada aos dentes, e aumentando-se o comprimento do vão entre os bráquetes afetar-se-á inversamente a força aplicada. Como já mencionado, a distância entre os bráquetes pode ser aumentada reduzindo-se a largura dos bráquetes, mas o vão entre os bráquetes também pode ser aumentado por meio da realização de alças no fio. Antes da introdução das ligas novas mais flexíveis, fios de aço multialças eram usados nos estágios iniciais do tratamento. As alças ainda são utilizadas nos fios para a retração, mas, com o advento do aparelho pré-ajustável e da mecânica de deslizamento, elas não são mais usadas atualmente.

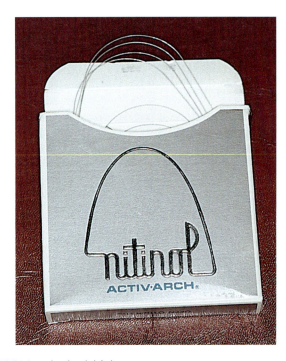

Fig. 18.24 Arco de níquel-titânio.

18.4 Plano de tratamento para aparelhos fixos

Em função da cobertura palatina, os aparelhos removíveis fornecem uma maior ancoragem que aparelhos fixos. É importante lembrar que, com um aparelho fixo, o movimento de um dente ou de um conjunto em uma direção resultará em uma força de igual magnitude e em sentido oposto, agindo nos dentes remanescentes, incluindo o aparelho. Ainda, o movimento apical coloca grande deformação na ancoragem. Por este motivo, é necessário dar atenção especial à ancoragem quando o plano de tratamento envolve aparelhos fixos e, se necessário, esta pode ser reforçada extrabucalmente, com o aparelho extrabucal, ou intrabucalmente, com um arco lingual ou palatino (veja Cap. 15).

A importância de manter os dentes dentro da zona de equilíbrio do tecido mole foi discutida no capítulo 7. Assim, deve-se tomar cuidado garantindo que a forma do arco, em especial na arcada inferior, presente no início do tratamento, seja preservada. É aconselhável checar as dimensões do fio do arco com um modelo da arcada inferior, feito antes do início do tratamento (Fig. 18.26), tendo-se em mente que a arcada superior será levemente mais ampla. Naturalmente, existem exceções como as discutidas no capítulo 7. Entretanto, estas devem ser previstas no plano de tratamento e, quando necessário, as implicações discutidas completamente com o paciente naquele momento.

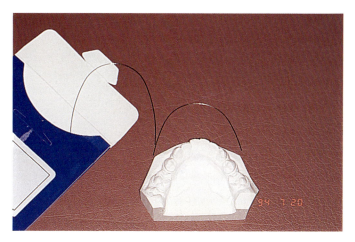

Fig. 18.26 Quantidade de ajuste necessária em um arco pré-fabricado, necessário para garantir que este se ajuste à arcada pré-tratamento do paciente.

18.5 Procedimentos práticos

Uma colocação precisa do bráquete é crucial para se atingir o sucesso com aparelhos fixos. A posição correta do bráquete na superfície vestibular dependerá do sistema usado. Alguns aparelhos requerem que o operador posicione o bráquete em diversas alturas em cada dente, compensando as alturas das coroas. Outros, em especial nos sistemas pré-ajustados, requerem que o bráquete seja colocado na metade do dente acompanhando o longo eixo da coroa clínica. Isto pode ser muito difícil clinicamente, em especial, se houver desgaste dentário. A colocação do bráquete é muito importante nos sistemas pré-ajustados, já que os valores para inclinação e torque são calculados para o ponto médio da superfície vestibular dentária. O posicionamento incorreto do bráquete levará à posição dentária incorreta, afetando o resultado estético e funcional; assim, erros no posicionamento do bráquete devem ser corrigidos o mais cedo possível no tratamento. Por outro lado, ajustes podem se feitos em cada fio para compensação, mas ao longo do tratamento isto pode ser demorado.

Com mencionado na Seção 18.3.5, quando um aparelho fixo é colocado primeiro, um arco flexível é aconselhável para evitar a aplicação de forças excessivas nos dentes deslocados, o que pode se doloroso para o paciente e resultar na falha adesiva. Geralmente, um fio níquel-titânio pré-formado é usado para se obter o alinhamento inicial.

É importante remover o arco inicial tão logo o alinhamento seja obtido, já que em função da flexibilidade não permitem muito controle da posição dentária. Entretanto, é igualmente importante garantir que a participação total do bráquete seja obtida antes de se proceder para um fio mais rígido. A correção das relações intermaxilares e do fechamento do espaço em geral é feita melhor usando-se fios retangulares para o controle apical. A sequência exata dos fios dependerá das dimensões da canaleta para o fio e da preferência do profissional.

O movimento dentário mesiodistal pode ser obtido da seguinte forma:

(1) Movendo-se os dentes com o fio: isto é obtido pela incorporação de alças no fio que, quando ativadas, movem um segmento do fio e dos dentes unidos, como mostrado na figura 18.27.
(2) Deslizar dentes ao longo do fio por meio de tração elástica ou (abrindo-se ou fechando-se) espirais na mola (Fig. 18.28). Esta abordagem requer muita força para superar a fricção entre o bráquete e o fio, e assim coloca uma deformação maior na ancoragem. Este tipo de movimento é conhecido como "mecânica de deslizamento" sendo aplicável aos aparelhos pré-ajustáveis, cujo o arco contínuo é usado.

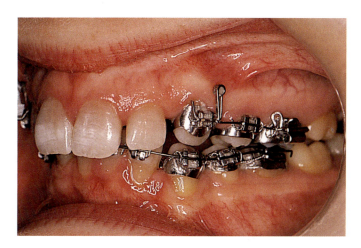

Fig. 18.27 Fio seccionado para retruir o canino superior esquerdo.

Ortodontia Básica

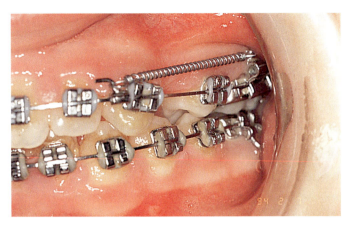

Fig. 18.28 Deslizamento dos dentes ao longo do fio usando-se uma mola espiral de níquel-titânio.

A figura 18.29 mostra os passos envolvidos no tratamento de uma maloclusão Classe II divisão 1 com aparelhos fixos.

Ajustes no aparelho precisam ser feitos regularmente, em geral a cada 6 semanas. Uma vez finalizados o fechamento do espaço e posicionamento dos incisivos, alguns profissionais colocarão um fio mais flexível, geralmente em conjunto com tração vertical elástica, para ajudar a manter a oclusão vestibular.

Após a obtenção dos objetivos do tratamento, é importante manter o resultado finalizado. Isto é explicado melhor no capítulo 16.

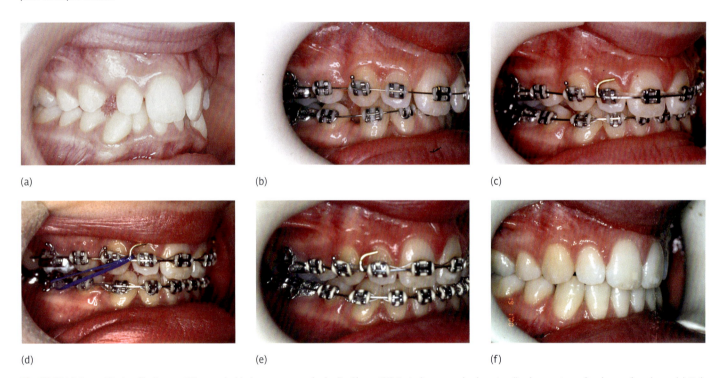

Fig. 18.29 Vista vestibular direita aos 13 anos de idade em uma maloclusão Classe II/2 tratada por meio da extração dos quatro primeiros pré-molares. (a) Pré-tratamento; (b) fios de níquel-titânio flexíveis usados para se obter o alinhamento; (c) fios retangulares em aço inoxidável e corrente elástica usados para fechar os espaços entre os incisivos superiores; (d) após a redução da sobremordida, a tração Classe II é usada em conjunto com o fechamento do espaço para corrigir os segmentos anteriores e posteriores; (e) estágio final do tratamento no refinamento oclusal; (f) resultado final.

18.6 Sistemas de aparelhos fixos

18.6.1 Aparelhos pré-ajustáveis

Em função de suas vantagens, estes sistemas são universalmente aceitos. A necessidade das dobras de primeira, segunda e terceira ordens no fio durante o tratamento fica reduzida em função de os bráquetes serem confeccionados com a canaleta posicionada na base do bráquete, de tal forma que estes movimentos sejam produzidos. Assim, os arcos contínuos pré-formados podem ser usados para que os dentes sejam movidos progressivamente desde o início do tratamento até a posição ideal. Então, eles também são conhecidos como aparelho *straight wire*.

Já que as posições dentárias individuais já existem nos bráquetes, é necessário produzir um bráquete para cada dente, mas o tempo economizado na dobra do fio e os resultados superiores obtidos compensam mais o custo de se ter um conjunto maior de bráquetes. Entretanto, um sistema de bráquetes pré-ajustáveis não eliminará a necessidade de dobra no fio, já que apenas os valores médios são montados no aparelho, e dobras adicionais precisam ser feitas no fio.

Existem muitas opções diferentes para corrigir a posição dentária, e muitos fabricantes vislumbram um mercado lucrativo. O resultado é uma ampla variedade de sistemas pré-ajustados, todos com graus leve-

Tabela 18.1 Prescrição MBT de torque e inclinação (do ponto médio da superfície vestibular)

	Torque (graus)	Inclinação (graus)
Maxila		
Incisivos centrais	17	4
Incisivos laterais	10	8
Caninos	−7	8
Primeiro pré-molar	−7	0
Segundo pré-molar	−7	0
Primeiro molar	−14	0
Segundo molar	−14	0
Mandíbula		
Incisivos centrais	−6	0
Incisivos laterais	−6	0
Caninos	−6	3
Primeiro pré-molar	−12	2
Segundo pré-molar	−17	2
Primeiro molar	−20	0
Segundo molar	−10	0

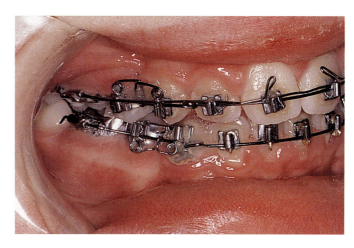

Fig. 18.30 Aparelho de Begg.

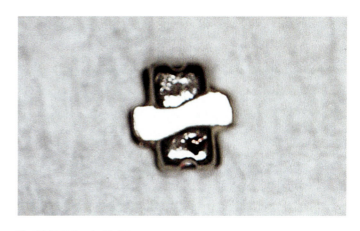

Fig. 18.31 Bráquete *Tip Edge*.

mente diferentes de torque e inclinação. Talvez o mais conhecido seja aquele desenvolvido por Andrews, o pai do aparelho *straight wire* (veja o Cap. 2, Seção 2.4); o sistema Roth e o MBT (veja a Tabela 18.1).

Na prática, este tipo de tratamento compreende seis etapas.

- Alinhamento.
- Redução da sobremordida.
- Correção da sobressaliência.
- Fechamento do espaço.
- Finalização – geralmente compreende a realização de pequenas dobras no fio para refinar a posição e a oclusão dentária.
- Contenção (Cap. 16).

18.6.2 O aparelho *Tip Edge*

O aparelho *Tip Edge* foi desenvolvido a partir do aparelho de Begg com o objetivo de combinar as vantagens tanto do *straight wire* e dos sistemas de Begg.

Nominado após seu criador, o aparelho de Begg (Fig. 18.30) foi baseado no uso de um fio redondo adaptado frouxamente em um conduto no topo do bráquete. Forças leves foram usadas e movimentos de inclinação com movimento apical e rotacional obtidos por meio de molas auxiliares ou alças colocadas no fio. Entretanto, a desvantagem principal no sistema de Begg era posicionar os dentes com precisão no final do tratamento.

O bráquete *Tip Edge* (Fig. 18.31), permite a inclinação dentária nos estágios iniciais do tratamento, quando os fios redondos são usados, como na técnica de Begg, mas, quando fios retangulares são usados nos estágios finais, as características inseridas na construção do bráquete auxiliam no melhor controle de força sobre a posição dentária final.

18.6.3 Sistemas autoligáveis

Nos sistemas pré-ajustáveis, uma proporção do movimento dentário ativo é obtida deslizando-se os dentes ao longo do fio, conhecida como mecânica do deslizamento. A fricção entre o bráquete e o fio limita este movimento e deforma a ancoragem. O uso de módulos elastoméricos ou ligaduras metálicas para amarrar o fio no bráquete contribui para a fricção, e assim pesquisas consideráveis têm sido feitas nos sistemas autoligáveis. Diversos sistemas diferentes estão disponíveis, por exemplo, o Damon (Fig. 18.32), Time e o Smartclip. Faz parte da natureza do desenvolvimento destes sistemas que as modificações dos desenhos originais e novos sistemas autoligáveis sejam lançados com rapidez; entretanto, os primeiros sinais clínicos sugerem que o tempo de tratamento geral é reduzido como consequência na redução na fricção.

Ortodontia Básica

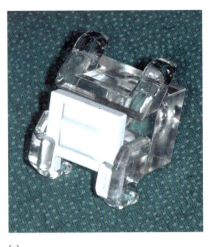
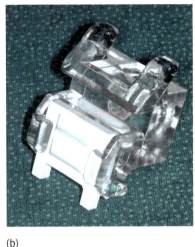
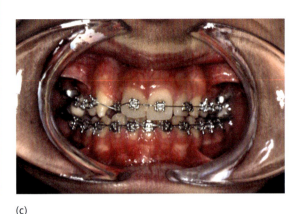

(a) (b) (c)

Fig. 18.32 Bráquete autoligável de Damon. (a) Modelo do bráquete com a canaleta fechada; (b) modelo com a canaleta aberta; (c) vista do paciente sendo tratado com o aparelho de Damon.

18.7 Descalcificação e aparelhos fixos

A colocação de uma colagem fixa na superfície dentária leva ao acúmulo de placa bacteriana. Além disso, se uma dieta rica em açúcares é consumida, isto resulta na desmineralização do esmalte ao redor do bráquete e ocasionalmente em uma cavidade estabelecidade. A incidência de descalcificação (Fig. 18.33) com aparelhos fixos tem sido relatada entre 15 e 85%. Já que qualquer descalcificação é indesejável, um interesse considerável tem sido colocado na forma de reduzir o problema. As abordagens principais usadas são descritas a seguir.

(1) Seleção cuidadosa do paciente. É desaconselhável fazer o tratamento em um paciente com alto risco de cárie.

(2) Bochechos com flúor durante o tratamento. O problema com esta abordagem é que os indivíduos com mais risco de descalcificação são aqueles com menos probabilidade de aceitar os bochechos.

(3) Baixa liberação de flúor dos agentes cimentantes e adesivos. Resultados variados têm sido relatados para as resinas compostas vendidas pelo potencial de liberação de flúor. Os cimentos de ionômero de vidro são efetivos na redução da incidência de descalcificação ao redor das bandas, ao mesmo tempo que se obtém resultados retentivos iguais ou melhores do que os cimentos convencionais. Embora os cimentos ionoméricos pareçam efetivos na redução da descalcificação ao redor das colagens, isto ocorre às custas de baixas taxas de retenção (veja a Seção 18.3.3).

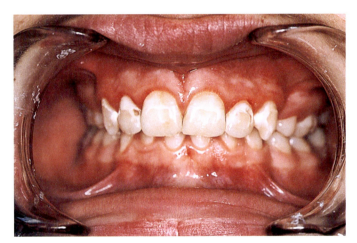

Fig. 18.33 A figura mostra uma severa descalcificação após tratamento com aparelho fixo (naturalmente, este paciente não foi tratado pelo autor!).

(4) Aconselhamento dietético. Este aspecto importante da prevenção não deve ser esquecido. Os pacientes geralmente são aconselhados a evitarem doces mascáveis durante o tratamento, mas a importância de se evitarem bebidas açucaradas e refrigerante, em especial entre as refeições, não deve ser subestimada.

18.8 Começando com aparelhos fixos

Alguns fornecedores de produtos ortodônticos oferecem um *kit* contendo bráquetes, bandas e alguns fios em função de uma opinião ou compensação financeira. Nitidamente, esta é uma alternativa onerosa e, além disso, as bandas fornecidas não possuem boa adaptação. Entretanto, é extremamente desaconselhável e antiético, iniciar um tratamento com aparelhos fixos sem primeiro ter a experiência adequada para uso. Isto é conseguido em cursos extensos na forma de aprendizado com um profissional experiente. É mandatório que isto seja completado por uma apreciação ampla do diagnóstico ortodôntico e plano de tratamento, que é o aspecto mais difícil da Ortodontia.

Pontos-chave

- Aparelhos fixos são capazes de produzir movimento dentário nos todos os três pontos do espaço.

- Aparelhos fixos são mais exigentes por ancoragem, devendo ser planejados e monitorados cuidadosamente.

- O treinamento é necessário, pois os aparelhos fixos podem causar problemas nos três planos do espaço.

- Um paciente cooperador com boa saúde bucal é um pré-requisito para o sucesso.

Fontes principais e leitura adicional

Benson, P.E., Shah, A.A., Millett, D.T., Dyer, F., Parkin, N., and Vine, R.S. (2005). Fluorides, orthodontics and demineralization: a systematic review. *Journal of Orthodontics*, 32, 102-14.

Chadwick, B.L., Roy, J., Knox, J., and Treasure, E.T. (2005). The effect of topical fluorides on decalcification in patients with fixed orthodontic appliances: a systematic review. *American Journal of Orthodontics and Dentofacial Orthopedics*, 128, 601-6.

Kapila, S. and Sachdeva, R. (1989). Mechanical properties and clinical applications of orthodontics wires. *American Journal of Orthodontics and Dentofacial Orthopedics*, 96, 100-9.

Uma leitura excelente sobre os materiais dos fios.

Kusy, R.P. (1997). A review of contemporary archwires: their properties and characteristics. *Angle Orthodontics*, 67, 197-207.

McCabe, J.F. and Walls, A.W.G. (1998). *Applied Dental Materials*. Blackwell Science, Oxford.

McLaughlin, R.P., Bennett, J., and Trevesi, H.J. (2001). *Systemised Orthodontic Treatment Mechanics*. Mosby, Edinburgh.

Um livro claramente escrito e ilustrado, que deve ser lido por qualquer um que deseja usar aparelhos fixos.

Millett, D.T. and Gordon, P.H. (1994). A 5-year clinical review of bond failure with a no-mix adhesive (Right-on). *European Journal of Orthodontics*, 16, 203-11.

O'Higgins, E.A. *et al*. (1999). The influence of maxillary incisor inclination on arch length. *British Journal of Orthodontics*, 26, 97-102.

Um artigo fascinante – "leitura obrigatória" para aqueles que usam aparelhos fixos.

Russell, J. (2005). Aesthetic orthodontic brackets. *Journal of Orthodontics*, 32, 146-63.

Um resumo de fácil leitura sobre os bráquetes estéticos atuais e suas limitações.

Shaw, W.C. (ed.) (1993). *Orthodontics and Occlusal Management*. Wright, Bristol.

O capítulo 15 sobre aparelhos fixos é bem escrito e informativo, sendo complementado pelo capítulo sobre procedimentos comuns.

As referências deste capítulo também podem ser encontradas em www.oup.com/uk/orc/bin/9780198568124. Sempre que possível, elas serão apresentadas como links ativos que o guiarão para a versão digital deste trabalho, facilitando o estudo daí em diante. Se você é assinante da revista (pessoal ou por alguma instituição), e dependendo do seu nível de acesso, você pode usar o resumo ou o texto completo quando disponível. Esperamos que esse seja um recurso útil para seus estudos e pesquisas bibliográficas.

19
Aparelhos funcionais (S. J. Littlewood)

Conteúdo do capítulo

19.1	**Definição**	204
19.2	**História**	204
19.3	**Visão geral**	204
19.4	**Momento do tratamento**	204
	19.4.1 Desenvolvimento dentário e o momento do tratamento com o aparelho funcional	204
	19.4.2 Fatores psicológicos e o momento do tratamento com o aparelho funcional	204
19.5	**Tipos de maloclusão tratáveis com aparelhos funcionais**	208
	19.5.1 Tratamento das maloclusões Classe II divisão 1	208
	19.5.2 Tratamento das maloclusões Classe II divisão 2	208
19.6	**Tipos de aparelho funcional**	208
	19.6.1 Aparelho *Twin-Block*	208
	19.6.2 Aparelho de Herbst	208
	19.6.3 Ativador de abertura mediana (MOA)	213
	19.6.4 Bionator	213
	19.6.5 Aparelho de Frankel	213
19.7	**Manejo clínico dos aparelhos funcionais**	214
	19.7.1 Preparo para o aparelho funcional	214
	19.7.2 Ajustando o aparelho funcional	214
	19.7.3 Revisando o aparelho funcional	214
	19.7.4 Término do tratamento com o aparelho funcional	214
19.8	**Como funcionam os aparelhos funcionais**	215
	Fontes principais e leitura adicional	216

19.1 Definição

Os aparelhos funcionais utilizam, eliminam ou guiam as forças da função muscular, a erupção dentária e o crescimento para corrigir a maloclusão.

19.2 História

O termo "aparelho funcional" é usado porque antes se acreditava que uma mudança na função muscular causaria mudança na resposta de crescimento. Embora nós agora saibamos que a função provavelmente pouco se relaciona com o efeito do tratamento, o termo tem permanecido.

A ideia inicial para os aparelhos funcionais derivou do monobloco, desenvolvido por Pierre Robin. Este aparelho foi desenhado para posicionar a mandíbula para anterior em bebês nascidos com mandíbulas severamente retrognáticas e vias aéreas comprometidas. Andresen, em 1920, usou este princípio de reposicionamento postural mandibular para anterior no tratamento de maloclusões com este aparelho ativador, o primeiro aparelho funcional.

19.3 Visão geral

Existem muitos tipos de aparelhos funcionais, mas a maioria trabalha posicionando a mandíbula para a frente nos pacientes em fase de crescimento. São mais efetivos na mudança da oclusão anteroposterior entre as arcadas superior e inferior, geralmente em pacientes com discrepância esquelética Classe II leve. Não são tão efetivos na correção das irregularidades dentárias e melhora do alinhamento entre as arcadas, e assim geralmente são acompanhados por uma fase de tratamento com aparelhos fixos. Existem muitas áreas de controvérsia circundando os aparelhos funcionais, em especial o momento do tratamento e o modo de ação. Estas áreas serão discutidas mais adiante neste capítulo.

Um caso típico com aparelho funcional é mostrado na figura 19.1 para dar uma visão geral do aparelho no uso clínico.

19.4 Momento do tratamento

Os aparelhos funcionais devem ser usados quando o paciente está em fase de crescimento. Já que as meninas cessam o crescimento ligeiramente antes dos meninos, os aparelhos funcionais podem ser usados um pouco mais tarde nos meninos. Sugere-se que o tratamento deve, se possível, coincidir com o surto de crescimento puberal. Entretanto, pode ser difícil prever o surto de crescimento puberal com precisão e os estudos têm mostrado que mudanças favoráveis podem ocorrer fora deste surto de crescimento. O fator-chave é que o paciente ainda esteja em crescimento ativo.

Uma área de controvérsia é o fornecimento do tratamento precoce (na dentição mista quando paciente tem menos de 10 anos de idade) ou esperar até a dentição mista tardia. Preconizadores do tratamento precoce alegam mudanças esqueléticas mais substanciais, enquanto aqueles que favorecem o tratamento na dentição mista tardia alegam um tratamento geral mais curto, mais eficaz. A escolha de usar um aparelho funcional precocemente ou não deve ser determinada pelo desenvolvimento dentário e fatores psicológicos.

19.4.1 Desenvolvimento dentário e o momento do tratamento com o aparelho funcional

Alegações de que o tratamento precoce com aparelho funcional produz efeitos esqueléticos maiores não são sustentados pelos resultados dos estudos clínicos randomizados controlados. Na verdade, estes têm mostrado que o tratamento precoce resulta em um tratamento mais prolongado para o paciente. Geralmente, é melhor iniciar o tratamento com aparelho funcional na dentição mista tardia, porque ainda existe crescimento. Isto significa que o paciente está pronto para progredir para o estágio do aparelho fixo, que tipicamente acompanha o aparelho funcional. Se o uso do aparelho funcional é iniciado muito cedo então haverá atraso enquanto se espera pela esfoliação da dentição decídua.

19.4.2 Fatores psicológicos e o momento do tratamento com o aparelho funcional

Uma possível indicação para o tratamento precoce com aparelhos funcionais é a razão psicológica. Este tratamento melhora a autoestima do paciente e pode reduzir as experiências sociais negativas causadas pela maloclusão. Isto pode ser muito importante para pacientes que estão incomodados com seus dentes. As crianças podem escolher este tratamento, trabalhando a causa do desconforto. A desvantagem é que o tempo de tratamento ortodôntico total será maior.

Aparelhos funcionais 205

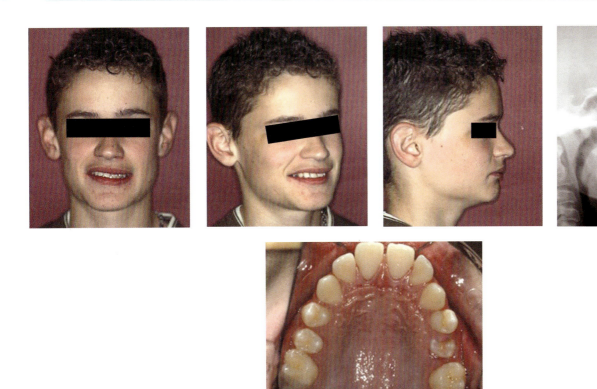
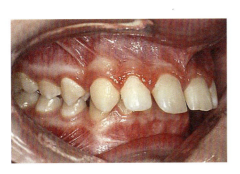
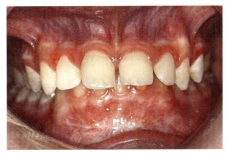
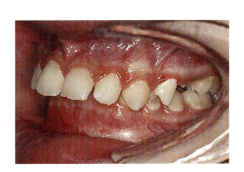
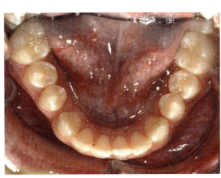

(a)

Fig. 19.1 Visão geral de um caso com aparelho funcional. (a) Registros iniciais. O paciente OP aos 12 anos de idade e se queixa dos incisivos superiores proeminentes. Os registros clínicos e radiográficos mostram uma relação de incisivos Classe II divisão 1 em uma base esquelética Classe II. Os seus problemas principais são sobressaliência aumentada de 12 mm, em função dos incisivos superiores vestibularizados e espaçados, e da mandíbula retrognática.

Ortodontia Básica

Objetivos do tratamento
(1) Modificação do crescimento para melhorar o padrão esquelético.
(2) Camuflar qualquer discrepância esquelética com aparelhos fixos.
(3) Alinhar os dentes e fechar os espaços.

Plano de tratamento
(1) Alteração do crescimento com aparelho funcional (*twin-block*).
(2) Ao finalizar com o aparelho funcional, iniciar o alinhamento anterior com aparelho fixo.
(3) Verificar novamente o caso no final do tratamento funcional.
(4) Aparelhos fixos superior e inferior.
(5) Contenção.

(b)

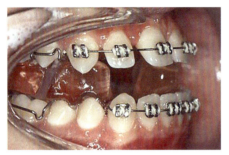 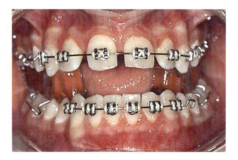 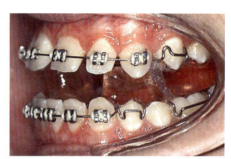

(c)

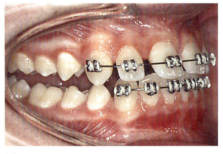 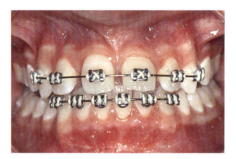 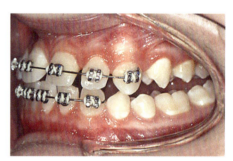

(d)

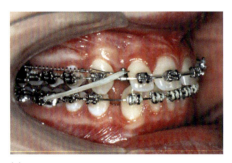 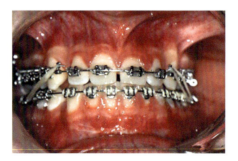 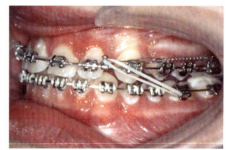

(e)

Fig. 19.1 *(continuação)* (b) Objetivos do tratamento e o plano de tratamento. (c) Aparelho funcional em posição. O paciente recebeu um *twin-block*. Final do tratamento com o aparelho funcional, com aparelhos fixos no segmento anterior. Este é o início do alinhamento dos dentes no preparo da transição para a fase do aparelho fixo. (d) Final do estágio funcional. Após 10 meses de aparelho funcional, a discrepância anteroposterior foi corrigida. Observe que, embora exista uma pequena sobressaliência, os segmentos posteriores foram corrigidos em excesso para a relação Classe III. Isto permite o risco de recidiva na segunda fase do tratamento. Neste estágio, registros completos são necessários novamente para reexaminar o caso, principalmente para ver se quaisquer exodontias são necessárias antes da segunda fase (exodontias não foram necessárias neste caso). As mordidas abertas posteriores são uma característica típica neste estágio do caso tratado com um aparelho *twin-block*. (e) Aparelhos fixos na segunda fase do tratamento, com elásticos Classe III para manter as mudanças alcançadas na primeira fase do tratamento. Os aparelhos fixos foram usados por 16 meses.

Aparelhos funcionais 207

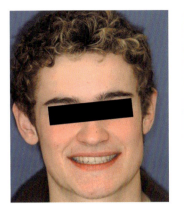
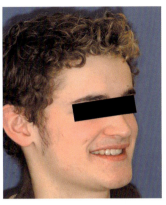
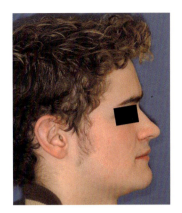
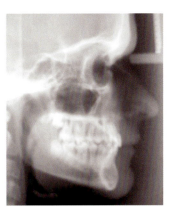
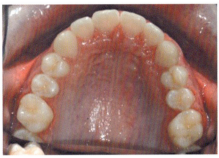
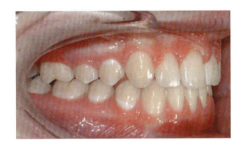
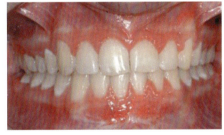
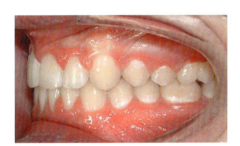
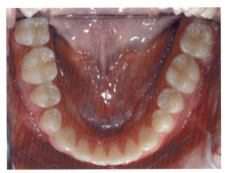

(f)

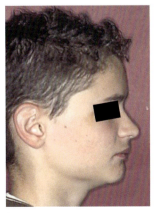
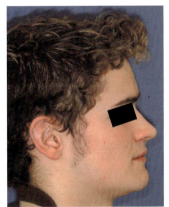
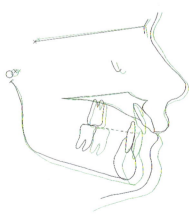

(g)

Fig. 19.1 *(continuação)* (f) Final dos registros do tratamento. (g) Efeitos do tratamento. O tratamento foi bem-sucedido em função da boa cooperação do paciente, do plano de tratamento apropriado e do crescimento favorável. A resposta do crescimento aos aparelhos funcionais é variável, e o crescimento mostrado aqui é melhor do que a média. Assim, neste caso, a discrepância esquelética foi corrigida pela alteração na fase de crescimento com o aparelho *twin-block*. Se o crescimento não fosse tão favorável, então a discrepância esquelética residual deveria ser corrigida tanto pela camuflagem ortodôntica, ou cirurgia ortognática e ortodontia combinada, quando o paciente estivesse mais velho.

Ortodontia Básica

19.5 Tipos de maloclusão tratáveis com aparelhos funcionais

Embora os aparelhos funcionais sejam usados para tratar uma grande variedade de maloclusões, em geral são usados para tratar maloclusões Classe II. São usados tipicamente para tratamento da Classe II divisão 1, mas com pequenas alterações podem ser usados para tratar a Classe II divisão 2. Alguns aparelhos funcionais, como o *twin-block* modificado e o aparelho de Frankel FR3, têm sido descritos no tratamento das maloclusões Classe III, mas não existe evidência de qualquer correção esquelética.

19.5.1 Tratamento das maloclusões Classe II divisão 1

Aparelhos funcionais são os mais comumente usados para tratar as maloclusões Classe II divisão 1. Se as arcadas estão bem-alinhadas no início do tratamento e o único problema é a discrepância anteroposterior entre as arcadas, então só o aparelho funcional pode ser suficiente. Nestes casos, é aconselhável corrigir com pouco excesso a maloclusão, permitindo alguma recidiva, e pedir ao paciente para usar o aparelho à noite até o final do período de crescimento.

Aparelhos funcionais geralmente são usados na primeira fase do tratamento, seguidos por uma segunda fase com aparelhos fixos. O aparelho funcional corrige, ou até mesmo reduz, a discrepância esquelética no processo conhecido como alteração do crescimento ou ortopedia dentofacial. Por meio da correção dos problemas anteroposteriores com o aparelho funcional, a quantidade de ancoragem necessária durante o uso do aparelho fixo é reduzida. Entretanto, já que os aparelhos funcionais também causam alguma inclinação dentária, parte da correção causada pelo aparelho funcional é camuflagem ortodôntica.

Após a fase funcional, o paciente é examinado novamente com relação à necessidade de possíveis exodontias e aparelhos fixos para o alinhamento das arcadas.

19.5.2 Tratamento das maloclusões Classe II divisão 2

As maloclusões Classe II divisão 2 também podem ser tratadas usando-se aparelhos funcionais. Como mencionado no capítulo 10, este tipo de maloclusão pode ser difícil de tratar, em parte devido à sobremordida aumentada. O uso de um aparelho funcional, antes dos aparelhos fixos, pode fornecer uma alternativa mais eficaz ao tratamento destas maloclusões apenas com aparelhos fixos.

A abordagem para o tratamento é simples. A relação de incisivos Classe II divisão 2 é convertida em uma relação Classe II divisão 1 e, então, tratada com aparelho funcional. Os incisivos superiores lingualizados podem ser vestibularizados para anterior usando-se um aparelho pré-funcional removível ou um aparelho fixo segmentado no segmento anterossuperior. Por outro lado, alguns aparelhos funcionais podem ser modificados para proclinar os incisivos superiores como parte da fase do aparelho funcional no tratamento. A figura 19.2 mostra um caso de Classe II divisão 2 tratado com aparelho *twin-block* modificado.

19.6 Tipos de aparelho funcional

Existem muitos tipos de aparelhos funcionais, mas muitos compartilham a mesma característica de manter a mandíbula em uma posição postural. Aparelhos funcionais podem ser muco ou dentossuportados, e podem se removíveis ou fixos. Alguns também são usados com um aparelho extrabucal que pode melhorar a correção da Classe II.

Cinco desenhos populares de aparelhos funcionais serão descritos aqui. Não existe nada como um desenho-padrão de aparelho funcional, já que cada aparelho deve idealmente ser personalizado para o paciente e sua maloclusão.

19.6.1 Aparelho *twin-block* (Fig. 19.3)

O aparelho *twin-block* é o aparelho mais funcional no Reino Unido. O motivo para sua popularidade é que ele é bem tolerado pelos pacientes, porque é construído em duas partes. As partes superior e inferior encaixam-se através dos blocos de mordida posteriores com os planos de mordida de travamento, posicionando a mandíbula para a frente. O aparelho pode ser usado em tempo integral, inclusive durante a mastigação em alguns casos, o que significa que uma correção rápida é possível. Também é possível modificar o aparelho permitindo a expansão da arca superior durante a fase do aparelho funcional. Uma modificação para permitir a correção das maloclusões Classe II divisão 2 é mostrada na figura 19.2.

Também é fácil reativar o aparelho *twin-block* (Fig. 19.4). Isto significa que durante o tratamento, se houver necessidade de avançar mais a mandíbula, é possível modificar o aparelho existente em vez de ter que confeccionar outro.

Um dos efeitos colaterais do aparelho *twin-block* é a mordida aberta posterior residual no final da fase funcional (veja Fig. 19.2). Isto é visto especialmente nos casos com sobremordida inicial profunda. Os dentes posteriores não podem erupcionar em função da cobertura parcial dos aparelhos de mordida. Alguns clínicos tentarão desgastar o acrílico das superfícies oclusais do aparelho superior, permitindo que os molares inferiores erupcionem. Qualquer mordida aberta lateral remanescente é fechada na fase do tratamento com aparelho fixo.

19.6.2 Aparelho de Herbst (Fig. 19.5)

O aparelho de Herbst é um aparelho funcional fixo. Existe uma secção ligada ao segmento posterossuperior e outra ligada ao segmento posteroinferior. Estas seções são unidas por um braço rígido que posiciona a mandíbula para a frente. Como no aparelho fixo, ele remove alguns (mas não todos) os fatores. É tão bem-sucedido na remoção das sobressaliências como o aparelho *twin-block*. É um pouco melhor tolerado do que o *twin-block*, com os pacientes achando mais fácil falar e mastigar com o aparelho em posição. As desvantagens principais são as fraturas aumentadas e o alto custo do aparelho de Herbst.

Aparelhos funcionais 209

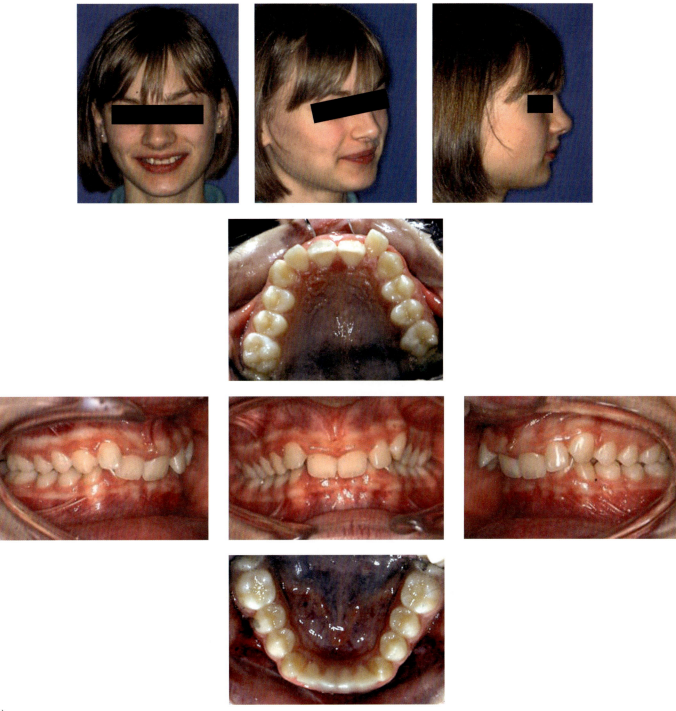

(a)

Fig. 19.2 Tratamento de uma maloclusão Classe II divisão 2 com um *twin-block*. (a) Paciente AD com 12 anos de idade e queixando-se dos dentes superiores tortuosos. Ela apresentava uma relação de incisivos Classe II divisão 2 em uma base esquelética Classe II. Seus problemas principais eram os incisivos centrais superiores lingualizados, sobremordida aumentada e uma mandíbula retrognática. O plano de tratamento foi corrigir a discrepância anteroposterior e vestibular os incisivos centrais superiores usando-se um aparelho *twin-block* modificado. O aparelho funcional foi então seguido por uma fase com aparelhos fixos e, então, contensores.

Ortodontia Básica

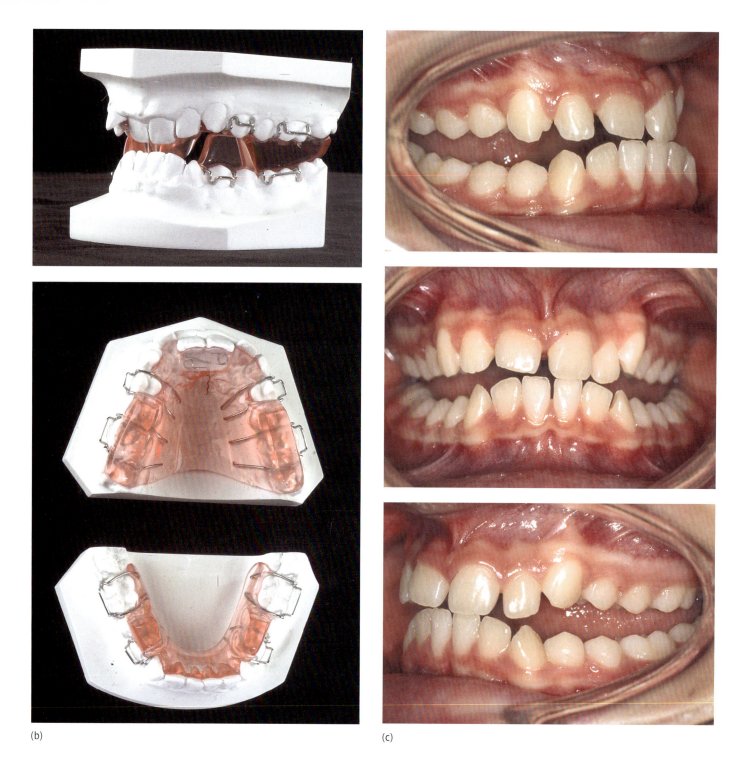

(b)   (c)

Fig. 19.2 *(continuação)* (b) Aparelho *twin-block* modificado para tratar a maloclusão Classe II divisão 2. Observe as molas duplas em cantiléver palatinas (ressaltadas no círculo vermelho) na arcada superior, usadas para vestibularizar os incisivos centrais. (c) Final do estágio funcional. A discrepância anteroposterior foi corrigida e os incisivos centrais superiores lingualizador foram vestibularizados nas inclinações normais. Observe as mordidas abertas posteriores, fechadas na segunda fase com aparelhos fixos.

Aparelhos funcionais 211

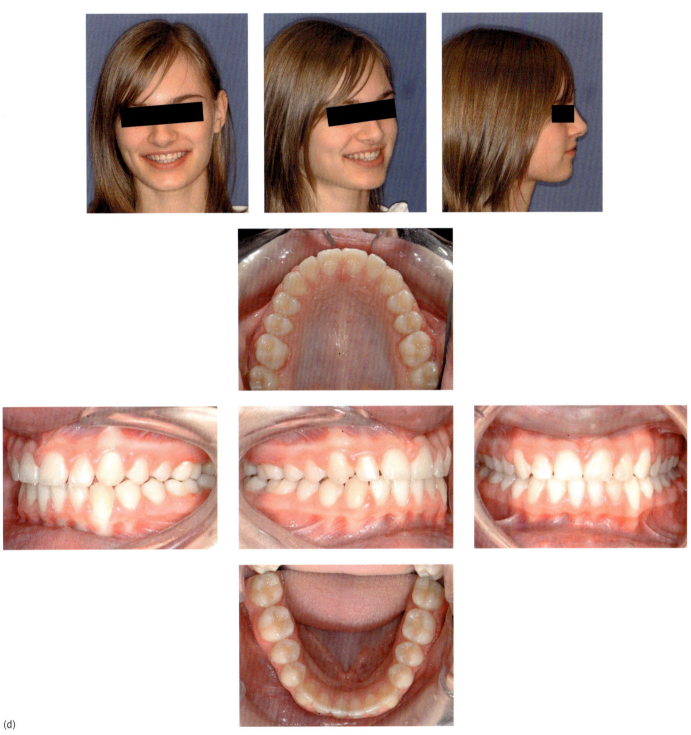

(d)

Fig. 19.2 *(continuação)* (d) Final do tratamento.

Ortodontia Básica

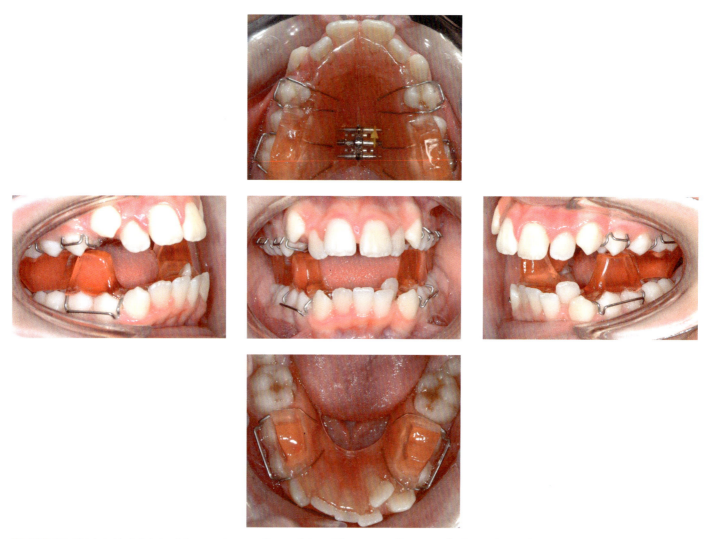

Fig. 19.3 Aparelho *twin-block*. Este também possui um parafuso na linha média para permitir a expansão da arcada superior.

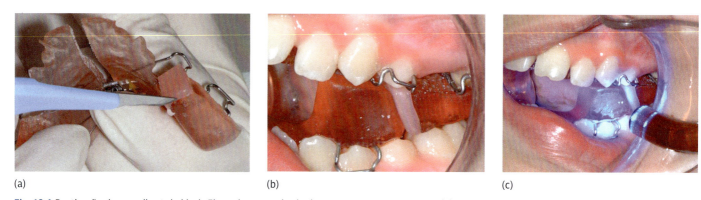

(a) (b) (c)

Fig. 19.4 Reativação do aparelho *twin-block*. Ele pode ser reativado durante o tratamento para posicionar a mandíbula ainda mais para a frente. Esta técnica envolve a adição de acrílico fotopolimerizável no bloco superior inclinado do plano de mordida. (a) Recorte do material não polimerizado para ajustar o plano inclinado superior esquerdo no bloco superior. (b) O acrílico fotopolimerizável é colocado no bloco superior, forçando o bloco inferior, e assim a mandíbula mais para a frente. (c) Fotopolimerização do acrílico.

Aparelhos funcionais 213

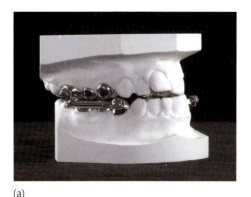
(a)

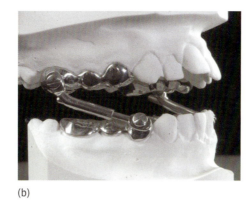
(b)

Fig. 19.5 Aparelho de Herbst. (a) Fechado; (b) Aberto.

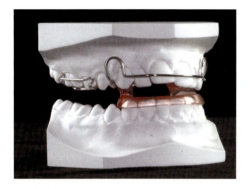

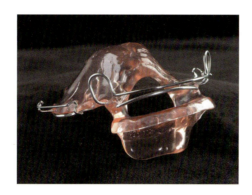

Fig. 19.6 Ativador de abertura mediana (MOA).

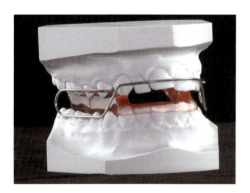

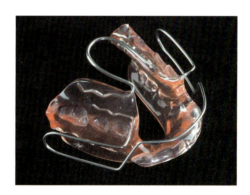

Fig. 19.7 Bionator.

19.6.3 Ativador de Abertura Mediana (MOA) (Fig. 19.6)

Este é um aparelho funcional de peça única, com quantidade mínima de acrílico para melhorar o conforto do paciente. O acrílico inferior estende-se para lingual apenas no segmento anteroinferior, e as partes superior e inferior são unidas por dois pilares acrílicos rígidos, deixando um espaço para a respiração anteriormente. Já que não existe cobertura sobre os molares nos segmentos posterossuperiores, estes dentes estão livres para a erupção. O MOA é útil quando se tenta reduzir uma sobremordida profunda.

19.6.4 Bionator (Fig. 19.7)

O bionator foi desenhado originalmente para mudar o hábito de interposição postural da língua, usando-se um fio de alça resistente no palato. Nós sabemos, hoje, que a língua provavelmente não é a causa da sobressaliência aumentada, mas a falta do acrílico no palato facilita seu uso. Uma extensão posterior do arco vestibular deixa as bochechas fora de contato com o segmento dentário posterior, permitindo uma expansão da arcada.

19.6.5 Aparelho de Frankel (Fig. 19.8)

O aparelho de Frankel é o único aparelho completamente adaptado na mucosa. É chamado assim em função do seu inventor, que o chamava originalmente de regulador de função (FR). Existem três tipos: o FR1, usado para tratar maloclusões Classe II divisão 1, o FR2 usado para tratar maloclusões Classe II divisão 2 e o FR3, para tratar maloclusões Classe III. Como nos outros aparelhos funcionais, ele posiciona a mandíbula para a frente. Também possui escudos vestibulares para manter as bochechas fora de contato e alongar o periósteo, o que teoricamente causa a formação óssea, embora isto nunca tenha sido provado. Ele pode ser difícil de utilizar, tem sua confecção cara e quando quebra, difícil de consertar. Atualmente, é pouco usado.

Ortodontia Básica

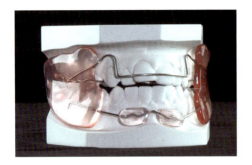
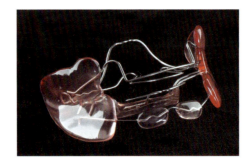

Fig. 19.8 Aparelho de Frankel (FR1).

19.7 Manejo clínico dos aparelhos funcionais

19.7.1 Preparo para o aparelho funcional

Moldagens bem estendidas com alginato nas arcadas superior e inferior são necessárias em conjunto com o registro da mordida posicionada. O registro de mordida deve dar ao laboratório a posição exata da mandíbula posicionada em três dimensões – anteroposterior, vertical e transversal. A figura 19.9 mostra um registro de cera para um aparelho funcional.

O grau de protrusão dependerá do tamanho da sobressaliência e conforto do paciente. Para pacientes com sobressaliência mais ampla, a protrusão da mandíbula do paciente em mais de 75% da protrusão máxima pode deixar o aparelho intolerável. É possível reativar alguns aparelhos funcionais durante o tratamento se mais protrusão for necessária (Fig. 19.4). O avanço incremental da mandíbula durante tratamento torna o dispositivo mais tolerável pelo paciente, mas as alegações de que isto melhora a resposta esquelética não foram provadas.

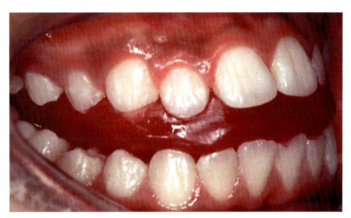

Fig. 19.9 Plano de cera para registrar a posição mandibular anteroposterior, vertical, e transversal.

19.7.2 Ajustando o aparelho funcional

O paciente deve estar ciente que, embora o aparelho funcional não seja doloroso, pode ser difícil usá-lo inicialmente. Uma boa motivação é importante em todos os aspectos da Ortodontia, mas em especial com os aparelhos funcionais. Eles podem ser difíceis no início, mas as crianças vão se adaptar mais rápido se usados o suficiente. A quantidade de horas de uso por dia depende do tipo de aparelho. Aparelhos funcionais como o *twin-block* e o de Herbst que podem ser usados em tempo integral, em geral permitem que o paciente adapte-se mais facilmente.

19.7.3 Revisando o aparelho funcional

É aconselhável ver o paciente 2-3 semanas após o ajuste. Em cada consulta de revisão, a motivação do paciente é vital, assim como a verificação da adaptação do aparelho e o progresso do tratamento. Quando o clínico estiver confiante que o paciente está usando o aparelho, as consultas podem ser marcadas em intervalos de 6-10 semanas.

Se não houver progresso, isto pode ocorrer em função de alguns fatores:

- pouca cooperação;
- falta de crescimento ou rotação desfavorável do crescimento;
- problemas com o desenho ou ajuste do aparelho.

Pouca cooperação é o problema mais comum com estes aparelhos, gerando taxas de falha entre 10-33%. A cooperação tende a ser melhor em pacientes mais jovens.

19.7.4 Término do tratamento com o aparelho funcional

No final do tratamento com o aparelho funcional, é crítico corrigir um pouco mais a redução da sobressaliência para uma posição topo a topo, em função do risco de recidiva. A maioria dos aparelhos funcionais é seguida pelos aparelhos fixos e esta transição é complexa, sendo feita melhor pelo especialista. Se as arcadas inicialmente estiverem bem-alinhadas e uma segunda fase de aparelhos fixos não for necessária, então o paciente deve usar o aparelho funcional à noite, por um período até que o crescimento seja completado.

19.8 Como funcionam os aparelhos funcionais

O modo de ação dos aparelhos funcionais é uma das áreas mais controversas em Ortodontia. Parece haver pouca dúvida de que, nos pacientes em fase de crescimento, com boa cooperação, uma melhora favorável na oclusão pode ser vista na maioria dos casos. Quando a mandíbula é posicionada, as pressões são criadas pelo alongamento dos músculos e tecidos moles. Estas pressões são transmitidas para a arcada dentária e estruturas esqueléticas. Entretanto, não está claro qual proporção do efeito do tratamento se deve às mudanças dentárias e qual proporção às mudanças esqueléticas.

Os primeiros experimentos em animais pareceram sugerir que mudanças substanciais nas estruturas esqueléticas, incluindo crescimento condilar, remodelamento da fossa glenoide, crescimento mandibular e restrição maxilar, podem ser obtidas com aparelhos funcionais. Entretanto, estes resultados devem ser interpretados com cautela. Os animais possuem morfologias faciais diferentes dos humanos e raramente têm discrepâncias faciais esqueléticas e maloclusões. Além disso, os aparelhos funcionais usados nos experimentos com animais são fixos e posicionam a mandíbula em posições mais extremas do que seria real para uso em humanos.

Estudos clínicos têm mais probabilidade de nos fornecer um entendimento sobre como estes aparelhos funcionam. Tradicionalmente, muitos destes estudos são retrospectivos. Existem muitas lacunas inerentes nos estudos retrospectivos, incluindo a falta de controle das variáveis e a tendência de se superestimarem os efeitos do tratamento em função da perda de dados dos tratamentos não bem-sucedidos ou que falharam. Os resultados dos estudos controlados randomizados, tanto no Reino Unido como nos EUA, têm ajudado a lançar uma luz melhor sobre o que realmente acontece no tratamento com aparelhos funcionais.

Acredita-se que as mudanças causadas pelos aparelhos funcionais ocorrem principalmente em função das mudanças dentoalveolares. Isto significa que há distalização da dentição superior e mesialização da inferior, com a inclinação dos incisivos superiores para palatino e dos incisivos inferiores para vestibular. Existem mudanças esqueléticas menores, com algum grau de restrição maxilar e crescimento mandibular. Estas mudanças, embora clinicamente bem-vindas, são muito pequenas (1-2 mm) para substituir com precisão a necessidade de cirurgia ortognática nas discrepâncias esqueléticas severas. Os resultados dos estudos também têm mostrado grande variabilidade de resposta entre os indivíduos, com alguns pacientes mostrando mudanças esqueléticas mais extensas (Fig. 19.1). Isto pode explicar porque alguns casos parecem progredir extremamente bem com mudanças faciais óbvias, enquanto outros mostram melhora facial limitada.

Os aparelhos funcionais em geral são prescritos para causar uma "alteração no crescimento". No entanto, existe alguma dúvida se este termo ainda é relevante após os resultados dos estudos clínicos controlados randomizados. Os resultados destes estudos sugerem que as mudanças medianas de crescimento obtidas são menores do que se esperava inicialmente. Isto não significa que a correção total seja impossível, mas a correção total da deformidade severa apenas com a alteração do crescimento raramente ocorre. É mais provável que os aparelhos funcionais melhorem a maloclusão, em muitos casos talvez ao ponto onde a camuflagem ortodôntica e não a cirurgia ortognática seja usada para finalizar o tratamento.

Uma área difícil para o clínico é tentar alterar o crescimento em uma criança com deficiência mandibular severa. A severidade da discrepância mandibular não é um bom indicador da chance de tratamento bem-sucedido. Entretanto, se a criança, seus pais e os clínicos entendem que a chance de melhora bem-sucedida é de 20 a 30%, então o tratamento pode ser realizado. Se a alteração no crescimento falhar ou for insuficiente para corrigir totalmente o problema, então a camuflagem ou a cirurgia ortognática, quando o paciente estiver mais velho, pode ser considerada.

Pontos-chave sobre os aparelhos funcionais

- Os aparelhos funcionais são usados para pacientes em fase de crescimento.

- Os aparelhos funcionais posicionam a mandíbula.

- Eles são usados na dentição mista tardia, porque o paciente ainda está em fase de crescimento.

- Podem ser usados mais cedo por motivos psicológicos se o paciente for incomodado, mas o tempo total de tratamento aumenta.

- Geralmente são usados para corrigir problemas esqueléticos leves ou moderados na Classe II.

- Na maioria dos casos, são seguidos pela fase dois com aparelhos fixos.

- Eles podem ser usados separadamente para tratar as maloclusões Classe II divisão 1 se as arcadas estiverem bem-alinhadas.

- Eles produzem efeitos predominantemente dentoalveolares, com pequenas mudanças esqueléticas.

- A resposta individual do paciente ao aparelhos funcionais é variável.

- Podem ser difíceis de usar inicialmente e requerem o encorajamento e a motivação por parte do clínico.

Ortodontia Básica

Fontes principais e leitura adicional

Proffit, W.R., and Sarver, D.M. (2003). Treatment planning: optimizing the benefit for the patient. In: *Contemporary Treatment od Dentofacial Deformity*, Mosby, St. Louis, pp. 172-82.

Este capítulo fornece uma boa visão geral do papel dos aparelhos funcionais e alteração do crescimento na correção da deformidade dentofacial.

Harrison, J.E., O'Brien, K.D., and Worthington, H.V. (2007). *The Cochrane Database of Systematic Reviews 2007.*

Esta revisão sistemática discute a evidência por trás do tratamento de pacientes com sobressaliências aumentadas, e inclui resumos dos melhores estudos qualitativos usando aparelhos funcionais.

Keeling, S.D., Wheeler, T.T., King, G.J., Garvan, C.W., Cohen, D.A., Cabassa, S., McGorray, S.P., and Taylor, M.G. (1998). Anteroposterior skeletal and dental changes after early Class II treatment with bionators and headgear. *American Journal of Orthodontics and Dentofacial Orthopedics*, 113, 40-50.

O'Brien, K.D. *et al.* (2003). Effectiveness of treatment for Class II malocclusion with the Herbst or Twin-Block appliances: a randomised controlled trial. *American Journal of Orthodontics and Dentofacial Orthopedics*, 124, 128-37.

O'Brien, K.D. *et al.* (2003). Effectiveness of of early orthodontic treatment with the Twin-block appliance: a multi-center, randomised, controlled trial. Part 1: Dental and skeletal effetcts. *American Journal of Orthodontics and Dentofacial Orthopedics*, 124, 234-43.

O'Brien, K.D. *et al.* (2003). Effectiveness of of early orthodontic treatment with the Twin-block appliance: a multi-center, randomised, controlled trial. Part 2: Psychosocial effetcts. *American Journal of Orthodontics and Dentofacial Orthopedics*, 124, 488-94.

Tulloch, J.F.C., Proffit, W.R., and Philips, C. (2004). Outcomes in a 2-phase randomized clinical trial of early class II treatment. *American Journal of Orthodontics and Dentofacial Orthopedics*, 125, 657-67.

Os cinco artigos descrevem estudos clínicos controlados randomizados envolvendo aparelhos funcionais e que valem a pena ser lidos.

As referências deste capítulo também podem ser encontradas em www.oup.com/uk/orc/bin/9780198568124. Sempre que possível, elas serão apresentadas como links ativos que o guiarão para a versão digital deste trabalho, facilitando o estudo daí em diante. Se você é assinante da revista (pessoal ou por alguma instituição), e dependendo do seu nível de acesso, você pode usar o resumo ou o texto completo quando disponível. Esperamos que esse seja um recurso útil para seus estudos e pesquisas bibliográficas.

20
Ortodontia em adultos (S. J. Littlewood)

Conteúdo do capítulo

20.1	**Introdução**	218
20.2	**Problemas específicos no tratamento ortodôntico do adulto**	218
	20.2.1 Falta de crescimento	218
	20.2.2 Doença periodontal	218
	20.2.3 Dentes ausentes ou extensamente restaurados	218
	20.2.4 Fatores fisiológicos afetando o movimento dentário	219
	20.2.5 Movimentação do paciente adulto e atitude em relação ao tratamento	219
20.3	**Ortodontia e doença periodontal**	219
	20.3.1 Problemas de mau alinhamento causados pela doença periodontal	219
20.4	**Tratamento ortodôntico como adjunto no trabalho restaurador**	219
	20.4.1 Tratamento ortodôntico em pacientes com doença periodontal	220
20.5	**Aparelhos ortodônticos estéticos**	220
	20.5.1 Bráquetes ortodônticos estéticos	220
	20.5.2 Ortodontia lingual	223
	20.5.3 Aparelhos transparentes: conceito Invisalign®	223

Fontes principais e leitura adicional	225

20.1 Introdução

A demanda por procedimentos ortodônticos em adultos está crescendo. Existem dois grupos distintos de adultos que necessitam de tratamento ortodôntico. O primeiro grupo busca um tratamento abrangente, que pelos mais diversos motivos, não fizeram o tratamento quando criança. Como o aumento da consciência sobre o tratamento odontológico, uma demanda aumentada pela estética odontológica melhorada e uma aceitação social maior dos aparelhos ortodônticos, mais adultos estão dispostos a usar aparelhos. O segundo grupo de pacientes representa os que necessitam de tratamento ortodôntico para facilitar o tratamento restaurador e/ou periodontal. O movimento dentário realizado para facilitar outros procedimentos odontológicos é conhecida como tratamento ortodôntico adjunto.

20.2 Problemas específicos no tratamento ortodôntico do adulto

De muitas formas, a abordagem de tratamento no adulto segue o mesmo processo das crianças. Entretanto, existem alguns problemas específicos:

- falta de crescimento;
- doença periodontal;
- dentição ausente ou extensamente restaurada;
- fatores fisiológicos afetando o movimento dentário;
- movimentação no adulto e atitude em relação ao tratamento.

20.2.1 Falta de crescimento

Embora o crescimento continue em uma taxa muito lenta por toda fase adulta, a maioria das mudanças no crescimento ocorrem no final da puberdade. Isto significa que existe espaço para modificar o crescimento, e assim as discrepâncias esqueléticas só podem ser tratadas com camuflagem ortodôntica ou procedimentos ortodônticos e cirurgia ortognática combinados.

Também pode ser mais difícil reduzir as sobremordidas sem o benefício do crescimento. Onde for possível, a redução da sobremordida deve ser obtida por meio da intrusão dos incisivos, em vez do método mais comum de extrusão dos molares, porque a extrusão dos dentes posteriores é mais propensa à recidiva nos adultos.

20.2.2 Doença periodontal

Pacientes adultos têm mais chance de sofrer, ou ter sofrido, de doença periodontal. Um periodonto reduzido não é contraindicação ao tratamento ortodôntico, mas é vital que qualquer doença periodontal ativa seja tratada e estabilizada antes do tratamento ortodôntico começar. Isto é discutido em mais detalhes na Seção 20.3.

20.2.3 Dentes ausentes ou extensamente restaurados

A perda dentária leva à migração e/ou inclinação dos dentes adjacentes e extrusão da dentição antagonista no espaço. Ainda, a atrofia do osso alveolar pode ser vista, gerando um estreitamento no local do dente ou dentição ausente (Fig. 20.1). Isto pode dificultar o movimento dentário nestas áreas.

Dentes extensamente restaurados são mais comuns em adultos e podem complicar o tratamento ortodôntico. A escolha das extrações pode ser determinada pelo prognóstico dos dentes restaurados, e a adesão em determinados materiais restauradores é mais difícil do que unir diretamente ao esmalte. Técnicas e materiais especiais são necessários quando aparelhos fixos são colados ao ouro, amálgama e porcelana, e o paciente precisa ser avisado que a restauração pode ser danificada durante a remoção do aparelho fixo. Por este motivo, se possível, é melhor deixar qualquer restauração definitiva para depois do tratamento ortodôntico.

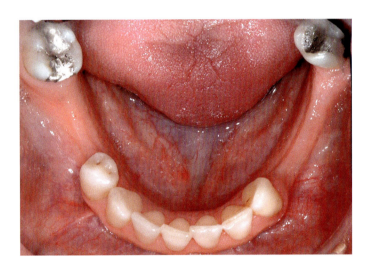

Fig. 20.1 Atrofia do alvéolo após a perda dentária.

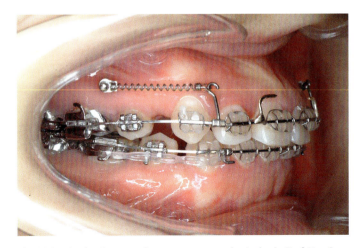

Fig. 20.2 Microimplante usado para ancoragem (cortesia do Prof. Hyo-Sang Park). A sobressaliência é reduzida pela tração aplicada ao micro-implante em cada lado. Evitar a tração dos molares superiores limita o movimento indesejado dos dentes posteriores para anterior.

Ortodontia em adultos

20.2.4 Fatores fisiológicos afetando o movimento dentário

Existe suprimento sanguíneo reduzido e renovação celular diminuída nos adultos, podendo significar movimento dentário inicial menor e mais doloroso. Forças iniciais mais leves são recomendadas.

20.2.5 Movimentação nos adultos e atitude em relação ao tratamento

Adultos têm como potencial serem pacientes excelentes e bem motivados. Fatores fisiológicos podem sugerir que o tratamento no adulto não deve se estender mais do que nas crianças; entretanto, isto nem sempre ocorre. Tem sido sugerido que uma cooperação maior possa compensar o movimento dentário inicial mais lento.

Adultos possuem uma consciência maior do aspecto do aparelho, e assim existe uma tendência para aparelhos ortodônticos mais estéticos (veja a Seção 20.5). Embora o movimento dos molares superiores para distal com o casquete seja tecnicamente possível, adultos são mais relutantes em usar aparelhos extrabucais. Fontes alternativas de ancoragem são assim mais comumente usadas em pacientes adultos, como a ancoragem baseada nos implantes (veja a Fig. 20.2).

20.3 Ortodontia e doença periodontal

A doença periodontal é mais comum em adultos, sendo assim um fator importante considerado em todos os pacientes ortodônticos adultos. É sábio realizar um exame periodontal completo nestes pacientes para se excluir a presença de doença periodontal ativa. A perda de inserção periodontal não é contraindicação ao tratamento ortodôntico, mas a doença periodontal ativa deve ser tratada e estabilizada antes do tratamento ser iniciado. A presença de placa é o fator mais importante no início, progressão e recidiva da doença periodontal. Dentes com suporte periodontal reduzido podem ser movidos com segurança, caso exista um controle de placa adequado.

20.3.1 Problemas de mau alinhamento causados pela doença periodontal

A perda de suporte periodontal pode gerar migração dentária patológica de um único dente ou grupos de dentes. A apresentação mais comum da perda de inserção periodontal é a vestibularização dos incisivos com abertura de diastemas (Fig. 20.3). Os dentes residem em uma área de equilíbrio entre a língua e os lábios e bochechas. As forças oriundas da língua são mais fortes do que as forças exercidas pelas bochechas e lábios, mas um periodonto normal resiste às forças linguais. Se, entretanto, a inserção periodontal for perdida em função da doença, então os dentes serão vestibularizados para a frente. Ainda, se os dentes posteriores são perdidos, então a falta de suporte posterior produz mais pressão no segmento anterior, aumentando a vestibularização dos incisivos.

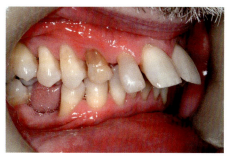 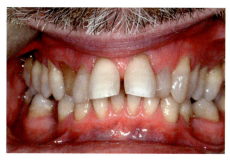 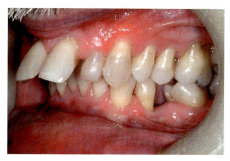

Fig. 20.3 Vestibularização e espaçamento nos incisivos em função da perda de inserção periodontal. Inicialmente, este paciente apresenta uma relação de incisivos Classe II, divisão 1 com sobressaliência de 6 mm. Entretanto, em função da doença periodontal e subsequente perda da inserção periodontal ao redor do segmento anterossuperior, estes incisivos superiores migraram para anterior e tornaram-se espaçados.

20.4 Tratamento ortodôntico como adjunto no trabalho restaurador

Com mais pacientes mantendo seus dentes por mais tempo, existe necessidade de mais tratamento interdisciplinar de pacientes com problemas dentários complexos. Onde a colaboração é necessária entre o ortodontista e o cirurgião-dentista restaurador, é útil ter os pacientes participando de um plano de tratamento coordenado e apropriado. O tratamento ortodôntico nestes casos não necessariamente requer uma correção abrangente visando uma oclusão ideal. Os objetivos do tratamento ortodôntico adjunto são:

- facilitar o trabalho restaurador por meio do posicionamento dentário adequado;
- melhorar a saúde periodontal, reduzindo áreas de acúmulo de placa, e simplificando a manutenção da boa higiene bucal pelo paciente;

Ortodontia Básica

- posicionar os dentes de modo que as forças oclusais sejam transmitidas ao longo eixo dentário, e o desgaste seja mais uniformemente distribuído em toda a arcada.

Os fatores descritos a seguir são exemplos de problemas que podem se beneficiar de uma abordagem conjunta entre o ortodontista e o cirurgião-dentista restaurador:

- *verticalização dos dentes-pilares*: após a perda dentária, dentes adjacentes podem migrar para o espaço. A verticalização dos dentes-pilares pode facilitar a colocação dos dentes protéticos (veja a Fig. 20.4);
- *redistribuição ou fechamento dos espaços*: após a perda dentária, pode ser possível fechar o espaço remanescente, ou mover um dente-pilar na porção média do espaço edêntulo, a fim de ajudar na confecção de uma prótese mais robusta. Se os implantes forem necessários, então as raízes podem necessitar serem reposicionadas para permitir a colocação cirúrgica;
- *intrusão de dentes extruídos*: um dos efeitos colaterais da perda dentária é a extrusão da dentição antagonista. Isto pode interferir na restauração do espaço, e assim dentes extruídos podem ser intruídos usando-se procedimento ortodôntico;
- *extrusão de dentes fraturados*: algumas vezes é necessário extruir um dente fraturado, trazendo a fratura acima da gengiva para permitir a colocação de uma coroa ou restauração. Existe um limite para isto, já que a extrusão em excesso reduzirá a quantidade de dente suportado pelo osso, reduzindo a proporção coroa-raiz.

20.4.1 Tratamento ortodôntico de pacientes com doença periodontal

Uma vez estabilizada totalmente a doença periodontal, e o paciente sendo capaz de manter um bom padrão de higiene, o tratamento pode ser iniciado. Forças mais leves são necessárias, em função do suporte periodontal reduzido, e idealmente bráquetes e não bandas devem ser usados nos molares para melhorar a higiene bucal. A remoção do excesso de adesivo ajudará na redução da quantidade de placa. Em função do suporte alveolar reduzido, o centro de resistência dentário mover-se-á para apical. Isto significa que existe mais tendência para que o dente seja inclinado em excesso, e isto deve ser cuidadosamente controlado com a mecânica apropriada no tratamento.

A contenção no final do tratamento precisa ser considerada cuidadosamente. Mesmo quando os dentes estão alinhados e o periodonto está saudável, o problema do suporte periodontal reduzido permanece. Com a inserção periodontal reduzida, sempre haverá tendência de as forças linguais vestibularizarem os incisivos. Estes casos requerem contenção permanente, em geral na forma de contensores adesivos, e o paciente deve aprender como manter uma higiene bucal excelente ao redor destes contensores (veja Cap. 16, Seção 16.6.6).

20.5 Aparelhos ortodônticos estéticos

Embora os aparelhos ortodônticos estéticos não se restrinjam aos pacientes adultos, o movimento para aparelhos menos visíveis surgiu dos adultos. Esta demanda levou ao desenvolvimento de uma grande disponibilidade para:

- bráquetes ortodônticos estéticos;
- ortodontia lingual;
- aparelhos transparentes.

20.5.1 Bráquetes ortodônticos estéticos

Bráquetes ortodônticos estéticos (Fig. 20.5) são feitos com material da cor do dente ou incolores. Embora não sejam invisíveis, podem reduzir significativamente o aspecto dos aparelhos fixos. Eles podem ser feitos com material cerâmico ou policarbonato. Os bráquetes incolores originais mostravam problemas com manchamento e falta de rigidez, gerando deformação no bráquete quando se tentava aplicar torque. Embora melhorias nos bráquetes plásticos tenham sido feitas, pela incorporação de canaletas metálicas ou de partículas cerâmicas, ainda possuem o problema de perda de torque, e esta falta de controle significa que atualmente os bráquetes cerâmicos são preferidos.

Todos os bráquetes cerâmicos são compostos por óxido de alumínio, na forma poli ou monocristalina, dependendo do método de confecção. Apesar das vantagens estéticas inegáveis, os bráquetes cerâmicos possuem algumas desvantagens:

- *adesão e resistência adesiva*. Os bráquetes cerâmicos não podem se unir quimicamente com a resina composta, porque o óxido de alumínio é inerte. Na tentativa de contornar isto, os primeiros bráquetes cerâmicos foram cobertos por um agente silanizador, mas isto produziu uniões muito fortes, resultando em fraturas no esmalte.

A maioria dos bráquetes modernos une-se por retenção mecânica com variedade de desenhos engenhosos.

- *Resistência friccional*. Os bráquetes cerâmicos oferecem mais fricção ao deslizamento do fio, do que os bráquetes metálicos convencionais. Os fabricantes têm tentado contornar isto por meio da inserção de uma canaleta metálica (Fig. 20.6) ou do tratamento do revestimento da canaleta;
- *Fratura do bráquete*. A fratura do bráquete, em especial das aletas, é mais comum nos bráquetes cerâmicos, mas melhorias na morfologia dos bráquetes, assim como no refinamento do processo de confecção ajudam na redução das fraturas;
- *Dano iatrogênico ao esmalte*. Os bráquetes cerâmicos são mais duros que o esmalte e, assim, se entrarem em contato oclusal com a dentição antagonista, existe risco significativo de desgaste. Consequentemente, estes bráquetes devem ser evitados na arcada inferior se existe a possibilidade de contato oclusal. A maioria dos pacientes aceitará os bráquetes metálicos na arcada inferior, pois são minimamente visíveis em muitos pacientes (Fig. 20.7).

Fig. 20.4 Tratamento ortodôntico adjunto. (a) Paciente PM aos 50 anos de idade e que foi indicada pelo seu clínico geral com problemas restaurador e ortodôntico combinados. Inicialmente, ela apresentava periodontite crônica moderada, com perda óssea extensa (veja a radiografia panorâmica). Isto gerou migração dentária, em especial do incisivo lateral superior esquerdo e do canino superior direito, com migração e extrusão de ambos. Após o tratamento e a estabilização da doença periodontal, a restauração do espaço do incisivo superior central complicou-se pela posição destes dois dentes. O plano de tratamento foi um aparelho fixo para reposicionar estes dentes, alinhar a arcada superior e uma prótese parcial removível superior.

Ortodontia em adultos

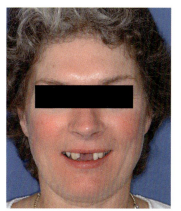
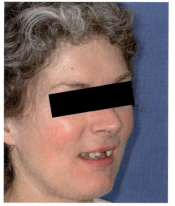
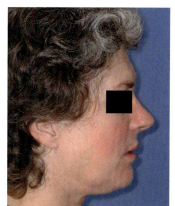
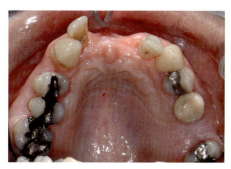
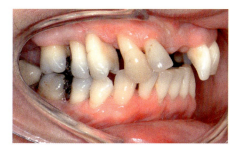
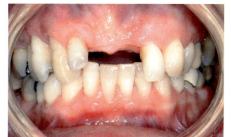
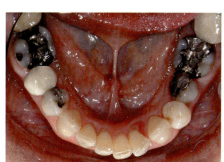
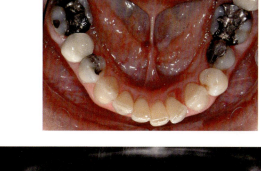
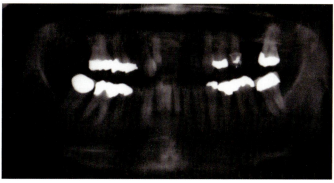

(a)

Ortodontia Básica

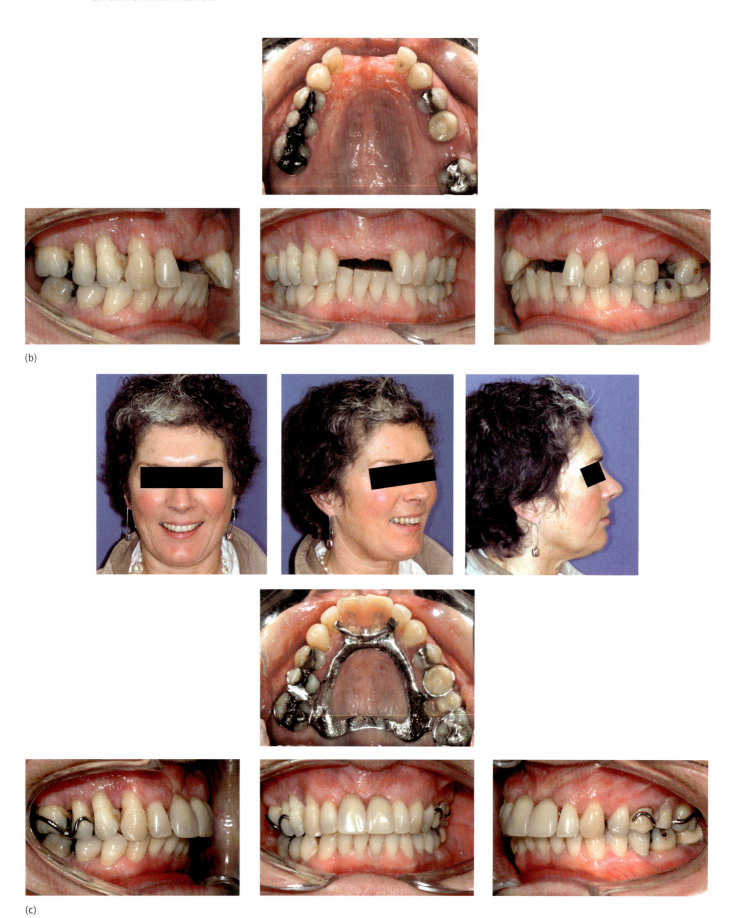

(b)

(c)

Fig. 20.4 *(continuação)* (b) Após 8 meses de uso do aparelho fixo, a arcada superior foi alinhada e um espaço apropriado proporcionado à prótese. Nenhuma tentativa foi feita para uma correção ortodôntica abrangente, sem tratamento da arcada inferior e sem redução da sobressaliência. (c) A prótese parcial removível foi confeccionada. Uma prótese estética bem adaptada foi possível por meio do tratamento ortodôntico adjunto.

Ortodontia em adultos 223

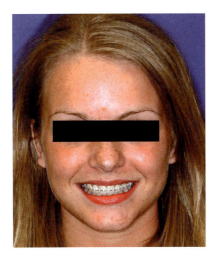

Fig. 20.5 Paciente usando bráquetes cerâmicos.

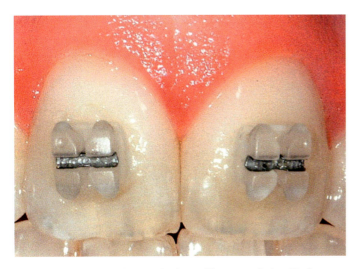

Fig. 20.6 Bráquete cerâmico com fenda metálica para reduzir a fricção.

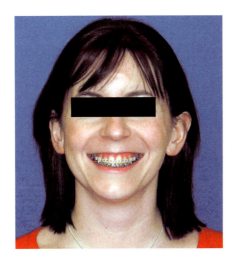

Fig. 20.7 Paciente usando bráquetes cerâmicos nos dentes superiores, e metálicos nos dentes inferiores.

descolagem. Remover os bráquetes metálicos no final do tratamento não é um problema, já que cedem e a base pode ser distorcida. Os bráquetes cerâmicos são mais rígidos e uma força repentina usada para descolar os bráquetes pode despedaçá-los ou fraturar o esmalte. Recomenda-se que o excesso de adesivo seja removido da periferia do bráquete antes da descimentação. Também é vital seguir as instruções do fabricante, já que diversas bandas e bráquetes são desenhados para serem removidos de muitas maneiras.

As tentativas de fabricar fios ortodônticos mais estéticos tem se mostrado desafiadoras, mas com os bráquetes estéticos, os fabricantes têm se esforçado constantemente para garantir que as propriedades estéticas e mecânicas correspondam.

20.5.2 Ortodontia lingual

Aparelhos linguais (Fig. 20.8) são a última palavra em estética, já que todo sistema é colocado na face lingual dos dentes. Depois de muita atenção no início dos anos 1980, sua popularidade caiu em função dos bráquetes cerâmicos, mas também em função de muitos problemas com o aparelho. Melhorias tecnológicas recentes e maior demanda pelos aparelhos "invisíveis" aumentaram o interesse pela Ortodontia lingual.

A Ortodontia lingual oferece diversas vantagens:
- estética;
- sem risco de fratura do esmalte vestibular por descalcificação;
- alguns bráquetes linguais criam um efeito de plano de mordida nos incisivos e caninos superiores, tornando este tipo de bráquete útil no tratamento das sobremordidas profundas.

A Ortodontia lingual também possui algumas desvantagens:
- alteração da fonação;
- desconforto para a língua do paciente;
- mais tecnicamente exigente para o profissional, que aumenta o tempo clínico e assim o custo desta abordagem;
- a proficiência do profissional para a adesão indireta é necessária, e a colagem dos bráquetes que falharam pode ser difícil;
- perda maior dos bráquetes.

Muitas destas desvantagens foram reduzidas por meio da introdução dos bráquetes linguais com perfil mais baixo (veja Fig. 20.8). Uma abordagem alternativa tem sido o uso do desenho e da tecnologia auxiliados pelo computador para produzir bráquetes e fios personalizados. Estes visam reduzir os problemas de fonação e irritação na língua pela melhora no acabamento. Também, se os bráquetes personalizados se soltarem no tratamento, eles podem ser colocados diretamente, pois a adaptação da base do bráquete ao dente é muito boa, e o posicionamento incorreto é improvável.

20.5.3 Aparelhos transparentes: conceito Invisalign®

O uso de aparelhos plásticos transparentes foi descrito inicialmente com materiais plásticos para contenção. Casos levemente irregulares foram tratados removendo-se os dentes do modelo, reposicionando-os e então colocando-se contensores termoplastificados sobre o gesso. O paciente usaria este aparelho plástico para movimentar os dentes. Uma série de modelos e reposicionamentos dentários eram necessá-

Ortodontia Básica

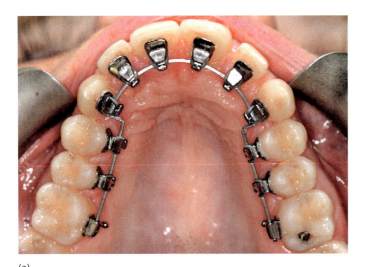
(a)

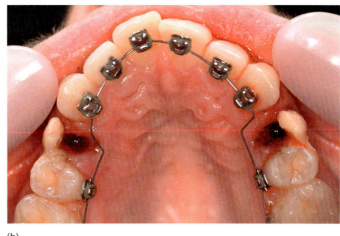
(b)

Fig. 20.8 Ortodontia lingual (fotografias, cortesia do Dr. Rob Slater). (a) Bráquetes linguais Ormco, de sétima geração. Aparelho lingual em posição. Observe o fio em forma de cogumelo. Os caninos e os primeiros pré-molares possuem larguras vestibulopalatinas muito diferentes. Para que as superfícies vestibulares fiquem adequadamente alinhadas, o fio precisa ficar desviado entre o canino e o primeiro pré-molar. (b) Bráquetes linguais Ormco STb. Esta versão mais atual possui um bráquete com perfil mais baixo, reduzindo o desconforto com a fonação e a língua. Observe que pônticos temporários foram colocados nas áreas dos primeiros pré-molares, imediatamente após as extrações, porque não apenas o paciente quer esconder o aparelho, mas também pelos espaços após a extração. Estes pônticos serão ajustados gradualmente, à medida que os espaços forem fechados.

rios para alinhar gradualmente mesmo dentes levemente irregulares. Isto era complicado para o paciente, demorado e trabalhoso para o ortodontista.

O Invisalign® (Fig. 20.9) foi introduzido no final dos anos 1990 pela Align Technology Inc., e em função dos avanços tecnológicos permitiu uma abordagem muito mais simples ao tipo de tratamento. Moldagens precisas são feitas, permitindo a construção de modelos de precisão que são escaneados para produzir um modelo virtual em 3D. Este modelo em 3D pode então ser manipulado pelo ortodontista e a maloclusão, corrigida "virtualmente" com o programa adequado.

Esta informação pode ser usada para produzir uma série de aparelhos de plástico transparente que corrigem gradualmente a maloclusão, conforme os objetivos do clínico. Cada alinhador é usado por cerca de 20 horas por dia e trocado a cada 2 semanas. Cada alinhador move os dentes em 0,25-0,3 mm.

As vantagens do Invisalign® são:
- estética excelente;
- facilidade de uso e conforto para o paciente;
- facilidade de manutenção e higiene bucal.

As desvantagens são:
- controle limitado sobre o movimento radicular;
- correção intermaxilares limitada (mudanças anteroposteriores limitadas) sem o uso dos elásticos entre os alinhadores;
- custo.

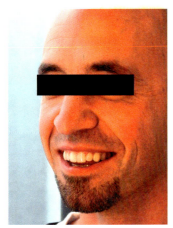
(a)

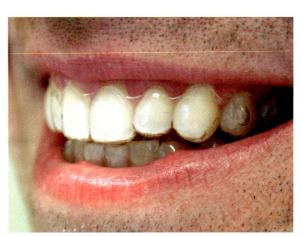
(b)

Fig. 20.9 Invisalign® (cortesia da Align Technology, Inc.). (a) Paciente usando o alinhador. (b) Detalhe do alinhador em posição.

Ortodontia em adultos 225

O controle limitado da posição radicular significa que movimentos como o paralelismo, correção de rotações severas, verticalização e extrusão dentárias são mais difíceis. Isto torna o fechamento do espaço mais desafiador, de tal forma que o Invisalign® é melhor no tratamento de alinhamentos simples ou moderados sem extração, em vez de correções que necessitam de extrações. A inclusão de acessórios de resina nos dentes, desenhados para oferecer um controle maior sobre os movimentos dentários, foi introduzida e tem sido aperfeiçoada para superar estas desvantagens. Atualmente, o Invisalign® é mais efetivo no tratamento de um número limitado de maloclusões leves que apresentam desalinhamento, mas pode ser usado em conjunto com outros aparelhos estéticos para tratar casos mais complexos.

> **Pontos-chave**
>
> - A demanda para procedimentos ortodônticos em adultos está aumentando.
> - Determinados problemas são relevantes: falta de crescimento, doença periodontal, dentes ausentes ou extensamente restaurados, resposta fisiológica diferente no movimento dentário, diversas atitudes ao tratamento.
> - Pacientes adultos possuem mais chance de doença periodontal. O tratamento ortodôntico é possível em pacientes com doença periodontal, caso seja possível tratá-la, estabilizá-la e fazer a manutenção no tratamento. A mecânica e a contenção no tratamento devem ser adaptadas para um suporte periodontal reduzido.
> - O tratamento ortodôntico adjunto é o movimento dentário para facilitar outros procedimentos odontológicos, sendo mais comum em adultos.
> - Existe uma demanda maior para os aparelhos ortodônticos estéticos nos adultos.

Fontes principais e leitura adicional

Boyd, R. L., Leggot, P. J., Quinn, R. S., Eakle, W. S., and Chambers, D. (1989). Periodontal implications of orthodontic treatment in adults with reduced or normal periodontal tissues versus those of adolescents. American Journal of Orthodontics and Dentofacial Orthopedics, 96, 191–9.

As implicações periodontais dos tratamentos ortodônticos nos adultos são discutidas.

Creekmore, T. (1989). Lingual orthodontics – its renaissance. American Journal of Orthodontics and Dentofacial Orthopedics, 96, 120–37.

Este artigo ressalta alguns dos problemas iniciais com os aparelhos linguais e como foram superados.

Joffe, L. (2003). Invisalign®: early experiences. Journal of Orthodontics, 30, 348–52.

Uma visão geral de fácil leitura sobre o conceito Invisalign®.

Nattrass, C. and Sandy, J. R. (1995). Adult orthodontics – a review. British Journal of Orthodontics, 22, 331–7.

Esta revisão fala sobre várias questões envolvidas na Ortodontia para adultos

Ong, M. A., Wang, H-L., and Smith, F. N. (1998). Interrelationship between periodontics and adult orthodontics. Journal of Clinical Periodontology, 25, 271–7.

Como o título sugere, esta revisão descreve a interface entre o tratamento periodontal e ortodôntico.

Prahbu, J. and Cousley, R. R. J. (2006). Bone anchorage devices in orthodontics. Journal of Orthodontics, 33, 288–307.

Este fornece uma visão geral sobre o uso dos dispositivos de ancoragem óssea e fatores que influenciam na escolha do dispositivo.

Russell, J. R. (2005). Aesthetic orthodontic brackets. Journal of Orthodontics, 32, 146–63.

Um resumo das vantagens e desvantagens dos bráquetes estéticos contemporâneos.

Wiechmann, D., Rummel, V., Thalheim, A., Simon, J-S., and Wiechmann, L. (2003). Customized brackets and archwires for lingual orthodontic treatment. American Journal of Orthodontics and Dentofacial Orthopedics, 124, 593–9.

Este artigo descreve como a tecnologia CAD/CAM é usada para produzir bráquetes personalizados e superar alguns dos problemas da Ortodontia lingual.

As referências deste capítulo também podem ser encontradas em www.oup.com/uk/orc/bin/9780198568124. Sempre que possível, elas serão apresentadas como links ativos que o guiarão para a versão digital deste trabalho, facilitando o estudo daí em diante. Se você é assinante da revista (pessoal ou por alguma instituição), e dependendo do seu nível de acesso, você pode usar o resumo ou o texto completo quando disponível. Esperamos que esse seja um recurso útil para seus estudos e pesquisas bibliográficas.

21

Ortodontia e cirurgia ortognática (S. J. Littlewood)

Conteúdo do capítulo

21.1	**Introdução**	228
21.2	**Indicações para tratamento**	228
21.3	**Objetivos da Ortodontia e cirurgia ortognática combinadas**	228
21.4	**Diagnóstico e plano de tratamento**	228
	21.4.1 História	228
	21.4.2 Exame clínico	232
	21.4.3 Exame radiográfico	234
	21.4.4 Avaliação cefalométrica	234
	21.4.5 Imagem tridimensional	234
21.5	**Planejamento**	234
21.6	**Procedimentos cirúrgicos comuns**	236
	21.6.1 Procedimentos maxilares	236
	21.6.2 Procedimentos mandibulares	236
	21.6.3 Cirurgia bimaxilar	237
	21.6.4 Osteogênese por distração	237
21.7	**Sequência de tratamento**	238
	21.7.1 Exodontias	238
	21.7.2 Ortodontia pré-cirúrgica	238
	21.7.3 Preparo para cirurgia	238
	21.7.4 Cirurgia	239
	21.7.5 Ortodontia pós-cirúrgica	239
21.8	**Retenção e recidiva**	241
	21.8.1 Fatores cirúrgicos	241
	21.8.2 Fatores ortodônticos	241
	21.8.3 Fatores do paciente	241
	Fontes principais e leitura adicional	242

21.1 Introdução

A cirurgia ortognática visa a correção da deformidade dentofacial. Esta deformidade é um desvio das proporções faciais normais e relações dentais grave o suficiente para incapacitar o paciente de duas maneiras: função dos maxilares e estética.

Os problemas de função dos maxilares podem incluir dificuldade de alimentação e problemas de fala. A maloclusão raramente é extrema, de modo a impossibilitar a alimentação, mas pode ser difícil e embaraçoso para o paciente tentar ou ingerir determinados tipos de alimento, em especial em público (Fig. 21.1). As dificuldade de fala também podem ser relacionadas a uma deformidade dentofacial subjacente. No entanto, o motivo mais comum de busca por Ortodontia e tratamento cirúrgico são os problemas estéticos dentais e/ou faciais.

Para corrigir de uma deformidade dentofacial, é necessária a modalidade combinada de Ortodontia e Cirurgia. O tratamento bem-sucedido pode requerer trabalho interdisciplinar estreito de vários especialistas. As sessões de planejamento articular e clínicas combinadas são úteis para garantir que toda a equipe forneça tratamento coordenado.

21.2 Indicações para tratamento

A combinação de Ortodontia com cirurgia ortognática é indicada para pacientes com problema esquelético grave e dentoalveolar extremamente grave para corrigir só com procedimentos ortodônticos. A presença de discrepância esquelética não significa automaticamente que um paciente precisa de intervenção cirúrgica. Em face de uma discrepância esquelética, o profissional tem três escolhas:

- modificação do crescimento;
- camuflagem ortodôntica;
- Ortodontia e cirurgia ortognática combinadas.

A modificação do crescimento só é possível nos pacientes que estão em crescimento e, em geral, significa tratamento com aparelhos extrabucal e funcionais. Em média, modificação de crescimento só pode alterar as relações esqueléticas em quantidade limitada. Inevitavelmente, haverá alguma correção por deslocamento dos dentes, de modo que pelo menos parte da correção se deva à compensação dental da discrepância esquelética.

Quando o crescimento estiver completado a única opção não cirúrgica é a camuflagem ortodôntica. Isso significa mover os dentes no sentido das relações dentais corretas, aceitando, porém, a discrepância esquelética. Os movimentos dentais importantes podem ajudar a produzir uma boa oclusão dental, mas há o perigo de comprometer a estética facial (Fig. 21.2). Nesses casos, a modalidade cirúrgica combinada pode ser necessária.

Os exemplos clínicos de casos em que a cirurgia ortognática é comum são:

- maloclusões esqueléticas graves de Classe II;
- maloclusões esqueléticas graves de Classe III;
- desproporções verticais que levam a mordida aberta anterior e sobremordida gravemente aumentada;
- assimetrias esqueléticas.

21.3 Objetivos da Ortodontia e cirurgia ortognática combinadas

Os objetivos são os mesmo do tratamento ortodôntico.

- estética dentofacial aceitável;
- boa função;

- saúde oral ideal;
- estabilidade.

21.4 Diagnóstico e plano de tratamento

O diagnóstico e o plano de tratamento de pacientes que necessitam da combinação entre ortodontia e cirurgia ortognática devem seguir a mesma sequência lógica do plano de tratamento ortodôntico de rotina (ver Cap. 7). Com anamnese, exame clínico e registros diagnósticos apropriados, os dados necessários podem ser coletados. Esses dados podem, então, ser usados para fazer uma lista de problemas (ver Cap. 7, Fig. 7.1). Este capítulo concentra-se nas áreas de relevância direta aos pacientes de cirurgia ortognática.

21.4.1 História

A finalidade da história é determinar as preocupações do paciente, a motivação com o tratamento, as expectativas do tratamento, o estado psicológico e clínico e a história dental.

Preocupações do paciente

É preciso deixar o paciente descrever se suas preocupações são estéticas, funcionais ou ambas. Os problemas funcionais podem ser mas-

Ortodontia e cirurgia ortognática 229

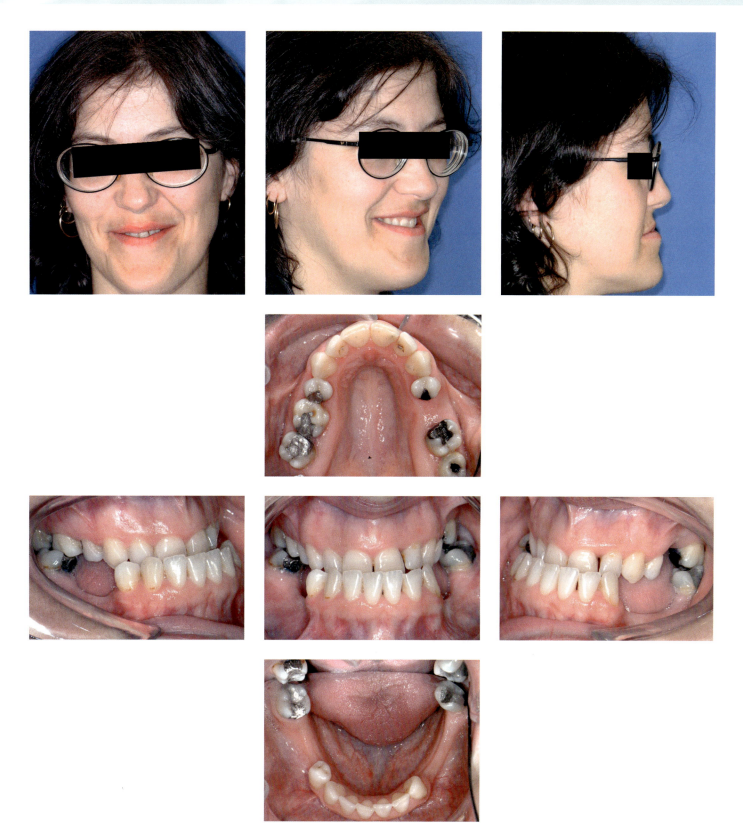

Fig. 21.1 Apresentação inicial de paciente com padrão esquelético de Classe III grave. Paciente I. E. tem 35 anos de idade e apresentou queixa de má aparência da mordida, do queixo proeminente e dificuldade de se alimentar em público. Ela tinha relação esquelética acentuada de Classe III, com trespasse horizontal (trespasse horizontal positivo). O planejamento desta paciente pelo computador é mostrado na figura 21.8, suas fotografias pré-cirúrgicas na figura 21.12 e as fotografias do final do tratamento, na figura 21.16.

Ortodontia Básica

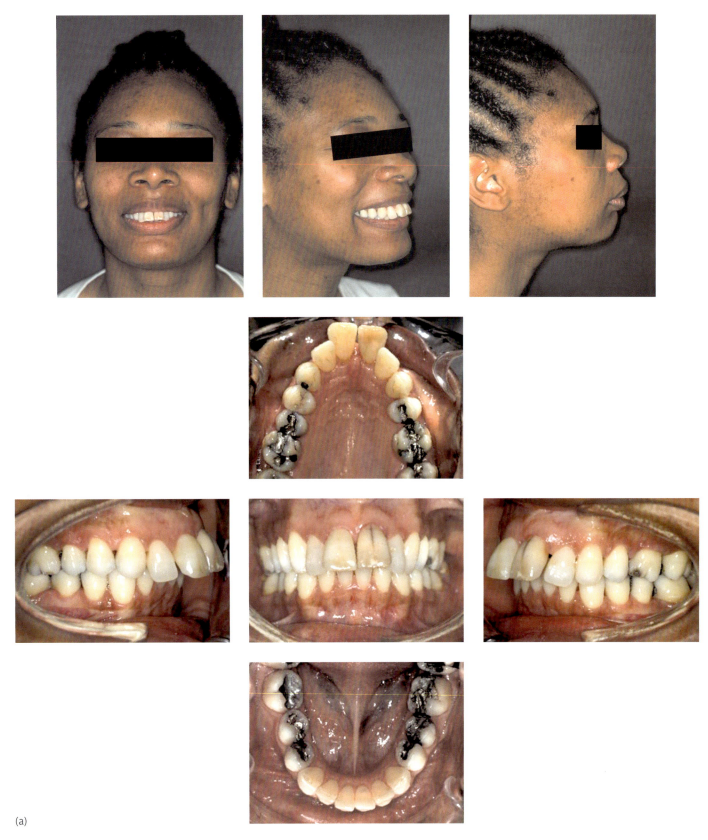

(a)

Fig. 21.2 Paciente com discrepância esquelética de Classe II. (a) Antes do tratamento. Esta paciente queixou-se dos dentes superiores proeminentes. Tinha trespasse horizontal de 14 mm e retrognatismo. Teria sido possível corrigir a maloclusão dental só com procedimentos ortodônticos, mas a retração excessiva do segmento labial superior teria resultado em perfil desfavorável.

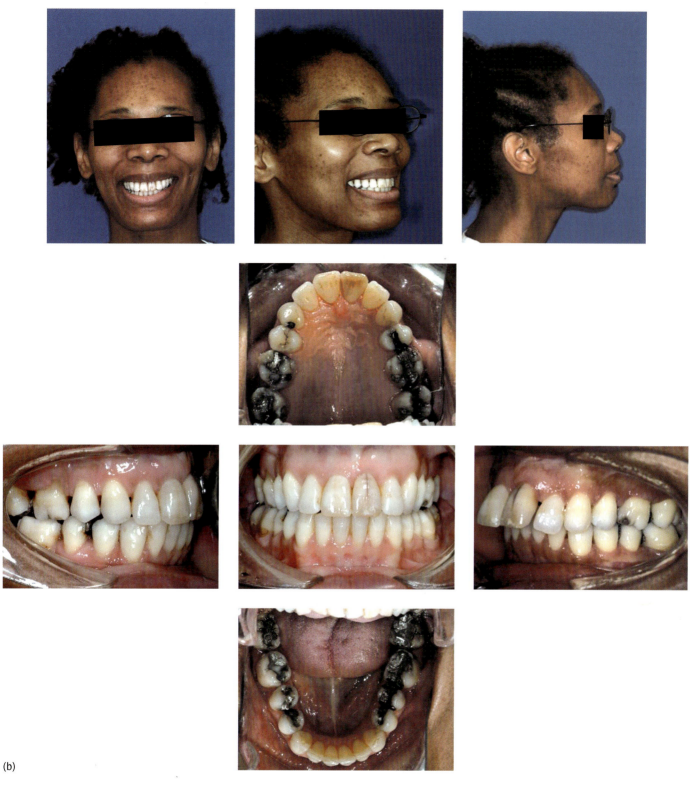

(b)

Fig. 21.2 (*continuação*) (b) Depois do tratamento. A paciente foi tratada com uma combinação de exodontias, aparelhos fixos e cirurgia de avanço da maxila.

Ortodontia Básica

tigatórios e/ou de fala. Embora os problemas mastigatórios possam melhorar bastante, é preciso ter cuidado ao prometer a resolução dos problemas de fala. A correção total dos problemas da fala pode não ser possível com Ortodontia e Cirurgia ortognática, e é bom procurar recomendações especializadas de um fonoaudiólogo.

Além dos problemas estéticos e funcionais, o paciente pode apresentar queixa de dor. A dor pode dever-se à sobremordida traumática e à disfunção da articulação temporomandibular (ATM). As sobremordidas traumáticas são normalmente abordadas durante o tratamento combinado, mas não há garantia de que a cirurgia para corrigir uma deformidade dentofacial corrija a disfunção da ATM.

Motivação, expectativa e estado psicológico do paciente

É importante avaliar porque o paciente está procurando tratamento nesse momento e o que ele espera desse tratamento. Embora o bem-estar psicológico de um paciente possa ser afetado por deformidade dentofacial, essa área é complexa. Um pequeno número de pacientes pode ter expectativas não realistas de que o tratamento combinado não só vai melhorar sua aparência facial e dental, mas também terá efeitos marcantes em suas possibilidades de relacionamentos e carreiras. O envolvimento de um psicólogo durante a avaliação e o planejamento do tratamento desses casos é, com frequência, benéfico.

Há outro grupo de pacientes que sofre de um problema conhecido como dismorfofobia corporal. Esses pacientes apresentam-se com deformidade facial inexistente ou muito pequena e têm obsessão por esse defeito imaginado e muito exagerado em sua aparência. É necessária uma forte ligação com um psicólogo ou psiquiatra na conduta desse grupo de pacientes.

Os pacientes com deformidades dentofaciais podem expressar preocupações com a aparência facial, mas não estão preocupados com os dentes. Esses pacientes podem ficar surpresos com a necessidade de uso prolongado de aparelhos fixos como parte do tratamento. Nos casos muito raros, é possível obter resultado razoável só com cirurgia. No entanto, na maioria dos casos, a cirurgia sem tratamento ortodôntico compromete o resultado. Se o paciente não estiver preparado para usar aparelhos fixos, em geral, é melhor não prosseguir.

História médica e dental

Os pacientes que serão submetidos a tratamento combinado precisam ter compatibilidade dental total. Também devem ter história médica compatível com anestesia geral. Se houver dúvidas quanto a isso, aconselha-se uma consulta com um anestesista antes de iniciar o tratamento.

21.4.2 Exame clínico

A abordagem sistemática do exame clínico é necessária para avaliar a estética facial e dental, a maloclusão e para identificar qualquer doença. Os dados apresentados na tabela 21.1 podem ser usados como orientação.

Ao avaliar a aparência facial de um paciente, é importante considerar a raça, o gênero e a idade. Isso ajuda o profissional de saúde a decidir se as características clínicas estão dentro dos limites normais. A avaliação extrabucal é, na verdade, uma avaliação dos tecidos moles faciais. As informações do exame extrabucal pode ser combinada com

Tabela 21.1 Medidas úteis para a avaliação dentofacial.

Terço inferior da face	Homens 66 mm	Mulheres 60 mm
Terço médio da face	Homens 66 mm	Mulheres 60 mm
Subnasal até o vermelhão do lábio inferior	Homens 33 mm	Mulheres 30 mm
Vermelhão do lábio inferior até o mento (ST)	Homens 33 mm	Mulheres 30 mm
Largura intercantal	34 + 4 mm	
Largura da base alar	34 + 4 mm	
Largura interpupilar	65 + 4 mm	
Largura da boca	65 + 4 mm	
Comprimento do lábio superior	Homens 22 mm	Mulheres 20 mm
Exposição do incisivo superior em repouso	Homens 1 mm	Mulheres 3 mm
Exposição do incisivo superior sorrindo	7 – 10 mm	
Projeção da crista supraorbital	5 – 10 mm	
Ângulo nasolabial	110° + 9°	
Ângulo labiomental	124° + 10°	
Ângulo cervicomentual	135°	

as obtidas nas radiografias. As radiografias explicam a contribuição dos tecidos duros (dental e esquelético) para a aparência facial.

Avaliação total da face

A simetria e as proporções verticais da face são avaliadas em visão frontal. Nenhum rosto é completamente simétrico, mas os desvios marcantes são notados (Fig. 21.3).

A face "ideal" pode ser dividida verticalmente por linhas horizontais na linha do cabelo, na base do nariz e no mento. O terço inferior pode ainda ser dividido, de modo que o ponto de encontro dos lábios fique a um terço da distância da base do nariz ao mento (Fig. 21.4).

Avaliação do perfil

Para avaliar o perfil do paciente, sua cabeça deve estar em posição natural: a posição da cabeça mantém-se quando o paciente está relaxado e olhando para longe. Os terços médio e inferior são avaliados com relação à área da fronte. No perfil normal, a base do nariz situa-se aproximadamente vertical abaixo da porção mais anterior da fronte. A forma e o tamanho do nariz e das áreas paranasais também devem ser avaliados. Se

Ortodontia e cirurgia ortognática

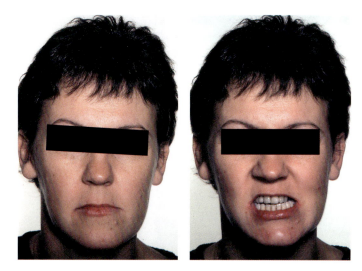

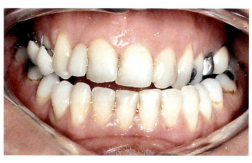

Fig. 21.3 Assimetria facial. Esse paciente mostra a assimetria mandibular para a esquerda. Note a grande discrepância da linha central entre os arcos. Isso se deve parcialmente ao fato de a linha central superior estar 2 mm para a direita (por motivos dentais), mas principalmente ao fato de a linha central inferior estar 5 mm para a esquerda, devido à assimetria esquelética mandibular.

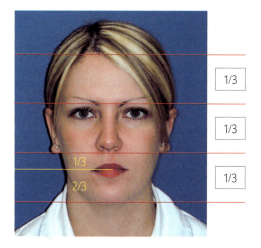

Fig. 21.4 Proporções verticais. Em proporções normais, a face pode ser dividida em três terços iguais, sendo o terço inferior mais dividido, que modo que as comissuras dos lábios fiquem a um terço da base do nariz até o mento.

todas as coisas forem iguais, quanto maior o nariz, maior será a proeminência do lábio e do mento necessária para se atingir o equilíbrio facial. O ângulo nasolabial deve também ser observado, porque ele pode ser afetado pela retração e vestibularização excessivas dos incisivos superiores.

A projeção do mento é afetada pela posição da mandíbula, pela proeminência da ponta óssea do mento e pela quantidade de cobertura de tecido mole. Quando um paciente tem mandíbula retrognática, é possível ter a ideia do efeito da cirurgia, pedindo a ele que posicione a mandíbula para a frente na quantidade desejada. Os efeitos prováveis de outros movimentos cirúrgicos são mais difíceis de avaliar clinicamente e, em geral, envolvem a manipulação dos registros fotográficos e radiográficos do paciente. O planejamento e as predições cirúrgicas são discutidas em mais detalhe na Seção 21.5.

Estética do sorriso

Uma das características mais importantes para avaliar é a posição da dentição com relação a lábios e face, tanto transversal quanto verticalmente. Transversalmente, é importante verificar se as linhas centrais das dentições superior e inferior são coincidentes entre si e com o centro da face. É preciso observar se qualquer problema na linha central tem origem dental e esquelética.

Verticalmente, a quantidade de exposição do incisivo superior deve ser analisada. Em repouso, ela deve ser 1 mm para homens e 3 mm para mulheres. Durante o sorriso amplo a altura total dos incisivos superiores deve estar visível. Qualquer inclinação oclusal dos dentes também deve ser observada.

Se houver excesso de gengiva aparecendo, diz-se que o paciente tem "sorriso gengival". Quando há "sorriso gengival", é importante que a etiologia seja compreendida, porque isso ditará o tipo de tratamento necessário. "Sorrisos gengivais" nem sempre requerem tratamento cirúrgico. As possíveis causas do sorriso gengival incluem o excesso de crescimento da maxila (Fig. 21.5), lábio superior pequeno, problema dentoalveolar localizado, coroas pequenas (devido a desgaste incisal), supercrescimento da gengiva e musculatura labial hiperativa.

Articulações temporomandibulares

A presença de sinais e sintomas de disfunção da ATM deve ser analisada. De modo ideal, qualquer sintoma deve ser tratado de modo conservador antes do tratamento. Em geral, a colocação de aparelhos fixos alivia, pelo menos temporariamente, alguns dos sintomas. Isso pode dever-se à sensibilidade dos dentes, que reduz os hábitos parafuncionais, como cerramento dos dentes e bruxismo. Contudo, não é aconselhável pro-

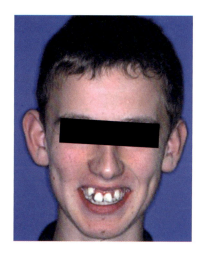

Fig. 21.5 "Sorriso gengival". Este sorriso gengival deve-se ao excesso vertical da maxila.

meter melhora acentuada da disfunção temporomandibular a longo prazo como resultado direto da combinação de Ortodontia e Cirurgia ortognática (veja também Cap. 1, Seção 1.7).

Avaliação intrabucal

Deve-se realizar avaliação total da dentição e da oclusão. Qualquer doença dental precisa ser tratada e estabilizada antes de se iniciar a combinação de Ortodontia e Cirurgia ortognática.

A relação de uma arcada com a outra é menos importante nos casos de ortognatia, porque essa parte em geral é problema que se resolve em cirurgia. Contudo, cada arca deve ser avaliada individualmente quanto ao alinhamento e à simetria. A quantidade de apinhamento em cada arcada deve ser avaliada, assim como a inclinação dos dentes. A inclinação dos incisivos é importante, porque na maioria dos pacientes com discrepância esquelética, os dentes ficam inclinados. Isso se deve à ação de lábios e da língua, que tentam atingir o fechamento anterior da boca. Esse processo é denominado "compensação dentoalveolar" para o padrão esquelético subjacente. No problema esquelético de Classe II, os incisivos inferiores normalmente são inclinados para vestibular pela língua. Ao contrário, no padrão esquelético de Classe III, os incisivos inferiores são, com frequência, inclinados para trás pelo lábio inferior, sendo que os incisivos superiores são inclinados para vestibular pela língua (Fig. 21.6). É importante reconhecer qualquer compensação dentoalveolar, porque um dos objetivos do tratamento ortodôntico pré-cirúrgico é desfazer essa compensação – processo conhecido como "descompensação".

21.4.3 Exame radiográfico

Em geral, inclui as radiografias feitas como parte da avaliação ortodôntica de rotina de um paciente com discrepância esquelética: vista panorâmica dental (OPT), radiografia cefalométrica lateral e, quando indicado, vista dos incisivos superiores. Outras vistas podem ser necessárias, dependendo do caso. Por exemplo, a radiografia posteroanterior do crânio pode ser tirada para avaliar a assimetria.

21.4.4 Avaliação cefalométrica

Além da análise cefalométrica de rotina (Cap. 6), muitos cirurgiões e ortodontistas realizam mais análises especializadas para determinar a etiologia subjacente do problema em particular. Existem muitas dessas análises e, para obter mais detalhes, o leitor deve consultar a seção de leitura adicional no final do capítulo. A finalidade da análise é proporcionar informações detalhadas sobre as relações entre as diferentes partes do complexo dentofacial:

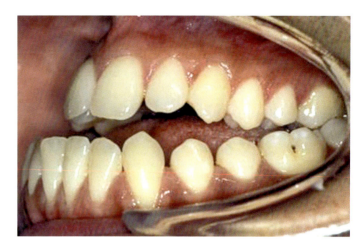

Fig. 21.6 Maloclusão de Classe III mostrando compensação dentoalveolar. Nesse caso, o lábio inferior inclinou os incisivos inferiores para trás, e os incisivos superiores foram inclinados para a frente pela língua.

- crânio e base do crânio
- complexo nasomaxilar
- mandíbula
- dentição superior
- dentição inferior

A detecção de qualquer desequilíbrio e desproporção nessas relações dentofaciais baseia-se na comparação dos dados para o indivíduo com os chamados dados normais. Esses dados normais precisam, portanto, ser relevantes para o paciente tratado em termos de idade, gênero e antecedentes raciais.

21.4.5 Imagens tridimensionais

Os avanços recentes na tecnologia de imagem significam que agora é possível capturar as relações dentofaciais usando sistemas de imagens tridimensionais (3D) encontrados no comércio. Podem ser varreduras por TC, por *laser* e técnicas não invasivas baseadas na visão, como estereofotogrametria (ver mais detalhes na seção sobre leitura adicional). Essa abordagem permite a avaliação mais detalhada da fonte e da magnitude de qualquer deformidade, assim como da capacidade de examinar precisamente o desfecho clínico do tratamento. Conforme mais dados clínicos ficam disponíveis, esses sistemas também podem ser usados rotineiramente no processo de planejamento.

21.5 Planejamento

Usando a informação reunida na anamnese, no plano de tratamento e nos registros de diagnóstico, deve ser possível criar uma lista de problemas, seguidos pelos objetivos de tratamento. Isso é discutido em mais detalhe no capítulo 7, Seções 7.3 e 7.4. Uma vez que os objetivos do tratamento são identificados, os vários especialistas envolvidos nos casos devem considerar, como uma equipe, as vantagens e desvantagens de diferentes abordagens ao tratamento.

Uma das responsabilidades do ortodontista no processo de planejamento é considerar a reversão de qualquer descompensação dentoalveolar. Nem sempre é possível e desejável descompensar completamente os incisivos. Por exemplo, a sínfise mandibular estreita e/ou tecidos periodontais labiais podem impossibilitar a descompensação total sem comprometer o suporte periodontal em torno dos dentes. A figura 21.7 mostra os incisivos inferiores descompensados até sua angulação ideal, mas que resultaram em perfuração da placa labial, produzindo recessão gengival.

Um dos objetivos do princípio da combinação de Ortodontia e Cirurgia ortognática é obter a estética facial ideal. Isso significa o posi-

Ortodontia e cirurgia ortognática

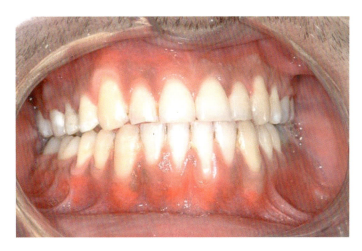

Fig. 21.7 Os problemas periodontais associado à inclinação dos incisivos inferiores para a frente durante a descompensação em caso de Classe III esquelética.

cionamento adequado dos tecidos nas três dimensões. A dificuldade é que o tratamento visa, na verdade, o posicionamento de tecidos duros: o ortodontista posiciona os dentes e o cirurgião posiciona o esqueleto facial. A precisão para prever as alterações de tecidos moles em resposta ao tratamento dos tecidos duros não é uma arte exata, porque os tecidos duros e moles não se movem na proporção 1:1.

O planejamento pode ser realizado com uma combinação de traçados cefalométricos e modelos dentais. Um *software* pode prever as prováveis respostas dos tecidos moles, de modo que quando os movimentos ortodônticos e cirúrgicos são realizados virtualmente no computador, o perfil provável do tecido mole pode ser produzido. No passado, alguns profissionais de saúde usavam um negativo aumentado de foto do paciente que encaixava em sua radiografia. A foto podia, então, ser cortada para aproximar os efeitos dos movimentos cirúrgicos planejados no tecido mole, para avaliar o resultado estético do plano proposto. No entanto, usando o *software* especializado de planejamento, agora é possível ligar a fotografia digital do paciente com seu traçado cefalométrico, de modo que sua imagem possa ser automaticamente "adaptada" em resposta aos movimentos cirúrgicos e ortodônticos planejados (Fig. 21.8).

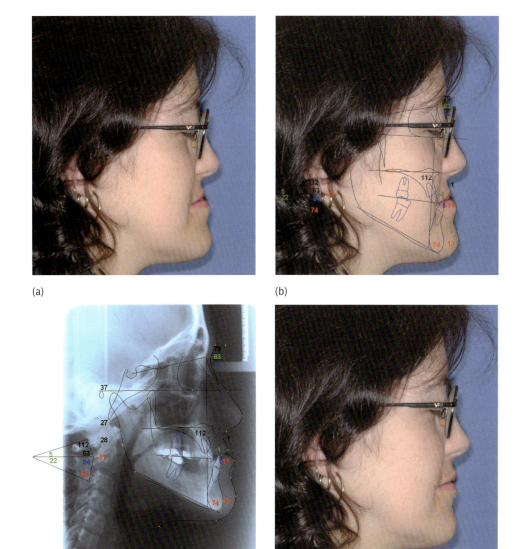

Fig. 21.8 Previsões por computador. Uso do *software* Dolphin Imaging® para prever a aparência facial do plano proposto para o paciente mostrado na figura 21.1. O plano proposto é avanço maxilar de Le Fort I de 5 mm e inversão de divisão sagital mandibular de 3 mm. O resultado real da cirurgia é mostrado na figura 21.16. (a) Fotografia facial lateral antes do tratamento. (b) Análise sobreposta sobre a fotografia facial lateral. (c) Análise sobreposta na radiografia cefalométrica. (d) Previsão de computador do plano proposto.

Essas previsões são apenas tão boas quanto os dados em que se baseiam, mas dão aos clínicos a ideia da exequibilidade e do provável sucesso de diferentes planos de tratamento. A predição computadorizada pode ser mostrada ao paciente para dar uma ideia melhor do desfecho possível, mas é preciso que fique claro que isso é simplesmente uma previsão e não uma garantia do desfecho final.

21.6 Procedimentos cirúrgicos comuns

Aqui, está incluída apenas uma das técnicas cirúrgicas mais populares. Outras informações são encontradas na literatura mencionada na seção de leitura adicional.

Como a estética é muito importante, sempre que possível, deve-se usar uma abordagem intrabucal para evitar cicatrizes. Os procedimentos segmentares têm mais morbidade, pois o dano aos dentes e a interrupção da irrigação sanguínea para um segmento são mais prováveis.

21.6.1 Procedimentos maxilares

Procedimentos segmentares

Um e mais dentes e seu osso de apoio podem ser movidos como procedimento segmentar. A técnica de Wassmund envolve o movimento do segmento pré-maxilar superior, de incisivos e caninos, como um bloco, seja distalmente para reduzir o trespasse horizontal maior ou para cima para reduzir a exposição excessiva do incisivo superior. Atualmente, o procedimento de Le Fort I é mais realizado e a maxila é dividida em segmentos a partir de cima.

Le Fort I (Fig. 21.9)

Esta é a técnica mais usada. O acesso-padrão é uma incisão em ferradura da mucosa vestibular e do osso subjacente, que resulta em formação de pedículo na maxila na irrigação dos tecidos moles palatinos. A maxila pode ser movida para cima (após a remoção do osso interveniente), para baixo (com o enxerto ósseo interposicional) e para a frente. O movimento da maxila para trás não é factível na prática. Quando há preocupação quanto à irrigação sanguínea dos vasos palatinos, o acesso vestibular pode ser realizado por meio de pequenas incisões verticais e tunelização da mucosa, mas isso dificulta o uso de placa e pode aumentar a probabilidade de recidiva.

Le Fort II

É usada para obter o avanço do terço médio da face. A cirurgia é mais extensa para o Le Fort I e, portanto, acarreta mais riscos.

Le Fort III

Em geral, esta técnica requer elevação de retalho bicoronal e é usada no tratamento de anomalias craniofaciais.

Expansão palatina rápida cirúrgica assistida (SARPE)

A correção estável da dimensão transversal é notavelmente difícil na SARPE, que visa abordar o problema transversal sem que resulte em cirurgia segmentar da maxila e seus riscos inerentes. Ela envolve corticotomias e o uso de expansor palatino rápido para alargar com velocidade a arcada superior. Embora seja descrita com frequência como uma forma de distensão osteogênica (veja Seção 21.6.4), isso não é totalmente verdadeiro, porque o dispositivo é ativado imediatamente em vez de se esperar a formação de calo ósseo.

21.6.2 Procedimentos mandibulares

Procedimentos de ramo

As técnicas de ramo mais usadas são as descritas a seguir.

Osteotomia subsigmóidea vertical

É usada para o prognatismo mandibular e envolve a corte óssea da incisura sigmoide até a borda inferior. Isso pode ser realizado por via bucal, usando instrumentos especiais, e por via extrabucal usando instrumentos padrão à custa de uma cicatriz.

Osteotomia de divisão sagital (Fig. 21.10)

Esse procedimento pode ser usado para avançar e empurrar a mandíbula de volta para corrigir assimetria leve. O corte ósseo estende-se obliquamente de cima da língua, através da região retromolar, e verticalmente, para baixo até a placa vestibular na borda inferior. A principal complicação é a lesão no nervo alveolar inferior.

Osteotomia do corpo

Essa operação é útil se houver um espaço natural na arcada inferior anterior ao forame mentual em paciente com prognatismo mandibular. Raramente é usada.

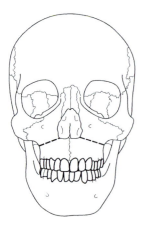
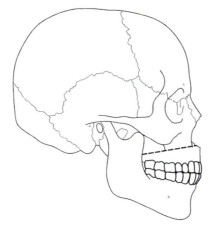

Fig. 21.9 Diagrama mostrando a posição das incisões cirúrgicas (linhas tracejadas) em procedimento de Le Fort I.

Ortodontia e cirurgia ortognática

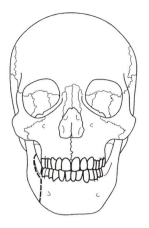
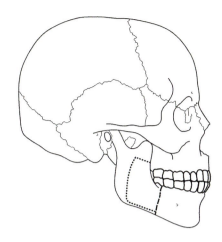

Fig. 21.10 Diagrama que mostra a posição das incisões cirúrgicas (linhas tracejadas e pontilhadas) para osteotomia de divisão sagital.

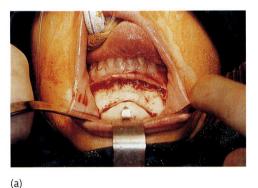
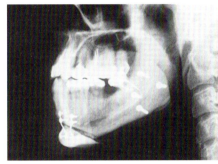

(a)   (b)

Fig. 21.11 (a) Realização de genioplastia. (b) Radiografia cefalométrica lateral de paciente submetido à genioplastia, além de procedimento de ramo de divisão sagital (note as placas que prendem a genioplastia).

Genioplastia (Fig. 21.11)

A ponta do mento pode ser movida em quase qualquer direção, limitada pelo contato ósseo deslizante e o pedículo muscular. Essa técnica pode, às vezes, ser empregada como procedimento de mascaramento, evitando um tratamento mais complexo (p. ex., assimetria mandibular leve).

Enxerto de cartilagem pós-condilar

Essa técnica difere daquelas discultidas anteriormente, porque em geral é utilizada para correção de retrognatia grave nas crianças em fase de crescimento. A inserção de um bloco de cartilagem cadavérica e autóloga atrás da cabeça do côndilo pode produzir resultados análogos ao tratamento instantâneo com aparelho funcional nas maloclusões de Classe II, divisão 1, com remodelação da fossa condilar e, surpreendentemente, muito poucas reações adversas. Contudo, essa abordagem pode requerer múltiplas intervenções para se obter resultado adequado, e a cirurgia ortognática definitiva ainda pode ser necessária.

21.6.3 Cirurgia bimaxilar

Muitos pacientes precisam de cirurgia em ambos os maxilares para corrigir a discrepância esquelética subjacente (veja caso clínico ilustrado nas Figs. 21.1, 21.8, 21.12 e 21.16).

21.6.4 Osteogênese por distração

Uma das dificuldades impostas pelo tratamento de deformidades craniofaciais congênitas são das limitações dos tecidos moles sobre a quantidade de movimento que se pode atingir. Embora o problema tenha sido abordado em determinada extensão pelo uso de expansores teciduais, a introdução de osteogênese por distração "lenta" no tratamento de deformidade do membro abriu uma oportunidade rica para a conduta das anomalias craniofaciais. Basicamente, esse processo envolve a aplicação de aumento de tração nas extremidades osteotomizadas. Como resultado, surge tensão no calo de consolidação e a neoformação óssea é estimulada na direção da tração. Assim, essa técnica evita os problemas de coleta e manutenção de um enxerto ósseo viável no tratamento de deficiências e, além disso, as forças também atuam nos tecidos moles circundantes, que levam a alterações adaptativas denominadas histogênese por tração. A osteogênese por distração é benéfica para corrigir deformidade grave na criança em fase crescimento e se espera que ajude a reduzir o número de procedimentos cirúrgicos antes necessários para tratar essas crianças.

Embora esse sistema ainda esteja em processo de desenvolvimento, até 20 mm de comprimento mandibular adicional foi obtido em alguns trabalhos e a técnica pode ser usada para a correção de deformidades cranianas e do terço médio da face. No início, foram usados fixadores externos, mas agora há um número crescente de dispositivos intrabucais que reduzem o risco de cicatrização extrabucal. Os possíveis problemas dos dispositivos – desconforto, dificuldade para atingir o vetor de força correto e a necessidade da boa cooperação do paciente – significaram que essa técnica foi considerada uma substituição das osteotomias convencionais em casos de rotina. Contudo, os casos que antes se consideravam estar além do escopo do tratamento ortognático (principalmente devido às restrições dos tecidos moles) podem, agora, ser tratados.

Ortodontia Básica

21.7 Sequência de tratamento

21.7.1 Exodontias

As exodontias podem ser necessárias para diminuir o apinhamento, nivelar os arcos e para permitir a correção da inclinação dos incisivos (descompensação). Além disso, o cirurgião pode desejar extrair terceiros molares não irrompidos antes de iniciar o tratamento, caso eles interfiram no futuro local da osteotomia. Isso é particularmente verdadeiro para a cirurgia de ramo mandibular.

21.7.2 Ortodontia pré-cirúrgica

Existem quatro objetivos para a ortodontia pré-cirúrgica.

- Alinhamento e nivelamento.
- Coordenação.
- Descompensação.
- Criação de espaço para a osteotomia quando for necessária a cirurgia segmentar.

A Ortodontia pré-cirúrgica é realizada com aparelhos fixos para permitir o posicionamento anteroposterior e vertical correto dos incisivos. Isso permite que os movimento cirúrgicos ocorram. Os aparelhos fixos também atuam como método de fixação intermaxilar intraoperatória e como meio de ligar elásticos intermaxilares usados no pós-operatório.

A descompensação é feita para corrigir as angulações dos incisivos. Há tendência de que a descompensação durante a Ortodontia pré-cirúrgica piore a aparência facial do paciente, porque a extensão total da discrepância esquelética torna-se clara (Fig. 21.12). O paciente deve ser avisado disso antes do início do tratamento e tranquilizado de que é algo temporário até que a cirurgia seja concluída.

Tradicionalmente, a maioria do tratamento ortodôntico é realizada antes da cirurgia, produzindo arcada razoavelmente bem-alinhadas, niveladas, coordenadas e descompensadas. A vantagem dessa modalidade é oferecer uma fase mais preditiva e um planejamento mais preciso imediatamente antes da cirurgia. Uma visão alternativa é que se deve realizar procedimentos ortodôntico mínimo antes da cirurgia, porque o ambiente do tecido mole pode ser mais condutivo aos movimentos ortodônticos, uma vez que o padrão esquelético seja corrigido.

Mesmo quando a maior parte do tratamento ortodôntico é realizada antes da cirurgia, há alguns movimentos mais fáceis de realizar após a cirurgia. São exemplos o nivelamento da arcada inferior nos casos de Classe II divisão 2, nos quais a extrusão dos pré-molares após a cirurgia é mais simples e também a expansão e a contração para corrigir as mordicas cruzadas posteriores.

21.7.3 Preparo para a cirurgia

A Ortodontia pré-cirúrgica demora cerca de 12 a 18 meses, dependendo da complexidade do caso. No final desse estágio, um novo conjunto de registros é realizado – modelos, fotos, radiografias – para verificar se os movimentos pré-cirúrgicos foram atingidos e para modificar e confirmar o plano cirúrgico. São colocados arcos rígidos de aço inoxi-

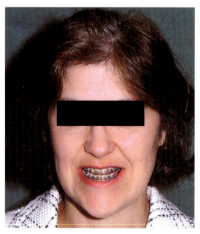
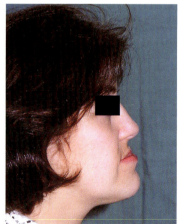

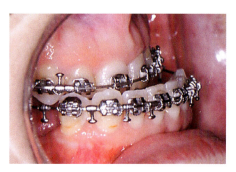
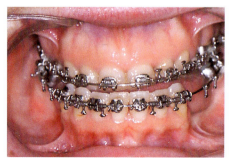
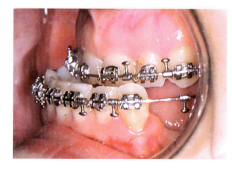

Fig. 21.12 Final da Ortodontia pré-curúrgica. Paciente I.E. (da Fig. 21.1) agora está descompensada para a cirurgia. Note os incisivos inferiores eretos e a piora associada da estética facial devido à protrusão do lábio inferior. A paciente foi avisada sobre essa piora temporária do perfil antes da cirurgia.

Ortodontia e cirurgia ortognática

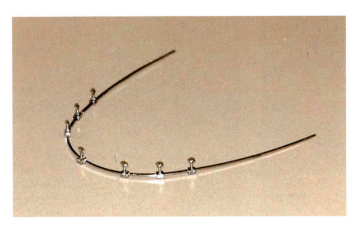

Fig. 21.13 Ganchos dobráveis adicionados ao arco. Eles podem ser usados para fixação intermaxilar durante a cirurgia e para a ligação dos elásticos intermaxilares no pós-operatório.

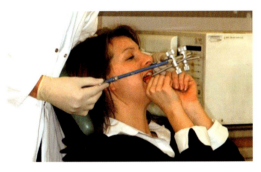

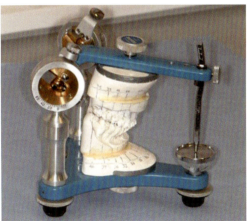

Fig. 21.14 Cirurgia com modelo. Faz-se um registro em arco facial e os modelos são montados em articulador semiajustável.

dável. A fixação intermaxilar é necessária durante a cirurgia, de modo que os ganchos são, em geral, adicionados ao arco (Fig. 21.13). Alternativamente, o ortodontista pode usar bráquetes que incorporem um gancho em cada dente desde o início.

São produzidos modelos de estudo que podem ser usados de modelo cirúrgico para mimetizar o plano cirúrgico. O modelo é realizado para verificar se os movimentos cirúrgicos planejados são apropriados e para permitir a construção de placas intermaxilares. Essas placas de acrílico são usadas durante a cirurgia para auxiliar o cirurgião a posicionar os maxilares corretamente. O registro com arco facial é necessário para montar os modelos em um articulador semiajustável para procedimentos ma-

- Edema.
- Contusão.
- Dor.
- Perda ou alteração da sensibilidade nervosa.
- Infecção.
- Hemorragia.
- Náusea e vômitos.
- Redução da função mandibular.
- Recidiva.
- Possível necessidade de remoção de placas no futuro.

Fig. 21.15 Possíveis riscos da cirurgia ortognática. Eles dependem do tipo e da extensão da cirurgia.

xilares simples e bimaxilares (Fig. 21.14). Se os côndilos precisarem ser separados da dentição só por meio de cirurgia mandibular, o articulador semiajustável (e, portanto, o registro de arco facial) não é necessário.

21.7.4 Cirurgia

Esse procedimento é hospitalar e em geral envolve permanência de 2 a 4 dias no hospital, dependendo da complexidade da cirurgia. No passado, os pacientes recebiam fios intermaxilares para fixar os segmentos ósseos no local durante a cicatrização. Isso significa que a maxila e mandíbula do paciente eram fixadas unidas por 6 semanas. Isso raramente é necessário agora, devido à introdução de pequenas placas ósseas usadas para fixar segmentos ósseos de modo semirrígido na maxila e ao uso de placas e/ou parafusos na mandíbula. Isso reduziu significativamente a morbidade pós-operatória com menos risco para as vias aéreas, mobilização precoce dos maxilares, retorno da boa dieta e facilidade de higiene bucal. Isso significou melhor tolerância ao procedimento e resultou em melhor estabilidade óssea final.

Uma breve descrição dos procedimentos cirúrgicos comuns foi apresentada na Seção 21.6. A cirurgia acarreta alguns riscos, cuja natureza exata depende do procedimento realizado. Esses riscos devem ser explicados pelo cirurgião antes de iniciar qualquer tratamento, como parte do processo do consentimento livre e esclarecido (Fig. 21.15).

21.7.5 Ortodontia pós-cirúrgica

Imediatamente após a cirurgia, o paciente, em geral, usa tração intermaxilares para direcionar as arcadas dentárias para a posição desejada. Os objetivos da ortodontia pós-cirúrgica estão descritas a seguir:

- Concluir qualquer movimento não realizado antes da cirurgia (p. ex., correção de mordida cruzada posterior e nivelamento por extrusão dos pré-molares).
- Paralelização das raízes em qualquer local de osteotomia segmentar.
- Detalhamento e assentamento.

Em poucas semanas, fios de aço inoxidável redondos e mais leves são usados em conjunto com os elásticos intermaxilares para auxiliar o assentamento. Os detalhes finais podem então ser realizados de modo a produzir uma oclusão com boa interdigitação (veja Fig. 21.16).

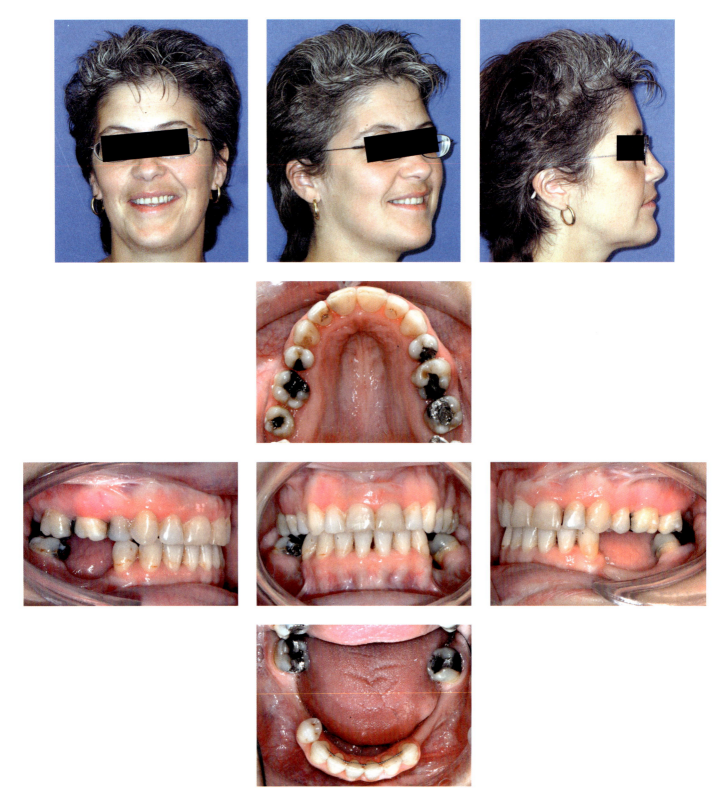

Fig. 21.16 Final do tratamento depois dos procedimentos ortodônticos e osteotomia bimaxilar. Fotografias do final do tratamento da paciente mostrada nas figuras 21.1, 21.8 e 21.12.

21.8 Retenção e recidiva

Os retentores ortodônticos são usados para manter os dentes na posição correta no final do tratamento, assim como linhas similares como no tratamento com aparelho fixo convencional (veja Cap. 16). No entanto, além dos fatores usuais de recidiva, há outros fatores etiológicos na combinação de Ortodontia e Cirurgia ortognática.

21.8.1 Fatores cirúrgicos

- Planejamento deficitário.
- Tamanho do movimento exigido. O movimento de mais de 5 ou 6 mm da maxila em qualquer direção é mais suscetível à recidiva e o da mandíbula, com mais de 8 mm.
- Direção do movimento exigido (veja Tabela 21.2).
- Tração da cabeça condilar para fora da fossa glenoide durante a cirurgia.
- Fixação inadequada.

21.8.2 Fatores ortognáticos

- Planejamento deficitário.
- O movimento dos dentes para zonas de pressão de tecidos moles leva à recidiva quando os aparelhos são removidos. Portanto, o tratamento deve ser planejado de modo a garantir que os dentes fiquem em uma região de equilíbrio de tecidos moles no pós-operatório e que os lábios sejam competentes.
- A extrusão dos dentes durante o alinhamento tende à recidiva pós-tratamento.
- Os hábitos de tecidos moles, por exemplo, pressão da língua, podem persistir, levando à recidiva da mordida aberta anterior.

21.8.3 Fatores do paciente

- A natureza do problema, por exemplo, mordidas abertas anteriores associadas a comportamento anormal do tecido mole torna notoriamente difícil tratar com êxito e têm potencial acentuado de recidiva, sendo que os pacientes devem ser avisados disso antes do tratamento.
- Os movimentos que põem os tecidos moles sob tensão, como na correção de deficiências, são mais suscetíveis à recidiva.
- Nos pacientes com fenda labiopalatina, o avanço da maxila é difícil e propenso à recidiva, devido ao tecido cicatricial do reparo primário.
- A inobservância do tratamento, por exemplo, o paciente não usa a tração com elásticos intermaxilares, conforme as instruções.

Tabela 21.2 Estabilidade da cirurgia ortognática. Baseado no artigo de Proffit et al. (1996)

Mais estável

Impactação maxilar

Avanço da mandíbula

Genioplastia (qualquer direção)

Avanço da maxila

Correção da assimetria da maxila

Impactação maxilar com avanço mandibular

Avanço maxilar com recuo mandibular

Correção da assimetria mandibular

Recuo mandibular

Movimento da maxila para baixo

Expansão cirúrgica da maxila

Menos estável

Pontos essenciais

- A cirurgia ortognática visa a correção da deformidade dentofacial.
- É indicada para pacientes que têm problema esquelético grave e dentoalveolar muito grave, que está além do escopo da Ortodontia isolada.
- Planejamento e tratamento devem ser realizados de maneira interdisciplinar.
- A sequência típica de tratamento é exodontias, fase de Ortodontia pré-cirúrgica, cirurgia e a seguir, uma fase menor de Ortodontia pós-cirúrgica.
- Os objetivos da Ortodontia pré-cirúrgica são alinhamento e nivelamento, coordenação das arcadas dentárias, descompensação e criação de espaço para osteotomias quando se realiza cirurgia segmentar.
- Aparelhos fixos são usados para atingir os objetivos pré-cirúrgicos, proporcionar um método de fixação intermaxilares durante a cirurgia e oferecer um meio de conectar os elásticos intermaxilares no pós-operatório.
- A ortodontia pós-cirúrgica visa corrigir movimentos não realizados na cirurgia, paralelização das raízes em qualquer local de osteotomia segmentar e acertar detalhes e assentamento.

Ortodontia Básica

Fontes principais e leitura adicional

Cunningham, S. J. and Feinmann, C. (1998). Psychological assessment of patients requiring orthognathic surgery and the relevance of body dysmorphic disorder. *British Journal of Orthodontics*, 25, 293-8.

Artigo que alerta o profissional para o transtorno dismórfico corporal.

Hajeer, M. Y., Millett, D. T., Ayoub, A. F., and Siebert, J. P. (2004). Applications of 3D imaging in orthodontics: Part I. *Journal of Orthodontics*, 31, 62-70.

É discutido o panorama dos novos sistemas de imagens tridimensionais.

Harris, M. and eynolds, I. R. (1991). *Fundamentals of Orthognathic Surgery. Saunders*, London.

Descrição concisa, porém completa, do assunto para aqueles que têm pouca base no campo.

Hunt, N. P. and Rudge, S. J. (1984). Facial profile and orthognathic surgery. *British Journal or Orthodontics*, 11, 126-36.

Relato detalhado da avaliação do pacientes para cirurgia ortognática.

Lee, R. T. (1994). The benefits of post-surgical orthodontic treatment. *British Journal or Orthodontics,* 21, 265-74 .

Discussão sobre as possíveis vantagens de realizar tratamento ortodôntico mínimo antes da cirurgia.

Proffit, W.R., Turvey, T. A., and Phillips, C. (1996). Orthognathic surgery: a hierarchy of stability. *International Journal of Adult Orthodontics and Surgery*, 11, 191-204.

Proffit, W.R., White, R. P., and Sarver, D. M. (2003). *Contemporary Treatment of Dentofacial Deformity. Mosby*, St Louis, MO.

Este livro é altamente recomendado para aqueles que desejam mais informações sobre este assunto. É uma descrição abrangente e bem escrita do tratamento da deformidade dentofacial.

Sandy, J. R., Irvine, G. H., and Leach, A. (2001). Update on orthognathic surgery. *Dental Update*. 28, 337-45.

Artigo bem ilustrado que demonstra os conceitos básicos da combinação de ortodontia e cirurgia ortognática.

As referências deste capítulo também podem ser encontradas em www.oup.com/uk/orc/bin/9780198568124. Sempre que possível, elas serão apresentadas como links ativos que o guiarão para a versão digital deste trabalho, facilitando o estudo daí em diante. Se você é assinante da revista (pessoal ou por alguma instituição), e dependendo do seu nível de acesso, você pode usar o resumo ou o texto completo quando disponível. Esperamos que esse seja um recurso útil para seus estudos e pesquisas bibliográficas.

22
Fenda labial com palato e outras anomalias craniofaciais

Conteúdo do capítulo

22.1	**Prevalência**	244
22.1.1	Lábio e palato	244
22.1.2	Fenda isolada do palato secundário	244
22.2	**Etiologia**	244
22.3	**Classificação**	244
22.4	**Problemas de tratamento**	244
22.4.1	Anomalias congênitas	244
22.4.2	Distorções pós-cirúrgicas	245
22.4.3	Audição e fala	245
22.4.4	Outras anormalidades congênitas	246
22.4.5	Anomalias dentais	246
22.5	**Coordenação do atendimento**	247
22.6	**Tratamento**	247
22.6.1	Ao nascimento	247
22.6.2	Reparo labial	247
22.6.3	Reparo palato	248
22.6.4	Dentição primária	248
22.6.5	Dentição mista	248
22.6.6	Dentição permanente	251
22.6.7	Conclusão do nascimento	251
22.7	**Inspeção do tratamento do palato fendido**	251
22.8	**Outras anomalias craniofaciais**	251
22.8.1	Microssomia hemifacial	251
22.8.2	Síndrome de Treacher-Collins	252
22.8.3	Anomalia de Pierre-Robin	252
22.8.4	Craniossinostoses	252
Fontes principais e leitura adicional		252

22.1 Prevalência

A fenda labial com palato fendido é a malformação mais comum, compreendendo 65% de todas as anomalias que afetam a cabeça e o pescoço. Existem dois tipos distintos de anomalia com fenda; fenda labial com e sem palato fendido, e palato fendido isolado, que resulta da não fusão em dois estágios distintos do desenvolvimento dentofacial.

22.1.1 Lábio e palato

A prevalência de fenda labial com palato fendido varia geograficamente e entre distintos grupos raciais. Entre os caucasoides, essa anomalia ocorre em cerca de um em cada 750 nascimentos vivos. No entanto, a prevalência está aumentando. A história familiar pode ser encontrada em 40% dos casos de fenda labial com e sem palato fendido, e o risco de pais não afetados terem outra criança com essa anomalia é um em 20. Os homens são mais afetados do que as mulheres, e o lado esquerdo é mais comum do que o direito. Curiosamente, a gravidade da fenda em geral é mais acentuada quando surge na variante menos comum.

> **Riscos genéticos de fenda labial e palato fendido**
>
> **Pacientes sem fenda, mas com uma criança afetada**: risco para a primeira criança = 1:25 (4%).
>
> **Um dos pais com FLPF**: risco para a primeira criança = 1:50 (2%).
>
> **Um dos pais com FLPF e primeira criança com FLPF**: risco para a próxima (está ilegível:verificar) criança = 1:10 (10%).
>
> **Ambos os pais afetados**: risco para a primeira criança = 3:5 (60%).

22.1.2 Fenda isolada do palato secundário (duro)

A fenda isolada ocorre em aproximadamente um em 2.000 nascimentos vivos e com mais frequência nas mulheres do que nos homens. As fendas do palato secundário têm um ilegível componente genético, com história familiar em cerca de 20% ilegível risco reduzido de outra criança afetada em pais ilegível.

O palato fendido isolado é encontrado também como característica de síndromes, inclusive de Down, Treacher-Collins, Pierre-Robin e Klippel-Fiel.

22.2 Etiologia

No desenvolvimento normal a fusão dos processos embriolóigicos que compreendem o lábio superior ocorre mais ou menos na sexta semana de vida intrauterina. A "virada para cima" das prateleiras palatinas (palato primário) da posição vertical para a horizontal seguida pela fusão para formar o palato secundário ocorre perto da oitava semana. Antes que a fusão ocorra, os processos embriológicos devem crescer até entrarem em contato. A seguir, o colapso do epitélio sobrejacente é acompanhado pela invasão de mesênquima. Para que esse processo seja bem-sucedido, é preciso que vários fatores interajam na hora certa. A tendência hereditária de prateleiras palatias curtas, por exemplo, pode ser compensada (até certo grau) pelo superdesenvolvimento de outros fatores. Se um desses fatores também for afetado e sobrevier

uma agressão ambiental na ocasião da formação do palato, pode resultar uma fenda. Assim sendo, a fenda labial com palato fendido é descrita como hereditariedade poligênica com um limiar. O fator ambiental, por exemplo, medicação anticonvulsivante, deficiência de ácido fólico e terapia com esteroides pode, assim, precipitar o feto para o limiar.

Supõe-se que o palato fendido isolado é mais comum em mulheres do que em homens, porque a transposição das prateleiras palatinas ocorre ilegível no feto feminino. Assim, há maior oportunidade de agressão ambiental que afete a elevação bem-sucedida, que é feita pelo alargamento da face em resposta ao crescimento do ilegível interveniente (veja Cap. 4, Seção 4.2.4).

22.3 Classificação

Existem várias classificações, mas, em decorrência da grande variação das apresentações clínicas, na prática, com frequência, é preferível descrever a deformidade que se apresenta em palavras (Fig. 22.1).

22.4 Problemas de tratamento

22.4.1 Anomalias congênitas

As perturbações do desenvolvimento dental e esquelético causadas pelo processo da fenda propriamente dito depende do local onde ocorre e de sua gravidade.

Só lábio

O efeito desse tipo é pequeno, embora às vezes, seja possível observar a incisura do ilegível adjacente à fenda labial.

Fenda labial com palato e outras anomalias craniofaciais

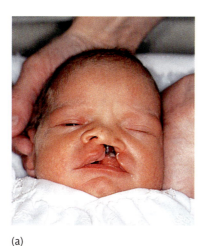

(a)

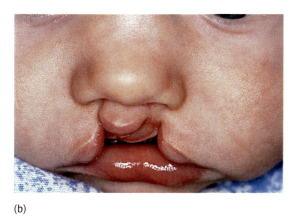

(b)

Fig. 22.1 (a) Bebê com fenda labial com palato fendido unilateral completa no lado esquerdo; (b) bebê com fenda labial bilateral incompleta.

Lábio e alvéolo

A fenda unilateral do lábio e do alvéolo não é usualmente associada a deslocamento segmentar. Contudo, nos casos bilaterais, a pré-maxila pode estar girada para frente. O incisivo lateral do lado da fenda pode apresentar algumas das seguintes anomalias:

- ausência congênita;
- anormalidade do tamanho e/ou forma do dente;
- defeitos de esmalte;
- dois dentes cônicos, um de cada lado da fenda.

Lábio e palato

Nas fendas unilaterais, normalmente se observam rotação e colapso de ambos os segmentos para dentro na parte anterior, embora isso seja mais acentuado do lado esquerdo (o segmento menor). Nas fendas bilaterais, ambos os segmentos laterais em geral estão em colapso atrás da pré-maxila proeminente (Fig. 22.2).

Só palato

Em geral, observa-se um alargamento posterior do arco dental.

Demonstrou-se que os indivíduos com fenda têm perfil mais côncavo, e ainda que um certo grau disso se deva à restrição do crescimento (ver abaixo), a pesquisa indica que os pacientes com fenda tendem a

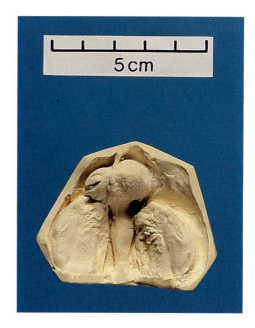

Fig. 22.2 Modelo superior de fenda labial com palato fendido bilateral completa, que mostra o colapso dos segmentos laterais para dentro, atrás do segmento pré-maxilar.

ter maxila e mandíbula mais retrognáticas e também parte superior da face reduzida em comparação com a população normal.

22.4.2 Distorções pós-cirúrgicas

Os estudos com indivíduos com fendas não operadas (em geral nos países do Terceiro Mundo) mostram que eles não têm restrição significativa do crescimento facial, embora exista falta de desenvolvimento na região da fenda propriamente dita, possivelmente devido à hipoplasia tecidual. Ao contrário, os indivíduos submetidos a reparo cirúrgico de fenda labial com palato fendido apresentam restrição marcante do crescimento anteroposterior e transversal da parte mediana da face (Fig. 22.3). Isso é atribuído ao efeito de contenção do tecido cicatricial que resulta de intervenção cirúrgica. Estimou-se que cerca de 40% dos pacientes com fenda apresentam retrusão maxilar acentuada. A limitação do crescimento vertical da maxila acoplado à tendência de maior aumento da altura inferior da face resulta em espaço interoclusal excessivo e, com frequência, sobrefechamento (Fig. 22.4).

22.4.3 Audição e fala

O desenvolvimento da fala é afetado adversamente pela presença de fístulas no palato (Fig. 22.5) e pela insuficiência velofaríngea (na qual palato mole não é capaz de fazer contato adequado com a parte de trás da faringe para fechar a via aérea nasal).

Uma fenda que envolve a parte posterior do palato duro e mole também envolve os músculos tensores do véu palatino, que agem na tuba auditiva (trompa de Eustáquio). Isso predispõe o paciente a problemas de ventilação da orelha média (conhecidos coloquial como "otite média"). Obviamente, as dificuldades de audição também retardam o desenvolvimento da fala das crianças. Portanto, o tratamento da criança com fenda que envolve a parte posterior do palato deve incluir avaliação auditiva e miringotomia com ou sem tubos de ventilação, conforme a indicação.

Ortodontia Básica

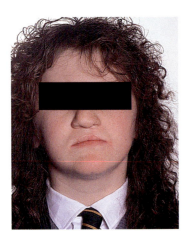
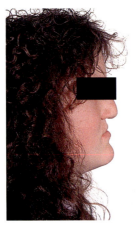
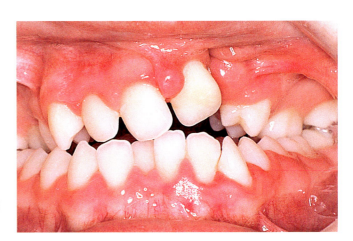

Fig. 22.3 Paciente com fenda labial com palato fendido unilateral reparada do lado esquerdo, mostrando a retrusão da parte mediana da face.

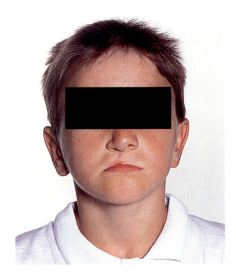

Fig. 22.4 Paciente com fenda labial com palato fendido reparada do lado direito que teve um grau de sobrefechamento, que se acredita ser devido ao efeito contensor do reparo primário sobre o crescimento vertical..

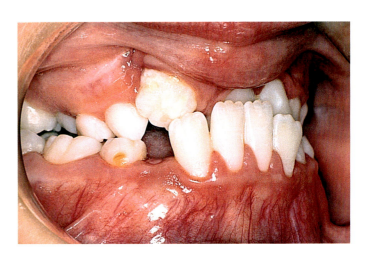

Fig. 22.6 Fenda labial com palato fendido bilateral reparada com incisivo lateral superior ausente e hipoplasia do central incisivo superior direito.

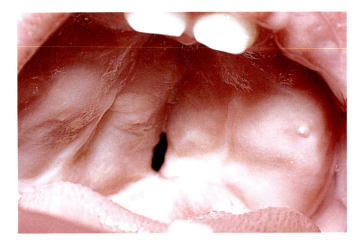

Fig. 22.5 Fístula palatal residual.

22.4.4 Outras anomalias congênitas

Aproximadamente 20% dos bebês com anomalias de fenda, em especial com fenda do palato relacionada, também têm anormalidades associadas, com mais frequência no coração e nos membros.

22.4.5 Anomalias dentais

Além dos efeitos sobre os dentes na região comentada acima, as anomalias seguintes são mais prevalentes na dentição remanescente:

- erupção tardia (a demora aumenta a gravidade da fenda);
- hipodontia;
- redução geral do tamanho dos dentes;
- anormalidades de tamanho e forma do dente (Fig. 22.6);
- defeitos do esmalte.

22.5 Coordenação do atendimento

Para minimizar o número de visitas ao hospital e garantir o tratamento interdisciplinar integrado, é essencial empregar uma abordagem de equipe com várias especialidades. Para formar um time de especialistas e para a inspeção expressiva, é preciso estar centralizado em uma região. Os membros em geral incluem:

- ortodontista;
- cirurgião de fendas;
- psicólogo;
- fonoaudiólogo;
- cirurgião otorrinolaringologista (OTL);
- agente de saúde.

22.6 Tratamento

Agora é prática aceita que os pacientes com fenda labial e/ou palato fendido devem ser tratados com um protocolo padronizado. O fundamento para tanto é duplo. Primeiro, um esquema padrão reduz a tentação de procedimento cirúrgicos adicionais de "retoque", cujos benefícios são limitados. Um protocolo padrão também permite a inspeção benéfica do desfecho de todos os aspectos do tratamento da fenda e, portanto, leva ao refinamento da conduta para as gerações subsequentes de crianças com fenda (veja Seção 22.7).

22.6.1 Ao nascimento

Com a melhora da triagem fetal com ultrassom, uma proporção crescente de fendas são detectadas no pré-natal. Isso tem a vantagem de que os pais podem ser aconselhados e preparadas para a chegada de uma criança com fenda. Caso contrário, o nascimento de um bebê com essa anomalia pode ser um choque e um desapontamento para os pais. É comum que eles tenham sentimento de culpa e precisam de tempo para se recuperar a perda emocional do filho "normal" que previam. É importante fornecer apoio para a mãe nessa ocasião para garantir que a ligação se desenvolva normalmente e que exista ajuda imediata desses lactantes com palato fendido. Isso é em geral proporcionado por um agente de saúde treinado em fendas. Como a criança com fenda tem dificuldade de mamar, a mamadeira e o bico que direciona o fluxo de leite para o interior da boca é benéfico, por exemplo, mamadeira mole que pode ser comprimida (Fig. 22.7). Uma explicação inicial dos membros da equipe de fenda sobre o futuro tratamento e as possibilidades do moderno tratamento é muito bem-vinda pelos pais. Outros tipos de apoio podem ser obtidos no CLAPA (the Cleft Lip and Palate Association), que é um grupo voluntário que compreendem pais e indivíduos com fenda (Fig. 22.8).

Alguns centros ainda defendem o uso de placas de acrílico para ajudar a alimentação e para mover os segmentos fendidos deslocados ativamente para frente, em relação mais normal, para auxiliar a aposição cirúrgica subsequente. Essa abordagem, que é conhecida como ortopedia pré-cirúrgica, está caindo de moda devido à falta de evidências de sua eficácia e dos bons resultados produzidos pelas equipes de fenda (por exemplo, em Oslo), que não utilizam placas pré-cirúrgicas.

22.6.2 Reparo do lábio

Existe uma grande variação quanto à época do reparo labial primário, dependendo da preferência e do protocolo do cirurgião e da equipe de fenda. O reparo neonatal ainda está sendo avaliado. No Reino Unido, o reparo labial primário é realizado, em média, perto dos três meses

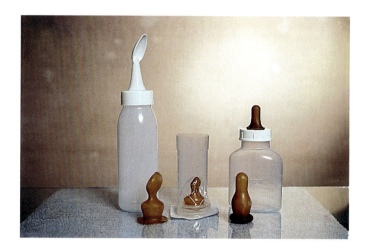

Fig. 22.7 Mamadeiras e bicos adequados para alimentar lactantes com fenda.

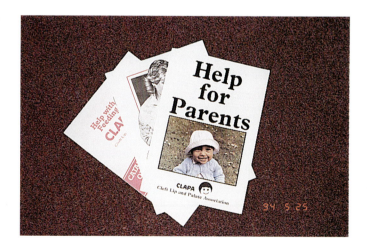

Fig. 22.8 Folhetos da CLAPA.

de vida. Várias técnicas cirúrgicas foram descritas (por exemplo Melar, Delaire e linha reta). As melhores técnicas visam dissecar e opor novamente os músculos do lábio e a base da cartilagem alar em sua posição anatômica correta. Contudo, há certa controvérsia se o movimento do tecido deve ser atingido por dissecação subperióstea e supraperióstea e cortes de alongamento da pele. O grau em que a cartilagem alar é dissecada também é controvertido, como no uso de um retalho de vômer.

Ortodontia Básica

A maioria dos centros reparam as fendas labiais bilaterais no mesmo procedimento, mas alguns ainda realizam operações distintas. O enxerto ósseo primário do alvéolo na ocasião do reparo labial está desprestigiado por causa dos efeitos adversos sobre o crescimento subsequente.

22.6.3 Reparo do palato

A meta do fechamento do palato duro é separar as cavidades oral e nasal, com efeitos mínimos sobre o crescimento e desenvolvimento normais. Para atingir este último, a cirurgia deve evitar a grande escavação dos tecidos moles palatais. O fechamento em duas camadas é usado com frequência no momento, com retalhos de vômer usados para fechar a camada nasal e os retalhos periosteais com exposição mínima de osso usada para a camada bucal.

A meta da cirurgia do palato mole deve ser a reaposição da tipoia muscular para facilitar a função velo-faríngea normal e o fechamento para atingir a fala inteligível.

Em certos centros europeus, o fechamento do palato duro é adiado até os 5 anos de idade ou mais, na tentativa de reduzir os efeitos indesejados da cirurgia prematura sobre o crescimento. Há alguma evidência que sugere que o crescimento transversal da maxila é melhor. Contudo, o efeito adverso sobre o desenvolvimento da fala foi bem documentado. No Reino Unido, o reparo de palato duro e mole é realizado em média aos 9 meses de idade, com a filosofia de que qualquer efeito indesejável sobre o crescimento, ocasionado pelo reparo nesse estágio (que pode ser compensado até certo grau por Ortodontia e cirurgia) é preferível a estimular o desenvolvimento de mais hábitos articulatórios, que podem ser extremamente difíceis de erradicar depois da idade de 5 anos.

22.6.4 Dentição primária

A primeira avaliação formal da fala em geral é realizada aos 18 meses de idade. A monitoração da fala do paciente deve continuar durante toda a infância. Isso é feito em geral em certas idades predefinidas, mas depende das necessidades e das circunstâncias da criança.

Também se deve providenciar a avaliação do cirurgião ORL, caso essa especialidade não tenha sido envolvida na ocasião do primeiro reparo.

É importante minimizar a interferência cirúrgica na vida da criança com a fenda e os "pequenos retoques" devem ser evitados. A revisão do lábio antes da idade escolar só deve ser realizada se a indicação for clara. O fechamento de qualquer fístula residual do palato também pode ser considerada para ajudar o desenvolvimento da fala. Em uma proporção de casos, o palato reparado não sela completamente a parte nasal da faringe durante a fala e a fuga de ar nasal pode ocorrer, resultando em inflexão anasalada. Quando for indicado pela evidência de investigações como avaliação da fala, videofluroscopia e nasoendoscopia, a faringoplastia pode ajudar. Essas operações, que envolvem o movimento de retalhos mucosos e músculo-mucosos da faringe para aumentar a forma e a função do palato mole, podem reduzir a incompetência velo-faríngea. Se houver indicação, isso deve ser realizado por volta dos 4 a 5 anos de idade.

O tratamento ortodôntico na dentição primária não se justifica. Porém, durante esse estágio é importante desenvolver bons hábitos dentais, instituindo suplemento de flúor em áreas não fluoradas.

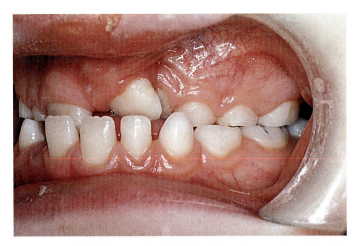

Fig. 22.9 Fenda labial com palato fendido unilateral reparada em dentição mista.

22.6.5 Dentição mista

Durante esse estágio, o efeito da contenção da cirurgia sobre o crescimento fica mais aparente, no início no sentido transversal no arco dental superior e estão, posteriormente, quando o crescimento na última dimensão predomina. Com a erupção dos incisivos permanentes, os defeitos de número, formação e posição dos dentes podem ser avaliados. Com frequência, os incisivos superiores irrompem em oclusão lingual verificar, ilegível e normalmente também são deslocados e girados (Fig. 22.9).

Para evitar a diminuição da cooperação do paciente, é melhor se a intervenção ortodôntica for concentrada em duas fases. A normalmente realizada durante a dentição mista, com ilegível específico que prepara o paciente para enxerto de osso alveolar ou secundário e é preferível, se possível, adiar a correção nos incisivos ilegível superiores ilegível. O segundo estágio é discutido na Seção 22.6.6.

Enxerto ósseo alveolar (secundário)

Essa técnica melhorou expressivamente o ilegível ortodôntico dos pacientes com fenda alveolar, porque envolve o reparo de osso trabecular, que confere as seguintes vantagens:

- provisão de osso através do qual o canino (ou incisivo ilegível) permanente podem irromper no arco dental (Fig. 22.10);
- possibilidade de proporcionar um arco dental intacto ao paciente
- melhor base alar de apoio;
- ajudar o fechamento de fístulas oronasais residuais;
- estabilização da pré-maxila móvel em fenda bilateral.

Para gerar os resultados ideias, esse procedimento deve ser marcado antes da erupção dos caninos permanentes, por volta dos 9 a 10 anos de idade, principalmente se a erupção de um dente através do enxerto ajudar a estabilizá-lo.

Antes de proceder ao enxerto ósseo, todos os colapsos transversais devem ser corrigidos para permitir a exposição completa do defeito e melhorar o aceso para o cirurgião. É mais comum realizar isso usando-se o aparelho de expansão fixo chamado ilegível (veja Cap. 13, Seção 13.4.4). Esses aparelhos tem a vantagem que os braços podem ser estendidos para anterior, quando indicado para proclinar os incisivos,

Fenda labial com palato e outras anomalias craniofaciais   249

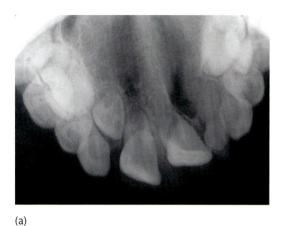
(a)

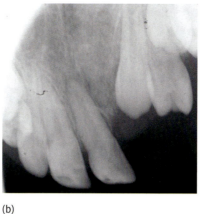
(b)

Fig. 22.10 Radiografias da paciente mostrada na figura 22.13, que recebeu enxerto de osso alveolar: (a) antes do enxerto, mostrando fenda no alvéolo esquerdo; (b) um mês depois do enxerto. O dente supranumerário na fenda foi removido na ocasião da cirurgia.

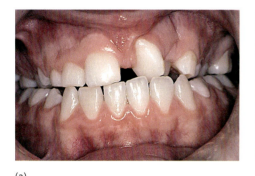
(a)

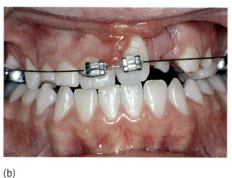
(b)

Fig. 22.11 Paciente com fenda unilateral de lábio e palato reparada do lado esquerdo: (a) pré-tratamento; (b) depois da expansão e do alinhamento do incisivo superior esquerdo.

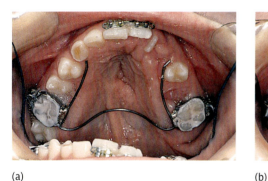
(a)

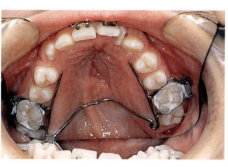
(b)

Fig. 22.12 Mesmo paciente da figura 22.11: (a) arco palatino e arco seccional para manter a posição dos incisivos superiores centrais, antes do enxerto ósseo; (b) depois do enxerto, mostrando o canino superior esquerdo em irrompimento.

mas em casos com deslocamento e/ou rotação mais grave dos incisivos, um aparelho fixo simples pode ser usado atualmente (Fig. 22.11). Contudo, é preciso ter cuidado para garantir que as raízes dos dentes adjacentes à fenda não sejam movidas para fora de seu suporte ósseo, e pode ser necessário adiar o alinhamento completo até o estágio pós-enxerto. Pode-se ajustar um arco palatal para manter a expansão atingida com o enxerto ósseo (Fig. 22.12).

Nos pacientes com fenda labial com palato fendido bilateral completa pode ser necessário estabilizar o segmento pré-maxilar móvel depois do enxerto ósseo para garantir que o enxerto se fixe. Isso pode ser obtido colocando-se um arco bucal relativamente rígido antes do enxerto, que fica *in situ* por pelo menos três meses após a cirurgia. Quando se planeja o fechamento do espaço no lado da fenda, é preciso considerar a necessidade de extrair os molares decíduos desse lado, antes de fazer o enxerto para facilitar o movimento do primeiro molar permanente para frente. Contudo, todas as extrações devem ser realizadas pelo menos três semanas antes do enxerto, de modo a permitir que a mucosa se queratinize.

O osso trabecular é usado atualmente para o enxerto ósseo porque ele assume as características do osso adjacente; contudo, isso pode mudar no futuro, porque as proteínas da morfogênese óssea são menos dispendiosas e estão disponíveis de imediato. O osso trabecular pode ser coletado de vários locais, mas a crista ilíaca e o mento são os mais populares no momento. Os retalhos queratinizados devem ser rebatidos e utilizados para o fechamento, porque os retalhos mucosos podem interferir com a erupção dental subsequente. Os dentes supranumerários não irrompidos são comuns na fenda propriamente dita, podendo ser removidos durante a operação. Não existe evidência sólida que corrobore que a contenção simultânea do enxerto ósseo da fenda alveolar bilateral prejudique a integridade da pré-maxila.

Ortodontia Básica

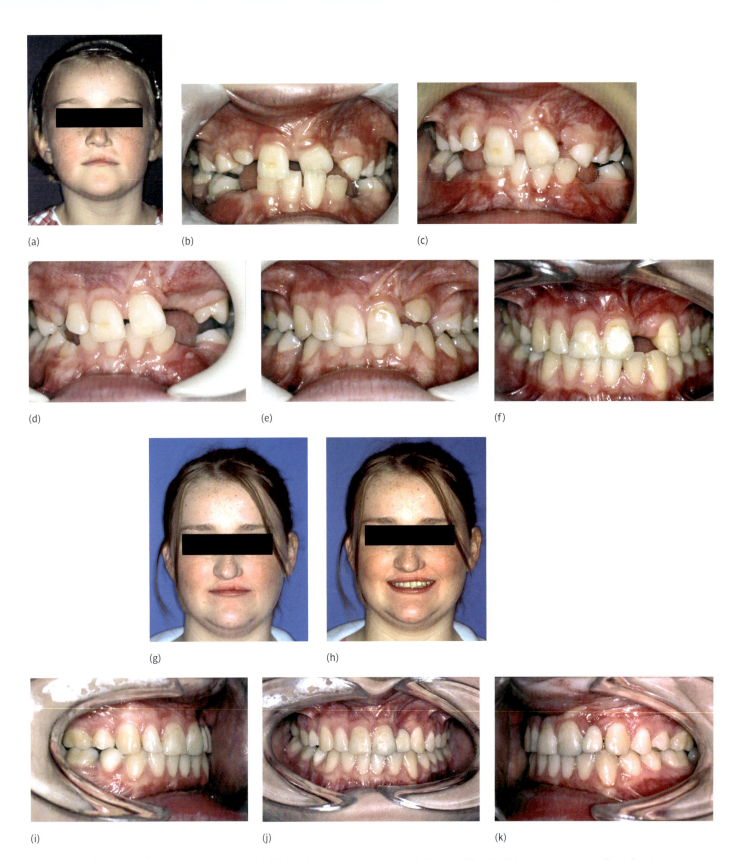

Fig. 22.13 Paciente com fenda labial com palato fendido unilateral esquerdo reparada (ver também Fig. 22.10, que mostra radiografias da mesma paciente antes e depois do enxerto ósseo). (a, b) Idade 9 anos, antes do tratamento; (c) depois da correção da mordida cruzada anterior e antes de enxerto de osso alveolar no alvéolo esquerdo; (d) depois de enxerto pós-alveolar; (e) aos 12 anos de idade, depois da erupção de canino superior esquerdo; (f) depois de tratamento abrangente com aparelho fixo para localizar o espaço para prótese no local do incisivo lateral superior esquerdo; (g – k) depois de colocação da ponte para substituir o referido incisivo.

Fenda labial com palato e outras anomalias craniofaciais 251

As complicações dessa técnica incluem o seguinte:

- formação de granuloma na região do enxerto – em geral, isso se resolve com a melhora da higiene bucal, mas a remoção cirúrgica pode ser necessária;
- rejeição do enxerto – normalmente ocorre em grau parcial;
- reabsorção da raiz – relativamente raro;
- cerca de 10 a 15% dos caninos requer exposição subsequentemente.

22.6.6 Dentição permanente

Quando a dentição permanente está completa, mas antes que se planeje mais tratamento ortodôntico, o paciente deve ser avaliado quanto à necessidade de cirurgia ortognática para corrigir a retrusão do terço médio da face (veja Cap. 21). O grau da retrognatia da maxila, a magnitude e o efeito de qualquer crescimento futuro e os desejos do paciente devem ser considerados; contudo, demonstrou-se que cerca de 25% dos pacientes com fenda labial com palato fendido tratados com protocolo padrão exigem cirurgia ortognática. Se a correção cirúrgica for indicada, deve-se adiá-la até que a taxa de crescimento tenha baixado para os níveis adultos (depois de alinhamento ortodôntico pré-cirúrgico).

Se a Ortodontia isolada for indicação, pode ser iniciada quando a dentição permanente estiver completa. Normalmente, são necessários aparelhos fixos (Fig. 22.13). Se o fechamento do espaço na região da fenda não for possível, o plano de tratamento deve ser realizado em colaboração com um profissional de dentística restauradora para elaborar o desenho necessário da prótese.

No final do tratamento ortodôntico, será preciso fazer a retenção. Se o arco superior tiver sido expandido, estará particularmente propenso à recidiva, e é aconselhável retenção da largura do arco dental com retentor noturno removível e prótese parcial (se indicada por motivos protéticos).

22.6.7 Conclusão do crescimento

Uma revisão cirúrgica final do nariz (rinoplastia) pode ser realizada nesse estágio. Porém, se houver planejamento de cirurgia ortognática, ela deve ser realizada primeiro, porque o movimento do osso subjacente afeta o contorno do nariz.

22.7 Inspeção do tratamento do palato fendido

A inspeção do tratamento do palato fendido é difícil devido às diferentes disciplinas envolvidas na conduta do caso e à gama de apresentações clínicas. Como ocorre em todos os ramos da medicina, a concentração da especialização e da experiência em um centro de excelência produz resultados superiores aos obtidos por um único profissional que realiza poucos procedimentos específicos a cada ano. Portanto, sugere-se que uma equipe trate no mínimo 50 pacientes com fenda por ano para que exista um número suficiente de inspeções e para desenvolver a especialização adequada. Para tentar avaliar os efeitos do tratamento, registros meticulosos realizados antes e depois de qualquer intervenção (cirúrgica e ortodôntica) devem ser prioritários. Se os resultados de uma equipe cirúrgica em um determinado protocolo de tratamento forem comparados com outros esquemas de terapia de outros centros, é preciso que haja uma certa padronização desses registros. Devem incluir modelos e fotografias da fenda antes do fechamento primário, de modo que o tamanho e a morfologia da fenda original possam ser considerados. Os dados mínimos recomendados para cada subgrupo de fenda no Reino Unido são encontrados no website da Craniofacial Society of Great Britain e Ireland (sociedade craniofacial da Grã-Bretanha e Irlanda) (http://www.cfsgb.org.uk/Details.htm).

> **Pontos essenciais**
> - O tratamento das fendas é complexo e requer abordagem coordenada de equipe multidisciplinar.
> - Cada equipe deve tratar casos suficientes para constituir a especialização e proporcionar números para inspeções significativas.
> - O tratamento deve ser um protocolo predeterminado.
> - Para facilitar a inspeção e as comparações entre os centros, devem ser coletados registros em um protocolo padronizado nacional.
> - A intervenções devem ser restritas ao mínimo para reduzir a carga para o paciente com fenda e sua família.

22.8 Outras anomalias craniofaciais

22.8.1 Microssomia hemifacial

Esta é a segunda anomalia craniofacial mais comum, com prevalência de um em 5.000 nascimentos. É um defeito congênito caracterizado pela falta de tecido duro e mole no lado afetado da face, em geral, na área do ramo da mandíbula e a orelha externa (isto é, a região do primeiro e segundo arcos branquiais, de onde vem o nome antigo da afecção "síndrome do arco"). Essa anomalia em geral afeta um lado da face (Fig. 22.14), mas apresenta-se bilateralmente em 30% dos casos. Há um amplo espectro de deformidades da orelha e de seu nervo craniano. A síndrome de Goldenhar e a displasia óculo-auriculovertebral (o último nome quase explica os locais afetados, mas é mais difícil de lembrar) é uma variante de microssomia hemifacial.

O tratamento em geral envolve uma combinação de cirurgia e tratamento ortodôntico. No entanto, os casos mais leves podem, às vezes, ser tratamento só com aparelhos ortodônticos. O tratamento ortodôntico implica o uso de um tipo especializado de aparelho funcional, conhecido como aparelho híbrido, assim chamado por que seus componentes são selecionados de acordo com as necessidades da maloclusão específica, por exemplo, incentivar o irrompimento dos dentes do segmento bucal do lado afetado. O grau e o tipo de cirurgia depende da gravidade do defeito:

- A reconstrução precoce (5 a 8 anos de idade) em geral com enxertos costocondrais, é reservada, quase sempre, para os casos graves onde não há ATM funcional.

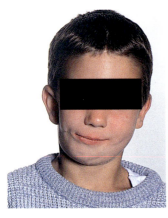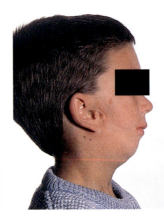

Fig. 22.14 Paciente com microssomia hemifacial.

- Osteogênese por distração (veja Seção 21.6.4) na criança em crescimento, quando há ATM funcional.
- No final da adolescência, para ampliar o contorno do esqueleto e dos tecidos moles – técnicas ortognáticas e reconstrutivas convencionais.

22.8.2 Síndrome de Treacher-Collins

Essa síndrome também é conhecida como disostose mandíbulo-facial. É hereditária de modo autossômico dominante e consiste nas seguintes características, presentes bilateralmente:

- Obliquidade para baixo (inclinação antimongoloide), fissuras palpebrais e colobomas (íris fendida com pupila deslocada);
- malares hipoplásicos;
- retrognatia mandibular;
- orelhas deformadas, inclusive a média e a interna, podendo resultar em surdez;
- seios aéreos hipoplásicos;
- palato fendido em um terço dos casos;
- a maioria tem função intelectual completamente normal.

Os dados concretos do tratamento dependem das características do caso, mas em geral, é necessário realizar cirurgia craniofacial em estágios.

22.8.3 Anomalia de Pierre-Robin

Essa anomalia consiste em retrognatia da mandíbula, palato fendido, e glossoptose, que juntos causam problemas das vias aéreas no lactante. Anteriormente pensava-se que, devido ao aumento da pressão intrauterina, a cabeça do feto era comprimida contra o tórax, restringindo, assim, o desenvolvimento normal da mandíbula, porém, a pesquisa recente sugere fator etiológico metabólico. A prioridade ao nascimento é manter as vias aéreas: em certa proporção de casos, é necessário usar sonda endotraqueal nos primeiros dias de vida, mas quando a criança tem mais idade e ou o caso é menos grave, a amamentação em decúbito ventral é suficiente. Raramente, a traqueostomia para proteção a médio prazo das vias aéreas é necessária. O tratamento subsequente é o mesmo do palato fendido (ver acima). A pesquisa recente parece refutar a visão de que, em certa proporção de crianças com Pierre-Robin crianças ocorre crescimento de recuperação da mandíbula. Para os pacientes afetados com comprometimento das vias aéreas e estéticas ruim, a osteogênese por distração precoce pode ser considerada e, como alternativa, a realização da cirurgia ortognática mais próximo do final do crescimento (veja Cap. 21). Nos casos mais leves a mecanoterapia ortodôntica convencional para os padrões esqueléticos de Classe II pode ser planejada.

22.8.4 Craniossinostoses

Nas craniossinostoses e nas sinostoses craniofaciais, ocorre fusão prematura de uma ou mais suturas dos ossos da base do crânio e da calvária. Os efeitos dependem do local e da extensão da fusão prematura, mas todos influenciam acentuadamente o crescimento. Em alguns casos, a restrição do crescimento da calvária pode levar a um aumento da pressão intracraniana, que se não for tratada, pode levar a lesão cerebral. Quando se detecta elevação da pressão craniana, está indicada a liberação da(s) sutura(s) afetada(s) antes dos seis meses de idade. Essa pode ser a única intervenção necessária na craniossinostose isolada. As sinostoses craniofaciais combinadas (por exemplo, síndrome de Crouzor, síndrome de Apert), exigem intervenção ortodôntica e cirúrgica estagiada subsequente. Essa pode ser a principal indicação para osteogênese por distração por telemetria.

Fontes principais e leitura adicional

Bergland, O., Semb, G., and Abyholm, F. E. (1986). Elimination of the residual alveolar cleft by secondary bone grafting and subsequent orthodontic treatment. *Cleft Lip and Palate Journal*, 23, 175-205.

Este artigo agora é um clássico. Descreve o trabalho pioneiro da equipe de fenda de Oslo com relação ao enxerto de osso alveolar.

Bhatia, S. N. (1972). Genetics of cleft lip and palate. *British Dental Journal*, 132, 95-103.

Proporciona uma hipótese interessante referente à hereditariedade das anomalias de fenda, mas também inclui ideias sobre a genética de outras anomalias dentais.

Clinical Standards Advisory Group (1998). *Cleft Lip and/or Palate*. Stationery Office, London.

Cousley, R. R. J. (1993). A comparison of two classification systems for hemifacial microsomia. *British Journal of Oral and Maxillofacial Surgery*, 31, 78-82.

Daskalogiannakis, J., Ross, R. B., and Tompson, B. D. (2001). The mandibular catch-up controversy in Pierre Robin sequence. *American Journal of Orthodontics and Dentofacial Orthopedics*, 120, 280-5.

Edwards, J. R. G., and Newall, D. R. (1985). The Pierre Robin syndrome reassessed in the light of recent research. *British Journal of Plastic Surgery*, 38, 339-42.

Eppley, B. L., and Sadove, A. M. (2000). Management of alveolar cleft bone grafting – State of the Art. *Cleft Palate-Craniofacial Journal*, 37, 229-33.

Leitura interessante para os profissionais envolvidos com enxerto de osso alveolar.

Jones, M. C. (2002). Prenatal diagnosis of cleft lip and palate: detection rates, accuracy of ultrasonography, associated anomalies and strategies for counseling. *Cleft Palate-Craniofacial Journal*, 39, 169-73.

LaRossa, D. (2000). The state of the art in cleft palate surgery. *Cleft Palate and Craniofacial Journal*, 37, 225-8.

Ranta, R. (1986). A review of tooth formation in children in cleft lip/palate. *American Journal of Orthodontics and Dentofacial Orthopedics*, 90, 11-18.

Steinberg, M. D. et al. (1999). State of the art in oral and maxillofacial surgery: treatment of maxillary hypoplasia and anterior palatal and alveolar clefts. *Cleft Palate-Craniofacial Journal*, 36, 283-91.

Wyatt, R., Sell, D., Russell, J., Harding, A., Harland, K., and Albery, E. (1996). Cleft palate speech dissected: a review of current knowledge and analysis. *British Journal of Plastic Surgery*, 49, 143-9.

Excelente artigo – leitura recomendada para qualquer profissional que trata crianças com fenda.

As referências para este capítulo também podem ser encontradas em www.oxfordtextbooks.co orc/mitchell3e. Sempre que possível, elas são apresentadas como links ativos que levam você a uma versão eletrônica do trabalho para facilitar o progresso do estudo. Se você for assinante do trabalho (individualmente ou através de uma instituição) e, dependendo de seu nível de acesso, poderá ler o resumo e o artigo completo, quando houver. Esperamos que você ache esse recurso útil para suas tarefas e pesquisas na literatura.

23
Primeiros socorros ortodônticos

Conteúdo do capítulo

23.1	**Aparelho fixo**	256
23.2	**Aparelho removível**	258
23.3	**Aparelho funcional (ver também problemas relacionados aos aparelhos removíveis)**	258
23.4	**Aparelho extrabucal**	259
23.5	**Diversos**	259

Ortodontia Básica

Sempre que um paciente apresenta problema ortodôntico, é importante realizar:

- Anamnese.
- História completa do "problema".
- Se o paciente for paciente também de outro cirurgião, a história do tratamento deve ser obtida.
- Exame completo.
- Quando houver dúvida, buscar opinião de especialista.

23.1 Aparelho fixo

Queixa de apresentação do paciente	Possíveis causas	Tratamento	Pontos de aprendizado
Fio muito apertado distalmente ao tubo/ elástico molar	Extremidades do fio não aparadas	(1) Fios redondos de NT: cortar deixando 1-2 mm, remover, aquecer as extremidades e dobrar (2) Fios redondos de SS: cortar deixando 1-2 mm para dobrar (3) Fios retangulares: recortar com aspecto distal do tubo	Sempre verificar com o paciente se as extremidades não estão apertando antes de saírem da cadeira
	Arco saiu do lugar	(1) Fios redondos: reposicionar arco e virar pontas para dentro (2) Fios retangulares: reposicionar arco e dobrar gancho e pedaço de tubo; ligar bolha de composto no fio em posição conveniente	Esse é um problema particular com os sistemas de bráquetes de atrito reduzido. Usar um 'retentor' (ver tratamento para evitar deslizamento do fio ao usar esses sistemas)
	Nos estágios iniciais quando os dentes se alinham o excesso de fio move-se distalmente através dos tubos	Fios redondos de NT: cortar deixando 1-2 mm, remover, aquecer as extremidades e dobrar	
Fio apertando mesialmente à mola	Fio de ligadura virado para fora.	Virar a ponta para dentro	
	Fio de ligadura quebrado	Trocar	
Bráquete descolou do dente	O bráquete está em oclusão traumática com o dente oposto	Considerar estas opções: (1) Usar um elástico em vez de conexão colada (2) Colocar gota de cimento GI na face oclusal dos dentes molares e palatalmente aos incisivos superiores (dependendo da sobremordida) (3) Ajustar aparelho removível de plano oclusal (4) Colocar dobra de intrusão no fio no arco oposto (5) Deixar até que nova redução da sobremordida seja obtida	
	Arco superativado para encaixar o bráquete	Substituir bráquete e depois colocar arco mais flexível para alinhar o dente	
	O paciente tirou o bráquete	Substituir o bráquete na 'posição ideal' no dente. Pode exigir redução do tamanho do fio para encaixar no bráquete	Educar o paciente: (1) Motivo para evitar alimentos duros (2) Evitar mastigar canetas
Elástico solto	O elástico é muito grande para o dente	Selecionar o elástico do tamanho correto para ajuste 'cômodo' e cimentar no lugar	
	O paciente está ingerindo alimentos grudentos e doces	Remover o cimento restante e fazer nova cimentação do elástico	Educar o paciente sobre os motivos para evitar alimentos grudentos
		Quando um elástico de dispositivo quadri-hélice ou barra transpalatina fica solto, é necessário removê-los e recimentar ambos os elásticos	

Primeiros socorros ortodônticos 257

(Aparelho fixo, continuação)

Queixa de apresentação do paciente	Possíveis causas	Tratamento	Pontos de aprendizado
Os dentes parecem moles	Um leve aumento da mobilidade é normal durante o movimento dental	Verificar a mobilidade do(s) dente(s) afetado(s), tranquilizar o paciente	Avisar o paciente com antecedência de que isso é provável
	Dente em oclusão traumática com o arco oposto	Verificar a oclusão. Considerar estas opções: (1) Ajustar aparelho removível de plano oclusal (2) Colocar dobra de intrusão no fio no arco oposto (3) Tomar medidas para reduzir a sobremordida	
	Reabsorção de raiz	(1) Fazer radiografias para verificar quantos dentes são afetados e em que extensão (2) Discutir com o paciente++ (3) Se limitado – descansar 3 meses antes de recomeçar o movimento dental ativo (4) Se acentuado – interromper o tratamento	
Os dentes são doloridos	Algum desconforto é normal depois de apertar e ajustar o AF	Tranquilizar o paciente. Aconselhar analgésicos com marca registrada	Alertar o pacientes antes que isso pode acontecer, em especial nos primeiros dias depois de aperto/ajuste
	Dentes em oclusão traumática	Verificar a oclusão. Considerar o seguinte: (1) Ajustar aparelho removível de plano oclusal (2) Colocar dobra de intrusão no fio no arco oposto (3) Tomar medidas para reduzir a sobremordida	
	Patologia periapical	(1) Fazer anamnese meticulosa (2) Verificar a vitalidade (3) Verificar a resposta à percussão (4) Fazer radiografia periapical Se o diagnóstico for confirmado, remover a conexão do dente e encaminhar o paciente para seu dentista para receber mais tratamento. Se possível, adiar a movimentação dental ativa até que os sinais radiográficos de cicatrização apareçam	
	Problema periodontal	(1) Fazer anamnese meticulosa (2) Sondar o(s) dente(s) afetado(s) (3) Fazer radiografia periapical Se o diagnóstico for confirmado, remover a conexão do dente e encaminhar o paciente para seu dentista para receber mais tratamento.	
Botão de Nance e quadri-hélice perfurando o palato		(1) Reavaliar a necessidade de continuar com esses dispositivos (2) Se for preciso continuar, removê-los e ajustar de modo que não perfurem mais o palato	Usar forças suaves para minimizar a tensão na ancoragem (forças excessivas podem resultar em movimento dos molares para frente, aos quais o Nance está conectado)
Revestimento soldado ao elástico no molar para conexão de arco palatino e descolamento do quadri-hélice	Em geral ocorre devido a fatores do paciente (por exemplo, alimentos duros ou difíceis de mastigar)	Remover arco palatino/quadri-hélice e elástico. Ressoldar novo revestimento e trocar elástico e arco palatino/quadri-hélice	Aconselhar o paciente a evitar alimentos duros e grudentos e "dedilhar" o arco/quadri-hélice
Paciente sofre golpe na boca ou perto dela		(1) Fazer radiografia periapical dos dentes afetados. Se houver fratura de raiz, colocar aparelho nos dentes afetados com arco pesado (2) Se os bráquetes caírem, trocar quando o controle de umidade for possível (se não for, adiar por 1 semana) (3) Se o arco estiver distorcido, removê-lo e colocar arco flexível leve (4) Se o dente estiver deslocado, tentar reposicioná-lo e colocar arco flexível leve (5) Monitorar vitalidade (6) Alertar sobre os riscos de concussão atrasada	

Ortodontia Básica

23.2 Aparelho removível

Queixa de apresentação do paciente	Possíveis causas	Tratamento	Pontos de aprendizado
Salivação	Inevitável quando se coloca o aparelho pela primeira vez. Se persistir, em geral, reflete uso insuficiente	Tranquilizar o paciente e dizer que vai se resolver quando a boca se adaptar ao objeto estranho de plástico	Alertar o paciente na hora do aperto
Problemas com a fala	Inevitável quando se coloca o aparelho pela primeira vez. Se persistir, em geral, reflete uso insuficiente	Tranquilizar o paciente e dizer que vai se resolver quando a boca se adaptar ao objeto estranho de plástico	Alertar o paciente na hora do aperto
Aparelho solto	Aparelho sem retenção devido a desenho ruim	Considerar acréscimo de grampos e/ou arco labial. Se não for possível, refazer o aparelho com melhor desenho	
	Grampos não retentivos. NB: Se o paciente habitualmente pressiona o aparelho para dentro e para fora, os grampos flexionam e ficam menos retentivos	Ajustar grampos	É aconselhável avisar os pacientes ao ajustar o aparelho para que não o pressionem
Grampo fraturado	Pode ocorrer se o paciente habitualmente pressiona o aparelho para dentro de para fora	Trocar o grampo (e o modelo de trabalho não estiver disponível, é preciso fazer nova impressão) É preciso ajustar o reparo com a mesma frequência que alguns ajustes	
Acrílico fraturado (inclusive plano oclusal, cobertura oclusal)		Verificar se a porção fraturada precisa ser trocada ou não. Se não, alisar a borda fraturada. Se for preciso reparo, fazer nova impressão se o modelo de trabalho não estiver disponível. É preciso ajustar o reparo com a mesma frequência que alguns ajustes	
Vermelhidão no teto da boca	Cândida	(1) IHO e aconselhamento sobre dieta (2) Se a infecção for grave e não responder a (1), prescrever antifúngico a ser aplicado à superfície de ajuste do aparelho	
	Trauma por componentes do aparelho	Ajustar conforme a necessidade	
Fendas dolorosas do lado da boca	Queilite angular	(1) IHO e aconselhamento sobre dieta (2) Se a infecção for grave e não responder a (1), prescrever antifúngico	

23.3 Aparelho funcional (ver também problemas relacionados aos aparelhos removíveis)

Queixa de apresentação do paciente	Possíveis causas	Tratamento	Pontos de aprendizado
Aparelho sai à noite	Aparelho sem retenção devido a desenho ruim	Considerar acréscimo de grampos e/ou arco labial. Se não for possível, refazer o aparelho com melhor desenho	
	Grampos não retentivos. NB: Se o paciente habitualmente pressiona o aparelho para dentro e para fora, os grampos flexionam e ficam menos retentivos	Ajustar grampos	É aconselhável avisar os pacientes ao ajustar o aparelho para que não o pressionem
	Uso insuficiente do aparelho durante o dia	Pedir ao paciente para usar mais durante o dia	
Dentes e maxilares doloridos	Ocorrência comum durante os estágios iniciais do tratamento	Tranquilizar o paciente.	Alertar o paciente na hora do aperto que isso pode ocorrer

Primeiros socorros ortodônticos 259

23.4 Aparelho extrabucal

Queixa de apresentação do paciente	Possíveis causas	Tratamento	Pontos de aprendizado
O arco facial sai dos tubos à noite		Ajustar os braços internos do arco facial	Aconselhar os pacientes ao colocar o aparelho que se esse problema ocorrer, devem parar de usar o aparelho extrabucal e entrar em contato com o ortodontista
Arco facial inclinado para baixo anteriormente e invadindo o lábio inferior	Se o vetor de força estiver abaixo do centro de resistência dos molares, eles serão inclinados para distal	Ajustar os braços externos para cima de modo a elevar o momento de força acima do centro de resistência do molar para contrabalançar a inclinação	Certificar-se do movimento da força que atua através do centro de resistência dos dentes em cada consulta de ajuste e verificação
Arco facial inclinado para cima anteriormente e invadindo o lábio superior	Se o vetor de força estiver acima do centro de resistência dos molares, eles serão inclinados para distal	Ajustar os braços externos para baixo para rebaixar o momento de força para baixo do centro de resistência do molar para contrabalançar a inclinação	Certificar-se do movimento da força que atua através do centro de resistência dos dentes em cada consulta de ajuste e verificação

23.5 Diversos

Queixa de apresentação do paciente	Possíveis causas	Tratamento	Pontos de aprendizado
O dentista fratura o dente durante a extração deixando fragmento de raiz		(1) Tirar radiografia para investigar o tamanho do fragmento (2) Se for grande e/ou interferir com os movimentos dentais planejados, enviar o paciente para remoção do pedaço fraturado (3) Se for pequeno e/ou não interferir com os movimentos dentais planejados, manter a observação radiográfica	
Falta algum componente do aparelho? Inalado e ingerido		(1) Se as vias aéreas estiverem obstruídas, chamar ambulância e tentar remover a obstrução (2) Se houver risco de um componente ter sido inalado, encaminhar o paciente para o hospital para fazer radiografia de tórax e tratamento subsequente (dar ao paciente um componente igual para auxiliar o radiologista ao examinar as chapas) (3) Se houver risco de o componente ter sido deglutido, consultar o hospital local. Se ocorrer mais de 6 dias antes, o objeto provavelmente passou através do sistema do paciente	
Retentor colado solto		Se o retentor não estiver distorcido e os dentes ainda estiverem bem-alinhados (1) Isolar, condicionar com ácido, lavar e secar (2) Colar novamente o retentor com composto	
		Se o retentor estiver distorcido e os dentes ainda estiverem bem-alinhados, dobrar um novo retentor usando fio de múltiplos filamentos flexíveis e fazer impressão da o laboratório colar novo retentor	
		Se houver recorrência, discutir com o paciente se deve monitorar ou tratar novamente	
Retentor colado parcialmente solto		Se o restante não estiver distorcido colar de novo aos dentes remanescentes Se o restante estiver distorcido, remover e colocar novo retentor colado	
O dentista extrai o dente errado		(1) Falar com o dentista que realizou a extração e certificar-se que ele avisou o paciente (2) Reavaliar o plano de tratamento à luz da extração (3) Informar o paciente sobre o novo plano e qualquer limitação ou problema 　* Se houver dúvidas, contatar uma organização de defesa	
Paciente/pais questionam a necessidade de extração		(1) Perguntar qual a preocupação do paciente/pais - se for devido ao processo de extração, explicar e tranquilizar (2) Se for devido à percepção de desvantagens das extrações, discutir os motivos do plano de tratamento (3) Reavaliar se é possível usar modalidade alternativa	

AF, aparelho fixo; IV, ionômero de vidro; NT, níquel titânio; IHO. instrução sobre higiene oral; SS, aço inoxidável.

Definições

Ancoragem - A fonte de resistência às forças geradas na reação aos componentes ativos de um aparelho.

Mordida aberta anterior - Não existe o trepasse vertical dos incisivos quando o segmento vestibular está em oclusão.

Extração de equilíbrio - Extração do mesmo dente (ou adjacente) no lado oposto da arcada para preservar a simetria.

Proclinação bimaxilar - Os incisivos superiores e inferiores estão proclinados em relação às suas bases esqueletais.

Movimento de corpo - Movimento igual do ápice radicular e da coroa dentária na mesma direção.

Mordida cruzada vestibular - As cúspides vestibulares dos pré--molares ou dos molares inferiores ocluem vestibularmente nas cúspides vestibulares dos pré-molares e/ou molares superiores.

Oclusão cêntrica - Posição de contato dentário quando os côndilos estão em relação cêntrica.

Relação cêntrica - O côndilo na posição mais anterossuperior em relação à fossa glenoide.

Platô no cíngulo - A convexidade do terço cervical do aspecto lingual/palatino dos incisivos e caninos.

Extração compensadora - Extração do mesmo dente na arcada oposta.

Lábios competentes - Quando os lábios superior e inferior fazem contato sem atividade muscular em repouso.

Sobremordida profunda - Os incisivos inferiores ocluem com os incisivos superiores ou mucosa palatina.

Apinhamento - Quando não existe espaço suficiente para acomodar os dentes em perfeito alinhamento na arcada, ou em um segmento da arcada.

Compensação dentoalveolar - A inclinação dentária compensa pelo padrão esqueletal subjacente, e assim o relacionamento oclusal entre as arcadas é menos acentuado.

Hipodontia - Este termo é usado quando um ou mais dentes permanentes (excluindo os terceiros molares) possuem ausência congenitora. A nomenclatura norte-americana equivalente é oligodontia.

Oclusão ideal - Alinhamento anatômico perfeito entre os dentes. Raro.

Impacção - Erupção dentária interrompida, geralmente pelo deslocamento dentário ou obstrução mecânica (ex., dentes supranumerários).

Lábios incompetentes - Alguma atividade muscular necessária para o selamento labial.

Sobremordida incompleta - Os incisivos inferiores não ocluem com os incisivos superiores ou na mucosa palatina quando o segmento dentário vestibular está em oclusão.

Espaço - Diferença no diâmetro entre o canino, primeiro molar, e segundo molar decíduo, e os seus sucessores permanentes (canino, primeiro pré-molar, e segundo pré-molar).

Mordida cruzada lingual - As cúspides vestibulares dos pré--molares e/ou molares inferiores ocluem lingualmente nas cúspides linguais dos pré-molares ou molares superiores.

Maloclusão - Variação da oclusão ideal que possui implicações dentárias e/ou psicossociais para o indivíduo. Nota: O limite entre a oclusão normal e maloclusão é discutível (veja o Capítulo 1).

Desvio mandibular - A trajetória de fechamento da mandíbula começa a partir de uma posição postural.

Deflexão mandibular - Quando no fechamento a partir da posição de repouso existe um deslocamento mandibular (lateral ou anterior) para evitar um contato prematuro.

Diastema na linha média - Um espaço entre os incisivos centrais. Mais comum na arcada superior.

Migração - Movimento dentário fisiológico menor.

Oclusão normal - Variação aceitável em relação à oclusão ideal.

Sobremordida - Sobrepasse vertical dos incisivos superiores e inferiores quando em vista frontal; a cobertura de um terço ou até metade dos incisivos inferiores é normal; quando a sobremordida é maior do que a metade, é denominada aumentada; quando a sobremordida é menor que um terço, é determinada como reduzida.

Sobrepasse vertical - Distância entre os incisivos superiores e inferiores no plano horizontal. O sobrepasse normal fica entre 2 e 4 mm.

Mordida aberta posterior - Quando os dentes estão em oclusão existe um espaço entre a dentição posterior.

Recidiva - O retorno, após correção, das características da maloclusão original.

Sobremordida reversa - Os incisivos inferiores repousam anteriormente aos incisivos superiores. Quando apenas um ou dois incisivos estão envolvidos, o termo mordida cruzada anterior é usado.

Rotação - Um dente rodado ao redor do seu longo eixo.

Espaçamento - Quando os dentes não se tocam na região interproximal e existem espaços entre os dentes adjacentes. Pode ser localizado ou generalizado.

Ortodontia Básica

Movimento de ângulo - Movimento do ápice e da coroa dentária em direções opostas ao redor do fulcro.

Torque - Movimento do ápice radicular para vestibular ou lingual, com ou sem um movimento mínimo da coroa na mesma direção.

Sobremordida traumática - A oclusão dos incisivos inferiores com a mucosa palatina que gera ulceração.

Verticalização - Movimento mesial ou disal do ápice radicular para que a raiz e a coroa assumam angulação ideal.

Índice

Nota: os números de página em negrito referem-se às definições dos termos.

A

abertura de espaço, incisivos superiores faltantes 95-6
aceitação dos aparelhos 3-4
  ver também aparelhos estéticos
aconselhamento nutricional 200
acrílico autopolimerizável 182
acrílico termopolimerizável 182
adenoidectomia, efeito sobre o crescimento facial 40
adesivos 193-4.
  liberação de flúor 200
adultos, crescimento craniofacial 39
alça de segurança rígida, aparelho extrabucal 163-4
altura facial anterior 38
altura facial posterior 38
alturas faciais 38
análise cefalométrica 64
análise de espaço 76, 78, 83, 86
  cálculo das exigências de espaço 78-9
  criação de espaço 79-83
  exemplo de caso 85
análise de risco-benefício 2
análise de Wits 67-8
ancoragem 45-7, 48, 78, 158, 165, 261
  avaliação das necessidades 158-9
  com aparelhos fixos 197
  extrabucal 162-4
  monitoração 164-5
  problemas comuns 165
  uso de implantes 82, 218, 219
ancoragem absoluta 82
ancoragem composta 160
ancoragem de implante 82, 161, 218, 219
ancoragem estacionária 168
ancoragem extrabucal (AEO) 160, 162-4
ancoragem intermaxilar 160-1
ancoragem intrabucal 160-1
ancoragem recíproca 160
ancoragem simples 160
ângulo ANB 65, 66
ângulo dos planos mandibulares de Frankfort (FMPA) 53-4, 68
Ângulo dos Planos Maxilo-mandibulares (MMPA) 65, 68
ângulo interincisivo 65

maloclusões de Classe II divisão 2 114-15
ângulo nasolabial 233
ângulo SNA 65, 66
ângulo SNB 65, 66
anquilose
  de caninos transplantados 154
  dos molares primários 21
aparelho ativador 204
aparelho de Begg 199
aparelho de blocos gêmeos 135, 206, 208, 210, 212
aparelho de Frankel 213,214
aparelho de Herbst 208, 213
aparelho de intrusão maxilar 135, 178
aparelho de intrusão vestibular 135
aparelho de Nudger 183, 184
aparelho de van Beek 135
aparelho extrabucal 162
  alta tração 135
  componentes 162-3segurança 163-4
  tração inversa (máscara facial) 127, 164
  use em maloclusões de Classe II divisão 1 104
aparelho extrabucal de alta tração 135, 163
aparelho extrabucal de tração cervical 163
aparelho extrabucal de tração inversa (máscara facial) 127, 164
aparelho extrabucal de tração variável 163
aparelho quadri-hélice 143, 144, 195
  uso em fenda labial com palato fendido 248-9
aparelho *Tip Edge* 199
aparelho tri-hélice 144
aparelhos com parafuso 180, 184
aparelhos estéticos 220
  aparelhos de plástico transparente 223-5
  bráquetes estéticos 193, 220. 223
  Ortodontia lingual 223, 224
aparelhos fixos 201
  adquirindo especialização 200
  antes de cirurgia ortognática 238. 241
  aparelho de Begg 199
  aparelho *Tip Edge* 199
  componentes
    adesivos 193-4
    arcos 195-6
    auxiliares 194-5
    colas 193
    elásticos 192-3
  descalcificação 200

em maloclusões de Classe II divisão 2 117, 118
  indicações de uso 191-2
  plano de tratamento 197
  primeiros socorros 256-7
  princípios 190-1
  procedimentos práticos 197-8
  sistemas autoligantes 199-200
  sistemas pré-ajustados 198-9
aparelhos fixos de fio reto 198-9
aparelhos fixos pré-ajustados 198-9
aparelhos funcionais 204
  aparelho de bloco gêmeo 206, 208, 212
  aparelho de Frankel 213, 214
  aparelho de Herbst 208, 213
  ativador de abertura média (MAO) 213
  bionator 213
  em maloclusão de Classe II divisão 1 205-7, 208
  em maloclusão de Classe II divisão 2 117, 208, 209-11
  em maloclusão de Classe III 124, 208
  em mordida aberta anterior 135
  mecanismo de ação 215
  modificação de crescimento 106, 107, 108
  momento certo do tratamento 204
  primeiros socorros 258-9
  tratamento clínico 214
aparelhos híbridos 251
aparelhos Invisalign® 223-5
aparelhos removíveis
  aperto 185
  componentes 183-4
  componentes ativos 179-80
  desenho 179
  indicações de uso 178
  modo de ação 178
  monitoração do progresso 185-7
  placa de base 182-3
  primeiros socorros 258
  reparos 187
  retenção 180-2
aparelhos soltos 106, 258
aparelhos
  aceitação 3-4
    ver também aparelhos estéticos
  quebra 186, 187, 220, 258
    componentes faltantes 259
apinhamento 8, 19,261

263

Ortodontia Básica

avaliação 78, 79
caninos deslocados 148-9, 151-2
como causa de deslocamento 96-7
como causa de mordida cruzada 140
de incisivos inferiores 38-9
devido a dentes supranumerários 23,24
durante fase de dentição 16, 17
em maloclusões de Classe I 90-1
   apinhamento de incisivo inferior tardio 92-3
em maloclusões de Classe II divisão 1 102
em maloclusões de Classe II divisão 2 113
em maloclusões de Classe III 122, 124
perda prematura de dentes decíduos, efeito
   19-20
apinhamento de incisivo inferior tardio 92-3
apoio periodontal, efeito do tratamento 4
apoptose, em desenvolvimento palatal 32
arco inferior
   avaliação 57
   plano de tratamento 77
arco superior
   avaliação 57
   plano de tratamento 77
arcos 190-1,195-6, 197
arcos de aço inoxidável 195-6
arcos de liga de tungstênio-molibdênio (TMA) 196
arcos de níquel titânio 196
arcos dentais, desenvolvimento 17-18
arcos faciais 162, 163, 164
   problemas com 259
arcos faríngeos 30, 31, 37
arcos labiais 182
arcos linguais 161, 195
arcos palatinos 161. 195
arcos redondos 190, 196
arcos retangulares 190, 191, 196, 197
arcos seccionais 197
arcos termoativos 196
áreas de superfície radicular 46, 47, 159
articulações temporomandibulares, avaliação 56
assimetria facial, hiperplasia condilar unilateral
   137
assimetria, hiperplasia condilar unilateral 137
ativador de abertura média (MOA) 213
ausência congênita de dentes 93. 127, 261
   caninos 148
   em fenda labial com palato fendido 246
   incisivos superiores 94-6
autoestima 3
autotransplante 96
   de caninos deslocados 153-4
avaliação 50
   da posição do canino superior 150-1
   em maloclusões de Classe II divisão 2 102-3
   exame extrabucal 52-6

exame intrabucal 56-9
exame radiográfico 59-60
exemplo de trabalho 58-9
história médica e dental 52
preocupações do paciente 50, 52; 75, 228, 232
avaliação da altura da parte inferior da face 53
avaliação da assimetria 54, 232, 233
avaliação da relação do canino 57
avaliação da relação molar 57
avaliação de padrão esquelético transversal 54
avaliação de risco de endocardite bacteriana 52
avaliação dentofacial 232-4
avaliação do padrão esquelético 52-4
avaliação do perfil 232-3
avaliação do tratamento, mordidas cruzadas 145
avaliação facial 232-3
   em maloclusões de Classe II divisão 1 103-4
avaliação qualitativa da maloclusão 9
avaliação quantitativa da maloclusão 9
avaliação total da face 232
avaliação
   classificação de incisivo pelo British Standards
     9-10
   relação do incisivo 57

B

baixa velocidade de movimento dental 186
balbucio (sigmatismo) 3, 133
base do crânio
   avaliação cefalométrica do crescimento 70
   crescimento pós-natal 35-6
bem-estar psicossocial 3, 232
bionator 213
bráquetes 190.193
   descolados 256
   estético 220, 223
   pré-revestido adesivo 194
bráquetes de cerâmica 193,220.223
bráquetes de plástico 220
bráquetes descolados 256
bráquetes do arco do canto 190, 193
   ver também bráquetes
bráquetes linguais Ormco 224
bráquetes pré-revestidos adesivos (APC) 194

C

calvária, crescimento pós-natal 35
camuflagem ortodôntica 77, 228
   redução do trespasse horizontal 108
camuflagem ver camuflagem ortodôntica
caninos

decíduos, extração planejada 27-8
desenvolvimento normal 148
extrações 80
remoção cirúrgica 152
caninos
etiologia 148-9
avaliação da posição 150-1
intercepção 149
reabsorção de incisivo 154
transposição 154
tratamento 151-4
capacidade de união, arcos 196
características de atrito, arcos 196
características MOCDO, IOTN 10
carga mecânica, resposta celular 43-4
cáries
   associação com maloclusão 2
   dos primeiros molares permanentes 25
cartilagem condilar 33
cartilagem condilar 33 mandíbula 37, 40
cartilagem de Meckel 30, 32, 37
cartilagem do septo nasal 40
catepsina K 44
caucasoides, normas cefalométricas 65
cefalometria 59, 62, 234
análise de tecido mole 69
ângulo de padrão esquelético ântero-posterior
Análise de Wits 67-8
ANB 66 conversão de Ballard 67
avaliação das radiografias 63-4
avaliação do crescimento e do tratamento 70
erros 70
indicações de 63
padrão esquelético vertical 53-4, 68
pontos e linhas de referência 65-6
posição do incisivo 68-9
previsão do crescimento 41
valores normais 65
cefalometria em série 63
cefalostato 62
cementoblastos 41
chupar o dedo 56, 102, 132, 133, 134
mordida cruzada 141
chupar o lábio 56
chupar o polegar ver chupar o dedo
cicatrização de esmalte 4
cimentos 193-4
liberadores de flúor 200
cinases extracelulares relacionadas à sinalização
(ERK) 43, 44
circunferência do arco 18
cirurgia bimaxilar 237
cirurgia com modelo 239
cirurgia ortognática 77, 228
avaliação 228, 232-4

em fenda labial com palato fendido 251

em maloclusões de Classe II divisão 2 117, 119

em maloclusões de Classe III 127-9

em mordida aberta anterior 136

em padrão esquelético de Classe II 108

plano de tratamento 234 -6

procedimentos comuns 236-7

retenção e recidiva 241

riscos 239

sequência de tratamento 238-9

cistos de erupção 18

cistos dentígeros 3, 97

classificação de Angle 9

classificação de Angle 9

Índice de Avaliação de Especialistas (PAR) 12

avaliação quantitativa 9

Índice de Complexidade Desfecho e Necessidade (ICON) 12-13

Índice de Necessidade de Tratamento Ortodôntico (IOTN) 10-12

Índice oclusal de Summers 10

avaliação qualitativa 8-9

classificação de incisivo pelo British Standards Institute 9-10

classificação de incisivos pelo British Standards Institute 9-10

classificação de maloclusão 8

Cleft Lip and Palate Association (CLAPA) 247

cobertura com antibióticos 52

cobertura vestibular 178, 183

colagem, bráquetes de cerâmica 220

colagens, aparelhos fixos 193

colocação do bráquete 197

compensação dentoalveolar 234, 261

maloclusões de Classe III 123

competência dos lábios 54, 55, 132, 261

ver também incompetência dos lábios

complexo maxilar

crescimento pós-natal 36-7

deslocamento 34

complicações

de cirurgia ortognática 239

de enxerto de osso alveolar 251

componente de saúde dental, IOTN 10

componente estético, IOTN 10-12

compostos 193-4

configurações de estudo, conduta na falta de incisivos 94

configurações de Kesling; tratamento de incisivos perdidos 94

controle de placa, Ortodontia em adultos 219

conversão de Ballard 67

cooperação 75, 83, 165

adultos 219

com aparelho extrabucal 104

com aparelhos fixos 192

correção cirúrgica

ver cirurgia ortognática

correção da sobremordida, estabilidade 168, 169

correção de mordida cruzada labial, estabilidade 168

crânio, padrões de crescimento 35

craniossinostoses 252

crescimento 30,102-3

avaliação cefalométrica 70

craniofacial 34-7

controle 40-1

de osso 33-4

de tecidos moles 39-40

em fenda labial com palato fendido 245

falta em adultos 218

papel na recidiva 169-70

crescimento craniofacial 30, 34, 47-8

base do crânio 35-6

calvária 35

complexo maxilar 36-7

controle 40-1

em adultos 39

idade de declínio até os níveis adultos 39

mandíbula 37

padrões de crescimento 34-5

predição do crescimento 41

rotações do crescimento 37-9

ver também crescimento

crescimento do tecido mole do nariz 39, 40

crescimento facial ver crescimento craniofacial

crescimento neural 34, 35

crescimento ósseo 33-4

crescimento somático 34, 35

crianças atópicas 52

crista neural 30, 31

curvas de Spee, análise de espaço 78-9

D

danos do esmalte, bráquetes de cerâmica 220

decisão de tratar 2-3

deformidade dentofacial 228

dente mole 257

dentes de suporte, endireitamento 220-2

dentes decíduos retidos 20, 21, 97, 140

caninos 149, 152

dentes decíduos

caninos 149.152

erupção 16, 17

extração planejada 27-8

molares primários infraocluídos 20-1

perda prematura 19-20

retidos 20, 21, 97, 140

dentes deslocados 96-7

dentes dolorosos 257, 258

dentes fraturados, extrusão 220

dentes moles 257

dentes não irrompidos 3, 18-19

devido a dentes supranumerários 23,24

etiologia 8

dentes natais 18

dentes paramolares supranumerários 23

dentes protéticos, adição ao retentores de Hawley retentores 171

dentes restaurados 218

dentes superirrompidos, intrusão 220

dentes supranumerários 3, 19, 22-5, 97

em fenda labial com palato fendido 249

dentes supranumerários cônicos 22, 23

dentes supranumerários distomolares 23

dentes supranumerários suplementares 22.23

dentes supranumerários tuberculados 22, 23

dentição permanente

erupção 16-17

extrações 79-81

dentição primária

ver dentes decíduos

descalcificação durante o tratamento 4, 200

descolamento, bráquetes de cerâmica 223

descompensação 234, 235, 238

desenvolvimento facial 31, 32

deslocamento (transposição) de osso 33, 34

complexo maxilar 36-7

deslocamento da mandíbula 140, 141, 142

avaliação 56

em maloclusões de Classe II 122-3

deslocamento do canino superior

avaliação da posição 150-1

etiologia 148-9

intercepção 149

reabsorção do incisivo 154

transposição 154

tratamento

de deslocamento palatino 152-4

de deslocamento vestibular 151-2

deslocamento do canino

avaliação da posição 150-1

etiologia 148-9

reabsorção do incisivo 154

desnudamento com rotor a ar (ARS) 82

desnudamento de esmalte interproximal 82, 175

desnudamento do esmalte 82, 175

desvio da linha central 20

desvio mandibular 261

desvio no fechamento, avaliação 57

desvio padrão 64

diâmetro do fio, molas 179

diastema mediano (linha mediana) 26-7, 93-4, 261

Ortodontia Básica

dificuldades auditivas, fenda labial e palato fendido 245
dificuldades de alimentação 228, 232
dificuldades de fala 228, 232
    com aparelhos removíveis 258
    em fenda labial com palato fendido 245
digitação, radiografias cefalométricas 64
dilaceração 19, 22
dimensão vertical
    em anterior mordida aberta 132, 133
    maloclusões de Classe II divisão 1 100, 103
dismorfofobia 232
disostose cleidocraniana 19
disostose mandíbulo-facial (síndrome de Treacher-Collins) 244, 252
displasia óculo-auriculovertebral 251
distensão, arcos 196
distoclusão, classificação de Angle 9
dobraduras de primeira ordem, arcos 191
dobraduras de segunda ordem, arcos 191
dobraduras de terceira ordem, arcos 191
dobraduras, arcos 191
doença periodontal 218. 219, 225
    associação com maloclusão 2-3
    tratamento ortodôntico 219-20

E

edemas mandibulares 31, 32
eficácia do tratamento 5
elásticos 180, 195
elásticos cruzados 143
elásticos separadores 192-3
elásticos soltos, 256
elásticos
    aparelhos fixos 192-3
    soltos 256
embriologia 30-3
embriologia craniofacial 30-3
endireitamento 220-2, 262
enxágues bucais com flúor 200
enxerto de cartilagem pós-condilar 237
enxerto de osso alveolar 248-51
epilepsia 52
equipamento para avaliação 50
ERM assistida por cirurgia ver SARPE
erros de identificação de referências anatômicas, cefalometria 70
erros de mensuração, cefalometria 70
erros de projeção, cefalometria 70
erros, cefalometria 70
erupção tardia 18-19, 50
    em fenda labial com palato fendido 246
    ver também falha da erupção

espaçamento 93, 261
    diástema mediano 93-4
    incisivos superiores 94-6
espaço de liberdade de movimento 17,18, 261
espinha nasal anterior (ENA) 65
espinha nasal posterior (ENP) 65
estabilidade
    cirurgia ortognática 241
    fatores oclusais 168-9
    redução do trespasse horizontal 103
estágio do "patinho feio" 16-17
estereofotogrametria 234
estética do sorriso 55, 76, 233
estéticas facial 75-6
estirão de crescimento pubertário 34
    crescimento de tecido mole 39-40
estomódeo 31, 32
estudos de crescimento cefalométrico 34
estudos gêmeos, crescimento facial 40
etiologia das maloclusões 8
    maloclusões 112-13 Classe II divisão 2
    maloclusões de Classe I 90
    maloclusões de Classe II divisão 1 100-2
    maloclusões de Classe III 122
    mordida aberta anterior (MAA) 132-4
    mordidas cruzadas 140-1
etmoide, crescimento pós-natal 36
exame clínico 232-4
exame dental 56
exame extrabucal
    avaliação de hábitos 56
    articulações temporomandibulares 56
    avaliação do padrão esquelético 52-4
    tecidos moles 54-5
exame intrabucal 56-9, 234
expansão 82-3, 143, 160
    aparelho quadri-hélice 144
    em fenda labial com palato fendido 248-9
    expansão maxilar rápida 144
expansão do arco superior 82-3, 143, 160
    aparelho de expansão e alinhamento do segmento labial (ELSAA) 117, 119
    aparelho quadri-hélice 144
    em fenda labial com palato fendido 248-9
    expansão rápida do maxilar 144
expansão maxilar rápida (EMR) 143, 144
expansão palatina rápida assistida por cirurgia (SARPE) 236
Expansion and Labial Segment Alignment Appliance (ELSAA) 117, 119
expectativas, pacientes 232
exposição, caninos impactados 152, 153
extração compensatória 20, 261
extração em série 27
extração planejada, dentes decíduos 27-8

extrações 79-81, 179
    antes de cirurgia ortognática 238
    antes de enxerto de osso alveolar 249
    do dente errado 259
    dos primeiros molares permanentes 136
    em maloclusões de Classe I 90-1
    em maloclusões de Classe II divisão 1 104
    em maloclusões de Classe II divisão 2 115-16
    em maloclusões de Classe III 125
    em mordida aberta 136
    em mordida cruzada anterior 142, 143
    fraturas dentais 259
    preocupações de pacientes/pais 259
extrações de equilíbrio 20, 261
extrusão
    de dentes fraturados 220
    de molares, redução da sobremordida 110
    níveis de força 45

F

face "ideal" 232, 233
fala, efeito da maloclusão 3
falha de erupção 3, 18-19
    devido a dentes supranumerários 23, 24
    etiologia 8
falha de erupção 5, 18-19
    como causa de mordida aberta posterior 136-7
    devido a dentes supranumerários 23, 24
    erupção de molares, sobremordida, redução 116
    etiologia 8
    tempos de erupção 16
    variação normal 19
falha de erupção primária 136-7
fase de dentição mista 16-17
fator estimulador de colônias de macrófagos (M-CSF) 43, 44
fatores de crescimento 43
fatores genéticos em facial crescimento 40
fatores genéticos em maloclusão 8
    caninos deslocados 149
fatores hereditários em maloclusão 8
fatores oclusais em estabilidade 168-9
febre do feno 52
febre reumática 52
fechamento de espaço
    em adultos 220
    incisivos superiores faltantes 95
fechamento, via de 56-7
fendas de lábio com palato fendido (FLPF) 19
    coordenação 247
    etiologia 33, 244
    inspeção do atendimento 251
    maloclusões de Classe III 127

mordida aberta anterior 133
mordida cruzada 141. 143, 144
prevalência 244
problemas de tratamento 244-6
recidiva após cirurgia 241
tratamento 247-51
fibras elásticas, remodelação 168
fibras gengivais remodelação 168
fibroblastos 41, 42
fibromatose gengival hereditária 19
fibrotomia supracrestal circunferencial (pericisão)
168, 175
filtro, desenvolvimento 31
fístulas palatais 245, 246, 248
fixação intermaxilar 239. 241
fontículos 35
força exercida por arcos 19
força exercida por molas 179
forças de reação, ancoragem 158
formabilidade, arcos 196
Formulário de avaliação 51
fossa craniana anterior, crescimento pós-natal 35
fratura dental durante extrações 259
fraturas de grampo 258
frenectomia 94
função mastigatória 3
fusão palatina primária 31

G

ganchos em "J" 162, 163
segurança 164
genes Hox 30, 40
genioplastia 237
gônio (Go) 65
grampo de Adams 180-1
grampo de Southend 181. 182
grampo Plint 182
grampos com ponta de bola 181

H

hábitos
avaliação 56
chupar o dedo 132, 133, 134, 141
efeitos 102
hialinização do ligamento periodontal 45, 47, 48
higiene bucal
com aparelhos removíveis 186-7
com retentores colados 175
hiperplasia condilar unilateral 137
hipodontia 93, 127, 261
caninos ausentes 148

em fenda labial com palato fendido 246
incisivos superiores ausentes 94-6
história dental 52, 232
história médica 52, 232
homeobox 30
homeodomínio 30
homeostasia óssea 42-3

I

imagem tridimensional (3-D) 234
impactação 3,.261
de caninos 148, 152, 153
de primeiros molares permanentes 21, 22
implantes palatais 161
implantes, substituição de incisivos superiores
faltantes 96
impulsos da língua 55
em mordida aberta anterior 132-3, 136
incisivos inferiores, redução de proclinação em
sobremordida 116
incisivos laterais em forma de pino 148, 149
incisivos laterais, faltantes 148, 149
incisivos
extrações 80
faltantes 94-6
intrusão 116
proclinação 75
incompetência dos lábios 3, 100, 102, 132, 261
Index of Complexity Outcome and Need (ICON)
12-13
Index of Orthodontic Treatment Need (IOTN) 3,
10-12
índice de avaliação de especialistas (PAR) 12
índice oclusal de Summers 10
índices de maloclusão, atributos importantes 8
inflamação do palato 186-7, 258
inflamação gengival 4
influências ambientais, crescimento facial 40-1
inibidores de metaloproteinases teciduais (TIMP)
43, 44
iniciador de autocondicionamento com ácido 194
inserção do frênulo, migração 93
instruções aos pacientes 185
insuficiência velofaríngea 245, 248
intercepção 149
transposição 154
tratamento de deslocamento palatal 152-4
de deslocamento vestibular 151-2
intercepção, caninos deslocados 149
interdigitação máxima, avaliação 56
interleucina-1 (IL-1) 43, 44
intrusão 220
de incisivos 116

de molares 135
níveis de força 45, 47
investigação, indicações de 50
ionômeros de vidro 193
redução da descalcificação 200
irrigação sanguínea, ligamento periodontal 42

L

Lábios
avaliação 54-5
crescimento 39. 40
incompetência 3,100,102, 132
lacunas de Howship 42, 43
largura do arco 18
largura intercaninos 17-18
leucotrienos 43, 44
ligaduras de fio 194
ligamento periodontal 41-2
hialinização 45, 47, 48
resposta à carga mecânica 44
linha A-Pogônio (APog) 69
linha de De Coster 70
linha de Holdaway 69
linha LInc a APogline 65
linha sela-násio (SN) 35, 66, 70
linha SN 35, 66, 70
lista de problemas ortodônticos 74-6, 83
exemplo de caso 85
listas de problemas 74-6, 83
exemplo de caso 85

M

maloclusão 261
classificação 8
avaliação qualitativa 8-9.
avaliação quantitativa 9
classificação de Angle 9
classificação de incisivos pelo British Standards
Institute 9-10
Index of Complexity Outcome and Need (ICON)
12-13
Index of Orthodontic Treatment Need (IOTN) 10-12
Índice de avaliação de especialistas (PAR) 12
Índice de oclusão de Summers 10
etiologia 8.40
impacto sobre a saúde dental 2-3
prevalência 2
macrófagos 41
Malassez, restos celulares 41
Mandíbula
avaliação cefalométrica de crescimento 70

Ortodontia Básica

cartilagens condilares 40
crescimento pós-natal 37
deslocamento 140, 141, 142, 261
em maloclusões de Classe II 122-3
padrão de crescimento 34, 35
rotações de crescimento 37-9
teoria da matriz funcional 40
manutenção de espaço 20, 95
maloclusões de Classe I
apinhamento 90-3
dentes deslocados 96-7
discrepâncias verticais e transversais 97
espaçamento 93-6
etiologia 90
proclinação bimaxilar 97-8
maloclusões de Classe II divisão 1 100
aparelhos funcionais 205-7, 208
avaliação e plano de tratamento 102-4
características oclusais 102
etiologia 100-2
redução do trespasse horizontal 106-8
retenção 109
tratamento precoce 104-5
maloclusões de Classe II divisão 2
aparelhos funcionais 208, 209-11
etiologia 112-13
redução da sobremordida 116
tratamento 114-16, 116-19
maloclusões de Classe III 122
etiologia 122
mordida cruzada 140-1
opções de tratamento 125-9
máscara facial (aparelho extrabucal de tração
inversa) 127, 164
maxila
avaliação cefalométrica do crescimento 70
padrão de crescimento 34, 35
maxilares e dentes doloridos 258
maxilares, dores 258
mecanismos de deslizamento 197-8, 199
mensurações, avaliação dentofacial 232
mento (Me) 65
mento, crescimento de tecido mole 39, 40
mesiodente supranumerário 23
mesoclusão, classificação de Angle 9
metaloproteinases da matriz (MMP) 43, 44
microssomia hemifacial 251-2
migração 261
migração celular, em desenvolvimento palatal 32
modelos de estudo 50, 239
modificação de crescimento 77, 215, 228
redução do trespasse horizontal 106-8
uso de aparelho extrabucal 162
modificação de crescimento do maxilar; uso de
aparelho extrabucal 162

módulos elastoméricos 194
molares primárias infraocluídos 20-1
molares primários inclusos 21
molares
efeito de tração intermaxilar 160-1
erupção, redução da sobremordida 116
extrações 80-1
falha de erupção primária 136-7
impactados 21-2
intrusão 135
movimento distal 81-2
parada da erupção 137
prognóstico ruim 25-6
molas 179-80, 183-4
molas de cantiléver duplo 183
molas de dedos palatinos 183-4
molas de retenção bucal de canino 179, 184
molas em "T" 184
molas em "Z" 183
monitoração da fala, fenda labial com palato
fendido 248
monitoração de ancoragem 164-5
monitoração do progresso
aparelhos funcionais 214
aparelhos removíveis 185-7
monitoração do tratamento
aparelhos funcionais 214
aparelhos removíveis 185-7
papel da cefalometria 63, 70
monobloco 204
mordida aberta anterior (MAA) 132, 261
etiologia 132-4
função mastigatória 3
tratamento 134-6
mordida aberta lateral, depois de uso de aparelho
de bloco gêmeo 208, 210
mordida aberta posterior (MAP) 132, 136-7, 261
depois de uso de aparelho de blocos gêmeos
208, 210
mordida aberta ver mordida aberta anterior
(MAA); mordida aberta posterior (MAP)
mordida cruzada anterior 141
mordida cruzada bucal bilateral 141, 142
tratamento 143
mordida cruzada bucal unilateral 141
tratamento 143
mordida cruzada lingual 114, 140, 261
tipos 141
tratamento 143-4
mordida cruzada vestibular 123, 140, 142, 261
tipos 141
tratamento 143
mordida em tesoura ver mordida cruzada lingual
mordidas cruzadas 3, 114, 140
avaliação do tratamento 145

em maloclusões de Classe III 122-3
etiologia 140-1
fundamentos do tratamento 142
tipos 141
tratamento
mordida cruzada anterior 142-3
mordida cruzada posterior 143-4
unilateral 56
mordidas cruzadas posteriores 141
avaliação do tratamento 145
tratamento 143-4
ver também mordida cruzada bucal; mordida
cruzada lingual
morte pulpar 4, 5
motivação 232
movimento de inclinação 158, 159
níveis de força 45
uso de aparelhos removíveis 178
movimento de rotação, níveis de força 45
movimento dental 41, 48
baixa velocidade 186
em adultos 219
níveis de força 45, 47
resposta à carga mecânica 43-4.
movimento distal, molares 81-2
movimento do corpo do dente 261
ancoragem 159
níveis de força 45
movimentos de inclinação 262
excessivo 186
mudança anteroposterior de incisivo, análise de
espaço 78
musculatura, crescimento 39
músculos da mastigação, efeito sobre o
crescimento facial 40-1

N

nariz, desenvolvimento, 31, 32
násio (N) 65, 66, 70
necessidade de tratamento 3-4
neutroclusão, classificação de Angle 9
níveis de força 45, 47
em doença periodontal 219
nivelamento da curva oclusal, análise de espaço
78-9

O

objetivos do tratamento 74
objetivos do tratamento 74
objetivos do tratamento 76
obstrução das vias aéreas 259

oclusão cêntrica 261
oclusão ideal 261
oclusão normal 261
oclusão, seis chaves de oclusão de Andrews 13
odontoclastos 47
odontoma de dentes supranumerários 23
orbital (OR) 65
Ortodontia em adultos 2, 4, 218
   aparelhos estéticos 220, 223-5
   doença periodontal 219
   problemas específicos 218-19
Ortodontia lingual 223, 224
Ortodontia pós-cirúrgica 239, 241
Ortodontia pré-cirúrgica 238, 241
Ortodontia, definição ,2
Ortopedia dentofacial 77
Ortopedia pré-cirúrgica 247
ossificação 33
   da base do crânio 35
   da calvária 35
   da mandíbula 37
   do complexo maxilar 36
ossificação endocondral 33
   base do crânio 35
ossificação intramembranácea 33
   calvária 35
   mandíbula 37
osso alveolar
   atrofia 218
   remodelação 168
ossos nasais, crescimento pós-natal 36, 37
osteoblastos 41, 42-3
   resposta à carga mecânica 44
osteócitos 43
osteoclastos 41, 42. 43
   resposta à carga mecânica 44
osteogênese por distração 237
osteoprotogerina 43, 44
osteotomia de divisão sagital 236, 237
osteotomia do corpo, mandíbula 236
osteotomia subsigmóidea vertical 236

P

padrão esquelético anteroposterior 52-3
   análise de Wits 67-8
   ângulo ANB 66
   conversão de Ballard 67
padrão esquelético vertical 53-4, 68
padrão esquelético
   em maloclusões de Classe I 90
   em maloclusões de Classe II divisão 1 100, 103
   em maloclusões de Classe II divisão 2 112
   em maloclusões de Classe III 122

em mordida aberta anterior 132, 133
em mordida cruzada 140-1
relação com a perda de ancoragem 159
padrões de crescimento 34-5
padrões esqueléticos, tratamento 77,86
palato fendido isolado 244
palato
   formação 31-3
   oscilação 34,36
parada da erupção 137
   ver também falha de erupção
paralaxe 151
perda da vitalidade 4-5
perda de ancoragem
   aparelhos removíveis 186
   eventos celulares 45
perda de ancoragem
   aparelhos removíveis 186
   eventos celulares 45
perda do dente 218
pericisão 168, 175
periodonto, remodelação 168
pesquisa, uso da cefalometria 63
placa de base, aparelhos removíveis 182-3
placas de acrílico, uso em bebês com fenda 247
placoides nasais 31, 32
plano de Frankfort 52,66
plano de tratamento 74-76. 83
   análise de espaço 78-83
   aparelhos fixos 197
   em maloclusões de Classe II divisão 1 104
   em maloclusões de Classe III 123-4
   exemplo de caso 84-7
   listas de problemas ortodônticos 74-6
   Ortodontia e cirurgia ortognática combinadas
      234-6
   princípios básicos 77-8
   termo de consentimento livre e esclarecido 83
plano E de Ricketts 69
plano facial 69
plano mandibular 66
plano maxilar 66
plano oclusal funcional 66
planos oclusais 178, 182-3
planos oclusais anteriores 178, 182-3
plástico transparente (Invisalign®) aparelhos 223-5
platô do cíngulo 261
pogônio (Pog) 65
ponte, manutenção do espaço 95-6
ponto A (subespinal) 65, 66
ponto AO 67-8
ponto B 65, 66
ponto BO 67-8
pório (Po) 65, 70
posição do incisivo, cefalometria 68-9

posicionadores 171
prateleiras palatinas 31-2
predição de crescimento 41
predições computadorizadas 235-6
pré-molares, extrações 80
preocupações do paciente 50, 52, 75, 228, 232
prescrição de Andrews 199
prescrição de MBT 199
prevalência de maloclusão 2
primeiros molares permanentes
   extração 136
   prognóstico ruim 25-6
primeiros socorros
   aparelhos fixos 256-7
   aparelhos funcionais 258-9
   aparelhos removíveis 258
problemas de alimentação, bebês com fenda 247
problemas de desenvolvimento 74-5
problemas patológicos 74
procedimentos cirúrgicos de Le Fort 236
procedimentos cirúrgicos de ramo 236
procedimentos cirúrgicos mandibulares 236, 236-7
procedimentos cirúrgicos na maxila 236
procedimentos segmentares, maxila 236
proclinação 75, 77
   bimaxilar 90, 97-8
   do segmento labial inferior 108, 116
   dos incisivos superiores
      em maloclusões de Classe III 124. 125-6
   secundária a doença periodontal 219
proclinação bimaxilar 90, 97-8, 261
proclinação do segmento labial superior 125-6
prognatismo mandibular 122
proporção facial 65, 68
propósitos do tratamento 76
   exemplo de caso 85
prostaglandina E2 (PGE-2) 43, 44

Q

quebra de aparelhos 186, 187, 258
   bráquetes de cerâmica 220
quebra de hábitos 134
queilite angular 187; 258

R

radiografia ortopantomográfica (OPT) 59
radiografias 59-60, 234
   avaliação 63-4
   avaliação da posição do canino 150-1
   digital 62-3
radiografias cefalométricas láterais, avaliação da

Ortodontia Básica

posição de canino superior 150, 151

radiografias com dispositivo acoplado carregado (CCD) 62

radiografias com imagens com fósforo fotoestimulado (PSP) 62

radiografias digitais 62-3

radiografias oclusais superoanteriores 59

avaliação da posição do canino superior 150

radiografias periapicais 59, 93

avaliação da posição do canino superior 150,151

RANKL 43, 44

raquitismo 19

razão de estabilidade, molas 180

reabsorção com escavação 45

reabsorção do incisivo 154

reabsorção inflamatória, caninos transplantados 154

reabsorção por substituição, caninos transplantados 154

reabsorção radicular 4, 47, 257

reabsorção

de caninos transplantados 154

de incisivos 154

escavação 45

reaproximação 82, 175

reativação, aparelhos de blocos gêmeos 208, 212

recidiva 168, 176, 261

depois de cirurgia ortognática 241

etiologia 168-70

incidência 170

prevenção 175 ver também retentores

redução da sobremordida 116-19

em adultos 218

falta de progresso 187

maloclusões de Classe II divisão 1 104

redução do trespasse horizontal

em maloclusões de Classe II divisão 1 106-8

estabilidade 103

reforço de ancoragem 160-1

registro do arco facial 239

registro em mordida de cera 214

registro pré-tratamento, valor da cefalometria 63

relação cêntrica 261

avaliação 56

relação custo-benefício do tratamento 2

relação dos maxilares, efeito da forma da base do crânio 36

remoção cirúrgica dos caninos 152

remodelação 33-4, 168

da mandíbula 37

do complexo maxilar 36-7

em movimento dental 4.1

resposta à carga mecânica 43-4

fatores que influenciam 43

remodelação óssea ver remodelação

remodelação periosteal 34

reparo do palato, fenda 248

reparo labial 247-8

reparos, aparelhos removíveis 187

resiliência, arcos 196

resistência ao atrito, bráquetes de cerâmica 220

respiração bucal 40

associação com mordida aberta anterior 133-4

resposta à carga mecânica 44

retenção 78, 109, 168, 175

depois de Ortodontia e cirurgia ortognática combinadas 241

em doença periodontal 219-20

em fenda labial com palato fendido 251

termo de consentimento livre e esclarecido 170

retenção, incisivos inferiores 113

retentores 170-1

cuidados com 173, 175

em tratamento de incisivos superiores faltantes 95

fixos 172-3, 174

removíveis 171-2

soltos 259

retentores 171-2 ,

vantagens 170-1

retentores colados 172-3, 174

higiene bucal 175

retentores de Hawley 171

retentores descolados 259

retentores fixos 172-3, 174

higiene bucal 175

vantagens 171

retentores formados a vácuo 171-2

retentores multifilamentos 172, 173

retração do canino, efeito sobre dentes de ancoragem 158

retroclinação 75

bimaxilar 113, 114

de incisivos inferiores 38, 77, 101

em maloclusões de Classe III 124, 126-7

de incisivos superiores 113, 114

retroclinação bimaxilar 113, 114

retrognatia maxilar (retrusão do maxilar) 122, 245, 246

rigidez, arcos 196

riscos de tratamento 4-5

de cirurgia ortognática 239

riscos genéticos, fenda labial com palato fendido 244

roer unhas 56

rotação 261

rotação do crescimento para frente 37, 38, 112

rotação do crescimento para trás 37, 38

rotações de crescimento 7-9

em maloclusões de Classe II divisão 2 112

RUNX-2 43, 44

S

"sorrisos gengivais" 233

salivação 258

SARPE (expansão palatina rápida assistida por cirurgia) 236

saúde bucal 77

segmentos bucais, plano de tratamento 77-8

segurança, aparelho extrabucal 163-4

seis chaves de oclusão de Andrews 13

sela (S) 66

sigmatismo (balbucio) 3, 133

sincondrose esfeno-ocipital 35-6

sincondroses 33, 35

síndrome da disfunção da articulação temporomandibular (DTM) 5-6, 142, 232, 233-4

síndrome de Apert 252

síndrome de Crouzon 252

síndrome de Down 19, 244

síndrome de Goldenhar 251

síndrome de Klìppel-Fiel 244

síndrome de Pierre-Robin 244, 252

síndrome de Treacher-Collins 244, 252

sistema de autoligamento de Damon 199, 200

sistema de Roth 199

sistemas autoligantes 199-200

SN a MxPl 65

sobrefechamento, em fenda labial com palato fendido 245. 246

sobremordida 261

avaliação 57

efeito sobre as rotações de crescimento 38

em maloclusões de Classe II divisão 2 112, 113. 114

em maloclusões de Classe III 123, 124

sobremordida completa 261

sobremordida incompleta 132, 261

sobremordida traumática 57, 114, 232, 262

subespinal (ponto A) 65, 66

suturas do crânio 34, 35

fusão prematura 252

T

tecidos moles

avaliação 54-5

cefalometria 69

crescimento 39-40

em maloclusões de Classe I 90

em maloclusões de Classe II divisão 1 100-1

em maloclusões de Classe II divisão 2 1, 12-13
em maloclusões de Classe III 122
em mordida aberta anterior 132-3
inflamação do palato 186-7, 258
papel na recidiva 169
tratamento durante a lesão 4-5
técnica de condicionamento a ácido 193-4
tempo correto do tratamento, aparelhos funcionais 204
tempos de calcificação 16
teoria da matriz funcional 40
terceiros molares, papel no apinhamento de incisivos inferiores 92
termo de consentimento livre e esclarecido 83, 86
risco de recidiva 170, 176
tipos de ancoragem 160
tomografia computadorizada (TC) 234
torque 262
níveis de força 45
trabalho restaurador, tratamento ortodôntico adjunto 219-22
traçado do prognóstico, posição do incisivo 69
traçado manual de radiografias 63-4
traçados cefalométricos 64
tração de elástico intermaxilar 160
tração extrabucal (TEO) 162-4

tração intermaxilar elástica 160, 161
tração para caninos expostos 153
transformação epitelial-mesenquimática, em desenvolvimento palatal 32
transplante 96
de caninos deslocados 153-4
transposição (deslocamento) de osso 33, 34
complexo maxilar 36-7
transposição de dentes 154
tratamento ortodôntico adjunto 219-22
tratamento precoce. Maloclusões de Classe II divisão 1 104-5
tratamento
eficácia 5
necessidade de 2-3
procura por 3-4
relação com disfunção da articulação temporomandibular 5-6
riscos 4-5
trauma, associação com trespasse horizontal 3, 100
trespasse horizontal 261
associação com trauma 3, 100
avaliação 57
função mastigatória 3
trespasse horizontal inverso 261

triagem para anormalidades de desenvolvimento 18

U

ulceração aftosa recorrente (UAR) 52
ulceração aftose recorrente (UAR) 52
ulceração
durante tratamento 4-5, 107
sobremordida traumática 114
Ulnc a MnPl 65
Ulnc a MxPl 65
uso de clorexidina 52

V

varredura a *laser* 234
veneers, no tratamento de diástema mediano 94
via de fechamento, avaliação 56-7

Z

zigomáticos, crescimento pós-natal 36
zona neutra 169

FORMULÁRIO DE AVALIAÇÃO ORTODÔNTICA

Data da avaliação: Nome do ortodontista:

Nome do paciente: Data de nascimento:

Endereço: Queixas do paciente:

Disposição para o tratamento:

AVALIAÇÃO ESQUELÉTICA

Anteroposterior:

Vertical:

Transversal:

ATM

AVALIAÇÃO DE TECIDOS MOLES

Tônus labial: Competência labial:

Estética do sorriso:

Impulso da língua: sim/não

AVALIAÇÃO INTRABUCAL

Dentes presentes:

_____|_____

Higiene bucal: Condição periodontal:

Cáries: Dentes com prognóstico ruim:

ARCO INFERIOR:

ARCO SUPERIOR:

DENTES EM OCLUSÃO:

Classificação de incisivos:	Trespasse horizontal: mm	Trespasse horizontal
Segmentos bucais Lado direito	Caninos:	Molar:
Segmentos bucais Lado esquerdo	Caninos:	Molar:

Linhas centrais: _____|_____   Mordidas cruzadas: _____|_____

RESUMO:

Fone/Fax: (54) 3520-5000
Impresso em Sistema CTP

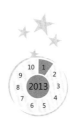

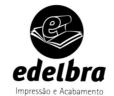

Impressão e Acabamento
E-mail: edelbra@edelbra.com.br
Fone/Fax: (54) 3520-5000
Impresso em Sistema CTP